国家卫生和计划生育委员会"十三五"规划教材

全国高等中医药教育教材

供中西医临床医学等专业用

U0292278

中西医结合儿科学

第2版

主 编 肖 臻 常 克

副主编 王雪峰 薛 征 吴力群

主 审 虞坚尔

编 委（以姓氏笔画为序）

王 燕（承德医学院附属医院） 　　　吴力群（北京中医药大学东方医院）

王有鹏（黑龙江中医药大学附属第二医院） 张葆青（山东中医药大学附属医院）

王孟清（湖南中医药大学第一附属医院） 陈晓刚（广州中医药大学第一附属医院）

王雪峰（辽宁中医药大学附属医院） 　　郑 健（福建中医药大学）

任献青（河南中医药大学第一附属医院） 俞 建（复旦大学附属儿科医院）

向 红（成都中医药大学） 　　　　　姜之炎（上海中医药大学附属龙华医院）

刘 英（江西中医药大学附属医院） 　　秦艳虹（山西中医药大学附属医院）

孙丽平（长春中医药大学附属医院） 　　常 克（成都中医药大学附属医院）

李伟伟（广西中医药大学第一附属医院） 彭 玉（贵州中医药大学）

李江全（南京中医药大学第一附属医院） 董幼祺（浙江中医药大学附属宁波市中医院）

肖 臻（上海中医药大学附属龙华医院） 魏剑平（天津中医药大学第一附属医院）

肖和印（中国中医科学院望京医院） 　　薛 征（上海中医药大学附属市中医医院）

秘 书 姜永红（上海中医药大学附属龙华医院）

人民卫生出版社

图书在版编目（CIP）数据

中西医结合儿科学 / 肖臻，常克主编. —2 版. —北京：人民卫生出版社，2018

ISBN 978-7-117-26938-4

Ⅰ. ①中… Ⅱ. ①肖…②常… Ⅲ. ①儿科学－中西医结合－医学院校－教材 Ⅳ. ①R72

中国版本图书馆 CIP 数据核字（2018）第 129507 号

| 人卫智网 | www.ipmph.com | 医学教育、学术、考试、健康，购书智慧智能综合服务平台 |
| 人卫官网 | www.pmph.com | 人卫官方资讯发布平台 |

中西医结合儿科学
第 2 版

主　　编：肖　臻　常　克
出版发行：人民卫生出版社（中继线 010-59780011）
地　　址：北京市朝阳区潘家园南里 19 号
邮　　编：100021
E - mail：pmph @ pmph.com
购书热线：010-59787592　010-59787584　010-65264830
印　　刷：北京铭成印刷有限公司
经　　销：新华书店
开　　本：787×1092　1/16　印张：28
字　　数：645 千字
版　　次：2012 年 6 月第 1 版　2018 年 4 月第 2 版
　　　　　2020 年 1 月第 2 版第 2 次印刷（总第 5 次印刷）
标准书号：ISBN 978-7-117-26938-4
定　　价：75.00 元
打击盗版举报电话：010-59787491　E-mail：WQ @ pmph.com
（凡属印装质量问题请与本社市场营销中心联系退换）

修 订 说 明

为了更好地贯彻落实《国家中长期教育改革和发展规划纲要(2010-2020)》《医药卫生中长期人才发展规划(2011-2020)》《中医药发展战略规划纲要(2016-2030年)》和《国务院办公厅关于深化高等学校创新创业教育改革的实施意见》精神,做好新一轮全国高等中医药教育教材建设工作,人民卫生出版社在教育部、国家卫生和计划生育委员会、国家中医药管理局的领导下,在上一轮教材建设的基础上,组织和规划了全国高等中医药教育本科国家卫生和计划生育委员会"十三五"规划教材的编写和修订工作。

为做好新一轮教材的出版工作,人民卫生出版社在教育部高等中医学本科教学指导委员会和第二届全国高等中医药教育教材建设指导委员会的大力支持下,先后成立了第三届全国高等中医药教育教材建设指导委员会、首届全国高等中医药教育数字教材建设指导委员会和相应的教材评审委员会,以指导和组织教材的遴选、评审和修订工作,确保教材编写质量。

根据"十三五"期间高等中医药教育教学改革和高等中医药人才培养目标,在上述工作的基础上,人民卫生出版社规划、确定了中医学、针灸推拿学、中药学、中西医临床医学、护理学、康复治疗学6个专业139种国家卫生和计划生育委员会"十三五"规划教材。教材主编、副主编和编委的遴选按照公开、公平、公正的原则,在全国近50所高等院校4000余位专家和学者申报的基础上,近3000位申报者经教材建设指导委员会、教材评审委员会审定批准,聘任为主审、主编、副主编、编委。

本套教材的主要特色如下:

1. **定位准确,面向实际** 教材的深度和广度符合各专业教学大纲的要求和特定学制、特定对象、特定层次的培养目标,紧扣教学活动和知识结构,以解决目前各院校教材使用中的突出问题为出发点和落脚点,对人才培养体系、课程体系、教材体系进行充分调研和论证,使之更加符合教改实际、适应中医药人才培养要求和市场需求。

2. **夯实基础,整体优化** 以培养高素质、复合型、创新型中医药人才为宗旨,以体现中医药基本理论、基本知识、基本思维、基本技能为指导,对课程体系进行充分调研和认真分析,以科学严谨的治学态度,对教材体系进行科学设计、整体优化,教材编写综合考虑学科的分化、交叉,既要充分体现不同学科自身特点,又注意各学科之间有机衔接;确保理论体系完善,知识点结合完备,内容精练、完整,概念准确,切合教学实际。

3. **注重衔接,详略得当** 严格界定本科教材与职业教育教材、研究生教材、毕业后教育教材的知识范畴,认真总结、详细讨论现阶段中医药本科各课程的知识和理论框架,使其在教材中得以凸显,既要相互联系,又要在编写思路、框架设计、内容取舍等方面有一定的区分度。

4. **注重传承,突出特色** 本套教材是培养复合型、创新型中医药人才的重要工具,是中医药文明传承的重要载体,传统的中医药文化是国家软实力的重要体现。因此,教材既要反映原汁原味的中医药知识,培养学生的中医思维,又要使学生中西医学融会贯通,既要传承经典,又要创新发挥,体现本版教材"重传承、厚基础、强人文、宽应用"的特点。

5. **纸质数字,融合发展** 教材编写充分体现与时代融合、与现代科技融合、与现代医学融合的特色和理念,适度增加新进展、新技术、新方法,充分培养学生的探索精神、创新精神;同时,将移动互联、网络增值、慕课、翻转课堂等新的教学理念和教学技术、学习方式融入教材建设之中,开发多媒体教材、数字教材等新媒体形式教材。

6. **创新形式,提高效用** 教材仍将传承上版模块化编写的设计思路,同时图文并茂、版式精美;内容方面注重提高效用,将大量应用问题导入、案例教学、探究教学等教材编写理念,以提高学生的学习兴趣和学习效果。

7. **突出实用,注重技能** 增设技能教材、实验实训内容及相关栏目,适当增加实践教学学时数,增强学生综合运用所学知识的能力和动手能力,体现医学生早临床、多临床、反复临床的特点,使教师好教、学生好学、临床好用。

8. **立足精品,树立标准** 始终坚持中国特色的教材建设的机制和模式;编委会精心编写,出版社精心审校,全程全员坚持质量控制体系,把打造精品教材作为崇高的历史使命,严把各个环节质量关,力保教材的精品属性,通过教材建设推动和深化高等中医药教育教学改革,力争打造国内外高等中医药教育标准化教材。

9. **三点兼顾,有机结合** 以基本知识点作为主体内容,适度增加新进展、新技术、新方法,并与劳动部门颁发的职业资格证书或技能鉴定标准和国家医师资格考试有效衔接,使知识点、创新点、执业点三点结合;紧密联系临床和科研实际情况,避免理论与实践脱节、教学与临床脱节。

本轮教材的修订编写,教育部、国家卫生和计划生育委员会、国家中医药管理局有关领导和教育部全国高等学校本科中医学教学指导委员会、中药学教学指导委员会等相关专家给予了大力支持和指导,得到了全国各医药卫生院校和部分医院、科研机构领导、专家和教师的积极支持和参与,在此,对有关单位和个人表示衷心的感谢!希望各院校在教学使用中以及在探索课程体系、课程标准和教材建设与改革的进程中,及时提出宝贵意见或建议,以便不断修订和完善,为下一轮教材的修订工作奠定坚实的基础。

人民卫生出版社有限公司

2017 年 3 月

全国高等中医药教育本科
国家卫生和计划生育委员会"十三五"规划教材
教材目录

中医学等专业

序号	教材名称	主编	
1	中国传统文化（第2版）	臧守虎	
2	大学语文（第3版）	李亚军、赵鸿君	
3	中国医学史（第2版）	梁永宣	
4	中国古代哲学（第2版）	崔瑞兰	
5	中医文化学	张其成	
6	医古文（第3版）	王兴伊、傅海燕	
7	中医学导论（第2版）	石作荣	
8	中医各家学说（第2版）	刘桂荣	
9	*中医基础理论（第3版）	高思华	王 键
10	中医诊断学（第3版）	陈家旭	邹小娟
11	中药学（第3版）	唐德才	吴庆光
12	方剂学（第3版）	谢 鸣	
13	*内经讲义（第3版）	贺 娟	苏 颖
14	*伤寒论讲义（第3版）	李赛美	李宇航
15	金匮要略讲义（第3版）	张 琦	林昌松
16	温病学（第3版）	谷晓红	冯全生
17	*针灸学（第3版）	赵吉平	李 瑛
18	*推拿学（第3版）	刘明军	孙武权
19	中医临床经典概要（第2版）	周春祥	蒋 健
20	*中医内科学（第3版）	薛博瑜	吴 伟
21	*中医外科学（第3版）	何清湖	秦国政
22	*中医妇科学（第3版）	罗颂平	刘燕峰
23	*中医儿科学（第3版）	韩新民	熊 磊
24	*中医眼科学（第2版）	段俊国	
25	中医骨伤科学（第2版）	詹红生	何 伟
26	中医耳鼻咽喉科学（第2版）	阮 岩	
27	中医急重症学（第2版）	刘清泉	
28	中医养生康复学（第2版）	章文春	郭海英
29	中医英语	吴 青	
30	医学统计学（第2版）	史周华	
31	医学生物学（第2版）	高碧珍	
32	生物化学（第3版）	郑晓珂	
33	医用化学（第2版）	杨怀霞	

34	正常人体解剖学（第2版）	申国明	
35	生理学（第3版）	郭 健	杜 联
36	神经生理学（第2版）	赵铁建	郭 健
37	病理学（第2版）	马跃荣	苏 宁
38	组织学与胚胎学（第3版）	刘黎青	
39	免疫学基础与病原生物学（第2版）	罗 晶	郝 钰
40	药理学（第3版）	廖端芳	周玖瑶
41	医学伦理学（第2版）	刘东梅	
42	医学心理学（第2版）	孔军辉	
43	诊断学基础（第2版）	成战鹰	王肖龙
44	影像学（第2版）	王芳军	
45	循证医学（第2版）	刘建平	
46	西医内科学（第2版）	钟 森	倪 伟
47	西医外科学（第2版）	王 广	
48	医患沟通学（第2版）	余小萍	
49	历代名医医案选读	胡方林	李成文
50	医学文献检索（第2版）	高巧林	章新友
51	科技论文写作（第2版）	李成文	
52	中医药科研思路与方法（第2版）	胡鸿毅	

中药学、中药资源与开发、中药制药等专业

序号	教材名称	主编姓名	
53	高等数学（第2版）	杨 洁	
54	解剖生理学（第2版）	邵水金	朱大诚
55	中医学基础（第2版）	何建成	
56	无机化学（第2版）	刘幸平	吴巧凤
57	分析化学（第2版）	张 梅	
58	仪器分析（第2版）	尹 华	王新宏
59	物理化学（第2版）	张小华	张师愚
60	有机化学（第2版）	赵 骏	康 威
61	医药数理统计（第2版）	李秀昌	
62	中药文献检索（第2版）	章新友	
63	医药拉丁语（第2版）	李 峰	巢建国
64	药用植物学（第2版）	熊耀康	严铸云
65	中药药理学（第2版）	陆 茵	马越鸣
66	中药化学（第2版）	石任兵	邱 峰
67	中药药剂学（第2版）	李范珠	李永吉
68	中药炮制学（第2版）	吴 皓	李 飞
69	中药鉴定学（第2版）	王喜军	
70	中药分析学（第2版）	贡济宇	张 丽
71	制药工程（第2版）	王 沛	
72	医药国际贸易实务	徐爱军	
73	药事管理与法规（第2版）	谢 明	田 侃
74	中成药学（第2版）	杜守颖	崔 瑛
75	中药商品学（第3版）	张贵君	
76	临床中药学（第2版）	王 建	张 冰
77	临床中药学理论与实践	张 冰	

78	药品市场营销学（第2版）	汤少梁
79	中西药物配伍与合理应用	王 伟 朱全刚
80	中药资源学	裴 瑾
81	保健食品研究与开发	张 艺 贡济宇
82	波谱解析（第2版）	冯卫生

针灸推拿学等专业

序号	教材名称	主编姓名
83	*针灸医籍选读（第2版）	高希言
84	经络腧穴学（第2版）	许能贵 胡 玲
85	神经病学（第2版）	孙忠人 杨文明
86	实验针灸学（第2版）	余曙光 徐 斌
87	推拿手法学（第3版）	王之虹
88	*刺法灸法学（第2版）	方剑乔 吴焕淦
89	推拿功法学（第2版）	吕 明 顾一煌
90	针灸治疗学（第2版）	杜元灏 董 勤
91	*推拿治疗学（第3版）	宋柏林 于天源
92	小儿推拿学（第2版）	廖品东
93	针刀刀法手法学	郭长青
94	针刀医学	张天民

中西医临床医学等专业

序号	教材名称	主编姓名
95	预防医学（第2版）	王泓午 魏高文
96	急救医学（第2版）	方邦江
97	中西医结合临床医学导论（第2版）	战丽彬 洪铭范
98	中西医全科医学导论（第2版）	郝微微 郭 栋
99	中西医结合内科学（第2版）	郭 姣
100	中西医结合外科学（第2版）	谭志健
101	中西医结合妇产科学（第2版）	连 方 吴效科
102	中西医结合儿科学（第2版）	肖 臻 常 克
103	中西医结合传染病学（第2版）	黄象安 高月求
104	健康管理（第2版）	张晓天
105	社区康复（第2版）	朱天民

护理学等专业

序号	教材名称	主编姓名
106	正常人体学（第2版）	孙红梅 包怡敏
107	医用化学与生物化学（第2版）	柯尊记
108	疾病学基础（第2版）	王 易
109	护理学导论（第2版）	杨巧菊
110	护理学基础（第2版）	马小琴
111	健康评估（第2版）	张雅丽
112	护理人文修养与沟通技术（第2版）	张翠娣
113	护理心理学（第2版）	李丽萍
114	中医护理学基础	孙秋华 陈莉军

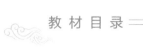

　　注：①本套教材均配网络增值服务；②教材名称左上角标有 * 号者为"十二五"普通高等教育本科国家级规划教材。

第三届全国高等中医药教育教材
建设指导委员会名单

顾　　问　　王永炎　陈可冀　石学敏　沈自尹　陈凯先　石鹏建　王启明
　　　　　　秦怀金　王志勇　卢国慧　邓铁涛　张灿玾　张学文　张　琪
　　　　　　周仲瑛　路志正　颜德馨　颜正华　严世芸　李今庸　施　杞
　　　　　　晁恩祥　张炳厚　栗德林　高学敏　鲁兆麟　王　琦　孙树椿
　　　　　　王和鸣　韩丽沙

主 任 委 员　　张伯礼

副主任委员　　徐安龙　徐建光　胡　刚　王省良　梁繁荣　匡海学　武继彪
　　　　　　王　键

常 务 委 员　（以姓氏笔画为序）
　　　　　　马存根　方剑乔　孔祥骊　吕文亮　刘旭光　许能贵　孙秋华
　　　　　　李金田　杨　柱　杨关林　谷晓红　宋柏林　陈立典　陈明人
　　　　　　周永学　周桂桐　郑玉玲　胡鸿毅　高树中　郭　娇　唐　农
　　　　　　黄桂成　廖端芳　熊　磊

委　　员　（以姓氏笔画为序）
　　　　　　王彦晖　车念聪　牛　阳　文绍敦　孔令义　田宜春　吕志平
　　　　　　安冬青　李永民　杨世忠　杨光华　杨思进　吴范武　陈利国
　　　　　　陈锦秀　徐桂华　殷　军　曹文富　董秋红

秘 书 长　　周桂桐（兼）王　飞

秘　　书　　唐德才　梁沛华　闫永红　何文忠　储全根

11

前　言

　　为进一步深化高等中医药教育教学改革，以教材建设推动人才培养和高校科技创新，根据广大院校要求，我们在全国高等中医药教育教材建设指导委员会的组织规划下，组织全国相关院校专业的 24 位专家编写了全国高等中医药教育（本科）国家卫生计生委"十三五"规划教材《中西医结合儿科学》（第 2 版）。本教材编写主要继承上一版的基本编写理念和特点，编写中注重突出中西医结合优势。

　　本教材分总论、各论两部分，共 19 章。总论有 4 章，内容包括中医儿科学基础、西医儿科学基础、中西医结合儿科学发展概要、儿科人文关怀与医患沟通。各论有 15 章，介绍了儿科病症的诊治，病种涉及新生儿疾病、呼吸系统疾病、心血管系统疾病、消化系统疾病、泌尿系统疾病、造血系统疾病、神经系统疾病、小儿常见心理障碍、内分泌系统疾病、变态反应性疾病及风湿性疾病、营养障碍性疾病、感染性疾病、寄生虫病、危急重症和其他病症，共 60 余个。本教材根据时代及学科发展增加了"儿科人文关怀与医患沟通"章节，为临床正确医患关系奠定基础，同时增加"急性扁桃体炎""心律失常""过敏性鼻炎"等儿科临床常见病。突出中西医优势，增加中西医结合诊疗思路，培养临床中西医治疗思维和方法。全书涵盖了中西医结合儿科的基本知识点和中西医结合执业医师资格考试的儿科部分。书中设有知识链接、知识拓展等内容和重要疾病的医案分析，各章末以图表总结各章内容，以便学生理解。附录附有儿童体格发展测量值，儿科血液一般检测正常值，计划免疫程序，常见急性传染病的潜伏期、隔离期和检疫期，英汉医学名词对照与索引，方剂汇编，中成药汇编。

　　本书编写过程中，参考了卫生部"十二五"规划教材《中西医结合儿科学》《儿科学》，普通高等教育"十二五"国家级规划教材《中西医结合儿科学》《中医儿科学》及相关专业书籍。编写中彰显中医传统特色，发扬中西医结合优势，注重继承性与创新性结合，科学性与实用性并重。

　　本教材主要适合高等中医药院校及西医院校的中西医临床医学专业学生使用，也可供从事中西医结合儿科的临床工作者和研究者阅读，并可作为中西医结合医师资格考试的复习辅导用书。

　　本教材在编写过程中得到了各位编委及编委所在院校的大力支持，凝聚了全国中医药教育教学工作者的集体智慧。在此，谨向所有给予本书编写工作帮助和支持的院校领导和编委致以诚挚的感谢！

　　本书的参编人员为全国相关医学院校有多年中西医结合临床和教学经验的专家，在编写过程中力求精益求精。书中或有不足之处，希望各院校师生及广大读者提出宝贵意见，以便再版修订和提高。

编者

2017 年 10 月

目 录

总 论

各　　论

总论

第一章

中医儿科学基础

> **学习目的**
>
> 通过学习中医儿科学发展简史、儿童生理病理特点、中医儿科诊法及治法概要等，为儿科临床奠定基础。
>
> **学习要点**
>
> 儿童生理病理特点、中医儿科诊法及治法概要。

第一节　中医儿科学发展简史

中医儿科学是以中医理论为指导，研究自胎儿至青少年时期的生长发育、生理病理、喂养保健、疾病防治和康复的一门临床学科，是中医学的一个重要组成部分。其发展可划分为四个阶段。

一、远古至南北朝的萌芽期

早在商代就有甲骨文记载了一些儿科病名，如"龋""蛊"等。西汉马王堆出土的《五十二病方》有"婴儿病痫""婴儿瘕"的记述。《汉书·艺文志》载有"妇人婴儿方"19卷，是早期的妇儿科方书。《黄帝内经》不仅建立了指导临床各科的中医理论体系，还提出了小儿生长发育、体质特点、先天因素致病、某些疾病的诊断及预后判断等，如《灵枢·逆顺肥瘦》指出婴儿的生理特点是："肉脆、血少、气弱"，以及《素问·通评虚实论》中说："乳子病热，脉悬小者何如？"的病理表现。《伤寒杂病论》建立的辨证论治体系，对后来儿科辨证体系的形成有重要影响。史书中明确记载的儿科医生则始见于《史记·扁鹊仓公列传》："扁鹊……入咸阳，闻秦人爱小儿，即为小儿医。"《隋书·经籍志》记载南北朝医药书中专门列出儿科、产科等医事分科，同时也出现了小儿医学专著，如王末钞的《小儿用药本草》2卷，徐叔响的《疗少小百病杂方》37卷等。这个时期出现了最早的儿科医案记载，如西汉名医淳于意（仓公）曾以下气汤治小儿"气鬲病"，东汉名医华佗曾以四物女宛丸治小儿"下利病"。

二、隋朝至宋朝的形成期

隋唐时期，政府在太医署内专设少小科，促进了儿科专业的发展。隋代巢元方主持编撰《诸病源候论》，其中论小儿杂病诸候6卷255候。该书提出了"不可暖衣……宜时见风日……常当节适乳哺"等积极的小儿护养观。唐代孙思邈的《备急千金要方》首列"少小婴孺方"2卷，收录儿科用方300余首，将儿科病分为9门进行论述。我国现存最早的儿科专著《颅囟经》，流行于唐末宋初，提出婴幼儿体属纯阳的观点，论述小儿脉法及惊、痫、癫、疳、痢、火丹等疾病的证治。

钱乙是北宋最享盛名的小儿医，人称"儿科之圣""儿科鼻祖"，专业儿科40余年，学术造诣精湛。《小儿药证直诀》三卷传世，相传是其学生阎孝忠整理。他师法仲景，首创五脏辨证。总结出小儿面部望诊的实践经验，如"目内证""面上证"。概括小儿体质的特点为"脏腑柔弱，易虚易实，易寒易热"。重视小儿脾胃病的调理，提出"疳皆脾胃病"的著名论点。对儿科四大要证（痧、痘、惊、疳）的认识有较为详细的记载，区别麻疹、天花、水痘等出疹性疾病。对惊风和癫痫作出明确的鉴别，指出癫的特征为"口作五畜声"；把惊风分成急惊和慢惊，提出急惊用凉泻，慢惊用温补的治疗大法。善于化裁古方，创制新方：异功散、七味白术散、六味地黄丸、泻白散、导赤散等。

北宋名医董汲擅用寒凉法治疗，总结撰成《小儿斑疹备急方论》，是为天花、麻疹类专著之始。南宋刘昉等编著《幼幼新书》40卷，是当时世界上最完备的儿科学著作。当时的《小儿卫生总微论方》20卷，广泛收录包括先天性疾病的各类疾病，书中明确新生儿脐风撮口是由于断脐不慎所致，提出戒用冷刀断脐，主张用烙脐饼子按脐烧灸脐带，再以封脐散裹敷，预防脐风。南宋陈文中著《小儿痘疹方论》《小儿病源方论》等，主张固养小儿元阳，以擅用温补扶正见长，对于痘疹类时行疾病因阳气虚寒而产生的逆证，擅用温补托毒救急。

三、元朝至中华人民共和国成立前的发展期

到金元时代，以金元四大家为首的百家争鸣，对中医儿科发展推动极大。如刘完素主张辛凉苦寒，泄热养阴法治疗小儿热病；张从正善用攻下治热性病；李杲重视调理脾胃；朱震亨认为小儿"阳常有余，阴常不足"，以养阴见长。元代曾世荣所著《活幼口议》《活幼心书》论述小儿常见疾病辨证分类，详论初生诸疾，并归纳惊风四证八候，提出镇惊、截风、退热、化痰治法，立琥珀抱龙丸、镇惊丸等方，沿用至今。

明代薛铠、薛己父子曾著《保婴撮要》，包括小儿各科病证221种，医案1540则。其治脾宗陈文中而偏温；治肾既宗钱乙养元阴，又效陈文中温元阳。脏腑、经络辨证用药，内治、外治、手术兼施，对中医小儿外科专科形成作出了重大贡献。明代名医万全，著儿科专著《幼科发挥》《育婴秘诀》《片玉心书》等，提出"预养以培其元，胎养以保其真，蓐养以防其变，鞠养以慎其疾"的"育婴四法"；系统总结"阳常有余、阴常不足，肝常有余、脾常不足，心常有余、肺常不足、肾常虚"即"三有余、四不足"学说；且临证尤重脾胃。明代李时珍著《本草纲目》，收集了很多治疗儿科病的药、方。鲁伯嗣《婴童百问》，详究儿科病源与证治，论述平达，切合实用。王肯堂《证治准绳·幼科》，集众书之长，又参以己见，内容广博。张景岳《景岳全书·小儿则》，提出了小儿

"阳非有余""阴常不足"，治疗上提出"脏气清灵，随拨随应"等观点。

清代夏禹铸著《幼科铁镜》，认为"有诸内而形诸外"，主望面色、审苗窍辨别脏腑寒热虚实，尤重儿科推拿。《医宗金鉴·幼科心法要诀》是清廷组织编写的儿科专书，适用于临床和教学。吴灿《济婴撮要》17 卷，搜集了多种儿科著作，撮其精要对小儿病的诊治、推拿法及辨证治疗等作了归纳整理。谢玉琼《麻科活人全书》，详细阐述了麻疹各阶段及合并症的辨证与治疗，根据麻疹"喘而无涕，兼之鼻煽"的症状提出了"肺炎喘嗽"的病名。王清任《医林改错》记载了小儿尸体的解剖学资料，明确提出"灵机记性不在心在脑"的观点，阐述了活血化瘀治法在紫癜、疳证、痞块等儿科病证中的应用。清代儿科名家陈复正著《幼幼集成》，倡导指纹诊法，以"浮沉分表里，红紫辨寒热，淡滞定虚实"和"三关测轻重"概括了指纹诊的方法和辨证纲领。《幼幼集成》除采用脏腑辨证外，更重视八纲辨证在儿科的应用，陈氏创制新方，广集成方，沿用古方，还大量收录各类简便方，使该书更具实用价值。

吴瑭明确提出"小儿稚阳未充、稚阴未长者也"，故易于感触、易于传变，用药"稍呆则滞、稍重则伤"。论小儿温病，六气病因，三焦分证，治病求本，与叶桂的卫气营血辨证学说相辅相成。

明清时期，天花、麻疹等时疫流行，大量麻痘专著问世。俞茂鲲《痘科金镜赋集解》（1727 年）记载在明隆庆年间，宁国府太平县的人痘接种法已盛行各地，后流传至俄罗斯、朝鲜、日本、土耳其及欧非国家，成为世界免疫学发展的先驱。

四、中华人民共和国成立后的新时期

新中国成立后，国家十分重视儿童健康，在发展我国传统医学的政策支持下，在现代科学技术突飞猛进的学术氛围中，中医儿科学也进入了快速发展的新时期。20 世纪 50 年代开始了现在中医中等及高等教育，特别是四大中医院校的建立，开始了中医学包括儿科在内的本科教育。20 世纪 70 年代开始中医儿科学硕士生教育，80 年代开始中医儿科学博士生教育。21 世纪初有了中医学博士后。大批高级人才的培养，使中医儿科队伍的素质不断提高，成为学科发展的有力保证。

在预防医学方面，我国古代养胎护胎的经验得到总结推广，对促进优生发挥了积极作用。通过孕妇服药，预防新生儿胎黄、胎怯等的发病，取得了创新成果。对体弱儿童辨证给药，调整体质，增强脏腑生理功能，减低反复呼吸道感染儿和脾胃虚弱儿的发病率，减少哮喘、肾病综合征等复发与反复。中药保健药品、保健食品、保健用品的开发应用，对增强体质，保护易感儿，降低发病率，发挥了积极作用。

在临证医学方面，更有较多进展。如应用小儿暑温理论指导流行性乙型脑炎的辨证论治，降低了病死率和后遗症发生率；应用胎怯理论指导低出生体重儿的治疗。对哮喘、肺炎喘嗽、泄泻、癫痫、胎黄等儿科常见病的研究不断深入；对厌食、儿童注意力缺陷与多动障碍、病毒性心肌炎、皮肤黏膜淋巴结综合征、传染性单核细胞增多症等疾病的辨证论治总结了规律；对肾病综合征、维生素 D 缺乏性佝偻病、新生儿硬肿症等疾病的中西医结合治疗研究取得成果。一批儿科新剂型药物，如口服液、注射液等投入临床使用。在临床科研中引进各种实验手段，证实了中医药的临床疗效，说明了药效学原理，而且为进一步提高疗效、筛选方药、改革剂型等，提供了科学的方法。

第二节　小儿生理病理特点

一、小儿生理特点

关于小儿生理特点，古代医家论述甚多，可归纳为十六字歌诀"脏腑娇嫩，形气未充；生机蓬勃，发育迅速"两个方面。

1. 脏腑娇嫩，形气未充　小儿出生之后，五脏六腑都是娇柔嫩弱的，其形态结构、四肢百骸、筋骨肌肉、气血津液、气化功能都是不够成熟和相对不足的。清代吴瑭在前人基础上，将之归纳为"稚阳未充，稚阴未长"，逐渐形成"稚阴稚阳"理论。"阴"是指体内精、血、津液等物质；"阳"是指体内脏腑功能与活动，"稚阴稚阳"说明小儿无论在物质基础还是生理功能上，都是幼稚和不完善的。

2. 生机蓬勃，发育迅速　小儿在形体发育，动作功能，智力发育及脏腑功能活动上生机蓬勃、发育迅速的动态变化，理论上用"纯阳"来概括。所以"纯阳"是指小儿在生长过程中，表现为生机旺盛，蓬勃发展的状态，好比旭日之初升，草木之方萌，蒸蒸日上，欣欣向荣，并非说正常小儿是有阳无阴或阳亢阴亏之体。

二、小儿病理特点

由于小儿的生理特点，决定了小儿的病理演变与成人不尽相同。小儿脏腑娇嫩，形气未充，抗病能力也较弱，故发病容易，传变迅速；小儿生机蓬勃，发育迅速，故脏气清灵，易趋康复。

1. 发病容易，传变迅速　发病容易是指小儿容易感受病邪而发病。小儿脏腑娇嫩，对疾病的抵抗力较差，加之幼儿寒暖不能自调，乳食不知自节，故在外易为六淫所侵，在内易为饮食所伤，加之胎产禀赋因素，是故小儿易于罹病。

小儿肺常不足，肌肤疏薄，腠理不密，加之调护失当，外邪易从口鼻而入，以致肺气失宣，易发感冒、咳嗽等病证。小儿脾常不足，运化失司，易致疳证、食积、泄泻等。小儿肾常虚，易因先天元精不足罹患解颅、胎怯胎弱、五迟五软等疾，亦可由脾胃摄取不足，影响肾气藏精而致佝偻病患。

传变迅速是指小儿在疾病过程中容易发生转化，变化多端，其主要表现为"易虚易实""易寒易热"。易虚易实，是指小儿患病邪气易实而正气易虚。实证往往迅速转化为虚证，或转为虚实并见；虚证往往兼见实象，出现错综复杂的证候。如感受外邪，化热伤津，炼液为痰，痰热闭阻肺络，发生肺炎喘嗽之实证；肺气闭阻，心血运行不畅，出现心阳虚衰、阳气外脱之虚证；先有脾胃不足，又内伤乳食，发生脾虚兼乳食积滞之虚实夹杂之证。易寒易热，由于小儿为稚阴稚阳之体，患病后不但寒证易于转化为热证，也容易从热证转化为寒证。如表寒证疏解不及时，风寒可迅速化热入里，或致阳热亢盛，热盛生风；急惊风之实热证，可因正不胜邪而瞬间出现面色苍白、脉微肢冷等虚寒危象。

2. 脏气清灵，易趋康复　小儿发病容易，传变迅速，寒热虚实错综复杂，但小儿体禀纯阳，生机蓬勃，活力充沛，组织再生和修补的过程较快，且病因比较单纯，疾病过程中情志因素的干扰和影响相对较少，所以一般较成人治疗反应灵敏，预后好。

第三节　中医儿科诊法概要

儿科疾病的诊查,当望、闻、问、切四诊合参。因闻诊诊查范围有限,婴幼儿不会叙说病情,较大儿童的主诉也不一定准确可靠,切脉按诊易因小儿啼哭叫闹而受到影响,故历来儿科医家在四诊中最为重视望诊。

一、望诊

望诊分整体望诊和分部望诊两个部分。整体望诊:望神色、望形态;分部望诊:审苗窍、辨斑疹、察二便、察指纹。

1. 望神色　包括望精神状态和面部气色　神是脏腑气血精津阴阳是否充足、和调的外在表现,望神包括望精神、意识、体态、面目等。主要辨得神与失神。若形体壮实,动作灵活自如,睡眠二便如常,表情活泼,反应灵敏,面色红润光泽,目睛明润灵动,呼吸平顺调匀,语声啼哭清亮,是为得神,表现正气尚充,脏腑功能未衰,无病或病轻。若形体羸弱,精神萎靡不振,反应迟钝,动作迟缓或不由自主,表情淡漠,哭笑反常,面色晦暗,目睛呆滞不活,呼吸浅弱或气促不匀,寡言声轻含糊或惊啼谵语,是为失神,表现正气不足,脏腑功能衰败,病重或病危。

望色主要望面部气色。中国小儿的常色为色微黄,透红润,显光泽。面部气色有五色之偏,所主证候各有区别。

面色青,多见于惊风、寒证、痛证、血瘀证。惊风欲作或已作,常见眉间、鼻梁淡青,唇周、爪甲青紫,是为肝风。寒证分虚实,青灰晦暗为阳气虚,乍青乍白为里寒甚。痛证色青多见于腹部中寒,常伴啼哭不宁。血瘀证色青见口唇青紫、面色青灰,乃心阳不振,血脉瘀阻。

面色赤,多为热证,又有实、虚之分。外感热证,表热常见面红目赤,恶寒发热;里热常见面赤气粗,高热烦渴;虚热常见潮热颧红,低热绵延。小儿也有因衣被过暖,活动过度,日晒烤火,啼哭不宁等原因而面红者,不属病态。

面色黄,如非常色者,多为虚证、湿证。黄疸属湿证,黄而鲜明如橘色是湿热;黄而晦暗如烟熏是寒湿。面色萎黄,是脾胃气虚;面黄浮肿,是脾虚湿滞。

面色白,多为虚证、寒证。阵阵面白,啼哭不宁,常为中寒腹痛;突然苍白,肢冷汗出,多是气阳暴脱;若小儿少见风日,面肤白皙,又当别论。

面色黑,主虚寒证、水饮证、血瘀证。若因经常日晒风吹,肤色红黑,不属病态。

2. 望形态　指望形体和望姿态。通过神、色、形、态的望诊,可以初步推断病证的性质。

形,指形体、外形,包括头囟、躯体、四肢、肌肤、筋骨、指趾等。凡小儿身高正常,胖瘦适中,皮肤柔嫩,肌肉壮实,筋骨强健,身材匀称,毛发黑泽,是先天禀赋充足,发育营养良好的外形表现;若形体矮小,肌肉瘠薄,筋骨不坚,毛发稀细萎黄,是先天禀赋不足,后天调养失宜的发育营养不良表现。头大囟开,颈不能举,常为肾虚水积之解颅;鸡胸龟背,筋弱肢软,多为肝肾亏虚之证;面浮肢肿,按之凹陷,是为水湿潴留;形体肥胖,躯脂满盈,是为痰湿郁滞;皮肤松弛,肌肉不实,是为脾胃气虚;肌肤干瘦,肤色苍黄,是为气血两虚;四肢枯细,肚腹膨大,是为脾虚夹积。

态，指动静姿态，反映人体脏腑阴阳总体的平衡协调状态。凡坐卧不宁，烦闹不安，是肝阳心火内盛；嗜卧少坐，懒动无力，乃阳虚阴寒内盛。身体蜷缩，喜偎母怀，常为风寒外感；仰卧伸足，揭衣弃被，常为热势炽盛。鼻煽气喘，端坐难卧，是肺气上逆；喘促气短，动则喘甚，是肺脾气虚或肾不纳气。伏卧抚腹，睡卧不安，多是积滞腹痛；身振目直，四肢抽搐，是为肝风。

3．审苗窍　苗窍指五官九窍。舌为心之苗，肝开窍于目，肺开窍于鼻，脾开窍于口，肾开窍于耳及前后二阴。脏腑病变，每在苗窍上有所反映。

（1）察舌

舌体：正常小儿的舌体灵活，大小适中，伸缩自如。小儿舌常伸出口外，久不回缩，称为吐舌；舌反复伸出舐唇，旋即回缩，称为弄舌。吐舌常因心脾有热，弄舌可为惊风先兆，两者又皆可见于先天禀赋异常、智能低下者。

舌质：正常舌质淡红而润。舌质淡白为气血虚亏；舌质绛红为热入营血；舌红质干为热伤阴津；舌质紫黯为气血瘀滞。舌起粗大红刺，状如草莓，称草莓舌，常见于猩红热、川崎病。

舌苔：正常小儿舌苔薄白，新生儿舌红无苔和乳婴儿的乳白苔，均属正常舌苔。舌苔白腻为寒湿内滞或食积内停；舌苔黄腻为湿热内蕴或食积化热。舌苔花剥，经久不愈，状如地图，多为胃之气阴不足所致。若舌苔厚腻垢浊不化，伴便秘腹胀者，称"霉酱苔"，为宿食内停，中焦气机阻滞。小儿常有因服药、进食而染苔者，不可误认为病苔。

（2）察目：黑睛等圆，目珠灵活，目光有神，眼睑开合自如，是为肝肾精血充沛。眼睑浮肿，是风水相搏；眼睑开合无力，是元气虚惫；寐时睑开不闭，是脾虚之露睛；寤时睑不能闭，是肾虚之睑废；目眶凹陷，啼哭无泪，是阴津大伤。两目呆滞，转动迟钝，是肾精不足；两目直视，瞪目不活，是肝风内动。白睛发黄，是湿热熏蒸；目赤肿痛，是风热上攻；瞳孔散大，对光反射消失，是正气衰亡。

（3）察鼻：鼻塞流清涕，为外感风邪；鼻流黄浊涕，为风热客肺；长期鼻流浊涕，气味腥臭，为肺经郁热；鼻衄鲜血，为肺热迫血妄行；鼻孔干燥，为肺热伤阴；鼻翼煽动，气急喘促，为肺气闭郁。

（4）察口：包括察唇、口腔、齿龈、咽喉。

唇色淡白为气血亏虚；唇色淡青为风寒束表；唇色红赤为热；唇色红紫为瘀热互结。环口发青为惊风先兆；面颊潮红，唯口唇周围苍白，是猩红热征象。

口腔内黏膜色淡为虚为寒；黏膜色红为实为热。口腔破溃糜烂，为心脾积热；口内白屑成片，为鹅口疮。上下白齿间腮腺管口红肿如粟粒，按摩腮部无脓水流出者为痄腮；有脓水流出者为发颐。

齿为骨之余，龈为胃之络。牙齿萌出延迟，为肾气不足；齿衄龈痛，为胃火上冲；寐中龂齿，是肝火内忤或脾虚；牙龈红肿，是胃热熏蒸。

外感时咽红为风热，色淡多风寒。喉核红肿，多为肺胃热结；喉核溢脓，是热壅肉腐；喉核大而不红，是为肥大，多为阴伤瘀热未尽或脾虚痰阻。咽喉部有灰白色伪膜，拭之不去，重擦出血，常为白喉。

（5）察耳：注意耳之外形、颜色、有无分泌物及耳后有无臖核（淋巴结）等。此外，临床应结合具体病情察看耳部相关的症状和体征。

（6）察二阴：主要观察前后二阴的外观和颜色。如男孩前阴阴囊紧致沉着为健康少病之征，而阴囊松弛颜色变浅则可为病态等。

4. 辨斑疹　斑疹均见于肌肤，是全身性疾患反映于体表的征象，在儿科较为常见。通过色泽，分布部位，出没时间及出没顺序规律等来辨别是斑还是疹。如儿科常见的出疹性温热病麻疹、风痧、丹痧、奶麻等，均在以上几个方面有不同的特征。

疹有疱疹、丘疹，以疹内是否有液体而区分。疱疹内液色清，见于水痘；疱疹内液混浊，见于脓疱疮。丘疹细小黯红，先稀后密，面部尤多，常见于麻疹；疹细稠密，色如玫瑰，热退出疹，常见于奶麻；疹点稀疏，色泽淡红，身热不甚，常见于风痧；肤红如锦，稠布疹点，身热舌绛起红刺，常见于猩红热；斑丘疹大小不一，如云出没，瘙痒难忍，常见于荨麻疹。

5. 察二便　主要察二便的次、量、颜色、气味、形状等。临床要了解婴幼儿正常粪便的特点，才能判断是否为异常粪便。因喂养方式不同，婴幼儿时期正常粪便的特点不一。母乳喂养之小儿大便呈卵黄色，偶带绿色，稍有酸臭气，稠度均匀。牛乳、羊乳喂养为主者，大便色淡黄，质较干硬，有臭气。小儿饮食过渡到与成人相同时，大便亦与成人相似。正常小便色淡黄而清。小便清澈量多为寒，包括外感寒邪或阳虚内寒；小便色黄量少为热，包括邪热伤津或阴虚内热。尿色红或镜检红细胞增多为尿血，可由多种病证引起，大体鲜红为血热妄行，淡红为气不摄血。

6. 察指纹　指纹为食指桡侧的浅表静脉。婴幼儿皮肤薄嫩，络脉易于显露，故儿科对于 3 岁以下小儿常以察指纹作为望诊内容之一。

指纹分三关，自虎口向指端，第 1 节为风关，第 2 节为气关，第 3 节为命关（图 1-1）。

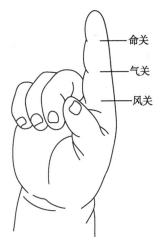

察指纹时要将小儿抱于光亮处，医生用左手食指、中指固定患儿腕关节，拇指固定其食指末端，用右手拇指在小儿食指桡侧命关向风关轻轻推几次，使指纹显露。

正常小儿的指纹大多淡紫隐隐而不显于风关以上。

指纹辨证纲要，可以归纳为"浮沉分表里，红紫辨寒热，淡滞定虚实，三关测轻重"。浮，为指纹浮现，显露于外，主病邪在表；沉，为指纹沉伏，深而不显，主病邪在里。纹色鲜红浮露，多为外感风寒；纹色紫红，多为邪热郁滞；纹色淡红，多为内有虚寒；纹色青紫，多为瘀热内结；纹色深紫，多为瘀滞络闭，病情深重。指纹色淡，推之流畅，主气血亏虚；指纹色紫，推之滞涩，复盈缓慢，主

图 1-1　婴儿指纹三关图

实邪内滞，如食积、痰湿、瘀热等。纹在风关，示病邪初入，病情轻浅；纹达气关，示病邪入里，病情较重；纹进命关，示病邪深入，病情加重；纹达指尖，称透关射甲，则可能提示病情危重。但需注意到，指纹诊应当结合患儿无病时的指纹状况，以及患病后的其他各种临床表现，全面加以分析，才能准确辨证。

二、闻诊

闻诊是医生运用听觉、嗅觉诊察病情的方法。听声音包括听小儿的啼哭、呼吸、咳嗽、言语等，嗅气味包括嗅口气、大小便气味等。

1．听声音　是指听小儿啼哭、语言、咳嗽、呼吸等可闻之声，从而辨别病情。儿科闻声音的基本内容与成人相一致，而以啼哭声与呼吸声的闻诊最为重要。

（1）听啼哭声：啼哭是婴儿的语言，有属生理表现的，也有身体不适的某种表示，还可是各种病态的表现。小儿啼哭，有声有泪，哭声洪亮，一日数次，属正常。由于饥饿思食、尿布浸湿、包扎过紧等护理不当亦可啼哭不安，故小儿啼哭不一定都是有病。如果啼哭声尖锐、忽然惊啼、哭声嘶哑、大哭大叫不止，或常啼无力声慢而呻吟者，多提示病态，必须详加诊断。

（2）听呼吸声：正常小儿呼吸平稳、均匀，声音轻柔。呼吸气粗急促，是肺气失肃；气急鼻煽，多为肺气闭郁；气喘痰鸣，为痰壅气道；鼻息稍促，张口呼吸，可能鼻塞；呼吸急迫，面青不咳，须防喉风；呼吸声弱，是为肺气虚弱。

（3）听咳嗽声：有声无痰为咳，有痰无声为嗽，有痰有声为咳嗽。咳嗽声重，鼻塞流涕，多为外感风邪，涕清多风寒，涕浊为风热；干咳无痰，咳声稍嘶，为燥热伤津；咳声重浊，痰多喉鸣，为痰浊阻肺；咳声嘶哑如犬吠，须防喉风、白喉类疫毒攻喉；久咳声哑，为肺阴耗伤；久咳声轻无力，为肺气虚弱；久咳而发作时连咳难止，面红目赤，气急呛咳，涕泪皆出，咳毕回声、作吐，日轻夜重，是为顿咳。

（4）听言语声：正常小儿的言语声应当清晰，语声有力。妄言乱语，语无伦次，声音粗壮，称为谵语，多属热扰心神或邪陷心包；语声重浊，伴有鼻塞，多为风寒束肺；语声嘶哑，呼吸不利，多为毒结咽喉。小儿惊呼尖叫，多为剧痛、惊风；喃喃独语，多为心虚、痰阻。

2．嗅气味　嗅气味包括病儿口中之气味及大小便、呕吐物等的气味，是临床诊察疾病的一个重要环节。

正常小儿口中无臭气。口气臭秽，多属脾胃积热；口气酸腐，多属乳食积滞；口气腥臭，有血腥味，多系血证出血；口气腥臭，咳痰脓血，常为肺热肉腐。

大便臭秽为肠腑湿热，大便酸臭为伤食积滞，便稀无臭为虚寒泄泻。小便臊臭短赤多为湿热下注膀胱，小便少臭清长多为脾肾二脏虚寒。矢气频作臭浊者，多为肠胃积滞。

三、问诊

儿科问诊通常以询问患儿亲属或保育者为主，年龄较大的患儿也可以作为问诊的对象，但对其所诉是否可靠要加以分析。

1．问一般情况　一般情况包括姓名、性别、年龄、民族、家长姓名、家庭住址、病史陈述者等。其中年龄一项，对百日内婴儿要问明天数；2岁以内的小儿应问明实足月龄；2岁以上的小儿，应问明实足岁数及月数。了解患儿的实际年龄便于判断其生长发育状况，计算体重、饮食量、用药量等。

2．问个人史　询问胎次、产次，是否足月产，顺产还是难产，出生时情况，出生体重等，必要时还要询问母亲孕期情况、家族中遗传病史等。喂养史包括婴儿期喂养方法、添加辅食情况、平时饮食习惯、起病前有无进不洁饮食或其他特别饮食等。生长发育史包括小儿体格发育、智能发育方面的各项重要指标。预防接种史指接受预防接种的情况，与传染病的诊断关系密切。

3．问病情　包括询问疾病的症状及持续时间、病程中的变化、发病的原因及治疗情况等。除主症及伴发症状的询问外，还应注意患儿的饮食、二便、睡眠情况等。主要询问内容可归纳为："一问寒热，二问其汗，三问头身，四问胸腹，五问饮食，六问睡眠，七问饥渴，八问溲便，九问旧病，十问遗传"，加上"要把年龄，放在最前"，小儿年龄的问诊对诊断疾病和治疗用药均有十分重要的意义。

四、切诊

切诊是医生用手指切按患者体表以诊察疾病的方法。切诊包括按诊和脉诊两部分，都应在尽可能使患儿安静的状态下进行。

1．按诊　按诊包括按压和触摸头囟、颈腋、四肢、皮肤、胸腹等。

（1）按头囟：小儿囟门逾期不闭，是肾气不充，发育欠佳；囟门不能应期闭合，反而开大，头缝开解，是为解颅。囟门凹陷，名曰"囟陷"，常为津液亏损，阴伤欲竭；囟门高凸，名曰"囟填"，常为邪热炽盛，肝火上炎。

（2）按颈腋颏下：颈项腋部触及小结节，质稍硬不粘连，是为臀核。臀核触痛，属痰热壅结之臀核肿痛；连珠成串，质地较硬，推之不易移动者，可能为痰核内结之瘰疬。

（3）按四肢：四肢厥冷，多属阳虚；尺肤灼热，多属热证；四肢挛急抽掣，属于惊风；四肢细弱无力，属于痿病。

（4）按皮肤：了解寒、热、出汗情况。肤冷多汗，为阳气不足；肤热无汗，为热盛表束；手足心灼热，为阴虚内热。肌肤肿胀，按之随手而起，属阳水水肿；肌肤肿胀，按之凹陷难起，属阴水水肿。

（5）按胸腹：胸骨前突为鸡胸，脊柱后突为龟背，均因先天不足、后天调养失宜产生。

小儿腹部应当柔软温和，不胀不痛。左胁肋下按及痞块，属脾肿大；右胁肋下按及痞块，明显增大，属肝肿大。腹痛喜按，按之痛减者，多属虚属寒；腹痛拒按，按之痛剧者，多属实属热。腹部触及包块，在左下腹如腊肠状者常为粪块；在右下腹如圆团状者常为肠痈；大腹触及包块，推之不散者常为肠结；大腹触及包块，按摩可散者常为虫瘕。腹部胀满，叩之如鼓者为气胀；叩之音浊，随体位移动者为水臌。

2．脉诊　小儿脉诊，一般用于3岁以上儿童。小儿寸口脉位短，切脉时可以用"一指定三关"法，即以医生右手的示指指腹按于患儿寸口部切脉。

正常小儿脉象平和，较成人软而稍数。年龄越小，脉搏越快。若因活动、啼哭等而使脉搏加快，不可认作病态。

儿科基本脉象，分浮、沉、迟、数、有力、无力六种。浮脉主表证，沉脉主里证，迟脉主寒证，数脉主热证，有力主实证，无力主虚证，六种脉象可以兼见。

第四节　中医儿科辨证概要

儿科常用辨证方法，自钱乙提出肝主风、心主惊、脾主困、肺主喘、肾主虚的五脏辨证纲领之后，历代不断应用和发展。目前，儿科辨证方法常用八纲辨证、脏腑辨证、卫气营血辨证。近年来体质辨识在儿科辨证中也起到了重要的作用。

一、八纲辨证

八纲辨证是辨证的总纲。通过四诊收集的资料，可归纳分析而概括为表、里、寒、热、虚、实、阴、阳八类证候，用以表示疾病的部位、性质及小儿体质强弱和病势的盛衰，这种分析疾病的方法为八纲辨证。八纲辨证可用于各类儿科外感热病和内伤杂病的辨证。治疗大法的选择，如解表治里、祛寒清热、补虚泻实、调和阴阳等，都需要在八纲辨证的基础上确定。

二、脏腑辨证

脏腑辨证，是运用藏象学说的理论，对患者的病证表现加以归纳，以辨明病变所在脏腑及其性质的辨证方法。脏腑辨证以五脏、六腑、奇恒之腑的生理功能、病理特点为临床分析辨证的依据。

肺与大肠相表里、脾与胃相表里、肝与胆相表里、心与小肠相表里、肾与膀胱相表里，因此，在儿科临床上，脏腑辨证是杂病辨证的基本方法，即使在外感辨证中也时常应用，被认为是儿科辨证最为重要的辨证方法之一。

三、卫气营血辨证

卫气营血辨证，是清代温病学家叶桂在《内经》《伤寒论》有关论述的基础上，创造性地提出的温病辨证方法，属于病机辨证的范畴。小儿为稚阴稚阳之体，易受温热病邪侵袭，故各种温病在儿科发病率高。卫气营血辨证是小儿温病病机辨证的基本方法。

卫分证是温热病邪侵袭肌表，卫气功能失常所表现的证候。气分证是温热病邪内传脏腑，邪实正盛，正邪剧争，阳热亢盛的里热证。营分证是温热病邪内陷的严重阶段，病位多涉及心与心包络。血分证是温热病由营分进一步发展至血分的深重阶段。

第五节　中医儿科治法概要

小儿疾病的治疗大法，与成人基本相同。但由于儿童这一具体对象和儿科疾病的特点，在治法选用、给药剂量、给药方法等许多方面，都具有与成人不同的特点。

一、治法特点

1. 治法选用　临床应根据病证特点及患儿的个体情况选择合适的治法。中药内服是儿科应用最多的治法，其中汤剂因吸收迅速、药物加减灵活而最为常用；中成药，尤其是新型中成药制剂，贮存方便，便于小儿服用。药物外治使用简便，用于辅治或主治部分病证有良好的效果。推拿疗法、艾灸疗法不受条件限制，无痛苦无损伤，较易为患儿所接受。针刺疗法用于儿科，应选用适合小儿的针刺手法，推广腕踝针、头针等方法。

2. 中药用法　儿科应用中药，要因人、因病、因时，选择内服汤剂、不同剂型中成药、药物外治法，或单用，或合用，择优选用。例如，发热患儿的治疗，一般以汤剂疗效最好，若患儿呕吐而无法服药可改为直肠给药，如需应急或当同时补液可用静脉给药，伴昏迷者可鼻饲给药等。

小儿汤剂的煎服方法，一般与成人相同。但小儿服药量需比成人小。汤剂处方用药总量，一般新生儿用成人量的 1/6，乳婴儿用成人量的 1/3～1/2，幼儿及幼童用成人量的 2/3 或用成人量，学龄儿童用成人量。用药总量的减少，可以通过减少药味和每味药的药量来达到。

煎出的药液总量，要根据年龄大小来掌握，一般婴儿 60～100ml，幼儿及学龄前儿童 150～200ml，学龄儿童 200～250ml。每日服药次数，按照患儿每次服药量和病情特点灵活掌握，可分 3～5 次不等。

二、内治治法

儿科常用内治治法有以下各种。

1．疏风解表法　具有发汗解肌、疏风透疹、透邪外出作用的治法，用于外邪犯表的证候。

2．宣肃肺气法　具有宣发、肃降肺气，恢复肺气正常呼吸功能的治法，用于肺失宣肃的证候。

3．燥湿化痰法　具有调脾化湿、祛除痰饮、分清别浊作用的治法，用于湿浊痰饮的证候。

4．清热解毒法　具有清热泻火、凉血解毒、清解里热作用的治法，用于里热实证的证候。

5．通腑泻下法　具有通便下积、攻逐水饮、荡涤实热作用的治法，用于里实积聚的证候。

6．消食导滞法　具有消乳化食、消痞化积、通导积滞作用的治法，用于乳食积滞的证候。

7．活血化瘀法　具有疏通血脉、消除瘀积作用的治法，用于血脉瘀滞的证候。

8．安神开窍法　具有安神定志、镇惊宁心、通窍开闭作用的治法，用于神志不宁、窍闭神昏的证候。

9．祛风息风法　具有祛风通络、平肝息风作用的治法，用于风邪留络、肝风内动的证候。

10．收敛固涩法　具有止汗敛肺、涩肠缩尿、固摄精津作用的治法，用于气血精津外泄的证候。

11．补益健脾法　具有补益脾气、温补脾阳作用的治法，用于脾虚证候。

12．扶元补肾法　具有滋阴填精、温壮元阳、补肾固本作用的治法，用于肾虚证候。

13．挽阴救阳法　具有增液挽阴、益气回阳、救逆固脱作用的治法，用于气阳阴津衰竭的证候。

三、药物外治

儿科常用药物外治法有以下各种。

1．贴敷疗法　是将药物熬制成膏药、油膏，或将药物加赋形剂做成药饼，或用自然薄形药源、人工加工制作得到的药膜，贴敷在施治部位的治疗方法。贴敷疗法是中医学最早的外治法之一，具有清热解毒、消痈散结、活血生肌、舒筋通络、化痰平喘、温中健脾、摄涎敛汗等各种功效，不仅作用于局部病变，还可治疗全身疾患，如小儿痄腮、遗尿、泄泻、哮喘等均可配合使用。此外近年兴起的三九敷、三伏敷是治病强身的一种非常好的外治法，为大多数儿童及家长接受。

2. **雾化吸入疗法**　是通过雾化装置，将气雾剂雾化，使患儿吸入呼吸道治疗疾病的方法，雾化装置目前常用超声雾化器。雾化吸入疗法常使用具有清肺化痰、止咳平喘功效的药物，用于哮喘、肺炎喘嗽、咳嗽、感冒、鼻渊等肺系疾病。

3. **熏洗疗法**　是将药物煎成药液，熏蒸、浸泡、洗涤、沐浴患者局部或全身的外治法。熏洗疗法用于局部、全身的多种疾病。熏洗法是借热力将药物作用于局部，促使局部的气血畅达、腠理疏通而起到散寒止痛、止痒、疹毒外透等作用，多用于小儿出疹性疾病、皮肤病证及局部肿胀疼痛等病证，如用苦参、生百部、明矾、白蒺藜、白鲜皮、蛇床子、蝉蜕等煎汤趁热熏洗，可治各型荨麻疹。

4. **热熨疗法**　是将药物、器械或适用的材料经加热处理后，对机体局部进行熨敷的治疗方法。有温中散寒、畅通气机、镇痛消肿的作用，广泛用于疼痛诸证。如炒热食盐熨腹部，治疗腹痛。

5. **涂敷疗法**　是将药物制成药液，或调制成药糊、药泥等剂型，涂抹、湿敷于体表局部或穴位处的治疗方法。如用鲜马齿苋、青黛、紫金锭等，任选一种，调敷于腮部，治疗痄腮；用吴茱萸粉涂敷于足底涌泉穴，治疗滞颐；也可用其他解毒散结的药涂敷患处治疗淋巴结肿大等。

四、其他治法

儿科常用其他治法很多，这些治法一般不需用药，尤其是小儿推拿成为了现在儿科防治疾病一个最普及的手段。根据病种及患儿个体情况，单独使用或配合使用。

1. **推拿疗法**　是用推拿手法防治疾病的方法。有促进气血运行、经络通畅、神气安定、脏腑调和的作用，儿科临床常用于泄泻、呕吐、腹痛、便秘、疳证、厌食、感冒、哮喘、遗尿、肌性斜颈、痿病等病证。

捏脊是小儿推拿疗法中常用的一种方法，通过对督脉和膀胱经的捏拿，达到调整阴阳、通理经络、调和气血、恢复脏腑功能的目的。常用治疳证、泄泻、遗尿及脾胃虚弱的患儿。操作方法：患儿俯卧。医生两手半握拳，两示指抵于背脊之上，自尾椎两旁开始，以两手拇指伸向示指前方，合力夹住肌肉提起，而后示指向前，拇指向后退，做翻卷动作，两手同时向前移动，自长强穴起，一直捏到大椎穴，如此反复 5 次，从第 3 次起，每捏 3 把，将皮肤提起 1 次。每日 1 次，连续 6 天为 1 个疗程，休息 1 天，再做第 2 疗程。对脊背皮肤感染、出血的患儿禁用此法。

2. **针灸疗法**　包括针法和灸法。小儿针灸疗法常用于治疗遗尿、哮喘、泄泻、痢疾、痿病、痹病等病证。一般采用浅刺、速刺的方法，不常深刺和留针；小儿灸治常用艾条间接灸法，与皮肤有适当距离，以皮肤微热微红为宜。

刺四缝疗法是小儿针法中常用的一种。针刺四缝有解热除烦、通畅百脉、调和脏腑的功效，常用于治疗疳证、厌食。操作方法：皮肤局部消毒后，用三棱针或粗毫针针刺约 1 分深，刺后用手挤出黄白色黏液少许，每日 1 次。

3. **拔罐疗法**　儿科拔罐疗法常用口径 4～5cm 的玻璃罐或罐。本法有促进气血流畅、营卫运行，祛风、散寒、止痛的功效，常用于肺炎喘嗽、哮喘、腹痛、遗尿等病证。

知识链接

董氏指压火丁法

董氏指压火丁法是董廷瑶先生独创的治疗婴幼儿吐乳的外治法,有使脾胃气机通畅而平逆降浊之功效。操作方法:医师将双手指甲剪净清洗消毒后,右手示指头蘸以少量冰硼散,快速按压舌根部的火丁(悬雍垂对面的会厌软骨处),迅即退出。注意:喂乳后 2 小时方能施术,指压后 1 小时方可进乳,隔日 1 次,3 次为 1 个疗程。

学习小结

1. 学习内容

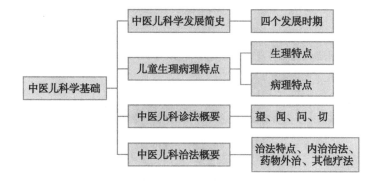

2. 学习方法

本章要结合中医学基础知识重点理解儿童生理病理特点、中医儿科诊法及治法概要。

（常　克）

复习思考题

1. 小儿生理病理特点是什么?
2. 儿科问诊主要内容有哪些?
3. 儿科基本脉象如何?各有什么意义?

第二章

西医儿科学基础

学习目的

通过学习小儿年龄分期与生长发育特点、喂养与保健、体液平衡及液体疗法等，奠定初步的西医儿科学临床基础知识。

学习要点

小儿年龄分期，生长发育特点，营养与保健，体液平衡及液体疗法。

第一节 儿科学的范围和任务

儿科学是一门研究从胎儿期至青春期各年龄期身心健康和疾病防治的医学学科，其研究对象处于不断生长发育成熟的过程。儿科学的任务是不断研究儿科医学理论，提高疾病的防治水平，降低儿童发病率和死亡率，改善儿童体质，保障儿童身心健康。

儿科学涉及的范围广泛，其研究内容包括：

（1）儿童生长发育规律及其影响因素，不断提高儿童体格、智力发育水平和社会适应性能力。

（2）各种疾病的发生、发展规律以及临床诊断和治疗的理论及技术，不断降低疾病的发生率和死亡率，提高治愈率。

（3）各种疾病的预防措施，包括免疫接种、先天性遗传性疾病的筛查、科学知识普及教育等。

（4）儿科疾病的康复可能性及方法技术。

第二节 小儿年龄分期

儿童的生长发育是一个连续渐进的动态过程，根据其解剖、生理和心理特点的不同阶段性表现，一般将其分为 7 个期。

1. 胎儿期　从受精卵形成至胎儿娩出前，共 40 周。胎儿的周龄即胎龄。母亲妊娠期间如受外界不利因素的影响，包括感染、创伤、药物滥用、接触放射性物质或毒品、营养缺乏、严重疾病和精神创伤等都可能影响胎儿的正常发育，导致流产、畸形

14

或宫内发育不良。胎儿期又分为妊娠早期（12 周）、妊娠中期（13～27 周）、妊娠后期（28～40）三个阶段。

2．新生儿期 从胎儿娩出脐带结扎至生后 28 天。此期有着非常明显的特殊性，且发病率和死亡率高，因此被单独列为婴儿期中的一个特殊阶段。

围生期：国内定义为胎龄满 28 周至出生后 7 天。此阶段胎儿和新生儿死亡率和患病率较高，且需要和产科密切合作共同处理。

3．婴儿期 从生后 29 天至满 1 周岁。此期为生长发育最迅速的时期，对营养的需求量相对较高，但各器官系统发育不够成熟完善，尤其是消化系统相对较弱，易发生营养和消化功能紊乱。此期，来自母体的抗体逐渐下降，自身免疫系统仍未成熟，保护力弱，易患感染和传染性疾病。

4．幼儿期 从 1 岁至满 3 周岁。体格生长速度减慢，智能发育加速。开始会走，活动范围增大，由于缺乏对危险事物的识别能力和自身保护能力，应注意预防发生意外伤害和中毒，预防传染病，保证营养和辅食的添加，培养良好的饮食习惯和使用餐具的能力。

5．学龄前期 自满 3 周岁至 6～7 岁。此期体格发育进一步减慢但智能发育增快、理解力逐渐加强，好奇、好模仿，可用语言表达自己的思维和感情。可进入幼儿园，学习简单文字、图画及歌谣。此时期小儿可塑性很强，应重视思想教育，开始重视眼和口腔卫生。防范发生传染病、意外事故和中毒等。

6．学龄期 从 6～7 岁至青春期前。此期体格生长相对缓慢，除生殖系统外各系统器官外形均接近成人。智能发育更加成熟，可接受系统的学习教育。

7．青春期 一般女孩从 10～12 岁开始到 17～18 岁，男孩比女孩晚 2 年左右。个体差异大，开始与结束的年龄可相差 2～4 岁。此期迎来第二个体格生长发育高峰，生殖系统发育加速并趋于成熟。青春期结束后，体格生长逐渐停止。各种疾病的患病率和死亡率降低，精神、行为和心理方面的问题开始增加。

第三节 小儿生长发育

一、小儿生长发育规律

小儿生长发育是一个连续的过程，遵循一定的规律：

1．生长发育有阶段性，呈非匀速性生长 如婴儿期体重、身高增长最快，是第一个生长高峰，青春期为第二个生长高峰。

2．生长发育的一般程序 由上到下，由近到远，由粗到细，由低级到高级，由简单到复杂。如运动发育先抬头，后抬胸，再会坐、站、走；从臂到手，从腿到脚的活动；先全手掌抓物，发展到手指的灵活运动等。

3．各器官系统发育不平衡 神经系统发育较早，生殖系统发育较晚，淋巴系统发育迅速，但至青春期后渐降至成人水平。其他系统的发育基本和体格生长平行。

4．存在个体差异 生长发育受遗传的调控和环境因素的综合影响。每个儿童的生长水平、生长速度、体型特点等都不完全相同，神经心理发育也并不完全同步，即便是同卵双生儿之间也有差异。

二、体格生长发育常用指标及规律

1.体重　正常小儿出生时体重平均约为3kg,出生后的前半年每月平均增长约0.7kg(700g),后半年每月平均增长约0.5kg,1周岁以后平均每年增加约2kg。临床可用以下简化公式推算小儿体重:

1~6个月　体重(kg)=出生时体重+月龄×0.7

7~12个月　体重(kg)=6+月龄×0.5

2岁~12岁　体重(kg)=8+年龄×2

体重可以反映小儿体格生长状况和衡量小儿营养情况,并且是临床用药量的主要依据。体重增长过快常见于肥胖症,体重低于正常均值的85%者为营养不良。

2.身高　身高是指从头顶至足底的垂直长度。3岁以下卧位测量身长,3岁以后站位测量身高。正常新生儿出生时身长平均约为50cm,生后第一年身长增长最快,约生长25cm,1岁时身长约75cm。第二年身长增长速度减慢,约生长10cm。2周岁后至青春期身高(长)增长平稳,每年约7cm。进入青春期,身高增长出现第二个高峰,其增长速率约为学龄期的2倍,持续2~3年。2岁后至12岁儿童的身高推算公式:

$$身高(cm)=75+年龄×7$$

3.头围　用软卷尺自双眉弓上缘处,经过枕骨结节,绕头一周的长度为头围。足月儿新生儿出生时头围约34cm,出生后前3个月和后9个月各增长6cm,1周岁时约为46cm,2周岁时约为48cm,5周岁时约增长至50cm,15岁时接近成人,约为54~58cm。头围的大小与脑的发育有关。头围小者提示脑发育不良或小头畸形。头围增长过速则常提示为脑积水和佝偻病后遗症。

4.胸围　用软卷尺平乳头下缘经肩胛骨下角绕胸一周的长度。出生时胸围比头围略小,新生儿胸围平均约32cm。1岁时胸围约等于头围,1岁后胸围发育开始超过头围。头胸围生长曲线交叉年龄延迟与营养不良、胸廓发育差有关。

5.头颅骨　头颅骨主要由额骨、顶骨和枕骨组成。颅骨间有骨缝和囟门(前囟和后囟),可缓冲颅内压力。前囟是额骨和顶骨间的菱形间隙,后囟是顶骨和枕骨间的三角形间隙。前囟的大小是指菱形对边中点连线的距离,出生时约为1.5~2cm,于生后12~18个月闭合。后囟出生时近闭,约0.5cm,6~8周龄闭合。囟门早闭可见于小头畸形;囟门过大闭合延迟者,常见于脑积水、佝偻病、克汀病等。前囟凹陷见于极度消瘦或脱水者;前囟饱满常提示颅内压增高,见于脑炎、脑膜炎、脑肿瘤等。

6.脊柱　脊柱存在生理性弯曲。3~4月龄抬头动作发育使颈椎前凸,形成颈曲;6~7月龄会坐时胸椎后凸形成胸曲;1岁左右会走时腰椎前凸形成腰曲。儿童6~7岁时脊柱生理性弯曲被韧带固定。

7.牙齿　人一生有两副牙齿,即乳牙(20枚)和恒牙(28~32枚)。生后4~10个月乳牙开始萌出,出牙顺序通常是先下颌后上颌,自前向后依次萌出,约2~2.5岁出齐。若12月龄后仍未萌出称为萌牙延迟,常与遗传、疾病及食物性状有关。6岁左右开始萌出第一恒磨牙,随后乳牙按萌出先后逐个脱落,代之以恒牙,最后一颗恒牙(第三恒磨牙)一般在20~30岁时出齐,也有终生不出者。

三、小儿感觉、运动和语言发育

1. 感知觉的发育

（1）视觉：新生儿已有视觉感应功能，瞳孔有对光反射，但视觉不灵敏，只能短暂注视15～20cm内的物体。1个月可凝视光源，开始有头眼协调，3～4个月看自己的手，头眼协调较好。1～2岁喜看图画，能区别形状，5岁时视觉充分发育。

（2）听觉：出生时听力差，3～7天后听觉已相当好，3～4个月头可转向声源，7～9个月能听懂语气。4岁听觉发育完善。

2. 运动的发育 包括大运动和精细运动发育

（1）大运动：如抬头、翻身、坐、爬、站稳、走、跑、跳等。一般小儿3个月俯卧时可以抬头，6～7个月能独自坐稳，8个月会爬，1岁能行走，2岁会跳，3岁能快跑。

（2）精细运动：指手和手指的动作。4月龄可两手握物，8～12月龄可拇食指捏起细小的东西，1岁时可握笔乱画，2～3岁会用筷子，4岁能自己穿衣、剪纸、绘画及书写。

3. 语言的发育 语言要经过发音、理解和表达三个阶段，是儿童全面发育的标志。新生儿会用哭声表达饥饿与疼痛，2～4月龄发笑声，6～7月龄开始学语，1岁时能有意识叫爸、妈及单个字；1岁半至2岁词汇量增加很快；3～4岁能说短歌谣、唱歌；5～6岁能讲完整故事。

第四节 小儿营养与保健

一、营养基础

营养是指人体获得和利用食物维持生命活动的整个过程，是维持生命与生长发育的物质基础。儿童尤其是婴幼儿生长发育迅速、代谢旺盛，提供丰富营养素，合理喂养，对其健康成长十分重要。

营养素分为：能量；宏量营养素（蛋白质、脂类、碳水化合物）；微量营养素（矿物质，包括常量元素和微量元素；维生素）；其他膳食成分（膳食纤维、水）。

1. 能量代谢 儿童所需能量主要来自食物中的宏量营养素。总能量消耗量包括基础代谢率、食物的热力作用、生长、活动和排泄过程五个方面。

（1）基础代谢率：小儿基础代谢的能量需要量较成人高，随年龄增长逐渐减少。婴儿的基础代谢率约55kcal/（kg·d），7岁时为44kcal/（kg·d），12岁时约需30kcal/（kg·d），接近成人。

（2）食物热力作用：也称为食物的特殊动力作用，是指食物在消化吸收过程中所消耗的能量。蛋白质的热力作用最高，为本身产能的30%，脂肪为4%，碳水化合物为6%。婴儿食物含蛋白质多，食物热力作用占总能量的7%～8%，年长儿的膳食为混合食物，约占5%。

（3）活动消耗：儿童活动所需能量与身体大小、活动强度、活动持续时间和类型有关。故活动所需能量波动较大，并随年龄增加而增加。当能量摄入不足时，可首先表现为活动减少。

（4）排泄消耗：正常情况下未经消化吸收的食物的损失约占总能量的10%，腹泻时增加。

（5）生长所需：儿童特有，其组织生长合成需要消耗能量。生长所需能量与儿童生长的速度呈正比，即随年龄增长逐渐减少。

一般基础代谢占能量的50%，排泄消耗占能量的10%，生长和运动所需能量占32%～35%，食物的特殊动力作用占7%～8%。能量的推荐摄入量为平均需要量，婴儿期需要量<6月龄为90kcal/(kg·d)，>6月龄为80kcal/(kg·d)。

2. 营养素

（1）蛋白质：是一切生命的物质基础，是构成人体组织和器官的重要成分。构成人体蛋白质的氨基酸有20种，其中9种是必需氨基酸（亮氨酸、异亮氨酸、缬氨酸、赖氨酸、色氨酸、苯丙氨酸、蛋氨酸、苏氨酸、组氨酸）。优质蛋白质的氨基酸模式与人体接近，生物利用率更高。合理的食物搭配及加工可使蛋白质互补，提高其生物价值。蛋白质供能应占总能量的8%～15%。婴儿期<6月龄的适宜摄入量为9g/d，>6月龄为20g/d，且优质蛋白质应占50%以上。婴儿在乳量充足的情况下不必增加其他蛋白质的摄入。为满足儿童生长发育的需要，应首先保证能量供给，其次是蛋白质，过高与过低蛋白质摄入均对小儿不利。

（2）脂类：为脂肪（甘油三酯）和类脂，是第二供能营养素。人体不能合成的不饱和脂肪酸为必需脂肪酸，应占脂肪所提供能量的1%～3%。脂肪所提供的能量占婴儿总能量的45%（35%～50%），随着年龄的增长，脂肪占能比下降，年长儿为25%～30%。

（3）碳水化合物：为供能的主要来源。6个月以内婴儿的碳水化合物主要是乳糖。2岁以上中国儿童膳食中，碳水化合物所产的能量应占总能量的50%～65%。

（4）维生素与矿物质：均属微量营养素。维生素是维持人体正常生理功能所必需的一类有机物质，其主要功能是调节人体的新陈代谢。大部分维生素不能在体内合成贮存，必须由食物供给。维生素的供给量不分年龄、性别，对儿童来说维生素A、D、C、B_1是容易缺乏的营养素。

此外钙、磷、镁、钠、氯、钾、硫等20余种常量元素与铁、碘、锌等多种微量元素或参与构成人体组织成分，或对生理功能的正常发挥有重要作用。其中，钙、铁、碘、锌是容易缺乏的营养素。乳类是钙的最好来源，但钙过量摄入可能造成一定危害，应控制在2g/d以下。

（5）水：水是人体内的重要成分。儿童水的需要量与能量摄入、食物种类、肾功能成熟度、年龄等因素有关。婴儿新陈代谢旺盛，水的需求量相对较多，为100～150ml/(kg·d)，以后每3岁减少约25ml/(kg·d)。

二、母乳喂养

母乳的优点：

1. 母乳是满足婴儿生理和心理发育的天然最好食物，婴儿出生后第一口食物应是母乳（在可能的条件下）。母乳生物利用率高，含有婴儿所需要的全部营养。母乳中乙型乳糖含量丰富；脂肪颗粒小，不饱和脂肪酸较多；蛋白质以乳清蛋白为主，凝块小，易吸收；钙磷比例适合，维生素C、维生素B_1、维生素B_2不被破坏吸收好，但维生素D、维生素K含量较低。

2．母乳的生物活性作用是不可替代的。母乳中的各种免疫成分(抗体、免疫活性细胞、生物活性因子等)可增强婴儿的抗病能力。特别是初乳(产后7天以内的乳汁)，含量更丰富，为新生儿提供强有力的"盾牌"。

此外，母乳喂养经济、方便，温度适宜，清洁无菌。同时，可以促进母子感情交流，有利于心理健康。母乳喂养还可加快乳母产后子宫复原，降低乳母患乳腺癌和卵巢囊肿的风险。

三、人工喂养

4～6个月以内的婴儿，由于各种原因不能进行母乳喂养，而用代乳品替代，如配方奶粉、牛乳、羊乳等，称为人工喂养。配方奶粉是以牛乳为基础的改造奶制品，使其在营养成分上尽量"接近"母乳，但缺乏有效免疫成分，在生物活性作用方面仍然无法和母乳相比。任何婴儿配方奶只能作为纯母乳喂养失败后无奈的选择，或者6月龄后对母乳的补充。不宜直接用普通液态奶、成人奶粉等代乳品喂养6月龄内婴儿。

四、辅助食品的添加原则

婴儿满6月龄后，纯母乳喂养已无法再提供足够的营养，因而必须在继续母乳喂养的基础上引入各种营养丰富的食物。6月龄是添加辅助食品的最佳时期。辅食添加的原则：①由稀到稠：一般应先加流食如米汤，以后再加半流食如粥，渐渐增加固体食物，如饼干、烤馒头片等。②由少到多：添加食物最初量可少些，以后逐渐增加，不能操之过急。③由一种到多种：添加食物时，每次只能添加一种，经过4～5天，如果婴儿没有消化不良或过敏反应，精神食欲均正常，再添加第二种，切勿操之过急，以免造成消化不良。④选择恰当时间：添加辅食最好在喂奶之前，因为饥饿时容易接受辅食；在孩子有病或炎热夏天，可暂缓添加，以免引起胃肠道的消化功能紊乱。⑤注意卫生：添加辅食最好要定时定量，食品应新鲜，注意食品卫生。

五、各年龄期保健要点和计划免疫

1．儿童保健 儿童保健是在研究小儿各年龄期生长发育规律及其影响因素的基础上，采取有效措施促进和保证小儿健康成长。目的是增强小儿体质，培育品德优良、智力发达、体格健全的下一代，降低小儿发病率和死亡率。儿童保健各年龄期侧重点不同：

（1）胎儿期：胎儿保健亦是孕母保健。此期保健重点在于保证充足营养；预防宫内发育迟缓、感染、窒息；预防先天性疾病与畸形；预防异常产、低出生体重儿等。

（2）新生儿期：新生儿保健是儿童保健的重点，而生后1周内新生儿的保健是重中之重。此期保健重点在于新生儿护理、喂养，预防出生时缺氧、窒息，预防感染、防治疾病等。

（3）婴幼儿期：主要是提倡母乳喂养，合理添加辅食。合理安排小儿生活和营养、培养良好的生活习惯。定期做保健检查，进行生长发育系统监测，以便及时发现问题加以处理，完成基础计划免疫。

（4）学龄前期：继续监测生长发育，随时进行缺点矫治；重视早期教育，注意培养独立生活能力和良好的道德品质。加强体格锻炼，注意安全，预防意外。

（5）学龄期及青春期：保证营养，加强体格锻炼，培养良好的生活习惯。加强品德教育，对中学生进行正面的青春期生活和心理卫生教育。

2.　计划免疫　计划免疫是应用免疫学的原理，根据疾病的疫情监测和儿童免疫的特点，制订科学的免疫程序，有计划、有组织地利用疫苗进行预防接种，以提高人群免疫水平，达到控制和消灭相应疾病的目的。

按照我国卫生部规定的计划免疫，儿童在 1 岁内完成卡介苗（BCG）、脊髓灰质炎三型混合疫苗、百（日咳）白（喉）破（伤风）类毒素混合制剂（PDT）、麻疹减毒活疫苗和乙型肝炎病毒疫苗等 7 种疫苗的接种。此外，根据流行地区和季节进行乙型脑炎疫苗、流行性脑脊髓膜炎、风疹、流感、腮腺炎和甲型肝炎病毒疫苗接种。

计划免疫所涉及的传染病，必须按期接种。计划外免疫所针对的传染病，有的属于地方或局部流行（如出血热等）；有的虽然流行普遍，传染性也强，但属于自限性疾病（如风疹、水痘）；有的对健康儿童并无大碍，只对体弱多病儿童造成威胁（如流感病毒、肺炎链球菌、B 型流感嗜血杆菌感染等）；还有的传染病与人为的环境条件密切相关（如狂犬病）。可根据具体情况选择接种。

第五节　小儿体液平衡及液体疗法

体液是人体的重要组成部分，保持其生理平衡是维持生命的必需条件。体液平衡包括了体液中水、电解质、酸碱度和渗透压等的动态平衡，其维持依赖于神经、内分泌、肺，特别是肾脏等系统的正常调节功能。小儿体液占比较大，对水、盐需求量大，而调节机制尚未发育完善，故容易发生体液平衡紊乱。

一、小儿液体平衡的特点

1.　体液的总量与分布　体液的总量分布于血浆、组织间隙及细胞内，前两者合称为细胞外液。年龄愈小，体液总量相对愈多，这主要是间质液的比例较高，而血浆和细胞内液的比例则与成人相近。在足月儿，体液总量占体重的 78%。在新生儿早期可有生理性体重下降，常有体液的迅速丢失，丢失量可达体重的 5% 或更多。后婴儿逐渐适应宫外环境，体液约占体重的 70%，2 岁以后约占 65%，在 8 岁时达成人水平（60%）。体液占体重的比例在婴儿及儿童时期相对保持恒定。在青春期，由于体内脂肪在男女性别间的差异，体液总量在男性占体重的 60%，而在女性为 55%。

2.　体液的电解质组成　细胞内液和细胞外液的电解质组成有显著的差别。细胞外液的电解质成分能通过血浆精确地测定。正常血浆阳离子主要为 Na^+、K^+、Ca^{2+} 和 Mg^{2+}，其中 Na^+ 含量占该区阳离子总量的 90% 以上，对维持细胞外液的渗透压起主要作用。血浆主要阴离子为 Cl^-、HCO_3^- 和蛋白，主要由无机硫和无机磷、有机酸如乳酸、酮体等组成。细胞内液阳离子以 K^+、Ca^{2+}、Mg^{2+} 和 Na^+ 为主，其中 K^+ 占 78%，阴离子以蛋白质、HCO_3^-、HPO_4^{2-} 和 Cl^- 等离子为主。除新生儿在生后数日内血钾、氯偏高，血钠、钙和 HCO_3^- 偏低外，儿童体液内电解质组成和成人相似。

3.　水代谢的特点

（1）水的需要量大，交换率高：水的需要量与新陈代谢、摄入热量、食物性质、经肾排出溶质量、不显性失水、活动量及环境温度有关。儿童水的需要量大，交换率快，其主要原因为小儿生长发育快；活动量大、机体新陈代谢旺盛；摄入热量、蛋白质和经肾排出的溶质量均较高；体表面积大、呼吸频率快使不显性失水较成人多。细胞组织增长时需积蓄水分也可增加水的摄入。按体重计算，年龄愈小，每日需水量愈多。一般的，<1岁儿童每日需水120~160ml/kg；1~3岁每日需水100~140ml/kg；4~9岁每日需水70~110ml/kg；10~14岁每日需水50~90ml/kg。故儿童年龄越小，对缺水的耐受力也越差，在病理情况下将比成人更容易发生脱水。

（2）体液平衡调节功能不成熟：肾脏通过其浓缩和稀释功能调节体液平衡，是唯一能调控细胞外液容量与成分的重要器官。儿童肾脏功能不成熟，年龄越小，肾脏的调节作用愈差。新生儿和婴幼儿，肾脏浓缩功能只达成人的一半，因此，小儿在排泄同量溶质时所需水量较成人为多，尿量相对较多。当入水量不足或失水量增多时，易发生代谢产物潴留和高渗性脱水。儿童肾脏的稀释功能相对较好，生后一周即可达成人水平，但由于肾小球滤过率低，水的排泄速度较慢，当摄入水过多时易导致水肿和低钠血症。

二、水电解质和酸碱平衡紊乱

1. 脱水　水的摄入不足或丢失过多引起的体液总量，尤其是细胞外液量的减少，叫脱水。脱水时除水分丢失，尚有钠、钾和其他电解质的丢失。

（1）脱水的程度：是指丢失体液量占体重的百分比。一般临床实际根据前囟、眼窝、皮肤弹性、尿量和循环情况等临床表现综合分析判断。常将脱水程度分为三度：

1）轻度脱水：表示占体重3%~5%的体液或相当于30~50ml/kg体液减少；

2）中度脱水：表示占体重5%~10%的体液或相当于50~100ml/kg体液减少；

3）重度脱水：表示占体重10%以上的体液或相当于100~120ml/kg体液减少。中度与重度脱水的临床体征常有重叠，使估计的液体丢失难以精确计算。

（2）脱水的性质：指现存体液渗透压的改变，反映了水和电解质的相对丢失量。临床根据血清钠的水平将脱水分为低渗性脱水、等渗性脱水、高渗性脱水。其中以等渗性脱水最常见，高渗性脱水最少见。

1）等渗性脱水：血清钠在130~150mmol/L，水和电解质成比例丢失，血浆渗透压正常，细胞外液丢失为主。多见于急性腹泻、呕吐、胃肠液引流、肠瘘等。

2）低渗性脱水：血清钠<130mmol/L，电解质的丢失量比水多。由于细胞外液低渗，使水从细胞外向细胞内转移，导致细胞外液量减少和细胞内水肿，有效循环血量明显减少。故脱水症状较其他两型严重，较早发生休克。

3）高渗性脱水：血清钠>150mmol/L，电解质的丢失比水少，血浆渗透压增高，丢失的体液主要为细胞内液。由于细胞外液高渗，使水从细胞内向细胞外转移，导致细胞内液量减少，而血容量得到部分补偿，有效循环血量变化相对不大，脱水征相对较轻。

（3）临床表现：不同程度、不同性质的脱水，其临床表现不尽相同见表2-1。

2. 钾平衡紊乱　正常血清钾浓度为3.5~5.5mmol/L，血钾在调节细胞的各种功能中起重要作用。当血清钾<3.5mmol/L时为低钾血症，当血清钾>5.5mmol/L时为高钾血症，低（高）钾血症的临床表现不仅决定于血钾的浓度，更重要的是血钾变化的速度。

表2-1　脱水的临床表现及分度

脱水程度	失水量%（ml/kg）	精神	眼泪	口渴	尿量	皮肤	黏膜	眼窝	前囟	四肢	休克征
轻度	5%（50）	稍差略烦躁	有	轻	稍减少	稍干燥	略干	稍凹陷	稍下陷	温	无
中度	5%～10%（50～100）	萎靡烦躁	少	明显	减少	干燥，苍白，弹性差	干燥	凹陷	下陷	稍凉	不明显
重度	>10%（100～120）	淡漠昏迷	无	烦渴	极少无	干燥，花纹，弹性极差	极干	明显凹陷	明显下陷	厥冷	有，脉细，血压下降

低钾血症在临床较为多见，如长期不能进食致钾的摄入量不足；呕吐、腹泻、各种引流或频繁灌肠而由消化道丢失过多；肾脏排出过多；或者家族性周期性麻痹等导致钾在体内异常分布；以及各种原因的碱中毒。其临床表现包括神经肌肉兴奋性降低，如肌肉软弱无力，重症呼吸肌麻痹或麻痹性肠梗阻、胃扩张；膝反射、腹壁反射减弱或消失；心律失常、心肌收缩力降低、心电图异常等。

高钾血症见于肾脏排钾减少、钾摄入过多、异常分布。其最早受影响的是心脏传导系统，心电图改变先于其他临床症状，典型变化为T波高尖、P波消失、QRS波群增宽、ST段压低，最终心室颤动及心脏停搏。

3. 酸碱平衡紊乱　正常体液保持一定的H^+浓度，血液的pH值维持在7.40（7.35～7.45），以维持机体的正常代谢和生理功能。正常儿童血pH值与成人一样，pH>7.45称为碱中毒，pH<7.35为酸中毒。

细胞外液的pH主要取决于HCO_3^-和H_2CO_3两者的比值，正常血液HCO_3^-和H_2CO_3比值保持在20∶1。当某种因素促使HCO_3^-和H_2CO_3两者比值发生改变或体内代偿功能不全时，体液pH值即发生改变，超出7.35～7.45的正常范围，即出现酸碱平衡紊乱。当肺呼吸功能障碍使CO_2排出过少或过多、使血浆中H_2CO_3的量增加或减少所引起的酸碱平衡紊乱，称为呼吸性酸中毒或碱中毒。若因代谢紊乱使血浆中H_2CO_3的量增加或减少而引起的酸碱平衡紊乱，则称为代谢性酸中毒或碱中毒。出现酸碱平衡紊乱后，机体可通过调节机制使HCO_3^-/H_2CO_3的比值重新维持在20∶1，即pH维持在正常范围内，称为代偿性代谢性（或呼吸性）酸中毒（或碱中毒）；如果HCO_3^-/H_2CO_3的比值不能维持，pH值低于或高于正常范围，则称为失代偿性代谢性（或呼吸性）酸中毒（或碱中毒）。常见的酸碱失衡为单纯型（呼酸、呼碱、代酸、代碱），有时亦出现混合型。

（1）代谢性酸中毒：代谢性酸中毒有下列两种可能之一：①细胞外液酸的产生过多；②细胞外液碳酸氢盐的丢失。前者常见有酮症酸中毒，肾衰竭时磷酸、硫酸及组织低氧时产生的乳酸增多。后者是由于碳酸氢盐从肾脏或小肠液的丢失，常发生于腹泻、小肠瘘管的引流等。轻度酸中毒的临床症状不明显，常被原发病所掩盖。较重酸中毒可表现呼吸深而有力，口唇樱红，精神萎靡、烦躁不安，恶心、频繁呕吐，心率增快,甚则出现昏睡、昏迷、惊厥等。半岁以内小婴儿呼吸代偿功能差,酸中毒时其呼吸改变可不典型,往往仅有精神萎靡、面色苍白等。

（2）代谢性碱中毒：代谢性碱中毒的原发因素是细胞外液强碱或碳酸氢盐的增加。主要原因有：①过度的氢离子的丢失,如呕吐或胃液引流导致的氢和氯的丢失,最常见为先天性肥厚性幽门狭窄；②摄入或输入过多的碳酸氢盐；③由于血钾降低,肾脏碳酸氢盐的重吸收增加,原发性醛固酮增多症、Cushing's 综合征等；④呼吸性酸中毒时,肾脏代偿性泌 H^+,增加 HCO_3^- 重吸收；当应用机械通气后,血 $PaCO_2$ 能迅速恢复正常,而血浆 HCO_3^- 含量仍高,导致失衡；⑤细胞外液减少及近端肾小管 HCO_3^- 的重吸收增加。代谢性碱中毒无特征性临床表现。轻度代谢性碱中毒可无明显症状,重症者表现为呼吸抑制,精神差。当因碱中毒致游离钙降低时,可引起抽搐；有低血钾时,可出现相应的临床症状。

（3）呼吸性酸中毒：呼吸性酸中毒是原发于呼吸系统紊乱,引起肺泡 $PaCO_2$ 增加所致。临床上许多情况可导致血二氧化碳分压增加,包括呼吸系统本身疾病,如肺炎、肺气肿、呼吸道阻塞（如异物、黏稠分泌物、羊水堵塞、喉头痉挛水肿）、支气管哮喘、肺水肿、肺不张、肺萎陷、呼吸窘迫综合征等；胸部疾病所致呼吸受限,如气胸、胸腔积液、创伤和手术等；神经 - 肌肉疾病,如重症肌无力、急性感染性多发性神经根炎、脊髓灰质炎等；中枢神经系统疾病如头颅损伤、麻醉药中毒以及人工呼吸机使用不当、吸入 CO_2 过多等。呼吸性酸中毒时常伴有低氧血症及呼吸困难。高碳酸血症可引起血管扩张,颅内血流增加,致头痛及颅内压增高,严重高碳酸血症可出现中枢抑制,血 pH 降低。

（4）呼吸性碱中毒：呼吸性碱中毒是由于肺泡通气过度增加致血 $PaCO_2$ 降低。其原发病因可为心理因素所致的呼吸过度、机械通气时每分通气量太大,也可见于水杨酸中毒所致的呼吸中枢过度刺激、对 CO_2 的敏感性太高所致的呼吸增加。低氧、贫血、CO 中毒时呼吸加快,也可使 $PaCO_2$ 降低出现碱中毒。呼吸性碱中毒临床主要出现原发疾病所致的相应症状及体征。

（5）临床酸碱平衡状态的评估：临床上酸碱平衡状态常通过血 pH、$PaCO_2$ 及 HCO_3^- 三项指标来评估。pH 与 $PaCO_2$ 可直接测定,HCO_3^- 虽能直接测定,但常常用血清总二氧化碳含量,通过推算估计。应该指出的是一般血气分析仪只含测定 pH、$PaCO_2$ 和 PaO_2 三项指标的电极,HCO_3^- 是按 Henderson-Hasselbalch 方程计算的。$PaCO_2$、HCO_3^- 变化与 pH 值的关系可从动脉血气分析、判断。判断单纯的酸碱平衡紊乱并不困难,pH 值的变化取决于 $PaCO_2$ 及 HCO_3^- 的比值变化。在临床判断时,首先应确定是酸中毒还是碱中毒；其次是引起的原发因素是代谢性还是呼吸性；第三,如是代谢性酸中毒,其阴离子间隙是高还是低；第四,分析呼吸或代谢代偿是否充分。

三、液体疗法

液体疗法是通过补充液体及电解质来纠正体液容量及成分的紊乱,以保持机体正常生理功能的一种治疗方法。在制订液体疗法的方案时,要对体液平衡紊乱的性质、程度有正确的估计,并充分考虑到机体的自身代偿能力。补充液体的方法包括口服补液法和静脉补液法两种。补液包括了补充生理需要量、累积损失量及继续丢失量三个部分。

1. **补充累积损失量**　即补充自发病以来累积损失的液量，根据脱水程度及性质而定。补液量轻度脱水为 30～50ml/kg，中度为 50～100ml/kg，重度为 100～150ml/kg。补液性质通常对低渗性脱水补 2/3 张液，等渗性脱水补 1/2 张液，高渗性脱水补 1/3～1/5 张液。如临床上判断脱水性质有困难，可先按等渗性脱水处理。补液的速度取决于脱水程度和性质，原则上应先快后慢，累积损失量补充常在最初的 8～12 小时内完成。对伴有休克的重度脱水患儿，应先扩容，快速输入等渗含钠液（生理盐水或 2:1液）按 20ml/kg 于 30 分钟～1 小时输入。高渗性脱水补液速度要放慢，需缓慢纠正高钠血症（每 24 小时血钠下降 <10mmol/L），以防血钠迅速下降出现脑水肿。在循环改善、出现排尿后可补钾；酸碱平衡紊乱及其他电解质紊乱可以随补液一起纠正。

2. **补充继续丢失量**　指治疗过程中因呕吐、腹泻等疾病所致的液体继续丢失。补充原则为"丢多少、补多少"。补液量及性质由实际丢失量决定，具体因原发病不同而异。继续丢失量在余下的 12～16 小时内补充。

3. **补充生理需要量**　生理需要量涉及热量、水和电解质，其需求取决于尿量、大便丢失及不显性失水。正常生理需要量的估计可按能量需求计算，即 120～150ml/100kcal。年龄越小，需水相对越多，故也可根据体重计算，即 10kg 以下按 100ml/kg 水量补充；11～20kg 按 1000ml+（体重 kg-10kg）×50ml/kg 水量补充；>20kg 体重儿童按 1500ml+（体重 kg-20kg）×20ml/kg 水量补充。持续发热时需水量增加（每增加 1℃，不显性失水增加 12%）；呼吸急促和气管切开患儿经肺的不显性失水量增加。生理需要量应尽可能口服补充，静脉补液时一般用 1/4～1/5 张含钠液补充。生理需要量在余下的 12～16 小时内匀速补充。

四、液体疗法常用的溶液

常用补液溶液包括非电解质和电解质溶液。其中非电解质溶液常用 5% 或 10% 葡萄糖液，因葡萄糖输入体内将被氧化成水，不能维持血浆渗透压，故属无张力溶液。

电解质溶液包括氯化钠、氯化钾、乳酸钠、碳酸氢钠等以及它们的不同配制液，用于补充液体容量，纠正体液渗透压、酸碱及电解质失衡。溶液张力指溶液中电解质所产生的渗透压，与血浆渗透压相等时即为等张，0.9% 的氯化钠溶液的渗透压和血浆相等，为等张液。

为适应不同情况的补液需要，临床中还常需把不同渗透压的溶液按不同比例配制成混合溶液使用。比如 1 份 5% 葡萄糖液和 1 份 0.9% 氯化钠溶液混合即配制成1/2 张液。儿科常用的几种混合液的简易协定配制如表 2-2。

口服补液盐是世界卫生组织推荐的用以治疗急性腹泻合并脱水的一种溶液。其作用是基于小肠的 Na^+-葡萄糖偶联转运吸收机制，促进钠和水的吸收。配方中还含有氯化钾、枸橼酸等成分，具有纠正脱水、酸中毒及补钾的作用。几种口服补液盐配方的比较见表 2-3。

表2-2 常用溶液成分

溶液	每100ml含溶质或液量	阳离子(mmol/L) Na⁺	K⁺	阴离子(mmol/L) Cl⁻	HCO₃⁻/乳酸根	Na:Cl	渗透压或相对于血浆的张力
血浆		142	5	103	24	3:2	300mOsm/L
①0.9%氯化钠	0.9g	154		154		1:1	等张
②5%或10%葡萄糖液	5g或10g						
③5%碳酸氢钠	5g	595			595		3.6张
④1.4%碳酸氢钠	1.4g	167			167		等张
⑤11.2%乳酸钠	11.2g	1000			1000		6张
⑥1.87%乳酸钠	1.87g	167			167		等张
⑦10%氯化钾	10g		1342	1342			8.9张
⑧0.9%氯化铵	0.9g	NH₄⁺ 167		167			等张
1:1含钠液	①50,②50	77		77		1:1	1/2张
1:2含钠液	①35,②65	54		54		1:1	1/3张
1:4含钠液	①20,②80	30		30		1:1	1/5张
2:1等张含钠液	①65,④/⑥35	158		100	58	3:2	等张
2:3:1含钠液	①33,②50,④/⑥17	79		51	28	3:2	1/2张
4:3:2含钠液	①45,②33,④/⑥22	106		69	37	3:2	2/3张

表2-3 三种口服补液盐配方的比较

		ORSⅠ	ORSⅡ	低渗ORS
成分	氯化钠	3.5g	3.5g	2.6g
	枸橼酸钠	—	2.9g	2.9g
	碳酸氢钠	2.5g	—	—
	氯化钾	1.5g	1.5g	1.5g
	无水葡萄糖	20g	20g	13.5g
电解质(mmol/L)	钠	90	90	75
	钾	20	20	20
	氯	80	80	65
	枸橼酸盐	—	10	10
	碳酸氢盐	10	—	—
	葡萄糖	111	111	70
总渗透压		311mOsm/L	311mOsm/L	245mOsm/L
电解质渗透压		220mOsm/L (2/3张)	220mOsm/L (2/3张)	170mOsm/L (1/2张)

学习小结

1. 学习内容

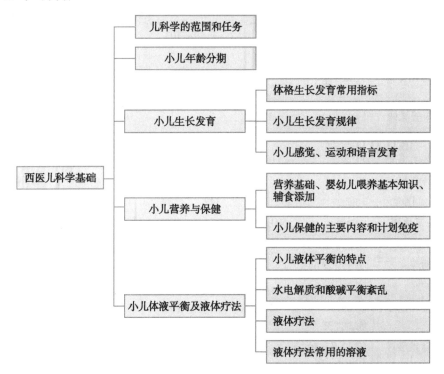

2. 学习方法

本章要结合西医学基础知识重点理解小儿年龄分期、生长发育、营养与保健、体液平衡及液体疗法。

(常　克)

复习思考题

1. 小儿各年龄分期有何不同特点？
2. 如何评价小儿的生长发育状况？
3. 母乳喂养的优越性有哪些？
4. 为什么说维生素 A、D、C、B_1 是儿童容易缺乏的营养素？
5. 婴儿辅食的添加原则有哪些？
6. 小儿脱水程度如何判断？小儿补液三定三量原则有哪些？

第三章

中西医结合儿科学发展概要

学习目的

通过学习中西医结合儿科学发展简史、现状、病历和体格检查特点等，奠定中西医结合临床基础知识。

学习要点

中西医结合儿科病历和体格检查特点。

第一节　中西医结合儿科学发展简史

中医儿科学以其天人合一的思想、辨证论治的体系发展数千年。西医儿科学传入我国，最早可追溯到清代。1843 年英国人 Hobson 在香港教授医学，组织编译了西医儿科学疾病专著《妇婴新说》。

中西医结合儿科学是一门年轻的学科，清朝后期，随着西医传入我国，儿科界也开始有人提出宜中西医合参。如清末绍兴何炳元撰《新纂儿科诊断学》，在传统四诊之外，更引入检诊，以检查口腔、温度等的变化。

民国时期，许多儿科医家寻求古训，融会新知，为中西医结合做了一些有益的探索。例如，在治疗重症热病时，徐小圃擅用温阳药物回阳救逆，奚咏裳善取寒凉药物清热保津。王静斋提出："中西医所操之术不同，而治病救人的目的则同，当互相取长补短，只要有利于病者，医何分中西哉？"

中华人民共和国建国后，在党和政府的大力支持下，我国儿科工作者通过中医学习西医或西医学习中医，开辟了中西医结合之路。不但继承和发扬了中医儿科学，而且又与西医儿科学有机结合，创造性地发展了我国独特的中西医结合儿科学。

第二节　中西医结合儿科学现状

坚持"中西医并重"，促进"中西医结合"一直是我国发展中医药事业的基本原则，为中西医结合儿科学指明了方向。早在 20 世纪 50 年代中期，毛泽东提出"中国医药学是一个伟大的宝库，应当努力发掘，加以提高"，并号召西医学习中医，倡导中西医

笔记

结合。1991年全国人大七届四次会议明确提出，卫生工作方针是"预防为主，依靠科技进步，动员全社会参与，中西医并重，为人民健康服务"。中西医并重终于正式成为国家卫生工作的五大方针之一。1996年全国人大八届四次会议提出"继续振兴中医药事业，促进中西医结合"。党的十七大、十七届三中全会等多次会议均指出"中西医并重"。

中华人民共和国成立以来，中西医结合儿科学在临床实践、科学研究、教育等方面取得了丰硕成果。

临床方面，"病证结合"已成为目前公认的中西医结合的诊疗模式。西医辨病从微观角度了解疾病的病因、病机及病理演变情况；中医辨证则从整体状态、个体化等方面进行把握。因此，将两者结合起来，同时明确患儿所患疾病以及疾病的中医证型是同样重要的，也是制订中西医结合治疗方案的前提和关键。近十多年来，我国儿科界对小儿肺炎、支气管哮喘、小儿腹泻、癫痫等多种常见病、多发病的中医辨证分型进行了规范化研究，并制订了相应的疗效评价标准，使辨病与辨证很好地结合，被广泛地应用于临床。

西医辨病与中医辨证结合，为中西医治疗的进一步结合提供了基础。中医和西医治疗在临床上结合应用，取长补短，优势互补，极大地提高了临床疗效。比如，肾病综合征在采用激素、免疫抑制剂等治疗的同时，根据中医辨证施治结合应用中医药治疗，不仅可减少西药不良反应，同时也可提高临床疗效。中药剂型的不断改进，煮散剂、颗粒剂等，在临床也被广泛应用。

中西医结合儿科学在临床实践发展的同时，科研方面也从基础研究、临床研究等不同层面进行了大量的有意义的工作。基础研究方面，小儿舌象与机体免疫功能状态的研究、病证结合动物模型的建立等为中西医结合儿科学的科学研究工作奠定了坚实基础。临床研究方面，多次采用大样本、多中心、随机、对照的原则，对单纯中医治疗或单纯西医治疗病例与中西医结合治疗病例进行客观评价，表明中西医结合治疗可明显提高总体疗效或改善临床症状和体征，提高患者的生活质量。中西医结合治疗小儿感染性休克、心力衰竭、呼吸衰竭、肾衰竭等，提高了对儿童急危重症抢救的成功率。有学者根据中医传统肺生理功能——"肺朝百脉"等理论，结合西医学对肺炎时充血、水肿、血瘀、血栓等病理改变的认识，总结了病毒性肺炎"血瘀证"的辨证规律，采用活血化瘀法对临床起到了很好的指导作用。

在临床、科研不断发展的同时，中西医结合儿科学教育也在不断发展，中西医结合儿科学的本科生教育、研究生教育在各中医高等院校及医学院校不断开展起来。2008年《中国医学文摘儿科学》杂志更名为《中国中西医结合儿科学》，为中西医结合医学提供了又一个学术平台。

中、西医儿科学目前虽还未达到完全融会贯通，但其结合的优势已越来越受到人们重视。国家已经将中西医结合专业教育定位在高层次教育上，许多中、西医院校都开设了中西医结合七年制以及五年制专业。在中西医结合医学工作者共同努力下，中西医结合儿科学在理论、实践和学术等诸方面将取得更大成绩，为创造有中国特色的新医学做出更大贡献。

第三节　中西医结合儿科病历书写格式要求和体格检查特点

一、中西医结合儿科病历

病历是医务人员对患者疾病的发生、发展、转归，进行检查、诊断、治疗等医疗活动过程的记录。病案指按规范记录病人疾病表现和诊疗情况的档案，由医疗机构的病案管理部门按相关规定保存。病人在医院所有的病历最终归档都为病案，并按规定年限保存。病历书写直接反映出医疗实践的质量水平，是临床工作者必须掌握的基本功。一份好的中西医结合病历必须真实、客观地反映患儿的病情发展和诊疗过程，体现整体观念和处方用药的合理性。

病历是医务人员通过问诊、查体、辅助检查、诊断、治疗、护理等医疗活动获得有关资料，并进行归纳、分析、整理形成的医疗活动记录，包括门（急）诊病历和住院病历。

1. 门诊病历

（1）门诊病历内容包括门诊病历首页、病历记录、化验单、医学影像检查资料等。

（2）儿科门诊病历首页内容应当包括患者姓名、性别、出生年月、民族、住址、通讯方式、父母姓名、药物过敏史等项目。

（3）门诊病历记录分为初诊病历记录和复诊病历记录。

初诊病历记录书写内容应当包括就诊时间、科别、主诉、现病史、既往史，阳性体征、必要的阴性体征及中医主要证候、舌脉象和辅助检查结果、诊断（包括中医疾病诊断和证候诊断及西医诊断）、治疗意见（包括中医治则方药及西医治疗）及医师签名等。

复诊病历记录书写内容应当包括就诊时间、科别、主诉、病史、必要的体格检查和辅助检查结果、诊断、治疗处理意见和医师签名等。

2. 住院病历

（1）内容：包括住院病案首页、住院大病历、首次病程记录、主治及主任医师查房记录、一般病程记录、抢救记录、体温单、医嘱单、化验单、医学影像检查资料、特殊检查（治疗）同意书、手术同意书、麻醉记录单、手术及手术护理记录单、病理资料、护理记录、出院记录、危重病例讨论记录、疑难病例讨论记录、会诊意见、死亡病例讨论记录等。

（2）住院大病历：是指患者入院后，由经治医师通过问诊、查体、辅助检查获得有关资料，并对这些资料归纳分析书写而成的记录。住院大病历的书写形式分为入院记录、再次或多次入院记录等。入院记录、再次或多次入院记录应当于患者入院后24 小时内完成。

（3）病史询问与记录：小儿病史一般由家长陈述。虽然学龄前及学龄儿童可以自己叙述相关细节，但往往不能正确体会和完整地表达自己的感觉。而家长陈述的病史，又由于其观察能力、文化水平而有差别。因此采集到完整而准确的病史的关键在于耐心听取和重点提问，不要随便打断家长的陈述，询问时态度要和蔼可亲，语言通俗易懂，以取得家长与患儿的信任。

1）一般情况包括姓名、性别、年龄、民族、出生地、入院日期、记录日期、发病节气、病史陈述者（与病儿关系）及可靠性、住址及病历书写完成日期。其中年龄对疾病诊断有一定意义,因为可根据真实年龄对小儿生长发育的程度及与某些疾病的关系做出正确诊断。因此患儿采用真实年龄,新生儿记录天数,婴儿记录月数,1岁以上儿童记录几岁几个月。

2)主诉即来院就诊的主要原因,发病情况和持续时间。例如:"咳嗽伴发热3天""腹痛1个月,加重1天"。

3)现病史是病历的主要部分。详细描述患者本次疾病的发生、演变、诊疗等方面的详细情况,应当按时间顺序书写,并结合中医问诊要求,记录目前情况。内容包括发病情况、主要症状特点及其演变情况、伴随症状、发病后诊疗经过及结果、睡眠、饮食和二便等一般情况的变化,以及与鉴别诊断有关的阳性或阴性资料等。

①起病情况:发病时间、地点,起病缓急、前驱症状及可能的病因或诱因。

②主要症状特点及发展变化情况:按发生的先后顺序描述主要症状的部位、性质、持续时间、程度、缓解或加剧因素,以及演变发展情况。对慢性患儿及反复发作的患儿,应详细记录描述第一次发作的情况,以后过程中的变化以及最近发作的情况,直至入院时为止。

③伴随症状:注意伴随症状与主要症状的相互关系,伴随症状发生的时间特点和演变情况,与鉴别诊断有关的阴性症状也应记载。

④诊疗经过:包括发病后自行给予的治疗,或到医疗机构就诊时的诊断,给予的治疗,需按顺序注明药物的名称、剂量、时间及治疗后的效果和实验室检查。

⑤自发病以来的一般情况:结合十问简要记录患者发病后的寒热、饮食、睡眠、情志、二便、体重等情况。

与本次疾病虽无紧密关系、但仍需治疗的其他疾病情况,可在现病史后另起一段予以记录。

4)既往史包括以往疾病史、预防接种史。

①既往患病史:一般不需要对各系统进行回顾,只需询问一般健康情况和有关疾病史。内容包括既往一般健康状况、与现病相同或类似的疾病史、传染病史、手术史、外伤史、输血史、食物和药物过敏史等。

②预防接种史:何时接受过何项预防接种,具体次数,有无反应,凡属常规接种的疫苗均应逐一询问。如拟诊为结核病,则对生后卡介苗的接种、复种、接种途径等应详细记录。

5)个人史

①出生史:详问胎次、胎龄、分娩方式及过程,出生时有无窒息、产伤、Apgar评分、出生体重等。对新生儿、小婴儿、和疑有神经系统脑发育不全、智力发育迟缓等患儿应更加详细了解。新生儿病历应将出生史写在现病史的开始部分。

②喂养史:包括喂养方式(母乳、人工、混合),断奶时间,辅食添加时间及种类,年长儿是否偏食、异食癖等。对有营养缺乏性疾病或消化功能紊乱者应详细询问。

③生长发育史:3岁以内患儿或所患疾病与发育密切相关者,应详细询问其体格和智力发育过程。常用生长发育指标有:体重、身高增长情况,何时会抬头、翻身、独坐、站立及行走;何时会笑、认母、发单字及短语;出牙的时间和顺序等。较大儿童还可询问个人兴趣爱好、生活习惯、学习成绩等。

④预防接种史:应询问曾接种过的疫苗种类、时间和次数,是否有不良反应等。

6）家族史：家族史应询问父母年龄、职业和健康状况，是否近亲结婚，母亲历次妊娠及分娩情况，家庭其他成员的健康状况，家庭中有无其他人员患有类似疾病，有无家族性和遗传性疾病等。

7）体格检查应当按照系统循序进行书写。内容包括体温、脉搏、呼吸、血压，一般情况（包括中医四诊的神色、形态、语声、气息、舌象、脉象等），皮肤、黏膜，全身浅表淋巴结，头部及其器官，颈部，胸部（胸廓、肺部、心脏、血管），腹部（肝、脾有无肿大，有无压痛、反跳痛等），直肠肛门，外生殖器，脊柱，四肢，神经系统等。

8）专科情况应当根据专科需要记录专科特殊情况。

9）辅助检查指入院前所做的与本次疾病相关的主要检查及其结果。如：住院病人应当做血、尿、粪便常规检查及其他必要的检查。应当写明检查日期，如系在其他医疗机构所作检查，应当写明该机构名称。

10）入院诊断是指经治医师根据患者入院时情况，综合分析所作出的诊断。如初步诊断为多项时，应当主次分明。中医诊断应包括疾病诊断与证候诊断，西医诊断应包括主要疾病和其他疾病。

11）治疗及检查计划：①中医辨证论治，记录治则治法、方药、用法等；②西医治疗，记录具体用药、剂量、用法等；③进一步检查项目；④饮食起居宜忌、调护事宜。

12）书写入院记录的医师签名。

（4）病程记录是指继入院记录之后，对患者病情和诊疗过程所进行的连续性记录。内容包括患者的病情变化情况及证候演变情况、重要的辅助检查结果及临床意义、上级医师查房意见、会诊意见、医师分析讨论意见、所采取的诊疗措施及效果、医嘱更改及理由、向患者及其近亲属告知的重要事项等。

中医方药记录格式参照中药饮片处方相关规定执行。

病程记录的基本要求及内容：

1）首次病程记录是指患者入院后由经治医师或值班医师书写的第一次病程记录，应当在患者入院8小时内完成。首次病程记录的内容包括病例特点、诊断依据及鉴别诊断、诊疗计划等。诊断依据包括中医辨病辨证依据与西医诊断依据，鉴别诊断包括中医类证鉴别与西医鉴别诊断。

2）日常病程记录是指对患者住院期间诊疗过程的经常性、连续性记录。由医师书写，也可以由实习医务人员或试用期医务人员书写。书写日常病程记录时，首先标明记录日期，另起一行记录具体内容。对病危患者应当根据病情变化随时书写病程记录，每天至少1次，记录时间应当具体到分钟。日常病程记录应反映四诊情况及治法、方药变化及其变化依据等。

3）上级医师查房记录是指上级医师查房时对患者病情、诊断、鉴别诊断、当前治疗措施疗效的分析及下一步诊疗意见等的记录。主治医师首次查房记录应当于患者入院48小时内完成。内容包括查房医师的姓名、专业技术职务、补充的病史和体征、理法方药分析、诊断依据与鉴别诊断的分析及诊疗计划等。

科主任或具有副主任医师以上专业技术职务任职资格医师查房的记录，内容包括查房医师的姓名、专业技术职务、对病情和理法方药的分析，疾病诊疗进展及诊疗意见等。

（5）疑难病例讨论记录是指由科主任或具有副主任医师以上专业技术任职资格的

笔记

医师主持、召集有关医务人员对确诊困难或疗效不确切病例讨论的记录。内容包括讨论日期、主持人、参加人员姓名及专业技术职务、具体讨论意见及主持人小结意见等。

（6）出院记录是指经治医师对患者此次住院期间诊疗情况的总结，应当在患者出院后24小时内完成。内容主要包括入院日期、出院日期、入院情况、入院诊断、诊疗经过、化验结果、出院诊断、出院情况、出院医嘱、中医调护、医师签名等。

二、中西医结合儿科体格检查特点

体格检查是临床的基本诊断技能，由于有的小儿难以配合等因素，儿科体格检查较成人困难。为了获得准确的体格检查资料，儿科医生在检查时应当注意：

1. 首先要与患儿建立良好的医患关系，取得信任与合作。对患儿态度和蔼，动作轻柔。可以准备玩具，或偶尔与其攀谈几句，使其不觉生疏，消除恐惧心理。

2. 检查体位不必强求，婴幼儿可让其家长抱着体检。检查顺序宜灵活掌握，一般可先检查呼吸频率、心肺听诊和腹部触诊等，口腔、咽部等易引起小儿恐惧的部位以及主诉疼痛的部位可放在最后检查。

3. 医生的手和用具要保持温暖，检查时不可过多暴露小儿身体。如天冷检查胸部时可以用毛巾遮盖腹部。且检查者需勤洗手，听诊器等检查工具要经常消毒，以防交叉感染。

4. 对于哭闹不合作的患儿，应在家长的配合下完成检查，切不可训斥患儿。对病情危重的患儿，应边检查边抢救，以保护患儿生命为要，或先检查生命体征和与疾病有关的部位，待病情稳定后再进行全面体格检查。

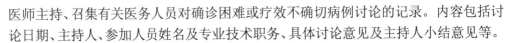

知识链接

附子妙用起沉疴

附子一药因其能起沉疴、拯垂危而为历代医家所推崇。古代医家中最善用附子者当推张仲景。20世纪擅用附子者也不乏其人，其中以祝味菊、徐小圃最具特色，享有盛名，且存在一定学术渊源关系。祝味菊，浙江山阴（今绍兴）人，时有"祝附子"之美誉。祝氏广泛运用附子于各科杂病，剂量常在15～30g，尤精于配伍，或师法先贤，或独出心裁。如附子与羚羊角同用，古方资寿解语汤有之，后世用之不多，而祝氏则常用之。尝谓：羚羊角治脑，附子强心，体虚而有脑症状者最宜。附子与石膏同用，治高热屡效。二药一以制炎而解热，一以扶阳而固本。祝氏还独创了一些配伍。徐小圃，上海宝山人，儿科名医。徐氏行医之初，曾偏重于"小儿纯阳，无须益火"的理论，用药主"清"。后来由于其子患"伤寒病"垂危，请挚友祝味菊先生诊治，用附子等药化险为夷，乃虚心向祝氏求教，此后广泛应用，也成为擅用附子的大家。他认为既有所见，自当大胆敢用，以求心之所安。常谓："宁曲突徙薪，勿焦头烂额。""阳虚症端倪既露，变幻最速，若疑惧附子辛热而举棋不定，必待少阴症悉具而后用，往往贻噬脐莫及之悔。"

课堂讨论

小儿脏腑生理病理特点与中医"肺常不足""脾常不足""肾常虚""心常有余""肝常有余"的相关性。

学习小结

1. 学习内容

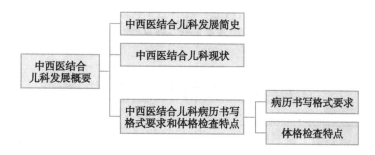

2. 学习方法

本章要结合中西医结合基础知识重点掌握中西医结合儿科病历书写和体格检查特点。

(姜永红)

复习思考题

1. 如何进行中西医儿科临床的结合？
2. 现病史指什么，主要内容有什么？
3. 如何正确操作中西医结合儿科体格检查？

儿科人文关怀和医患沟通

第一节　儿科人文关怀的基本内容及重要性

在西方,"人文"一词源于拉丁文 humanists,即人性与教养,亦即人的精神。在中国,"人文"一词最早出现于《周易》,"文明以止,人文也。"指人类社会的各种文化现象,礼乐教化。人文精神是指人类社会中各种文化思想意识,涵盖哲学、政治、历史、经济、法律、伦理、文艺、语言等方面的内容。在医学领域的价值体系中,医学人文精神是一种以尊重人为核心的人道伦理精神和意识,医疗服务过程是一次人性化过程。

21 世纪的医学从原来的纯生物医学模式转变为"生物 - 心理 - 社会"医学模式,人文社会科学教育在培养健全的医学人才中起着举足轻重的作用。20 世纪 90 年代,英国爱丁堡教育高峰会议提出 21 世纪的医生应该是思想家、终身学习者、信息专家、经济学和社会学的应用者、卫生管理专家,集多种角色于一体,既要精通医学技术,又要具有仁爱精神。

中医学本身具有强烈人文属性,其医学人文内容起源于中国传统文化,历代中医学家实践并促进着中医人文的发展。"医乃仁术"是中医的道德伦理核心,而《大医精诚》提出了医者的行为准则,体现了古代医家礼遇患者,尊重同行的大医风范。

一、儿科人文关怀的基本内容

医学人文是倡导对人的关怀、对生命的敬畏,维护生命和珍惜生命,主张以人为中心的医学价值观。医护人员和医院管理者是营造医院人文环境的主体,"以人为本",为患儿及家长创造充分体现人文精神的就医环境,使患儿及其家长在就医的全过程中感到舒适和满意。另一方面,人文关怀是医护人员自觉给予患儿的情感付出,为患儿提供高超的医疗护理技术。同时医护人员还应重视患儿及家长的心理情况，在治疗及护理中多沟通，提高服务质量，使患儿在生理、心理、社会精神等方面都处于满足、舒适的状态，有利于疾病的恢复。

1. 设施服务的人文关怀　真正充满人文精神的医院应该在满足各种医疗功能的同时，充分考虑儿童这一特殊群体所需的人文关怀，从而创造温情舒适的环境和提供人性化的服务。儿童医疗环境本身需要抓住儿童的心理活动特点，淡化医疗空间的概念，通过"视觉"这一儿童认知世界的主要方式，给儿童以愉悦感，使其就医过程更加顺利。国外许多儿童医院在医疗环境上的做法都值得借鉴。

营造温馨友好的气氛：陌生而复杂的医疗空间常令儿童产生恐惧感，对家人的依赖感强，因此模拟家庭化的医疗气氛尤为必要。医务人员整洁的仪态和耐心的倾听以及对患儿及家长的需求进行及时处理、反馈等，都能够缓和他们的紧张情绪和敏感心理。

提供安全活泼的空间：院内游戏区的选址应在保障安全的基础上，便于医护人员、家长亲属的管理和照顾，采用墙面彩绘装饰、发放有趣的小玩具、播放动画片等方式，提供充满自由和想象的空间，使患儿在适当的活动和游戏中能暂时忘却疾病带来的痛苦，有利于康复。

2. 诊疗护理的人文关怀　"治疗即关怀"（to cure is to care）的医学人文理念，要求在诊疗过程中，医护人员应在每一个诊治阶段实施人文关怀，以心理疏导和充分沟通为手段，将人文关怀作为治疗手段的一部分，并将患儿最终的心理和身体痊愈作为诊疗结束的标志。针对患儿的具体病情，量身制定诊疗护理方案，体现中医辨证论治特点，也体现了医疗人文关怀。医护人员不仅要对患儿的症状有所了解，同样也要了解患儿的病史、家族史、心理状况、看护情况、家庭生活状态等。在诊治过程中对患儿及其家庭成员实施不同程度的心理干预，尤其是对焦虑的家长，减轻其心理压力和负担，提高依从性，必要的时候可以请专业的心理咨询师进行疏导，医患相互配合，为进一步治疗做好铺垫。

重视患儿隐私的保护：对患儿隐私的保护，不仅是尊重个体，更是人文关怀的体现。非医院工作人员禁止查阅患儿信息；医护人员不得在公共场合讨论患儿病情；门诊接待患儿时应避免正在等待的其他患者进入诊间；在医疗过程中，涉及隐私部位查体应注意遮挡等。

知情告知：近年来，随着医疗活动法制化建设的加强，患者的维权意识也逐渐加强，患者对医疗方案的知情同意权、对各种检查的选择权等已成为医疗活动中的一项重要内容。这种新型的医患关系改变了传统医疗患者处于被动的地位，患者有权对医疗方案进行全面翔实的了解，并对方案有所选择。这时，医患沟通就显得非常重要，它要求医生在整个医疗过程中充分考虑到患者的愿望、实际经济情况，与患者进行认真的沟通，给患者更多的决定权，以达到最佳的医疗效果。在招募临床试验志愿者时，更是需要充分告知试验方案、权益和义务，确保患儿家长及较大儿童完全知情，自愿加入。

3. 医院管理的人文关怀　医院作为产生医疗行为的主要场所，除了提供健全的管理制度，设计合理的建筑布局，相应的安保应急措施和基本的硬件设施之外，还有许多方面也应体现医院管理的人文关怀。

笔记

人力资源配备：充足的人力资源、完善的人力动态调配机制是提供医院人文关怀的重要保证。患儿服务团队应有医师、护士、药剂师、儿童生活专家、社会工作者等人员组成。

医务社工服务：医学兼有自然科学和人文科学的双重属性，而医院中人文关怀的集中体现便是对患者躯体疾病之外的了解、关心与帮助，医务社工的主旨正是填补医疗方面的漏洞。例如，构建起医患之间的桥梁，增加两者的沟通，帮助医护人员获取更多对治疗有益的信息。

周到的后勤支持：配备耗材供应及仪器保养维修部门人员，保证医护人员工作所需物品充足和仪器器械的完好性；根据不同民俗习惯提供多样化的饮食服务，如素食、清真食堂等；有条件的医院可提供多种语言的翻译服务，帮助患儿及家属和医护人员进行有效的沟通。

强大的信息平台：随着数字化医疗设备、医院信息管理系统 HIS、影像归档通信系统 PACS 和远程医疗服务的普及，数字化医院可以通过基于互联网、手机等进行个体化医疗保健和公众医疗咨询服务。近年兴起的微信公众号可以成为展现医院的良好平台，及时发布有关医院公益活动、专家门诊时间等能让患儿及其家庭就诊变得更加方便高效。

二、儿科人文关怀的重要性

1. 中医儿科人文的发展　　中医学的发展历程中，"人文"精神贯穿始终。历代医家对中医人文的发展起到了积极的促进作用，不断实践和丰富着中医道德与伦理。在中华民族浩瀚的文明发展史中，有一大批医术精湛、医德高尚的医学家，从医和、扁鹊、华佗、张仲景、孙思邈、张景岳、钱乙、李东垣、李时珍，到吴又可、叶天士、施今墨等，他们精诚仁朴、悬壶济世、平等博爱、仁慈宽厚的中医人文精神和杰出的医学成就名垂青史，为民众和历代行医者所崇敬。

《小儿卫生总微论方》里说"良医"应该具备如下的品质："性存温雅，志必谦恭，动须礼节，举乃和柔，无自妄尊，不可矫饰。广收方论，博通义理，明运气，晓阴阳，善诊切，精察视，辨真伪，分寒热，审标本，识轻重……"将医德列于医术之前，正是体现了对人文关怀的重视。喻昌在《医门法律》中提出了"医，仁术也。仁人君子必笃于情"的观点。

儿科宗师钱乙考虑到小儿服药困难，在其编撰的《小儿药证直诀》中的丸剂、膏剂中多加用蜂蜜、糖浆进行矫味以便于儿童喂服。清代名医吴瑭心理疏导治疗顽疾，且遇疑难重症也从不推诿病人。近代海派儿科徐小圃世代儒医，贫者求治不受诊酬。诊病总是弃座站立，此因小儿不能与医生合作，坐在椅子上难以精确诊断。徐氏临证一丝不苟，并常谓"儿科古称哑科，审证察色不可粗心大意。"对每一病儿都仔细检查，毫不遗漏，而绝不因业务繁忙而求快。他教育弟子，儿科医生最重要的是要有一颗"幼吾幼，以及人之幼；老吾老，以及人之老"的赤子之心。

近代许多儿科前辈们医学人文思想和实践的经验值得我们学习，他们在医疗工作中秉承着辛勤耕耘、踏实严谨的治学理念，尤其是对患儿细致入微的医疗保护和关怀、与家长们的耐心沟通等蕴藏着儿科特有的职业人文素养，对一批批儿科医师发挥着潜移默化的影响和榜样的作用。中国小儿外科创始人之一、中国工程院院士张金哲在儿科界有着突出的影响，他认为好的儿科医师应该从品德、行为、技术三个方面修炼自己。除了努力提高自身修养，在诊疗过程中注重和患儿及其家属的和谐相处。"礼貌、尊重、交朋友"是人文关怀的理念贯穿于儿科的体现。医护人员要学会亲切地跟孩子打招呼，以此表示友善；要学会带着爱心跟他们嘘寒问暖，以此表达关注；更要学会通过妈妈跟孩子商量，尽量争取跟孩子真正沟通。中国现代儿科学的奠基人诸福棠院士不仅学术造诣精深，而且人品敦厚、道德高尚。他在北京市儿童医院创建初期制定的"公、慈、勤、和"四字院训，至今仍是北京儿童医院的办院方针和工作人员培养良好医德作风的规范，更是他思想品德的生动概括。

2. 儿科人文关怀的重要性　随着社会发展，公众健康意识和维权意识日益增强，人们对儿科医疗护理服务的要求也日益增高，使广大医务人员深刻意识到医疗风险无处不在。儿科患者因为年纪小，合作性差，加之患病往往起病急、来势猛、变化快，用药上特殊性强，发生意外伤害的潜在危险概率高，对医护人员的服务意识、专业技术和法律观念要求相对较高。儿科医生除了要具备丰富的专业知识和临床经验以外，还需要具备敏锐的洞察力、高超的采集病史技巧与患儿及其家长语言沟通技巧。提高人文素质，弘扬人文精神，在临床实践中处处体现人文关怀，是做一名优秀儿科医生所必备的条件。

人文关怀是保证医疗安全、减少医疗纠纷的重要途径。一方面医护人员对患儿的冷漠和对家长的心理需求和精神感受的忽视，另一方面家长对独生子女过分关注，双方易发生冲突，这也是医院发生纠纷的主要原因。另外，也归因于医疗服务态度、医疗制度、医疗设备和设施等人文关怀方面的缺陷。所以将单纯的医疗服务转化为全方位的体现人文关怀精神的全程服务模式尤为重要。

人文关怀是提高医疗服务质量的保证。随着医学模式的转变，医疗服务质量的内涵也发生了变化，过去医疗质量考评的内容主要是诊断的符合率及治愈率，而现在满意度已成为质量考评的重要内容。儿科医生应该通过提高自身人文素质，提高与患儿及其家长沟通能力，减轻和消除患儿家长焦虑不安、恐惧心理，取得其信任与合作，有助于提高诊断准确性及治疗的依从性，同时也就提高了患者的满意度。

人文关怀是正确临床决策分析的重要保障。儿科医生与患儿家长在选择不同风险程度和效益的诊疗方案、选择参与医疗保险计划以及选择医疗服务质量与费用等问题时，都涉及决策问题。要真正使临床决策有益于患者，不能仅仅满足于正确的诊疗，还需要注重人文关怀理念，考虑到患者的整体需要。应提倡建立一种平等尊重、公平诚信、愉快和谐的以医学人文关怀精神为基础的互动共享决策的临床决策模式。

第二节　儿科医患沟通的方式和重要性

医患沟通就是在医疗卫生保健中，医患双方围绕疾病诊疗、健康及相关因素等主题，通过各种有特征的全方位信息的多途径交流，科学地指引诊疗患者疾病，使医患双方形成共识并建立信任合作关系，达到维护人类健康，促进医学发展和社会进步的目的。通过医患沟通，医务人员能够及时了解并满足患者被理解和尊重的需求，及时有效的服务患者。随着医学模式的转变，医患关系已经由过去的医生为主导，慢慢转变为医患沟通协商决策的"社会 - 心理 - 伦理 - 文化 - 生物 - 医学"模式。

笔记

希波克拉底曾经说过,医师有三大法宝:语言、药物、手术刀。美国著名医生特鲁迪奥的墓志铭写道:"有时去治愈,经常去帮助,总是去安慰(To cure sometimes, to relieve often, to comfort always.)"。1989年世界医学教育联合会在《福冈宣言》中指出:"所有医师必须学会交流和处理人际关系的技能。缺少共鸣,应该看作与技术不够一样,是无能力的表现。"以上这些简短而深刻的话语体现了医学的局限、医疗的作用和人文的价值,影响着一代又一代的行医人,而医学人文素养的高低在很大程度上由医患沟通来体现。

一、儿科医患沟通的重要性

在现代社会,无论什么医疗机构,不管在发达国家还是在发展中国家,只要有医疗行为,就会产生医疗纠纷。近年来,社会政治制度、民主制度建设不断加强,人民群众法律意识不断提高,自我保护意识和能力逐步上升,医院的医疗纠纷也呈不断增加趋势。与此同时,我国医疗卫生体制正在实行改革,虽然基本医疗制度正在不断完善中,但其保障范围和保障力度还有待提升,社会群体看病治病还需要付出一定比例的医疗费用。在高水准技术要求、家庭期望迫切及特殊环境等情况下,儿科医师的工作显得尤其风险高、责任大,故儿科医患沟通的重要性显露无遗。

随着社会环境的改变,家长对孩子的健康成长越来越关注,对儿科疾病的医疗要求越来越高,同时儿科疾病具有起病急、发展快、病情重和死亡率高等特点。如果经过治疗,患儿病情未见好转,或是加重恶化,患儿家长往往不能理解而易发生医疗纠纷,因此给儿科医师造成严重心理压力。儿科医疗纠纷在医院临床科室中比较常见,其原因是多方面的。

医患之间缺乏有效沟通:医疗活动中,医务人员起着重要的作用,在门诊接待患者时应当态度温和,耐心倾听患者诉说病情,认真进行体格检查以及必要的医学设备检查,恰当的病情解释,合理的用药,整个过程涉及医师许多方面的职业修养。某一方面素养的欠缺,都可能会引发恶果。医师由于时间紧、工作忙或者不重视医患沟通,对患者病情交代轻描淡写,没有向患者作充分说明诊疗措施和医疗风险等,导致患者对所患疾病缺乏了解、不知所措。尤其是有些医护人员工作经验不足,服务态度欠周到,缺乏良好的语言表达能力及沟通技巧,表现为情绪急躁或语言生硬,不耐心倾听患儿及其家长的诉说,不耐烦地被动应答,不重视患儿及其家长的感受。如果在诊疗活动中一旦发生不良后果,势必产生医疗纠纷。

现有医疗技术水平限制:孙思邈在《千金要方》中有云:"人命至重,有贵千金"。随着现代医学的飞速发展,人类的寿命不断延长,很多以前认为的不治之症已成为可治之症。于是,很多人对医学产生了一种幻觉,认为医学无所不能,人类已经具备了与自然规律抗争的能力。只要拥有了最先进的技术,就可以起死回生,忘记了生老病死是自然规律。但是医师仍然不能"包治百病",医学仍有盲区,还有很多疾病认识不清,治疗无方。即使是诊断明确的疾病,由于治疗手段的限制,依然有患者发生死亡,并不能保证百分之百治愈。另一方面,患儿家长对医学知识缺乏最基本的了解,对儿科疾病特别是急重症患儿的病情变化更是难以理解、难以接受,当患儿病情因病种、病因及患儿体质等原因导致疗效不理想,出现病情恶化甚至死亡时,家长难以接受,易迁怒于医务人员,从而酿成医疗纠纷。

医疗费用和期望值过高：一般而言患者来到医院，迫切要求是能看病、并且治好病，这是患者的初衷，也是人之常情。儿科疾病病情变化莫测，经常需要动态监测各项辅助检查结果，必要时进行 CT 或 MRI 等大额医疗费用项目的检查，加之因为病情需要的监护和贵重药品的使用等，医疗费用的增加在所难免。一方面，我国社会目前由于各方面因素，医疗保障制度不健全，社会贫富差距大等，一些家庭尤其是农民家庭难以承受高额的医疗费用，家长对医疗费用较为敏感；另一方面，为了使医疗工作不受到影响，催促患儿家长交费成了儿科医生、护士每天必须面对的一项任务，从而进一步加剧了医患矛盾。一旦患儿治疗效果不理想，没有达到患儿家长的期望值，会无限放大自己认为不满意的地方，医疗纠纷极易产生。

少数媒体恶意不实报道：新闻媒体对于维护患者正当权益，对医疗卫生系统不良行为进行舆论监督，这是正常且应当的职业行为。但是少数新闻媒体对于医疗纠纷肆意放大，不顾事实真相，缺乏医学科学知识，往往加剧了医患双方的矛盾，使事件进一步扩大和发酵，走向难以挽回的局面。事实上，医疗纠纷发生后，对于医患双方存在的分歧，需要时间来进行调查了解，搜集资料，互相沟通协商，有些医疗纠纷通过这些方法即可得到化解，医患双方言归于好，即使达不成理解，也可以通过其他正当或法律途径进行解决，而不应该为了博取大众眼球，恶意中伤医护，继续激化本就紧张的医患矛盾。

二、儿科医患沟通的方式

医患沟通的方式主要是语言交流。一种情感的表达，如用词恰当，能起到很好的效果，令对方愉快的接受。当病人对医疗行为不理解的时候，尤其要注意语言表达的方式，不少纠纷正是由语言表达不当引发的。另一种沟通的方式是非语言表达，通常多指肢体语言，如无声的动作：握手、点头、微笑、身体姿势的变化等，姿势的表达：站、坐、倚、和说话人保持一定距离等。

1. 语言和非语言沟通的技巧 语言是人际交流的工具，是建立良好医患关系的重要载体，医务人员必须善于运用语言艺术，达到有效沟通，使患者能积极配合治疗，早日康复。首先，医务人员需要充分做好沟通前的准备。若患儿的病史比较复杂，有时询问病史过于简单可能导致误诊或误治。患儿因年龄小或病情危重不能自述病史，需要家长代述，所以儿科医生主要与患儿家长沟通。急重症患儿查体不能合作，易导致医生查体不全面。而在进行沟通前，仔细询问病史及查体，对患儿病情进行全面、细致的了解，对病情的发展进行适当的评估，才能使患儿家长建立最初的信任感，有利于进一步的沟通；其次，在医患沟通中重视沟通技巧的应用。在医患语言交流中，医护人员应耐心倾听家长对患儿病情的表述，适当回应，表示正在认真倾听，不能随意打断他们的话语或表现出不耐烦的神情，这样会直接影响家长对医务人员的好感与信任；再次，在交流中要注意语气平和，适时提问，恰当引导，适当重复患儿或其家长讲述的主要内容以求证其一致性与真实性，这样能很好地实现医患互动。切忌使用生硬的语气、敏感的字眼刺激患儿家长，更不能恶语相向。只有通过耐心细致的语言交流，医患之间互相理解，才能增强家长对医生与护士的信任感，才能消除隔阂，和谐医患关系。

在诊疗过程中，医师如能准确理解、认识并运用肢体语言，对提高医患交谈效率

笔记

有重要的价值。医师的举手投足都影响着沟通效果,因为在医患接触时,患方首先感受到的是医师的仪表、举止、风度等外在的表现。医师必须养成态度和蔼、举止谦和、文明礼貌的行为习惯,才能使患者产生尊敬和信任的心理,增强战胜疾病的信心;眼睛是心灵的窗户,对医师来说,要善于运用温和的目光与患儿及家属进行眼神交流,关键时刻还要注意盯住对方的眼睛,使其受到鼓励和支持,从而判断对方的心理状态。真诚的微笑是最美好的语言,在医患沟通中面带微笑,不仅能拉近与患方的距离,也能显示医师的亲和力、体现人文关怀,促进良好交往和双方的关系;在诊疗过程中,医患肢体接触更多是医师对患者直接实施的医疗行为,同时肢体接触可以减轻部分疼痛和精神压力,传达怜悯和关爱。例如:听诊时先将听诊器捂热、体格检查时搓热双手并动作轻柔、轻抚患儿头部、拉拉患儿的小手等。

2. 医患共同决策　　过去,从医疗服务模式到信息发布,都是以医生为主导,患者几乎没有话语权。病人没有权利也没有能力参与决策。医患共同决策,是指医生跟患者共同参与,双方对治疗的各种结局进行充分讨论,最后得出相互都能够接受的、适合患者个体化治疗方案的过程。从以前所谓的家长式的决策,到知情决策,再到现在的医患共同决策,这是一个不断进步的过程。目前国内的医疗环境还做不到每个病人共同决策,其推行也有很大困难,但是对于疑难或危重患儿可以尝试,告知可以团队形式进行,通过充分告知病情,使患儿及家长完全理解疾病情况,然后经过协商,达成诊疗方案。

3. 防范和应对医疗纠纷　　为了减少和避免医疗纠纷的发生,每一个医务工作者都应该掌握防范和应对医疗纠纷的技能。医疗纠纷发生后,医疗机构应主动采取积极措施,指派相关部门与患方进行沟通了解,耐心倾听患方意见,稳定患方情绪;如果患方聚众闹事,打砸医疗设备设施,威胁医务人员人身安全,则应立即报警,运用法律武器,不论什么医疗纠纷都必须在法律框架内解决。

医疗纠纷的防范措施:"为医之道,非精不能明其理;非博不能至其约,医本治人,医术不精,反为夭折。"医者必须在钻研医术、精益求精的基础上,具有高度的责任心和敬业精神,热情的接待患者、仔细的询问病史、认真进行查体、客观分析病情、做好病情解释、取得患者信任、合理治疗用药,尽自己所能为患者解除痛苦;患者的知情权是近年来医疗实践中非常强调的一个伦理原则。知情告知和知情同意的过程,也是医患沟通的重要过程。告知患儿家长疾病的发生、发展和预后,既是对病情的真实反映,又是对患方知情权的维护。从法律层面看,医患沟通记录治疗风险以及知情同意书签字等是必需的。患儿或家长签署了知情同意书,医患之间即构成了一种特殊的"合同关系",一方面是医患间共同的责任,对治疗方案的进行,可能出现的并发症,费用的支付,患者或家长配合等;另一方面是风险的承担,对病情危重复杂、存在较大治疗风险的患儿,医患之间都有风险责任,所以重视知情告知,签署知情同意书,这对防范医疗纠纷十分重要;经过一段时间的治疗后,有的患儿完全康复,有的患儿还必须随访与定期复诊,医护人员在患儿出院时应该对患儿家长交代清楚出院后的相关问题,并在病历上写清楚相关的出院小结、注意事项等,提醒家长要保存好患儿的病历,下次来院复诊时必须一起带来。另外,应该给患儿家长留下咨询与预约专家复诊的联系电话。总之,加强随访与定期复诊等方面的有效沟通,能够促进医患之间建立良好的"伙伴关系",让患者感受到医师实实在在的关心、帮助,拉近医患之间的

笔记

距离,增加亲近感,缓解医患矛盾,减少医疗纠纷。

医疗纠纷的应对措施:医疗纠纷的发生,多数是医疗活动中发生了患方不能接受的不良医疗后果。有些不良后果是疾病发生发展过程中出现的临床症状、体征,与医师的诊疗行为并无直接联系,但医疗机构一定不能回避,不能拖延,必须把握解决医疗纠纷的时机和时效性。如果医疗活动中确实存在对患方有损害行为的事件,医疗机构应积极主动与患方沟通,做出合情、合理、合法的赔偿,尽力达到患方满意,如患方要求过高超越有关规定,则应反复沟通说明原因,最后仍然不能达成协商解决则应通过调解、申请技术鉴定或民事诉讼等其他途径进行处理。如医疗活动中不存在医方过失,而是患方由于缺乏医学知识而存在认识上的分歧,则应反复与患方进行解释沟通,力争患方理解,但不能迁就照顾,满足其无理要求,否则助长患方不良行为,同时对无辜的医疗人员也是伤害。

学习小结

1. 学习内容

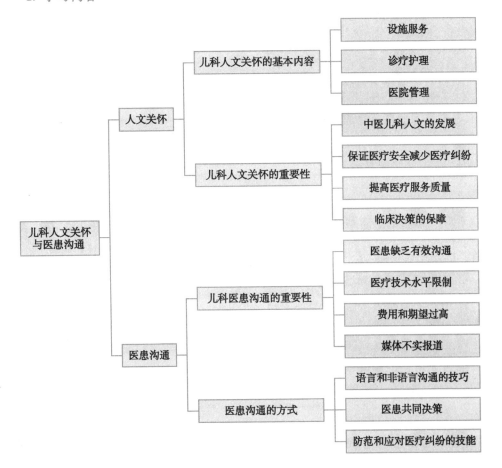

2. 学习方法
本章要了解人文关怀和医患沟通的内容及重要性,掌握其基本实践方式。

(姜永红)

笔记

41

复习思考题

1. 试述儿科人文的基本内容。
2. 试述儿科人文关怀的重要性。
3. 什么是医患共同决策？

第五章

新生儿疾病

学习目的

通过学习新生儿分类特点及护理、新生儿黄疸、新生儿寒冷损伤综合征、新生儿缺氧缺血性脑病等相关知识，为新生儿常见疾病诊断和治疗奠定基础。

学习要点

新生儿黄疸、新生儿寒冷损伤综合征、新生儿缺氧缺血性脑病的概念、病因病机、诊断及鉴别诊断、中西医结合诊疗思路和原则。

第一节　新生儿分类、特点及护理

新生儿学是研究新生儿生理、病理、疾病防治及保健等方面的学科。新生儿系指从脐带结扎到生后 28 天内的婴儿。新生儿是胎儿的延续，与产科密切相关，因此，又是围生医学的一部分。

一、新生儿分类

1. 根据出生时胎龄分类　胎龄（gestational age，GA）是指从末次月经第 1 天起至分娩时为止，通常以周表示。根据胎龄可分为：①足月儿：37 周≤GA＜42 周（260～293 天）的新生儿；②早产儿：GA＜37 周（259 天）的新生儿；③过期产儿：GA≥42 周（294 天）的新生儿。

2. 根据出生体重分类　出生体重（birth weight，BW）指出生 1 小时内的体重。低出生体重儿：BW＜2500g 的新生儿，其中 BW＜1500g 称极低出生体重儿，BW＜1000g 称超低出生体重儿。低出生体重儿中大多是早产儿，也有足月或过期小于胎龄儿。正常体重儿：BW≥2500g 并≤4000g 的新生儿。巨大儿：BW＞4000g 的新生儿。

3. 根据出生时体重和胎龄关系分类　①小于胎龄儿：婴儿的 BW 在同胎龄儿平均出生体重的第 10 百分位以下；②适于胎龄儿：婴儿的 BW 在同胎龄儿平均出生体重的第 10 至 90 百分位之间；③大于胎龄儿：婴儿的 BW 在同胎龄儿平均出生体重的

第 90 百分位以上。

4. 根据出生后周龄分类　①早期新生儿：生后 1 周以内的新生儿，也属于围生儿，其发病率和死亡率在整个新生儿期最高，需要加强监护和护理；②晚期新生儿：出生后第 2～4 周末的新生儿。

5. 高危儿　指已发生或可能发生危重疾病而需要监护的新生儿。常见于以下情况：①母亲疾病史：母有糖尿病、感染、慢性心肺疾患、吸烟、吸毒或酗酒史。母亲为 Rh 阴性血型，过去有死胎、死产或性传播病史等；②母孕史：母年龄 >40 岁或 <16 岁，孕期有阴道流血、妊娠高血压、先兆子痫、子痫、羊膜早破、胎盘早剥、前置胎盘等；③分娩史：难产、手术产、急产、产程延长、分娩过程中使用镇静或止痛药物史等；④出生异常：窒息、多胎儿、早产儿、小于胎龄儿、巨大儿、宫内感染和先天畸形等。

二、正常足月儿与早产儿的特点

正常足月儿是指出生时胎龄满 ≥37 周并 <42 周、出生体重 ≥2500g 并 <4000g，无畸形或疾病的活产婴儿。早产儿又称未成熟儿，胎龄越小，体重越轻，畸形及死亡率愈高。母亲孕期感染、吸烟、酗酒、吸毒、外伤、生殖器畸形、过度劳累及多胎、胎儿畸形以及胎盘异常等均是引起早产的原因。

1. 正常足月儿与早产儿的外观特点　正常足月儿与早产儿在外观上各具有特点（表 5-1）。

表 5-1　足月儿与早产儿外观特点鉴别表

	早产儿	足月儿
皮肤	发亮、水肿、毳毛多	肤色红润、皮下脂肪丰满、毳毛少
头	头大（约占全身比例1/3）	头大（占全身比例1/4）
头发	细而乱	分条清楚
耳壳	软、缺乏软骨、耳舟不清	软骨发育良好，耳舟成形，直挺
乳腺	无结节或结节 <4mm	结节 >4mm，平均 7mm
指、趾甲	未达指、趾端	达到或超过指、趾端
跖纹	足底纹理少	足纹遍及整个足底
外生殖器	男婴睾丸未降或未全降	睾丸已降至阴囊
	女婴大阴唇不能遮盖小阴唇	大阴唇覆盖小阴唇

2. 正常足月儿与早产儿生理特点

（1）呼吸系统：新生儿呼吸频率较快，呈腹式呼吸。安静时约 40 次 / 分，如持续超过 60～70 次 / 分称呼吸急促，常由呼吸或其他系统疾病所致。早产儿呼吸中枢发育不成熟，呼吸浅表且节律不规则，易出现周期性呼吸暂停，或青紫。呼吸暂停是指呼吸停止 >20 秒，伴心率 >100 次 / 分及发绀。因肺泡表面活性物质少，易发生呼吸窘迫综合征。

（2）循环系统：新生儿心率波动范围较大，通常为 90～160 次 / 分。足月儿血压平均为 75/50mmHg（9.3/6.7kPa）。早产儿心率偏快，血压较低，部分可伴有动脉导管开放。

（3）消化系统：足月儿吞咽功能已经完善，消化道已能分泌充足的消化酶，只是淀粉酶在生后 4 个月才能达到成人水平，因此不宜过早喂淀粉类食物。若生后 24 小时仍不能排出胎便，应检查是否有肛门闭锁或其他消化道畸形。因肝内酶的量及活力不足对多种药物处理能力（葡萄糖醛酸化）低下，易发生药物中毒。早产儿吸吮力差，吞咽反射弱，胃容量小，常出现哺乳困难或乳汁吸入引起吸入性肺炎。其消化酶含量接近足月儿，但胆酸分泌少，脂肪的消化吸收差，缺氧或喂养不当等不利因素易引起坏死性小肠结肠炎。胎粪排出常延迟，肝功能更不成熟，易发生胆红素脑病。肝脏合成蛋白能力差，糖原储备少，易发生低蛋白血症、水肿和低血糖。

（4）泌尿系统：足月儿肾小球滤过率低，浓缩功能差，易发生水肿或脱水。早产儿肾浓缩功能更差，排钠分数高，肾小管对醛固酮反应低下，易出现低钠血症；葡萄糖阈值低，易发生糖尿。碳酸氢根阈值极低和肾小管排酸能力差，易出现代谢性酸中毒。

（5）血液系统：新生儿血容量的多少与脐带结扎的迟早有关，足月儿血容量为85～100ml/kg，出生时红细胞、网织红细胞和血红蛋白含量较高，白细胞数生后1天为15～20×10^9/L，5天后接近婴儿值；分类中以中性粒细胞为主，4～6天与淋巴细胞相近，以后淋巴细胞占优势。血小板数与成人相似。由于肝脏维生素K储备少，凝血因子Ⅱ、Ⅶ、Ⅸ、Ⅹ活性低，故生后常规肌注维生素K_1。早产儿血容量为85～110ml/kg，周围血中有核红细胞较多，白细胞和血小板稍低于足月儿，"生理性贫血"出现早。

（6）神经系统：新生儿脑体积相对大，但脑沟、脑回仍未完全形成。足月儿觉醒时间一昼夜仅为2～3小时。常出现不自主和不协调动作。新生儿出生时已具备多种暂时性原始反射。常见的原始反射有：觅食反射、吸吮反射、握持反射、拥抱反射等。正常情况下，上述反射生后数月自然消失。新生儿期如这些反射减弱或消失，或数月后仍不消失，常提示有神经系统疾病。此外，正常足月儿也可出现年长儿的病理性反射如凯尔尼格征（Kernig's sign）、巴宾斯基征（Babinski's sign）和佛斯特氏征（Chvostek's sign）等，腹壁和提睾反射不稳定，偶可出现阵发性踝阵挛。早产儿神经系统成熟度与胎龄有关，胎龄愈小，原始反射愈难引出或反射不完全，肌张力低。

（7）体温：新生儿体温调节中枢功能尚不完善，皮下脂肪薄，体表面积相对较大，皮肤表皮角化层差，易散热，早产儿尤甚。生后如不及时保温，可发生低体温、低氧血症、低血糖及代谢性酸中毒或寒冷损伤。环境温度过高、进水少及散热不足，可使体温增高，发生脱水热。早产儿体温调节中枢功能更不完善，皮下脂肪更薄，体表面积相对较大，更易散热，并且胎龄越小，棕色脂肪越少，代偿产热的能力也越差，寒冷时更易发生低体温，甚至硬肿症。

（8）能量及体液代谢：足月儿每日基础热量消耗为209kJ/kg（50kcal/kg），每日总热能约需418～502kJ/kg（100～120kcal/kg）。生后头几天生理需水量为每日50～100ml/kg，但由于体内水分丢失较多、进入量少、胎脂脱落、胎粪排出等使体重下降，约1周末降至最低点（小于出生体重的10%，早产儿为15%～20%），经10天左右可恢复到出生体重，称生理性体重下降。早产儿体重恢复的速度较足月儿慢。早产儿吸吮力弱，消化功能差，在生后数周内常不能达到需要量，因此需肠道外营养。

（9）免疫系统：新生儿特异性免疫与非特异性免疫功能均不成熟。易发生新生儿脐炎、呼吸道和消化道感染、新生儿败血症、细菌性脑膜炎等。早产儿更易发生。

（10）常见的几种特殊生理状态：①生理性黄疸参见本章第二节。②"马牙"：在新生儿口腔上腭中线和齿龈部位有散在黄白色、米粒大小的小颗粒，系上皮细胞堆积或黏液腺分泌物积留所致，俗称"马牙"，于生后数周自行消失。③乳腺肿大和假月经：男女新生儿生后4～7天均可有乳腺增大,如蚕豆或核桃大小,2～3周消退;部分女婴生后5～7天阴道流出少许血性分泌物,可持续1周,俗称"假月经"。两者均因来自母体的雌激素中断所致。④新生儿红斑及粟粒疹:生后1～2天,在头部、躯干及四肢常出现大小不等的多形性斑丘疹称为"新生儿红斑",1～2天后可自行消失;因皮脂腺堆积在鼻尖、鼻翼、颜面部形成小米粒大小黄白色皮疹,称为"新生儿粟粒疹",几天后亦可自行消失。

三、足月儿及早产儿护理

1. **保温**　生后应立即用预热的毛巾擦干新生儿,并采取各种保暖措施,使婴儿处于中性温度中。早产儿,尤其是出生体重<2000g或低体温者,应置于温箱中,并根据体重、日龄选择中性环境温度。无条件者可采取其他保暖措施,如体温升高,可打开包被散热,并补充水分,体温则可下降。

2. **喂养**　正常足月儿出生后半小时即可抱至母亲处哺乳,促进乳汁分泌,提倡按需哺乳。注意喂奶前的清洁及喂哺方法,无母乳者可用配方乳。哺乳量因人而异,原则上是胎龄越小,出生体重愈低,每次哺乳量愈少,喂奶间隔时间也愈短。

3. **维生素和微量元素补充**　足月儿生后应肌注1次维生素K_1 0.5～1mg,早产儿应连续应用3次,剂量同前;生后4天加维生素C每日50～100mg/d,10天后加维生素A每日500～1000IU,维生素D每日400～1000IU;4周后添加铁剂,足月儿每日给元素铁2mg/kg;极低出生体重儿每日给3～4mg/kg,并同时加用维生素E 25IU和叶酸2.5mg,每周2次。

4. **呼吸管理**　保持呼吸道通畅。低氧血症时予以吸氧,应以维持动脉血氧分压6.7～9.3kPa(50～70mmHg)或经皮血氧饱和度90%～95%为宜。切忌给早产儿常规吸氧,以防吸入高浓度氧或吸氧时间过长致早产儿视网膜病和慢性肺部疾病。呼吸暂停者可以弹、拍打足底或托背等恢复呼吸,可同时给予甲基黄嘌呤类药物,如枸橼酸咖啡因和氨茶碱,前者安全性较大,不需常规监测血药浓度。首次负荷量为20mg/(kg·d)以后5mg/(kg·d)维持,可酌情用到纠正胎龄34～35周。继发性呼吸暂停应针对病因进行治疗。

5. **预防感染**　婴儿室工作人员应严格遵守消毒隔离制度,接触新生儿前应严格洗手;护理和操作时应注意无菌;工作人员或新生儿如患感染性疾病应立即隔离,防止交叉感染;避免过分拥挤,防止空气污染,杜绝乳制品污染。

6. **皮肤黏膜护理**　勤洗澡,保持皮肤清洁。保持脐带残端清洁和干燥。一般生后3～7天残端脱落,脱落后如有黏液或渗血,应用碘伏消毒或重新结扎;如有化脓感染,用过氧化氢溶液或碘酒消毒,同时可酌情适当给予抗生素治疗。口腔黏膜不宜擦洗。衣服宜宽大,质软,不用纽扣。

7. **预防接种按计划免疫**　做好接种工作,如卡介苗,生后3天接种;乙肝疫苗,生后第1天、1个月、6个月时应各注射重组乙肝病毒疫苗1次,母亲为乙肝病毒携带者,婴儿应于生后6小时内肌内注射高价乙肝免疫球蛋白100～200IU,同时换部位注射重组酵母乙肝病毒疫苗10μg。如母亲为HBeAg和HBV-DNA阳性患者,患儿出生后半个月时应再使用相同剂量乙肝免疫球蛋白一次。

8. **筛查**　新生儿应开展先天性甲状腺功能减低症及苯丙酮尿症等先天性代谢缺陷病的筛查。

第二节 新生儿黄疸

新生儿黄疸(neonatal jaundice)又称新生儿高胆红素血症,是因胆红素在体内积聚而引起的皮肤黏膜或其他器官黄染。若新生儿血中胆红素超过 5～7mg/dl(成人超过 2mg/dl)即可出现肉眼可见的黄疸。新生儿黄疸可分为生理性和病理性,本节主要讨论病理性黄疸。当血中未结合胆红素过高时,可引起胆红素脑病(核黄疸),一般都留有不同程度的神经系统后遗症,重者会导致死亡。

中医学认为本病与胎禀因素有关,故称为"胎黄"或"胎疸",其病名最早见于《诸病源候论·胎疸候》。

一、病因病理

(一)中医病因病机

湿热与寒湿是其主要致病因素。孕母素体湿盛或内蕴湿热之毒,遗于胎儿,或因胎产之时,出生之后,婴儿感受湿热邪毒。或因小儿先天禀赋不足,脾阳虚弱,湿浊内生;或生后为湿邪所侵。另外,部分小儿禀赋不足,脉络阻滞,或湿热蕴结肝经日久,气血郁阻而发黄。

病位主要在肝胆、脾胃。发病机制主要为脾胃湿热或寒湿内蕴,肝失疏泄,胆汁外溢而致发黄,日久则气滞血瘀,脉络瘀阻。热为阳邪,故湿热所致者黄色鲜明如橘皮。热毒炽盛,黄疸可迅速加深。寒为阴邪,寒湿所致者,黄色晦暗如烟熏。气滞血瘀所致者,因气机不畅,肝胆疏泄失常,络脉瘀积,故黄色晦暗,伴肚腹胀满,右胁下结成癥块。亦有因先天缺陷,胆道不通,胆液不能疏泄,横溢肌肤而发黄。若热毒炽盛,湿热化火,邪陷厥阴,则会出现神昏、抽搐之险象。若正气不支,气阳虚衰,可成虚脱危证。

(二)西医病因病理

1. 病因 导致新生儿病理性黄疸的主要原因可分为感染性和非感染性两大类。

(1)感染性

1)新生儿肝炎:多由病毒引起的宫内感染所致,是临床常见的一组症候群。常见有乙型肝炎病毒、巨细胞病毒、风疹病毒、单纯疱疹病毒、肠道病毒及 EB 病毒等。

2)新生儿败血症:细菌、病毒、螺旋体、衣原体、支原体和原虫等引起的重症感染皆可致溶血,但以金黄色葡萄球菌及大肠杆菌引起的败血症多见。

(2)非感染性

1)新生儿溶血病:系指母婴血型不合引起的同族免疫性溶血。我国以 ABO 血型不合最常见,其次为 Rh 血型不合引起的溶血病。

2)胆管阻塞:先天性胆道闭锁和先天性胆总管囊肿,使肝内或肝外胆管阻塞,结合胆红素排泄障碍,导致病理性黄疸。

3)肠肝循环增加:先天性肠道闭锁、先天性幽门肥厚、巨结肠、饥饿和喂养延迟等均可使胎粪排泄延迟,使胆红素重吸收增加。

4)母乳性黄疸:一般分为早发性和迟发性。可能与母乳中的 β- 葡萄糖醛酸苷酶进入肠道,使肠道内未结合胆红素生成增加有关,见于母乳喂养儿。

5）遗传代谢性疾病：红细胞酶缺陷病，如葡萄糖-6-磷酸脱氢酶（G-6-PD）、丙酮酸激酶和己糖激酶缺陷等；红细胞形态异常类疾病，如遗传性球形红细胞增多症、遗传性椭圆形红细胞增多症等；血红蛋白病如α地中海贫血；暂时性家族性高胆红素血症；遗传性高未结合胆红素血症；先天性代谢缺陷性疾病，如半乳糖血症、果糖不耐受症、酪氨酸血症、糖原累积病Ⅳ型、脂质累积病、先天性甲状腺功能低下等。

6）药物因素：某些药物如磺胺、水杨酸盐、维生素 K_3、吲哚美辛、毛花苷丙等，可与胆红素竞争 Y、Z 蛋白的结合位点，导致胆红素代谢异常。

7）其他因素：如颅内出血、头颅血肿、早产、新生儿窒息、孕妇产前应用催生素均会因导致红细胞破坏增多、抑制结合功能，而使新生儿首次呼吸功能建立不完善、胎儿肠蠕动功能衰弱，影响肠道菌群建立，导致胆红素增高，黄疸程度加重。

2. 发病机制　病理性黄疸的发生是由于各种致病因素导致新生儿体内胆红素代谢异常，致未结合胆红素和（或）结合胆红素在体内积聚，浸润皮肤、巩膜及其他机体组织而出现全身发黄。若血清未结合胆红素过高，则可透过血-脑屏障，使基底核等处的神经细胞黄染、坏死，发生胆红素脑病。

3. 病理　由于胆红素的浸润，出现皮肤、巩膜及其他机体组织黄染。胆红素脑病的病理学特征：一种表现为整个脑部弥漫性黄染，另一种黄染主要局限于脑核区域，如基底节，特别是下丘脑、苍白球、纹状体和各种脑干核，小脑也可受累，特别是齿状核和小脑蚓部。

二、主要临床表现

（一）主要症状及体征

全身皮肤、巩膜黄染，黄疸指数明显升高。由溶血所致者可出现不同程度的贫血、肝脾肿大等，重者可出现抽搐、角弓反张，甚则呼吸暂停；由胆道闭锁所引起的大便常呈灰白色；由肝炎所致者除黄疸还伴有转氨酶升高；由感染所致者可出现发热或体温不升、体温波动，同时伴有感染中毒症状。

生理性黄疸：由于新生儿胆红素的代谢特点，50%～60% 的足月儿和 80% 的早产儿出现生理性黄疸，血清总胆红素峰值足月儿不超过 220.5μmol/L（12.9mg/dl），早产儿不超过 256.5μmol/L（15mg/dl），血清结合胆红素不超过 25μmol/L（1.5mg/dl）。临床表现：①一般情况良好；②足月儿生后 2～3 天出现黄疸，4～5 天达高峰，5～7 天消退，但最迟不超过 2 周；早产儿黄疸多于生后 3～5 天出现黄疸，5～7 天达高峰，7～9 天消退，最长可延迟到 3～4 周；③每日血清胆红素升高 <85μmol/L（5mg/dl）。

病理性黄疸：①生后 24 小时内出现黄疸；②黄疸持续时间过长，足月儿 >2 周，早产儿 >4 周；③黄疸退而复现；④血清胆红素足月儿 >221μmol/L（12.9mg/dl）、早产儿 >257μmol/L（15mg/dl），或每日上升 >85μmol/L（5mg/dl）；⑤血清结合胆红素 >34μmol/L（2mg/dl）。若具备上述任何一项者均可诊断为病理性黄疸。

（二）并发症

病情严重者，当足月儿血清总胆红素超过 342μmol/L 可引起胆红素脑病。

三、辅助检查

1. 肝功能检查　测定血清总胆红素、未结合胆红素、结合胆红素水平，新生儿黄疸患儿出现明显增高。

2. 改良 Coombs 试验　有助于明确是否存在自身免疫性溶血及其类型。

3. 母子血型测定可检测　因 ABO 或 Rh 血型不合引起的溶血性黄疸,明确溶血的类型。

4. 肝炎相关抗原抗体系统检查　怀疑肝炎综合征者应做乙肝、丙肝、TORCH 检测,明确病原体感染的类型。

5. 血培养　对怀疑由感染所引起的黄疸应做血培养检测,以明确病原体。

6. B 超或 CT 检查　疑为先天性胆道闭锁者可做 B 超或 CT 检查,以协助诊断。

四、诊断及鉴别诊断

（一）诊断要点

1. 黄疸出现早（出生 24 小时内）,发展快,黄色明显,可消退后再次出现,或黄疸出现迟,持续不退。肝脾可见肿大,精神倦怠,不欲吮乳,大便或呈灰白色。

2. 血清胆红素、黄疸指数显著增高。

3. 尿胆红素阳性,尿胆原试验阳性或阴性。

4. 母子血型测定,以排除 ABO 或 Rh 血型不合引起的溶血性黄疸。

5. 肝功能可正常。

6. 肝炎综合征应行肝炎相关抗原抗体系统检查。

（二）鉴别诊断

1. 生理性黄疸与病理性黄疸　见表 5-2。

表 5-2　生理性黄疸与病理性黄疸的鉴别

鉴别点	生理性	病理性
出现时间	生后第 2～3 天	黄疸出现早（生后 24 小时以内或出现过迟
消退时间	足月儿<2 周 早产儿 3～4 周	足月儿>2 周 早产儿>4 周或退而复现
黄疸程度	血清胆红素 足月儿<220.5μmol/L 早产儿<256.5μmol/L	血清胆红素 足月儿>221μmol/L 早产儿>257μmol/L
进展情况	每日血清胆红素增加值<85μmol/L	每日血清胆红素增加值>85μmol/L
伴随症状	无其他临床症状	有其他症状,如精神倦怠,不欲吮乳,大便或呈灰白色等;有原发疾病表现

2. 不同疾病所引起的病理性黄疸　由于不同疾病所引起的黄疸各有其特点,临床要注意区分。

五、临床治疗

新生儿黄疸的治疗原则在于降低血清胆红素水平,防止胆红素脑病的发生,纠正贫血,阻止溶血。生理性黄疸不需治疗,若黄疸较重,可静脉补充适量葡萄糖,采用光照疗法或给予肝酶诱导剂;病理性黄疸,应针对病因进行治疗。如感染性黄疸选用有效抗生素治疗,肝细胞性黄疸选用保肝利胆药治疗,胆道闭锁可施行手术治疗等。

（一）中医治疗

1．中医辨证思路　本病辨证首先要区分生理性黄疸与病理性黄疸，然后再对病理性黄疸辨其寒、热、瘀，针对其变证要注意胎黄动风与胎黄虚脱的区别。湿热熏蒸所致胎黄，起病急，病程短，肤黄色泽鲜明，舌苔黄腻者，为阳黄；寒湿阻滞所致胎黄，起病缓，黄疸日久不退，色泽晦暗，便溏色白，舌淡苔腻者，为阴黄；若肝脾明显肿大，腹壁青筋显露，为瘀积发黄。若黄疸急剧加深，四肢厥冷，脉微欲绝，为胎黄虚脱证。若黄疸显著，伴有尖叫抽搐，角弓反张，为胎黄动风证。此皆属胎黄变证。

2．治疗原则　生理性黄疸能自行消退，不需治疗。病理性黄疸的治疗以利湿退黄为基本原则。根据阳黄与阴黄的不同，分别治以清热利湿退黄和温中化湿退黄，气滞血瘀证以化瘀消积为主。治疗过程中尚须顾护初生儿脾胃，避免苦寒伤正。

3．辨证施治

（1）湿热郁蒸

［证候］　面目皮肤发黄，色泽鲜明如橘，哭声响亮，不欲吮乳，口渴唇干，或有发热，大便秘结，小便深黄，舌质红，苔黄腻。

［治法］　清热利湿。

［方药］　茵陈蒿汤加味。

热重者，加虎杖、龙胆；湿重者，加猪苓、滑石；呕吐者，加半夏、竹茹；腹胀者，加厚朴、枳实。

（2）寒湿阻滞

［证候］　面目皮肤发黄，色泽晦暗，持久不退，精神萎靡，四肢欠温，纳呆，大便溏薄，色灰白，小便短少，舌质淡，苔白腻。

［治法］　温中化湿。

［方药］　茵陈理中汤加减。

寒盛者，加附片、肉桂；肝脾肿大，络脉瘀阻者，加三棱、莪术；食少纳呆者，加神曲、砂仁。

（3）气滞血瘀

［证候］　面目皮肤发黄，颜色逐渐加深，晦暗无华，右胁下痞块质硬，肚腹膨胀，青筋显露，或见瘀斑、衄血，唇色黯红，舌见瘀点，苔黄。

［治法］　化瘀消积。

［方药］　血府逐瘀汤加减。

大便干结者，加大黄、枳实；皮肤瘀斑、便血者，加牡丹皮、仙鹤草；腹胀者加木香、香橼皮；胁下痞块质硬者，加穿山甲、水蛭。

（4）胎黄动风

［证候］　黄疸迅速加重，嗜睡、神昏、抽搐，舌质红，苔黄腻。

［治法］　平肝息风，利湿退黄。

［方药］　羚角钩藤汤加减。

（5）胎黄虚脱

［证候］　黄疸迅速加重，伴面色苍黄、浮肿、气促、神昏、四肢厥冷、胸腹欠温，舌淡苔白。

［治法］　大补元气，温阳固脱。

[方药] 参附汤合生脉散加减。

4．中医其他疗法

（1）临床常用中成药：①茵陈五苓丸：功能清热利湿，通利小便，用于湿热郁蒸证；②茵栀黄口服液：功能清热解毒，利湿退黄，用于湿热郁蒸证。

（2）药物外治：茵陈 20g，栀子 10g，大黄 2g，生甘草 3g。煎汤 20ml，保留灌肠，每日或隔日 1 次。

（二）西医治疗

1．病因治疗

（1）新生儿肝炎以保肝治疗为主，供给充分的热量及维生素。禁用对肝脏有毒的药物。

（2）先天性胆道闭锁的治疗，强调早期诊断，早期手术。

（3）新生儿败血症一般应联合应用抗生素静脉给药治疗，要早用药、足疗程，同时注意药物的不良反应。

（4）对可能发生新生儿溶血症的胎儿拟采取：提前分娩、血浆置换、宫内输血、给予孕妇服用酶诱导剂等治疗。

2．黄疸治疗

（1）光照疗法：是降低血清未结合胆红素简单而有效的方法。以波长 425～475nm 的蓝光作用最强。日光灯或太阳也有一定疗效。光疗常用的设备有光疗箱、光疗灯、光疗毯等。光疗时应注意对关键器官如眼、生殖器等防护（如用黑色眼罩保护双眼，会阴部可用尿布遮盖）；注意观察温度、湿度并适当补充水分。光疗时不良反应有发热、腹泻、皮疹、维生素 B_2 缺乏、青铜症等。

（2）换血疗法：①祛除部分血中游离抗体和致敏红细胞，减轻溶血；②换出血中大量胆红素，防止发生胆红素脑病；③纠正贫血，改善携氧，防止心力衰竭。适用于大部分 Rh 溶血病和个别严重的 ABO 溶血病；生后 12 小时内胆红素每小时上升 >12μmol/L（0.7mg/dl）者；总胆红素已达到 >342μmol/L（20mg/dl）者；已有胆红素脑病的早期表现者；小早产儿、合并缺氧、酸中毒者，或上一胎溶血严重者。

（3）药物治疗：①白蛋白：输白蛋白，每次 1g/kg 或血浆 10～20ml/kg；②纠正代谢性酸中毒：应用 5% 碳酸氢钠提高血 pH 值，以利于未结合胆红素与白蛋白的联结；③肝酶诱导剂：常用苯巴比妥，每日 5mg/kg，分 2～3 次口服，共 4～5 日；也可加用尼可刹米，每日 100mg/kg，分 2～3 次口服，共 4～5 日；④静脉用免疫球蛋白：用法为 1g/kg，于 6～8 小时内静脉滴入，早期应用临床效果较好。

（4）其他治疗：防止低血糖、低体温，纠正缺氧、贫血、水肿和心力衰竭等。

六、中西医结合诊疗思路

新生儿黄疸是新生儿常见病。由于引起本病的病因不同，病情轻重程度不一，临床治疗要分清轻重缓急，应针对病情选择合适的治疗方式。

1．西医对本病治疗主要以光疗和病因治疗为主，一般生理性黄疸无需特殊治疗，可根据具体情况适当给予光照疗法。病理性黄疸可积极去除病因（如感染、溶血、胆汁淤积、胆道闭锁等），维持内环境稳定，采取综合措施，降低血清中胆红素水平，防止胆红素脑病的发生。

2．在临床上新生儿病理性黄疸以早产儿黄疸及母乳性黄疸最多见。用中药辅助治疗可使早产儿胎便排出增加，肝肠循环减少，胆红素的重吸收减少，减缓了黄疸的加重速度；另一方面中药有利于促进胆红素代谢，加快胆红素的排出，有利退黄。母乳性黄疸近年来发病呈上升趋势，临床上以停母乳为主的治疗为患儿及母亲带来不便，加用中药退黄后可使黄疸减轻，多数患儿可不必停母乳达到退黄效果，家长更容易接受。

3．临床应结合辨病、诊断、预后和转归，如先天性胆道闭锁及新生儿肝炎都以黄疸为主，预后差异却比较大，故应借助现代医学检查手段，丰富中医四诊内容，明确黄疸的病因、性质、程度等，防止病情演变恶化。对危重症如胆红素脑病等，应采取综合措施，实施中西医结合综合抢救。如早期积极控制间接胆红素的升高，减轻黄疸程度，对防止核黄疸的发生尤为重要。因此在西医治疗的基础上可配合运用中药，如茵陈可清热利湿，利胆退黄，阳黄、阴黄、表湿、里湿皆可用；制大黄可加速清热除湿和退黄效果；金钱草用于湿热郁蒸而致的黄疸；钩藤清心热息肝风而解痉镇痛止惊；羚羊粉对发热者予以清热解毒。

七、预防与康复

1．妊娠期注意饮食卫生，忌酒和辛热之品。不可滥用药物。如孕母有肝炎病史，或曾产育病理性黄疸婴儿者，产前宜测定血中抗体及其动态变化，并采取相应预防性服药措施。

2．新生儿出生后即应注意皮肤色泽、黄疸出现时间、黄疸程度变化及大小便颜色，以区别生理性、病理性黄疸。

3．注意保护新生儿脐部、臀部和皮肤，避免损伤，防止感染。

4．加强围生期保健，防止产前、产时及产后发生各种高危因素，如窒息、酸中毒等。

5．注意观察黄疸患儿的全身情况，有无精神萎靡、嗜睡、吸吮困难、惊惕不安、两目直视、四肢强直或抽搐，以便对重症患儿及早发现和治疗。

6．对发生胆红素脑病的患儿，进行积极抢救，进入恢复期后做好康复治疗工作。

病案分析

病案：张某，女，30天。因面目黄染26天，于1981年8月5日就诊。患儿生后4天即见面目黄染，逐渐加重，小便深黄色，眼泪亦为黄色，眼眵多。经在某院治疗8天，黄疸不减，大便浅黄色，日3～4次，夹奶瓣。查体见巩膜、面部、周身皮肤黄染，腹胀。舌苔白厚腻，舌质红。方药如下：茵陈15g，炒栀子3g，滑石12g，车前子10g，猪苓、泽泻、厚朴各6g。水煎服3剂后，面目皮肤黄染明显减轻，仍小便发黄、腹胀。上方加焦三仙各10g，又服3剂，巩膜黄染消退，面部、周身皮肤黄染亦不明显。查黄疸指数3单位，胆红素总量25μmol/L。因便稀，苔黄厚腻，上方加藿香6g，炒扁豆12g，服3剂，大便成形，停止服药。

分析：湿热蕴郁肝胆，肝胆疏泄失常。治以清利肝胆湿热。方用茵陈蒿汤化裁，茵陈、栀子、大黄清热利湿退黄；佐以泽泻、车前子利水化湿；黄芩、金钱草清热解毒。热重加虎杖、龙胆草清热泻火；湿重加猪苓、茯苓、滑石渗湿利水；呕吐加半夏、竹茹和中止呕；腹胀加厚朴、枳实行气消痞。

（摘自毕可恩．小儿疑难病辨证治疗．济南：山东科学技术出版社，1993：182）

第三节　新生儿寒冷损伤综合征

新生儿寒冷损伤综合征（neonatal cold injury syndrome）又称为新生儿硬肿症。系由于寒冷和（或）多种原因所致，以低体温和皮肤硬肿为主要临床表现，重症可并发多器官功能衰竭。该病在寒冷的冬春季节多见，若由于早产或感染所引起，夏季亦可发病。新生儿寒冷损伤综合征多发生在生后 7～10 天的新生儿，以低出生体重儿和早产儿多见。新生儿由于受寒、早产、感染、窒息等原因都可引起发病。本病重症预后较差，病变过程中可并发肺炎和败血症，严重者常合并肺出血等而引起死亡。

本病与古代医籍中的"胎寒""五硬"相似。

一、病因病理

（一）中医病因病机

病因分为内因和外因，内因为先天禀赋不足，阳气虚弱。外因为小儿出生后护养保暖不当，复感寒邪，或窒息缺氧，或感受他病，致正气耗损，气血运行失常。

病位主要在脾肾，阳气虚衰、寒凝血涩是本病的主要病机。寒凝血涩者，因寒为阴邪，最易伤人阳气。先天禀赋不足之小儿，或先天中寒，或后天感寒，寒邪直中脏腑，损伤脾肾之阳；或者生后感受他病，阳气受损，致虚寒内生。寒凝则气滞，气滞则血凝血瘀，产生肌肤硬肿。同时，脾阳不振，水湿不化，则见水肿；寒侵腠理，肺气失宣，肌肤失调，皮肤硬肿加重。阳气虚衰者，由于先天禀赋不足，阳气虚弱，不能温煦肌肤，营于四末，故身冷肢厥。阳虚则内寒，寒凝则气滞血瘀，致肌肤僵硬，肤色紫黯。严重者血络瘀滞，血不循经而外溢。阳气虚极，正气不支，直致阳气衰亡，可见气息微弱，全身冰冷，脉微欲绝之危症。亦有少数患儿因感受温热之邪，毒热蕴结，耗气伤津，阴液不足，血脉不充，血受煎熬，运行涩滞，气血流行不畅，亦可致肌肤硬肿。

（二）西医病因病理

1. 病因　寒冷和保温不足是新生儿尤其是早产儿易发生低体温和皮肤硬肿的重要原因。另外，某些疾病因素如严重感染、缺氧、心力衰竭和休克等也是本病临床常见的发病原因。

2. 发病机制　新生儿体温调节中枢不成熟，环境温度低时，其增加产热和减少散热的调节功能差，体表面积相对较大，皮肤薄，皮下脂肪少，血管丰富，易于散热。寒冷时散热增加，导致低体温；躯体小，体内储存热量少，寒冷时即使有少量热量丢失，体温便可降低；新生儿寒冷时主要靠棕色脂肪代偿产热，但其代偿能力有限；早产儿由于其储存少，代偿产热能力更差；因此寒冷时易出现低体温。棕色脂肪饱和脂肪酸含量高（为成人的 3 倍），熔点高，低体温时易于凝固，出现皮肤硬肿。

发生严重感染、缺氧、心力衰竭和休克等疾病时，消耗增加，热能摄入不足，加之缺氧又使产能发生障碍，故产热能力不足，即使在正常散热条件下，也可出现低体温和皮肤硬肿。严重的颅脑疾病也可抑制尚未成熟的体温调节中枢，其调节功能进一步降低，使散热大于产热，出现低体温，甚至皮肤硬肿。

3. 病理　低体温及皮肤硬肿，可使局部血液循环淤滞，引起缺氧和代谢性酸中毒，导致皮肤毛细血管壁通透性增加，出现水肿。如低体温持续存在和（或）硬肿面积扩大,缺氧和代谢性酸中毒进一步加重,可引起多器官功能损害。严重者因循环障碍而出现弥散性血管内凝血(disseminated intravascular coagulation,DIC),常导致肺出血而死亡。

二、主要临床表现

(一)主要症状及体征

多发生于寒冷季节或重症感染时。常于生后1周内发病,早产儿多见。低体温和皮肤硬肿是本病的主要特点。

临床表现:①反应低下,吮乳差或拒乳,哭声低弱或不哭,活动减少,也可出现呼吸暂停。②体温<35℃,可出现四肢甚或全身冰冷。常有心率减慢。③皮肤硬肿,按之似橡胶皮样感,呈黯红色或青紫色。伴水肿者有指压凹陷。硬肿常呈对称性,其发生顺序依次为:下肢→臀部→面颊→上肢→全身。硬肿的面积可按头颈部20%、双上肢18%、前胸及腹部14%、背部及腰骶部14%、臀部8%及双下肢26%进行计算。严重硬肿可妨碍关节活动,胸部受累可致呼吸困难。④重症可并发休克、DIC、急性肾衰竭和肺出血等多器官功能衰竭。

(二)病情分度

见表5-3。

表5-3　新生儿硬肿症诊断分度评分标准

分度	体温(℃)	肛温 - 腋温差	硬肿范围	器官功能改变
轻度	≥35	正值	<20%	无或轻度功能低下
中度	<35	0或正值	20%~50%	功能损害明显
重度	<30	负值	>50%	功能衰竭,DIC,肺出血

(三)并发症

肺出血是最常见的并发症。

三、辅助检查

1. 血常规　主要表现为血白细胞总数升高或减少,中性粒细胞增高,血小板减少。
2. 血气分析　由于缺氧与酸中毒,血气分析可有血 pH 降低、PaO_2 降低、$PaCO_2$ 增高。
3. 其他实验室检查　根据病情可以查血糖、尿素氮、肌酐、DIC 筛查试验、X 线胸片等。有心肌损害时,心电图可表现 Q-T 间期延长、低电压、T 波低平或 S-T 段下移。

四、诊断及鉴别诊断

(一)诊断要点

在寒冷季节,环境温度低和保温不足,或患有可诱发本病的疾病,有体温降低,皮肤硬肿,即可诊断。临床根据体温及皮肤硬肿范围分为,轻度:体温≥35℃,皮肤硬肿范围<20%;中度:体温<35℃,皮肤硬肿范围20%~50%;重度:体温<30℃,皮肤硬肿范围>50%,常伴有器官功能障碍。

（二）鉴别诊断

本病需与新生儿水肿鉴别（表5-4）。

表5-4　新生儿寒冷损伤综合征与新生儿水肿鉴别表

鉴别点	新生儿寒冷损伤综合征	新生儿水肿
病因	寒冷、保暖不当、严重感染、早产儿或足月小样儿、窒息、产伤、摄入不足	先心、心功能不全、溶血症、低蛋白血症、肾功能障碍、维生素 B_1 或 E 缺乏等，有时产道挤压也可出现局部水肿
体温	低于35℃	无体温下降
皮肤硬肿	皮肤硬肿，呈黯红色或青紫色，对称性，严重时肢体僵硬，不能活动，可伴有水肿	全身或局部水肿，但不硬，皮肤不红

五、临床治疗

注意保暖，及时复温，提供热量和液体，祛除病因，早期纠正脏器功能紊乱。病情稳定后采用中西医结合方法治疗。

（一）中医治疗

1.中医辨证思路　本病辨证重在辨别虚、实、寒、瘀。寒证全身欠温，僵卧少动，肌肤硬肿，是多数患儿共同的临床表现，血瘀证在本病普遍存在，辨证要点为肌肤质硬，色紫黯。本病轻症多属寒凝血涩证，重症多属阳气虚衰证。

2.治疗原则　本病治疗以温阳散寒、活血化瘀为基本原则。根据临床证候不同，阳虚者应温补脾肾，寒甚者宜散寒通阳，血瘀者宜行气活血。治疗中可采取多种途径给药，内服、外敷兼施。

3.辨证施治

（1）寒凝血涩

［证候］　全身欠温，四肢发凉，反应尚可，哭声较低，肌肤硬肿，难以捏起，硬肿多局限于臀、小腿、臂、面颊等部位，色黯红、青紫，或红肿如冻伤，指纹紫滞。

［治法］　温经散寒，活血通络。

［方药］　当归四逆汤加减。

硬肿甚者，加郁金、鸡血藤；哭声低，气虚重者，加人参、黄芪；寒甚者，加制附子、干姜。

（2）阳气虚衰

［证候］　全身冰冷，僵卧少动，反应极差，气息微弱，哭声低怯，吸吮困难，面色苍白，肌肤板硬而肿，范围波及全身，皮肤黯红，尿少或无，唇舌色淡，指纹淡红不显。

［治法］　益气温阳，通经活血。

［方药］　参附汤加味。

肾阳衰者，加鹿茸；口吐白沫，呼吸不匀者，加僵蚕、石菖蒲、胆南星；血瘀明显者，加桃仁、红花、赤芍；小便不利者，加茯苓、猪苓、生姜皮。

4.中医其他疗法

（1）中成药：活血化瘀油膏外用，功能温阳散寒，活血化瘀，用于阳气虚衰证。

（2）灸法：局部用艾条温灸。

（二）西医治疗

1. **复温**　是治疗本症的重要措施之一，方法有多种。对体温稍低者（34～35℃）可用预热的衣被包裹置于 26～28℃ 室温中，置热水袋，使其逐渐复温。对体温明显降低者（≤33℃），有条件者可先利用远红外辐射热保暖床快速复温，或暖箱复温，温度高于患儿皮肤温度 1℃，随着体温升高，逐渐升高床温，复温速度为 0.5～1℃/h，待体温升至正常后，箱温应设置在患儿所需的适中温度。如入院前低体温已久，复温不宜过快。复温时应监护患儿生命体征，包括血压、心率、呼吸等，体温监测应包括肛温、腋温、腹壁皮肤温度及环境温度。

2. **供给足够能量和液体**　严格进行出入量计算，存在明显心、肾功能损害者，应严格限制输液速度和液体量（60～80ml/kg）。提供足够的热量有利于体温的恢复，热量开始按每天 210kJ（50kcal）/kg，并迅速增至每天 418～502kJ（100～120kcal）/kg。

3. **控制感染**　本病常伴感染，应选择有效抗生素静脉滴入。慎用对肾脏有毒副作用的药物。

4. **纠正器官功能紊乱**　对心衰、休克、DIC、肾衰竭、肺出血等，应给予相应的治疗。

六、中西医结合诊疗思路

新生儿寒冷损伤综合征是新生儿临床常见病。病情轻重程度不一，临床治疗要分清轻重缓急，选择合适的治疗方式。

1. 新生儿寒冷损伤综合征病情属轻中度者，在复温的基础上配合温阳散寒活血类中药如当归、红花、赤芍、肉桂、乳香等内服或煎水外洗温浴，并对硬肿局部加以按摩，有利于硬肿的消散和疾病康复。

2. 新生儿寒冷损伤综合征硬肿面积大，病情重者，易出现多脏器功能的损害，在临床诊疗过程中要注意复温的方法，能量和液体的供应，同时注意纠正器官功能紊乱，对心衰、休克、DIC、肾衰竭、肺出血等，应给予相应的治疗。对于阳气不足，阴寒内盛者可灵活选用人参、附子、肉桂、丹参、红花等益气温阳活血类的中药煎服，有利于脏器功能的恢复和减少并发症的出现。

七、预防与康复

1. 做好孕妇保健，尽量避免早产，减少低体重儿的产生，同时防止产伤、窒息、受寒等。

2. 严冬季节出生的新生儿要做好保暖，尤其注意早产儿及低体重儿的保暖工作。

3. 出生后 1 周内的新生儿，应经常检查皮肤及皮下脂肪的软硬情况。加强消毒隔离，防止或减少新生儿感染的发生。

4. 尽早开始喂养，保证充足的热量供应，对已患病的新生儿应供给足够热量，促进疾病恢复。

5. 患儿衣被、尿布应清洁柔软干燥，睡卧姿势须勤更换，严防发生并发症。

病案分析

病案：朱××，女，11 天。患儿系新生儿感染，发热 1 天，新生儿硬肿 4 天入院。入院后经抗感染，复温，补充能量，静滴潘生丁、丹参、东莨菪碱等治疗，感染虽已控制，但硬肿明显加重，乃邀中医会诊。患儿系足月剖宫产，全身欠温，气息微弱，哭声不响，面色苍白，喉间有痰，会阴、臀部及大腿硬肿，且肤色紫暗，舌质淡，指纹暗红。

分析：本案属先天禀赋不足，复感外邪，气血凝滞。治拟温经散寒，活血通脉，兼以化痰。方用当归 10g，桂枝 2g，赤芍、细辛各 1g，大贝母 3g，苡米、川牛膝各 1g，丹参、黄芪各 1g，炙甘草 3g，白术 10g，红枣 2 枚。当归、丹参、赤芍、川牛膝活血化瘀；桂枝、细辛温经散寒，使阳气振奋，推动血脉运行；黄芪补气，气行则血行，气血流通，促进硬肿消退；白术、炙甘草、红枣健脾和中，以益气血生化之源；大贝母、薏苡仁化痰燥湿。

[摘自：徐留生. 新生儿硬肿症验案二则. 江苏中医，1988，9（7）：10]

第四节　新生儿缺氧缺血性脑病

新生儿缺氧缺血性脑病（hypoxic ischemic encephalopathy，HIE）是指各种围生期窒息引起的部分或完全缺氧、脑血流减少或暂停而导致胎儿或新生儿脑损伤。早产儿发生率明显高于足月儿，但由于足月儿在活产新生儿中占绝大多数，故以足月儿多见。HIE 是引起新生儿死亡和慢性神经系统损伤的主要原因之一。本病预后与病情严重程度、抢救是否正确及时有关。

本病属于中医"惊风""胎惊""胎痫"范畴。

一、病因病理

（一）中医病因病机

病因包括先天因素、后天失调两个方面。先天因素主要为父母精血亏虚，或孕期调护失宜、禀赋不足或胎元受损。后天失调主要是分娩不顺，导致窒息缺氧，颅脑损伤。

病位以脾、肝、肾三脏关系最为密切。多因分娩不顺，窒息缺氧，颅脑损伤，导致五脏虚损，因风痰内蕴，因痰生风，因风而惊，可见抽搐、惊厥反复发生。脾为后天之本，气血津液生化之源，主肌肉四肢。脾气虚，不能上荣于心，神智不开，思维迟钝，则体格发育及智能发育均滞后。肝藏血，主筋，出谋略。肝血不足，血不养脑，神志失职，谋虑失常，肝失濡养，筋弱失养，虚风内动则拘急或弛缓。肾主骨生髓，上充于脑，藏志，出技巧，为生长发育根本。肾气虚损，脑髓空虚，大脑失养，临床上则可表现为反应迟钝，目光呆滞，肢体活动不协调。

（二）西医病因病理

1. 病因　缺氧是发病的核心，其中围生期窒息是最主要的原因。出生后肺部疾患、心脏病变及严重失血或贫血也可引起脑损伤。

2. 发病机制　主要发病机制为窒息缺氧时脑血流改变，脑组织代谢改变，导致脑细胞缺血损伤坏死。

3. 病理　病变轻重不一。早期常见脑水肿;选择性神经元死亡及梗死,足月儿主要病变在脑灰质,包括脑皮质(呈层状坏死)、海马、基底节、丘脑、脑干和小脑半球,后期表现为软化、多囊性变或瘢痕形成;可见脑室、原发性蛛网膜下腔、脑实质出血;早产儿多见脑室周围白质软化和脑室周围室管膜下-脑室内出血。

二、主要临床表现

(一)主要症状及体征

急性脑损伤,病变在两侧大脑半球者,症状常发生在生后 24 小时内,其中 50%~70% 可发生惊厥,特别是足月儿。惊厥最常见的表现形式为轻微发作型或多灶性阵挛型,严重者为强直型,同时有前囟隆起等脑水肿症状体征。病变在脑干、丘脑者,可出现中枢性呼吸衰竭、瞳孔缩小或扩大、顽固性惊厥等脑干症状,并且常在 24~72 小时病情恶化或死亡。少数患儿在宫内已发生缺血缺氧性脑损伤,出生时 Apgar 评分可正常,多脏器受损不明显,但生后数周或数月逐渐出现神经系统受损症状。

(二)临床分度

根据意识、肌张力、原始反射改变、有无惊厥、病程及预后等,临床上分为轻、中、重三度(表 5-5)。

表 5-5　新生儿缺氧缺血性脑病临床分度

分度	轻度	中度	重度
肌张力	正常	减低	松软
原始反射			
拥抱反射	活跃	减弱	消失
吸吮反射	正常	减弱	消失
惊厥	可有肌阵挛	常有	有,可呈持续状态
中枢性呼吸衰竭	无	有	明显
瞳孔改变	扩大	缩小	不等大,对光反射迟钝
EEG	正常	低电压,可有痫样放电	爆发抑制,等电位
病程及预后	症状在 72 小时内消失,预后好	症状在 14 日内消失,可能有后遗症	数天至数周死亡,症状可持续数周,病死率高,存活者多有后遗症

三、辅助检查

1. 血生化　血清肌酸磷酸激酶同工酶,正常值 <10U/L,脑组织受损时升高;神经元特异性烯醇化酶,正常值 <6μg/L,神经元受损时血浆中此酶活性升高。

2. 腰椎穿刺　无围生期窒息史,需要排除其他疾病引起的脑病时可行腰椎穿刺,进行脑脊液常规、生化及脑特异性肌酸激酶检测。

3. B 超检查　对基底神经节、脑室及其周围出血具有较高的敏感性,但对皮层损伤不敏感。

4. CT 扫描　轻度表现为散在、局灶性低密度影分布于两个脑叶;中度表现为低密度影超过两个脑叶,白质与灰质的对比模糊;重度表现为大脑半球弥漫性低密度影,白质与灰质界限消失,侧脑室变窄。CT扫描还有助于了解颅内出血的范围和类型。

5. 磁共振成像(MRI) 对脑灰、白质的分辨率异常清晰,对于足月儿和早产儿脑损伤的判断均有较强的敏感性。弥散加权磁共振对显示脑梗死则具有较高的敏感性和特异性。

6. 脑电图 可客观地反映脑损害严重程度,判断预后,以及有助于惊厥的诊断。在生后1周内检查,表现为脑电活动延迟、异常放电、背景活动异常等。

四、诊断及鉴别诊断

(一)诊断标准

中华医学会儿科学会新生儿学组制订的足月儿HIE诊断标准:①有明确的可导致胎儿宫内窒迫的异常产科病史,以及严重的胎儿宫内窒迫表现[胎心率<100次/分,持续5分钟以上和(或)羊水Ⅲ度污染],或在分娩过程中有明显窒息史;②出生时有重度窒息,指Apgar评分1分钟≤3分,并延续至5分钟时仍≤5分,或出生时脐动脉血气pH≤7;③出生后不久出现神经系统症状,并持续24小时以上;④排除电解质紊乱、颅内出血和产伤等原因引起的抽搐,以及宫内感染、遗传代谢性疾病和其他先天性疾病所引起的脑损伤。

同时具备以上4条者可确诊,第4条暂时不能确定者可作为拟诊病例(中华儿科杂志2005年第8期)。目前尚无早产儿HIE诊断标准。

(二)鉴别诊断

本病应与先天性病毒感染、遗传代谢性疾病及寄生虫感染等疾病引起的神经系统疾病鉴别。

五、临床治疗

早期干预,及时采用有效的支持疗法及综合措施,同时采用中西医结合治疗。后遗症期以中医治疗为主。

(一)中医治疗

1. 中医辨证思路 本病辨证重在脏腑,旨在辨虚实阴阳,虚证者以肺、脾、肾三脏为主,具体表现为阴虚、气虚、阳虚为主。属于实证者多表现为风邪内动、痰瘀阻络。

2. 治疗原则 本病治疗以扶正祛邪为原则,属于风邪内动者祛风安神定惊为主,气虚胎惊者益气定惊为主,阳气衰脱者开窍定惊、回阳救逆为法。

3. 辨证施治

(1)风邪内动

[证候] 生后即哭闹不安,物动则恐,声响即动,肢体拘紧,下颌抖动,吮乳如常,面色虚白,前囟不填,舌质淡红,指纹在风关内。

[治法] 安神定惊。

[方药] 钩藤汤加减。

(2)气虚胎惊

[证候] 生后嗜睡,对外反应淡漠,肢体松软,时而手足抽掣,翻眼,肌紧握拳,面青缩腮,前囟稍填,舌质黯红,指纹达风关以上。

[治法] 益气定惊。

[方药]　参蛤散加减。

面色发青,舌质紫黯者,加丹参、红花、川芎;抽搐明显者,加全蝎、天麻、蝉蜕。

(3)阳气虚衰

[证候]　生后昏睡,甚则昏迷,肢体松软或拘紧,频作惊搐,一啼气绝,遍体皆紫,复时四肢厥冷。前囟满填,舌质淡白或紫黯,指纹可达命关。

[治法]　开窍定惊,回阳救逆。

[方药]　苏合香丸合参附汤加味。

惊搐频作者,加钩藤、天麻。

4. 中医其他疗法　针灸及推拿疗法为本病后遗症期主要治疗方法(具体方法参见第十一章第四节脑性瘫痪)。

(二)西医治疗

1. 支持疗法　维持良好的通气功能是支持疗法的核心,保持 $PaO_2 > 7.98 \sim 10.64kPa$ (60～80mmHg)、$PaCO_2$ 和 pH 在正常范围。可酌情予以不同方式的氧疗,严重者可用机械通气。但应避免 PaO_2 过高和 $PaCO_2$ 过低。维持脑和全身良好的血液灌注是支持疗法的关键措施,避免脑灌注过高或过低。低血压可用多巴胺,也可加用多巴酚丁胺。维持血糖正常高值(4.16～5.55mmol/L,75～100mg/dl)以保持神经细胞代谢所需能源。

2. 控制惊厥　首选苯巴比妥,负荷量为 15～20mg/kg,静脉缓慢推注,12 小时后给予维持量 3～5mg/(kg·d),分 2 次,惊厥不能控制者加用地西泮,每次 0.1～0.3mg/kg 静脉滴注,或加用 10% 水合氯醛 50mg/kg 灌肠。

3. 治疗脑水肿　避免输液过量是预防和治疗脑水肿的基础。每日液体总量不超过 60～80ml/kg。颅内压增高时,首选利尿剂呋塞米,每次 0.5～1mg/kg,静注;严重者可用 20% 甘露醇,每次 0.25～0.5g/kg,静注,每 4～6 小时 1 次,连用 3～5 天。一般不主张使用糖皮质激素。重度 HIE 出现呼吸不规则、瞳孔改变等脑干症状时可使用纳洛酮。

4. 亚低温治疗　国际上一般将低温分为轻度低温(33～35℃)、中度低温(28～32℃)、深度低温(17～27℃)和超深低温(2～16℃),前两者合称为亚低温。亚低温治疗的适合人群为中度和重度偏轻的 HIE 患儿,目前的降温方式有 2 种,选择性头部亚低温(冰帽系统)和全身亚低温(冰毯系统)。选择性头部亚低温联合轻度全身低温是目前比较推崇的一种降温方式,既能减少不良反应,又能使脑内温度降到不同程度。治疗时间:目前普遍认为低温在缺氧缺血后 6 小时内开始并持续至迟发性能量衰竭阶段则具有有效而持久的神经保护作用,目前亚低温持续时间一般为 48～72 小时。

(三)其他疗法

1. 生后 3 天后的治疗　继续维持机体内环境稳定,并使用改善脑血流和促进脑细胞代谢的药物,可给予胞磷胆碱、脑活素、神经节苷脂、磷酸肌酸或 1,6 二磷酸果糖等静脉滴注,尤其是对有症状的中度及重度 HIE 患儿维持治疗非常重要。

2. 新生儿期后的治疗　早期干预和治疗对促进脑细胞的恢复、防治后遗症发生是有帮助的。包括运动功能的康复训练、营养脑细胞的药物及适当的高压氧治疗。特别对疑有脑瘫早期表现的患儿应尽早开始康复训练,并定期评估,坚持足够的疗程。

六、中西医结合诊疗思路

新生儿缺氧缺血性脑病是新生儿最常见的危重急症，是引起新生儿死亡和慢性神经系统损伤的主要原因之一，临床上病情轻重程度不一，临床治疗要分清轻重缓急，选择合适的抢救和治疗方式。

中医认为由于孕妇孕期调适不当，产时不顺，使胎儿先天禀赋不足，气血不充，风痰内蕴。根据临床表现不同，中医将新生儿 HIE 病机证候概括为气虚血瘀、热盛动风、脾肾两虚，阳气衰脱等。治疗上多采用补气、活血类中药如黄芪、川芎、丹参、三七、血府逐瘀汤等，通过补气活血，达到"瘀血去新血自生，新血生瘀血自去"的目的，通过调节血液的流动，使瘀阻于脑络的瘀血得以消散，最终"疏其气血，令其调达"；清热息风止痉类中药如麝香、葛根、安宫牛黄丸等，通过清透胎热、凉血解毒达到醒脑开窍、息风通络的目的；补脾益肾类药物如六味地黄丸、六君子汤等，通过脾肾之间的相互作用，以先天养后天，以后天滋养先天，从而达到脾肾同治，先后天同养，扶正固本，改善脑部缺氧缺血情况，驱邪去病的目的；回阳救逆类药物如参附汤等，通过回阳救逆、益气固脱之法，使阳气恢复，邪气祛除。

七、预防与康复

1. 注意高危因素，孕期注意养胎、护胎，保持心情舒畅，合理营养，讲究卫生，预防传染病。

2. 做好产前检查，正确指导孕妇分娩，防止产伤，加强对产程的监控，做好保护工作。

3. 积极推广新生儿复苏，防止围生期窒息。

4. 对遗留后遗症的患儿，可进行合理功能训练。

学习小结

1. 学习内容

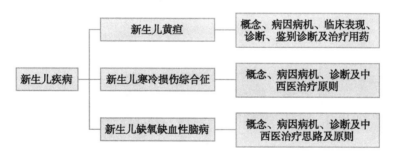

2. 学习方法

本章要结合新生儿基础知识重点理解新生儿黄疸、新生儿寒冷损伤综合征、新生儿缺氧缺血性脑病的概念、病因病机、诊断及中西医治疗原则。对于新生儿分类要有一定的了解。

（李江全）

复习思考题

1. 新生儿病理性黄疸有哪些临床特点？
2. 试述新生儿寒冷损伤综合征虚、实、寒、瘀的辨证要点。
3. 简述新生儿缺氧缺血性脑病的中医辨治思路与原则。

第六章

呼吸系统疾病

📁 学习目的

通过学习急性上呼吸道感染、急性扁桃体炎、急性支气管炎及肺炎等相关知识,为小儿呼吸系统常见疾病诊断和治疗奠定基础。

学习要点

急性上呼吸道感染、急性扁桃体炎、急性支气管炎及肺炎的病因病机、诊断及鉴别诊断、中西医结合诊疗思路和原则。

第一节　小儿呼吸系统解剖、生理病理特点

呼吸系统以环状软骨下缘为界,分为上、下呼吸道。上呼吸道包括鼻、鼻窦、咽、咽鼓管、会厌及喉;下呼吸道包括气管、支气管、毛细支气管、呼吸性细支气管、肺泡管及肺泡。

一、解剖特点

1. 上呼吸道

(1)鼻:鼻腔相对短小,鼻道狭窄。婴幼儿鼻黏膜柔软,血管组织丰富,感染后易发生充血肿胀,出现鼻塞,甚至呼吸困难或张口呼吸。

(2)鼻窦:儿童各鼻窦发育先后不同,新生儿上颌窦和筛窦极小,2岁以后迅速增长,至12岁才充分发育。额窦和蝶窦分别在2岁及4岁时才出现。由于鼻窦黏膜与鼻腔黏膜相连续,鼻窦口相对大,故急性鼻炎常累及鼻窦,以上颌窦及筛窦感染多见。

(3)鼻泪管和咽鼓管:婴幼儿鼻泪管短,开口接近于内眦部,且瓣膜发育不全,故鼻腔感染常易侵入结膜引起炎症。婴儿咽鼓管较宽、直、短,呈水平位,故鼻咽部炎时易致中耳炎。

(4)咽部:咽部较狭窄且垂直。鼻咽部淋巴组织丰富,包括咽扁桃体及腭扁桃体。咽扁桃体又称腺样体,6个月已发育,位于鼻咽顶部与后壁交界处,严重的腺样体肥大是小儿阻塞性睡眠呼吸暂停综合征的重要原因。腭扁桃体1岁末逐渐增大,4~10岁发育达最高峰,14~15岁时又逐渐退化,故扁桃体炎常见于学龄期儿童,婴儿则少见。

（5）喉：以环状软骨下缘为标志。小儿的喉部呈漏斗状，软骨柔软，黏膜柔软而富有血管及淋巴组织，轻微的炎症即可引起喉头水肿、狭窄，出现声音嘶哑和吸气性呼吸困难。

2. 下呼吸道

（1）气管、支气管：婴幼儿的气管和支气管腔较成人狭窄，黏膜血管丰富，软骨柔软，黏液腺分泌不足，黏膜纤毛运动差，故易引起呼吸道感染，感染后可因黏膜充血、水肿而致呼吸不畅。左侧支气管细长，由气管向侧方伸出，右侧支气管短粗，故异物较易进入右主支气管。

（2）肺：小儿肺泡数量少且面积小，弹力组织发育较差，血管丰富，毛细血管和淋巴组织间隙较成人宽，间质发育旺盛，故肺脏含血量多而含气量少，易于感染。感染时易致黏液阻塞，引起间质性炎症，并易引起肺不张、肺气肿等。

3. 纵隔与胸廓　小儿纵隔体积相对较大，周围组织松软，故在胸腔积液或气胸时易致纵隔移位。婴幼儿胸廓较短，肋骨呈水平位，膈肌位置较高，胸腔小而肺脏相对较大，故在吸气时肺的扩张受到限制，不能充分进行气体交换，易因缺氧及二氧化碳潴留而出现青紫。

二、生理病理特点

1. 呼吸频率、节律　小儿呼吸频率快，年龄越小，频率越快。婴幼儿由于呼吸中枢发育尚未完善，呼吸调节功能差，容易出现呼吸节律不整，可有间歇、暂停等现象，以早产儿或新生儿更为明显（表6-1）。

表6-1　不同年龄阶段的呼吸频率

年龄（岁）	呼吸频率（次/分）
新生儿	40～44次/分
0～1岁	30次/分
1～3岁	24次/分
3～7岁	22次/分
7～14岁	20次/分
14～18岁	16～18次/分

2. 呼吸型　婴幼儿呼吸肌发育不全，膈肌较肋间肌相对发达，肋骨呈水平位，呼吸时肺主要向膈肌方向扩张，呈现腹式呼吸。此后随小儿站立行走，膈肌与腹腔器官下移，肋骨由水平位变为斜位，逐渐转化为胸腹式呼吸。小儿呼吸肌随着年龄的增长逐渐发达，7岁以后以胸式呼吸为主，接近成人。

3. 呼吸功能特点

（1）肺活量：指一次深吸气后的最大呼气量。它受呼吸肌强弱、肺组织和胸廓弹性以及气道通畅程度的影响，同时也和年龄、性别、身材等因素有关。小儿肺活量约为50～70ml/kg。在安静时，年长儿仅用肺活量的12.5%来呼吸，而婴儿则需用30%左右。当发生呼吸障碍时其代偿呼吸量最大不超过正常的2.5倍，而成人可达10倍，故小儿易发生呼吸衰竭。

（2）潮气量：指安静呼吸时每次吸入或呼出的气量。小儿潮气量约为 $6\sim10ml/kg$，年龄越小，潮气量越少；小儿肺容量小，安静呼吸时其潮气量仅为成人的1/2。

（3）每分通气量：指潮气量与呼吸频率的乘积。正常婴幼儿由于呼吸频率增快，虽然潮气量小，每分通气量如按体表面积计算与成人接近。

（4）气体弥散量：小儿肺脏小，气体弥散量也小，但以单位肺容积计算则与成人接近。

（5）气道阻力：由于气管管径细小，小儿气道阻力大于成人。当婴幼儿肺炎时，气道管腔黏膜肿胀、分泌物增加、支气管痉挛等易使管腔更为狭窄，气道阻力增加。随年龄增大，气道管径逐渐增大，从而阻力递减。

总之，小儿各项呼吸功能还不完善，呼吸的储备能力均较低，较易发生气喘和呼吸衰竭。

三、呼吸道免疫特点

小儿呼吸道的非特异性及特异性免疫功能均较差。婴儿鼻腔缺乏鼻毛，鼻道黏膜下层血管较丰富，易充血肿胀而阻塞鼻道。婴幼儿时期咳嗽反射及气管黏膜纤毛运动能力差，难以有效清除吸入的尘埃和异物颗粒。肺泡巨噬细胞功能不足，辅助性T细胞功能暂时低下，使分泌型IgA、IgG含量低，此外，乳铁蛋白、溶菌酶、干扰素及补体等数量和活性不足，故易患呼吸道感染。

第二节　急性上呼吸道感染

急性上呼吸道感染（acute upper respiratory infections，AURI）是指各种病原体侵犯喉部以上呼吸道引起的鼻、鼻咽或咽部的急性感染。常用"急性鼻咽炎""急性咽炎"等诊断，简称"上感"。四季皆可发生，以气候骤变及冬春季节发病率高。任何年龄皆可发病，婴幼儿更为多见。

本病相当于中医学"感冒"。"感冒"病名最早出自北宋的《仁斋直指方·诸风》篇。《幼科释谜》解释为"感者触也，冒其罩乎"，指感受外邪，触罩肌表全身，概括了病名及其含义。

一、病因病理

（一）中医病因病机

感冒的病因有内因和外因之分。外因主要为感受风邪为主，包括风寒、风热、暑湿、燥邪等；内因为小儿脏腑娇嫩，肌肤疏薄，卫外不固，加之小儿寒暖不能自调，易于感受外邪，常因四时气候骤变，冷热失常，外邪乘虚侵袭而发。

病位主要在肺，可累及肝脾，病理机制主要为肺卫失宣。由于小儿脏腑娇嫩，肺常不足，感邪之后，肺失宣肃，气机不利，津液不得敷布而内生痰液，痰液壅阻气道，则咳嗽加剧，喉间痰鸣，此为感冒夹痰；小儿脾常不足，感邪之后，脾运失司，稍有饮食不节，致乳食停积，阻滞中焦，则脘腹胀满、不思饮食，或伴呕吐、泄泻，此为感冒夹滞；小儿神气怯弱，肝气未盛，感邪之后，热扰心肝，易致心神不安，睡卧不宁，惊惕抽风，此为感冒夹惊。

（二）西医病因病理

1.病因　各种病毒和细菌均可引起急性上呼吸道感染，但90%以上为病毒，主要是鼻病毒、呼吸道合胞病毒、流感病毒、副流感病毒、腺病毒、柯萨奇病毒等；细菌感染多为继发，以溶血性链球菌、肺炎链球菌、流感嗜血杆菌、葡萄球菌多见；肺炎支原体亦可引起。

婴幼儿时期由于上呼吸道的解剖和免疫特点易患本病。儿童有营养障碍性疾病，如维生素D缺乏性佝偻病、锌或铁缺乏症等，或有免疫缺陷病、被动吸烟、护理不当、气候改变和环境不良等因素，易反复发生上呼吸道感染或使病程迁延。

2.病理　组织学上可无明显病理改变，亦可出现上皮细胞的破坏。炎症因子参与发病，可使上呼吸道黏膜血管充血和分泌物增多，伴单核细胞浸润，浆液性及黏液性炎性渗出。继发细菌感染者可有中性粒细胞浸润及脓性分泌物。

二、主要临床表现

（一）主要症状及体征

1.一般类型　婴幼儿起病较急，高热、咳嗽、食欲差，可伴有恶心、呕吐、腹泻、烦躁，甚至高热惊厥。年长儿症状较轻，常见发热、咽痛、鼻塞、流涕、喷嚏、咳嗽等不适。查体可见咽部充血，扁桃体肿大，有时可见颌下及颈部淋巴结肿大。肺部听诊呼吸音一般正常。肠道病毒感染者可见不同形态的皮疹。病程为3～5天。

2.特殊类型

（1）疱疹性咽峡炎：由柯萨奇A组病毒所致。好发于夏秋季。起病急骤，临床表现为高热，体温大多在39℃以上，咽痛、流涎、呕吐等。查体可见咽部红肿，在咽腭弓、悬雍垂、软腭等处出现2～4mm大小的灰白色疱疹，周围红晕，1～2日后疱疹破溃后形成小溃疡。病程为1周左右。

（2）咽-结合膜热：由腺病毒3、7型所致。好发于春夏季。以高热，咽痛，眼部刺痛，有时伴消化道症状表现。查体可见咽部充血，可见白色点块状分泌物，周边无红晕，易于剥离；一侧或两侧滤泡性眼结合膜炎，颈部、耳后淋巴肿大。病程为1～2周。

（二）并发症

以婴幼儿多见，可引起中耳炎、鼻窦炎、咽喉壁脓肿、扁桃体周围脓肿、颈淋巴结炎、喉炎、支气管炎及肺炎等。年长儿若患A组β溶血性链球菌咽峡炎，可引起急性肾小球肾炎和风湿热。

三、辅助检查

1.外周血检查

（1）血常规：病毒感染时白细胞总数正常或偏低，中性粒细胞减少，淋巴细胞计数相对增高；细菌感染时白细胞总数及中性粒细胞均增高。

（2）C反应蛋白（CRP）：细菌感染时，血清CRP浓度上升，一般情况下随感染的加重而升高；非细菌感染时则上升不明显。

2.病原学检查　咽拭子或鼻咽分泌物病毒分离和血清特异性抗体检测，可明确病原；咽拭子培养可有病原菌生长；链球菌感染者，血中抗链球菌溶血素"O"（ASO）滴度增高。

四、诊断及鉴别诊断

（一）诊断要点

1．气候骤变、冷暖失调，或与感冒病人接触，有感受外邪病史。

2．发热、鼻塞流涕、喷嚏、微咳等为主要表现。

3．血象及病原学检查支持本病诊断。

（二）鉴别诊断

本病需与急性传染病早期、过敏性鼻炎等疾病相鉴别（表6-2）。

表6-2　急性上呼吸道感染的鉴别诊断

疾病	鉴别
急性传染病早期	急性上呼吸道感染常为多种传染病的前驱症状，如麻疹、流行性脑脊髓膜炎、百日咳、猩红热等，应结合流行病史、临床表现及实验室资料等综合分析
过敏性鼻炎	如流涕、打喷嚏持续超过2周或反复发作，而全身症状较轻，则考虑过敏性鼻炎可能，鼻拭子涂片嗜酸性粒细胞增多有助于诊断

五、临床治疗

急性上呼吸道感染多以中医辨证治疗为主，如细菌感染或支原体感染者，则选用适当抗生素治疗，伴有高热或惊厥者，积极对症治疗。

（一）中医治疗

1．中医辨证思路　本病根据外感病邪性质不同，辨风寒、风热、暑湿、表里、虚实之不同。冬春多为风寒、风热；夏季多为暑湿。临床亦注意辨夹痰、夹滞、夹惊的不同。

2．治疗原则　疏风解表。感受风寒者，治以辛温解表；感受风热者，治以辛凉解表；感受暑邪者，治以清暑解表。夹痰者佐以宣肺化痰；夹滞者佐以消食导滞；夹惊者佐以安神镇惊，或平肝息风之品。

3．辨证施治

（1）常证

1）风寒感冒

[证候]　发热，恶寒，无汗，头痛，流清涕，喷嚏，咳嗽，口不渴，咽不红，舌淡，苔薄白，脉浮紧或指纹浮红。

[治法]　辛温散寒，疏风解表。

[方药]　荆防败毒散加减。

头痛明显者，加葛根、白芷；恶寒重者，加桂枝、麻黄；痰多者，加半夏、陈皮；呕吐者，加半夏、竹茹。

2）风热感冒

[证候]　发热，恶风，有汗或少汗，头痛，流浊涕，喷嚏，咳嗽，咽红肿痛，口干渴，舌红，苔薄黄，脉浮数或指纹浮紫。

[治法]　辛凉清热，疏风解表。

[方药]　银翘散加减。

热重者,加石膏、黄芩;咽红肿痛者,加蝉蜕、蒲公英、玄参;大便秘结者,加枳实、大黄。

3)暑邪感冒

[证候] 发热重,少汗或汗出热不解,头晕,头痛,鼻塞,身重困倦,胸闷泛恶,口渴心烦,食欲不振,或有呕吐、泄泻,小便短黄,苔黄腻,脉数或指纹紫滞。

[治法] 清暑解表。

[方药] 新加香薷饮加减。

热偏重者,加黄连、栀子;湿偏重者,加佩兰、藿香;呕吐者,加半夏、竹茹;泄泻者,加葛根、黄芩、黄连、苍术。

4)时邪感冒

[证候] 起病急骤,全身症状重。高热,恶寒,无汗或汗出热不解,头痛,目赤咽红,肌肉酸痛,或腹痛,或恶心、呕吐,舌质红,苔黄,脉数或指纹紫滞。

[治法] 疏风清热解毒。

[方药] 银翘散合普济消毒饮加减。

高热者,加柴胡、葛根;恶心呕吐者,加竹茹、黄连;腹痛者,加延胡索、白芍。

(2)兼证

1)夹痰:感冒兼见咳嗽较剧,痰多,喉间痰鸣。偏于风寒者,治以辛温解表,宣肺化痰,加用三拗汤、二陈汤;偏于风热者,治以辛凉解表,清肺化痰,加用桑菊饮加减。

2)夹滞:感冒兼腹胀,不思乳食,或呕吐酸腐,口气秽浊,便溏酸臭,或腹痛泄泻,或大便秘结,小便短黄,舌苔厚腻,脉滑数。治以在疏风解表的基础上,加用保和丸加减。若大便秘结,小便短黄,壮热口渴,加大黄、枳实。

3)夹惊:感冒兼惊惕哭闹,睡卧不宁,甚至骤然抽搐,舌质红,脉浮弦。在疏风解表的基础上,加用镇惊丸,常用蝉蜕、钩藤、僵蚕。

4. 中医其他疗法

(1)临床常用中成药:①小儿豉翘清热颗粒:功能疏风解表,清热导滞,用于风热感冒、感冒夹滞;②正柴胡饮冲剂:功能发散风寒,解热止痛,用于风寒感冒;③藿香正气口服液:功能解表化湿,理气和中,用于暑湿感冒;④四季抗病毒合剂:功能清热解毒,消炎退热,用于时邪感冒。

(2)针灸疗法:①针法:取大椎、风门、太渊、列缺,泻法,中强刺激不留针,用于风寒感冒;取合谷、曲池、孔最、鱼际,泻法,用于风热感冒;②灸法:取大椎、风门、肺俞,用艾柱1～2壮,依次灸治,每次5～10分钟,以表面皮肤潮热为宜,每日1～2次,用于风寒感冒。

(3)推拿法:推攒竹,分推坎宫,揉太阳,清肺经,分阴阳,揉肺俞。风寒者加揉外劳宫,掐阳池;风热者加推天柱,清天河水,推六腑;夹滞者加补脾、清胃;夹痰者加按揉天突,揉膻中;夹惊者加清肝经,清天河水,掐五指节。

(二)西医治疗

1. 一般治疗 注意休息,多饮水,注意呼吸道隔离,预防并发症。

2. 抗感染治疗

(1)抗病毒治疗:大多数上呼吸道感染由病毒引起,可用利巴韦林(病毒唑),剂量为10mg/(kg·d),口服或静脉点滴。病毒性结合膜炎可用0.1%阿昔洛韦滴眼液滴眼。

（2）抗细菌治疗：可选用抗生素，常选用青霉素类、头孢菌素类或大环内酯类，疗程3～5天。若证实为链球菌感染，或既往有风湿热、肾炎病史者，青霉素疗程应为10～14日。

3．对症治疗　①高热可予对乙酰氨基酚或布洛芬口服，亦可采用冷敷、温水浴等物理降温方法。②发生高热惊厥者可予以镇静、止惊处理。③鼻塞者可酌情给予减充血剂。

六、中西医结合诊疗思路

急性上呼吸道感染是儿科临床常见疾病。患儿存在个体差异，病情轻重程度不一，临床治疗要分清轻重缓急，选择合适的治疗方式。

1．病毒性感冒，多见高热，寒战，头痛，肌肉酸痛等症状，有时会出现重症病例（重症肺炎、呼吸衰竭等）。西医治疗多为对症治疗，依靠病毒的自限性而痊愈，此时联合中医中药疏风清热解毒，祛邪外出，促进疾病痊愈。

2．重症伴有心力衰竭或神经系统等病变时，在常规对症治疗基础上合并中药治疗可参考心阳虚衰或邪陷厥阴证型辨治。若患儿出现抽搐、痉挛等症状，可加用钩藤平肝息风，清热镇惊。

七、预防与康复

1．居室保持空气流通，必要时可进行空气消毒。多晒太阳，加强锻炼。

2．避免与感冒病人接触，感冒流行期间少去公共场所，接触病人后要洗手。

3．发热期间多饮水，宜食易消化、清淡的食物，忌食辛辣、冷饮和油腻。

第三节　急性扁桃体炎

急性扁桃体炎（acute tonsillitis）是指腭扁桃体的急性非特异性炎症。临床常表现为咽痛明显，吞咽困难，痛连耳部、颌下。起病较急，可伴有高热、抽搐、呕吐等症。体检可见咽喉部红肿，连及舌腭弓、咽腭弓，隐窝口可有黄白色脓点。本病常伴有轻重程度不等的咽黏膜及淋巴组织炎症，是儿科常见病、多发病。

本病属于中医学"急乳蛾""风热乳蛾""烂乳蛾"范畴，发于一侧者名"单蛾"，发于两侧者名"双蛾"，以其形如蛾腹而得名。

一、病因病理

（一）中医病因病机

急乳蛾起病急骤，多为风热之邪乘虚外袭，邪毒搏结喉核；或邪热入里，肺胃热盛，痰热互结，食积化热上攻咽喉。风热邪毒从口鼻入侵肺系，咽喉首当其冲，或外感风热致肺气不宣，肺经风热循经上犯，结聚于咽喉，气血不畅，与邪毒互结喉核。若外邪壅盛，乘势传里，肺胃受之，则肺胃热盛，火热上蒸，灼腐喉核。

（二）西医病因病理

1．病因

（1）感染因素：分为细菌和病毒感染。主要致病菌为乙型溶血性链球菌，此外还

69

有非溶血性链球菌、葡萄球菌、肺炎链球菌、流感嗜血杆菌、弓形虫。致病病毒包括腺病毒、流感病毒、副流感病毒、EB 病毒、巨细胞病毒、HIV 病毒、甲型肝炎病毒、风疹病毒等。细菌和病毒混合感染较多见。近几十年来，还发现有合并厌氧菌感染的病例。急性扁桃体炎的病原体可以通过飞沫、食物或直接接触而传染，故有传染性。

（2）免疫因素：咽部黏膜和扁桃体隐窝内常存留某些共生细菌，一般情况下不会致病，当某些诱因（如受凉、过度劳累）使全身或局部的免疫力降低时，病原体侵入体内或原有病原体大量繁殖则可致病。

（3）临近器官的急性炎症：如急性咽炎、鼻炎等蔓延而累及腭扁桃体。

2. 发病机制　扁桃体内含大量弥散淋巴组织及淋巴小结，包括 B 淋巴细胞、T 淋巴细胞及 NK 细胞，它们的数量及发育程度与抗原的刺激密切相关。正常情况下扁桃体表面平整，黏液腺不断分泌黏液，将细菌随同脱落的上皮细胞从隐窝口排出，以此保护机体健康。当机体的免疫力下降时，扁桃体上皮防御机能减弱，腺体分泌能力降低，细菌繁殖加强，扁桃体就会遭受细菌感染而发炎。当遇急性炎症时，炎症从扁桃体隐窝开始，很快进入扁桃体实质，使扁桃体明显充血肿大，隐窝内充满脱落上皮、脓细胞、细菌等渗出物，继而出现化脓，形成本病。

3. 病理

（1）急性卡他性扁桃体炎：多为病毒引起，病变较轻，炎症仅局限于黏膜表面，隐窝内及扁桃体实质无明显炎症改变。

（2）急性滤泡性扁桃体炎：炎症侵及扁桃体实质内的淋巴滤泡，引起充血、肿胀甚至化脓，可在隐窝口之间的黏膜下呈现黄白色斑点。

（3）急性隐窝性扁桃体炎：炎症位于扁桃体隐窝。扁桃体充血、肿胀。隐窝内充塞由脱落上皮、纤维蛋白、脓细胞、细菌等组成的渗出物，并自隐窝口排出。有时互相连成一片形似假膜，易于拭去。

临床上将急性滤泡性扁桃体炎和急性隐窝性扁桃体炎统称为急性化脓性扁桃体炎。

二、主要临床表现

（一）主要症状及体征

1. 症状　各种类型扁桃体炎的症状相似，急性卡他性扁桃体炎的局部症状及全身症状均较轻。

（1）局部症状：吞咽困难，痛连耳部、颌下。颌下淋巴结肿大，有时感到转头不便。葡萄球菌感染者，扁桃体肿大较显著，甚者出现呼吸困难。

（2）全身症状：多见于急性化脓性扁桃体炎。起病急，可有畏寒、高热、头痛、食欲下降、乏力、全身不适、便秘等。甚者可出现因高热引起抽搐、呕吐及昏睡等症。

2. 体征　急性卡他型者，检查可见扁桃体及腭舌弓黏膜充血肿胀，扁桃体实质无明显肿大，表面无渗出物。急性化脓者，检查可见咽部黏膜充血，腭舌弓、腭咽弓充血肿胀，扁桃体红肿突起，隐窝口之间黏膜下或隐窝口有黄白色渗出物，可连成片状假膜，但不超出扁桃体范围，易于拭去，黏膜表面上皮无坏死，伴下颌角淋巴结肿大、压痛。

（二）并发症

炎症波及临近组织或向下蔓延，引起中耳炎、鼻窦炎、咽后壁脓肿、颈淋巴结炎、

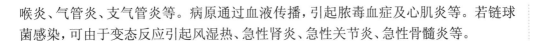

喉炎、气管炎、支气管炎等。病原通过血液传播,引起脓毒血症及心肌炎等。若链球菌感染,可由于变态反应引起风湿热、急性肾炎、急性关节炎、急性骨髓炎等。

三、辅助检查

1.外周血检查 细菌感染时可见白细胞计数总数显著增加,中性粒细胞分类明显增高。病毒感染初期未合并细菌感染时可见白细胞总数增加,淋巴细胞分类增高明显。EB病毒感染引起传染性单核细胞增多症表现为急性扁桃体炎症时可见白细胞总数、淋巴细胞分类显著增高,血涂片中可见异型淋巴细胞。血沉可加快。

2.咽部分泌物涂片 可查见乙型溶血性链球菌、葡萄球菌、肺炎链球菌等病原菌。

四、诊断及鉴别诊断

(一)诊断要点

1.病史 可有受凉、疲劳、感冒病史。

2.临床症状 起病急,以咽痛为主,咽痛明显,吞咽困难,痛连耳部、颌下。全身可伴有恶寒、发热、头痛、纳差、乏力、周身不适等。

3.局部检查 扁桃体红肿,表面可有黄白色脓点,重者腐脓成片,下颌角淋巴结可肿大。

4.其他检查 白细胞总数升高,中性粒细胞增多。

(二)鉴别诊断

本病需与白喉、急性疱疹性咽峡炎、单核细胞增多性咽峡炎等相鉴别(表6-3)。

表6-3 急性扁桃体炎的鉴别诊断

疾病	鉴别
白喉	扁桃体及其周围出现灰白色假膜,常扩展至扁桃体区以外,不易拭去,拭之易出血,常一侧重一侧轻,有时肿大显著,严重者颈周围组织水肿,呈典型的"牛颈"状。可检出白喉杆菌,呈流行性发作
急性疱疹性咽峡炎	咽腭弓、悬雍垂、软腭或扁桃体上可见2~4mm大小的疱疹,周围有红晕,疱疹破溃后形成小溃疡
单核细胞增多性咽峡炎	咽痛较轻,扁桃体红肿,全身淋巴结肿大,有"腺性热"之称,血常规检查淋巴细胞、单核细胞增多50%以上

五、临床治疗

本病发病急,病程往往较短,症状明显。若感染因素明确,则应早期使用针对性的抗生素进行抗感染治疗,同时予中药内服、外用含漱等方法,减轻患儿疼痛,减少并发症。

(一)中医治疗

1.中医辨治思路 本病辨证主要为辨邪在表与在里,即风热之邪在表与外邪入里、肺胃热盛,两者均有喉核充血红肿,表面少量白色脓点或脓腐成片。风热证则兼有外感风热之表证;肺胃热盛则会出现咽痛剧烈,甚则疼痛牵引临近组织。

2.治疗原则 清热利咽。外感表证者应疏风解表,邪热入里者宜清解里热。

笔记

3．辨证施治

（1）风热袭咽

[证候]　病初起，咽喉干燥灼热，疼痛逐渐加剧，吞咽时疼痛明显，伴发热，微恶风，头痛、咳嗽，舌红，苔黄，脉浮数或指纹浮紫。

[治法]　疏风清热，利咽消肿。

[方药]　银翘散或疏风清热汤加减。

头痛者，加蔓荆子、白芷；热甚者加黄芩、栀子；恶心呕吐者，加藿香、竹茹。

（2）肺胃热盛

[证候]　咽部疼痛剧烈，痛连耳根及颌下，吞咽困难，伴高热、口渴引饮，咳痰黄稠，口臭，尿赤，便秘，舌红，苔黄腻，脉洪大而数或指纹紫滞。

[治法]　泄热解毒，利咽消肿

[方药]　清咽利膈汤或普济消毒饮加减。

咳痰黄稠，颌下有瘰核者加射干、瓜蒌、贝母；持续高热者加石膏、天竺黄。

4．中医其他疗法

（1）临床常用中成药：①连花清瘟颗粒：功能清瘟解毒、宣肺泄热，用于风热袭咽证；②小儿咽扁颗粒：功能清热利咽，解毒止痛，用于肺胃热盛证；③蒲地蓝消炎口服液：功能清热解毒，抗炎消肿，两证型皆能用。

（2）刺血法：咽痛剧烈伴发热，扁桃体红肿成脓阶段，可用毫针或三棱针在耳尖、少商、商阳穴点刺放血，每次放血数滴以泄热毒。

（3）耳穴贴压：扁桃体、咽喉、肺、胃、肾上腺等穴，每次取3～5穴。

（4）药物吹喉：锡类散或冰硼散吹喉，每次每侧吹少许，每日2～3次。

（5）药水含漱：用清热解毒，消肿利咽的中药，如金银花、甘草、桔梗，煎水漱口，每日数次。

（二）西医治疗

1．一般治疗　保持室内空气流通，多饮水，加强营养。

2．抗生素治疗　首选青霉素治疗。若治疗2～3天后病情无好转，高热不退，分析原因，根据药敏试验更换抗生素。

3．对症治疗　发热病儿宜用物理降温，湿敷头部，或微温盐水高位灌肠。高热时用退热药如对乙酰氨基酚、布洛芬等。

六、中西医结合诊疗思路

扁桃体炎急性发病时，可伴有高热、咳嗽、咽痛、发热、食欲不振、头痛等症，此时应以西医方法快速缓解发热症状，配合中药减轻全身症状。若感染因素明确，尽早使用抗生素治疗，以免耽误病情，同时配合清热解毒利咽中药内服，外用含漱等治疗局部。因高热伤津耗液，故待病情稳定后，服用中药，并酌情加入芦根、麦冬、天花粉、鲜石斛等养阴生津之药；后期则应以益气固表、健脾和胃为主，提高小儿免疫力，预防疾病发生。

七、预防与康复

1．经过积极治疗，多数患者预后良好。

2. 注意口腔卫生，及时治疗邻近组织疾病。

3. 避免过食辛辣、肥腻、刺激食物。

4. 加强锻炼，增强机体抵抗力，预防受凉、感冒。

第四节　急性支气管炎

急性支气管炎（acute bronchitis）是指由各种致病原引起的支气管黏膜感染，常累及气管，故又称急性气管 - 支气管炎（acute tracheo-bronchitis）。临床以咳嗽、咳痰为主要症状。常继发于上呼吸道感染之后，冬季与早春气候干燥时发病较多。多见于 3 岁以内的幼儿。

属中医学"咳嗽"范畴。有声无痰为咳，有痰无声为嗽，通称咳嗽。"咳嗽"之名首见于《黄帝内经》，如《素问·咳论》篇指出咳嗽系由"皮毛先受邪气，邪气以从其合也""五脏六腑，皆令人咳，非独肺也"等论述。

一、病因病理

（一）中医病因病机

咳嗽的病因有外因、内因之分。外因以感受外邪（风邪）为主，包括风寒、风热；内因则为小儿形气未充，肺脏娇嫩，脾常不足，痰浊内蕴。肺为娇脏，其性清宣肃降，外合皮毛，主一身之气，司呼吸。外邪从口鼻或皮毛而入，邪侵于肺，肺气不宣，清肃失职而发为咳嗽。

病位主要在肺，常涉及脾，病理机制为肺气失宣，主要的病理产物是痰。风为百病之长，风易兼夹他邪而为病，夹寒则伴见鼻塞声重，流清涕等风寒表证；夹热则伴见鼻咽干燥，流浊涕等风热表证；夹燥则伴见干咳少痰或无痰等风燥犯肺之症。故临床有风寒、风热、风燥之不同。

（二）西医病因病理

1. 病因　病原为病毒或细菌，或为混合感染。常见的病毒为腺病毒、流感病毒（甲、乙）、冠状病毒、鼻病毒、单纯疱疹病毒、呼吸道合胞病毒和副流感病毒。常见的细菌为流感嗜血杆菌、肺炎链球菌、卡他莫拉菌等，近年来衣原体和支原体感染明显增加。

2. 发病机制　病原体、致敏原或其他刺激因素，刺激气管 - 支气管黏膜，导致黏膜充血、水肿，炎性物质分泌等。

3. 病理　气管、支气管黏膜充血、肿胀，淋巴细胞和中性粒细胞浸润；同时可伴纤毛上皮细胞损伤、脱落；黏液腺肥大增生，分泌物增加。合并细菌感染时，分泌物呈脓性。

二、主要临床表现

大多先有上呼吸道感染的症状，之后以咳嗽为主要症状，先为干咳，之后有痰。婴幼儿症状较重，可伴有发热、呕吐、腹泻等症状。一般无全身症状。婴幼儿伴有喘息的支气管炎，如伴有湿疹或其他过敏史者，少数可发展为哮喘。查体可无明显阳性表现，也可在两肺闻及散在干、湿性啰音，部位不固定，咳嗽后可减少或消失。婴幼儿有痰常不易咳出，可在咽部或肺部闻及痰鸣音。

笔记

三、辅助检查

1. 血常规　病毒感染时白细胞总数正常或偏低，中性粒细胞减少，淋巴细胞计数相对增高，CRP 不增高；细菌感染时白细胞总数、中性粒细胞及 CRP 均增高。

2. 血沉　细菌感染时，血沉加快。

3. 病原学检查　痰培养可发现致病菌。

4. 胸部 X 线　胸片表现多正常，或肺纹理增粗，少数可见肺门阴影增深。

四、诊断及鉴别诊断

（一）诊断要点

1. 好发于冬、春二季，常因气候变化而发病。

2. 病前多有感冒病史。

3. 咳嗽为主要表现。

4. 肺部听诊可闻及两肺呼吸音粗或散在干、湿性啰音。

5. 血白细胞计数及分类，痰细菌培养，以区分细菌性或病毒性。

6. 胸部 X 线多显示正常，或肺纹理增粗，肺门阴影增深。

（二）鉴别诊断

本病需与百日咳、急性上呼吸道感染、支气管肺炎、肺结核等相鉴别（表6-4）。

表6-4　急性支气管炎的鉴别诊断

疾病	鉴别
百日咳	百日咳临床表现为阵发性、痉挛性咳嗽，咳毕吐出痰涎，并伴吸气性鸡鸣样回声，日轻夜重。病程较长，有传染性
急性上呼吸道感染	鼻咽部症状明显，咳嗽轻微，一般无痰。肺部无异常体征。胸部 X 线正常
支气管肺炎	临床以发热，咳嗽，呼吸困难；肺部有中、细湿啰音，常伴干性啰音，或管状呼吸音。X 线提示肺部纹理增多、紊乱、透亮度降低，或见小片状、斑点状阴影，也可呈不均匀大片阴影
肺结核	以低热、咳嗽、盗汗为主症。多有结核病接触史，结核菌素实验≥20mm，气道排出物中找到结核菌等，胸部 X 线可见肺结核改变

五、临床治疗

中医以宣肺止咳化痰为原则。西医控制感染，对症治疗。一般尽量不用镇咳剂或镇静剂，以免抑制咳嗽反射，影响痰液排出。

（一）中医治疗

1. 中医辨证思路　本病的辨证主要为辨外感与寒热。外感咳嗽大多起病急，咳声高扬，伴有表证，病程较短，多属实证。咳嗽，痰稀，咽不红，舌淡，苔白腻或薄白，多属寒证。咳嗽痰黄稠，咽红，舌红，苔薄黄或黄腻，多属热证。

2. 治疗原则　以宣肺止咳化痰为主要治疗原则，根据寒、热证不同治以散寒宣肺、解热宣肺。外感咳嗽一般邪气盛而正气未虚，治疗时不宜过早使用滋腻、收涩、镇咳之药，以免留邪。

3．辨证施治

（1）风寒咳嗽

［证候］ 咳嗽频作，咽痒声重，痰白清稀，鼻流清涕，恶寒无汗，或发热头痛，舌淡，苔薄白，脉浮紧或指纹浮红。

［治法］ 疏风散寒，宣肺止咳。

［方药］ 杏苏散加减。

表寒较重，有气喘者，加炙麻黄；咳甚者，加射干、桔梗；痰多者，加金沸草、苏子。若风寒夹热或寒包热者，加黄芩、石膏。

（2）风热咳嗽

［证候］ 咳嗽不爽，痰黄黏稠，不易咳出，咽痛，鼻流浊涕，口渴，或伴发热、头痛、微汗出，舌边尖红，苔薄黄，脉浮数或指纹浮紫。

［治法］ 疏风清热，宣肺化痰。

［方药］ 桑菊饮加减。

热重者，加石膏、知母；咽喉肿痛者，加板蓝根、玄参；痰多者，加浙贝母、瓜蒌；鼻衄者，加白茅根、竹茹。

（3）风燥咳嗽

［证候］ 干咳少痰，不易咳出，或痰中带血，鼻燥咽干，心烦口渴，皮肤干燥，或发热，微恶风寒，咽红，舌尖红，苔薄黄少津，脉浮数或指纹浮紫。

［治法］ 疏风清肺，润燥止咳。

［方药］ 桑杏汤加减。

伤津较重者，加麦冬、玉竹；痰中带血者，加生地黄、鱼腥草、牡丹皮；鼻衄者，加白茅根、生地黄。

4．中医其他疗法

（1）临床常用中成药：①杏苏止咳冲剂：功能宣肺散寒，止咳祛痰，用于风寒咳嗽；②急支糖浆：功能清热化痰，宣肺止咳，用于风热咳嗽；③小儿宣肺止咳颗粒：功能宣肺解表，清热化痰，用于风寒咳嗽。

（2）拔罐疗法：取身柱、风门、肺俞穴，用三棱针点刺大椎穴位，以微出血为佳，然后用中型火罐拔于穴位上，每次5～10分钟，隔日1次，用于外感咳嗽各证型。

（3）穴位贴敷：白芥子、半夏、细辛各3g，麻黄、肉桂各5g，丁香0.5g。共研细末，外敷脐部。用于风寒咳嗽。

（二）西医治疗

1．一般治疗 注意休息，多饮水，经常变化体位，使呼吸道分泌物易于咳出。

2．控制感染 如合并细菌感染时，可选用适当的抗生素，一般可先予头孢菌素、红霉素或氨苄西林等，如系支原体感染，则应予大环内酯类抗菌药物。

3．对症治疗 ①祛痰药：如氨溴索、愈创甘油醚等。②平喘：对喘憋严重者，可采用雾化吸入沙丁胺醇等 β_2 受体激动剂。喘息严重者可短期应用糖皮质激素，如口服泼尼松3～5天。③抗过敏：有过敏体质患儿可酌情选用抗过敏药物，如氯雷他定、孟鲁斯特钠片等。

六、中西医结合诊疗思路

急性支气管炎是小儿临床常见病。西药治疗主要以对症治疗为主（抗感染、止咳化痰、抗过敏等），明确细菌感染者采用抗生素进行感染控制治疗。病毒性气管炎，初起发热，头痛，鼻塞，流涕等症状，渐渐转为咳嗽，气急，痰多稠黄，可伴有喘鸣。采用对症治疗的同时，加用中药疏风宣肺、止咳化痰平喘治疗，有助于控制病情进展，预防病情进一步加重。

七、预防与康复

1. 经常变换体位及拍背部，以促进痰液排出。
2. 饮食宜清淡，避免辛辣、油腻之品，多饮水。
3. 保持室内空气流通，避免煤气、尘烟等刺激。
4. 注意气候变化，及时增减衣服，防止受凉感冒。加强户外锻炼，增强小儿抗病能力。

第五节　肺　炎

肺炎（pneumonia）是由不同病原体或其他因素引起的肺部感染，临床以发热、咳嗽、痰鸣、气促及肺部湿啰音为主要临床表现，严重者可见呼吸困难、面色苍白、口唇青紫等。一年四季均可发病，以冬春寒冷季节较多。可发生于任何年龄，多见于 3 岁以下婴幼儿。

属于中医学"肺炎喘嗽"范畴。"肺炎喘嗽"之名首见于清代谢玉琼所著《麻科活人全书》，该书所指的"肺炎喘嗽"只是麻疹变证的一个证候名称。

一、病因病理

（一）中医病因病机

肺炎喘嗽的病因分为外因、内因。外因责之于感受风邪，包括风寒、风热，或由其他疾病传变而来；内因则为小儿形气未充，肺脏娇嫩，痰浊内蕴。外邪由表入里，侵犯肺卫，肺气宣降失常，致肺气郁闭，水液输化无权，炼液成痰，闭阻气道，从而出现发热、咳嗽、痰壅、气促、鼻煽等证候，发为肺炎喘嗽。

病位主要在肺，病机为肺气郁闭，主要的病理产物是痰。若病情进一步进展，常可由肺涉及脾、心、肝等脏腑。肺失肃降，影响脾胃升降功能，浊气停聚，腑气不通，则见腹胀，便秘等腑实证。若肺气痹阻则心血瘀滞，除呼吸不利、颜面肢端发绀外，还可见四肢逆冷，皮肤出现花斑等。如心血瘀阻严重，心失所养，终致阳气暴脱。如肺气衰竭，心气溃败，气不达肾，还可出现呼吸急促，节律不齐等。若小儿感受风温之邪，毒火炽盛，内陷心肝，心窍被蒙，则致神昏谵语、抽搐惊厥。体质虚弱或邪毒炽盛之患儿，病情常迁延难愈，日久伤阴、耗气，逐步转为肺阴耗伤、肺脾气虚等证。

（二）西医病因病理

1. 病因　肺炎的病因可分为感染因素和非感染因素。

（1）感染因素：发达国家的小儿肺炎病原以病毒为主，发展中国家的病原以细菌为主。细菌中尤以肺炎链球菌多见，其次为金黄色葡萄球菌，溶血性链球菌、流感杆菌、大肠杆菌、肺炎杆菌、绿脓杆菌等较少见。病毒主要包括腺病毒、呼吸道合胞病毒、流感病毒、副流感病毒以及柯萨奇病毒等。近年来，肺炎支原体、衣原体有增多的趋势。此外，临床上还可见肺炎细菌和病毒、支原体混合感染者。

（2）非感染因素：常见有吸入性肺炎、坠积性肺炎、过敏性肺炎等。

2. 发病机制　病原体多由呼吸道入侵，少数经血行入肺，致支气管黏膜充血、水肿，管腔变窄，引起通气功能障碍；肺泡壁充血水肿，炎性分泌物增加致换气功能障碍。通气不足导致缺氧和 CO_2 潴留，换气障碍主要引起缺氧；患儿呼吸频率加快，呼吸深度加强，呼吸辅助肌参与活动，出现鼻翼煽动和三凹征，同时心率加快。缺氧、CO_2 潴留和毒血症，可引起机体循环系统、中枢神经系统、消化系统功能紊乱，水、电解质紊乱和酸碱平衡失调。

3. 病理　以肺组织充血、水肿、炎性浸润为主。肺泡内充满渗出物，经肺泡壁通道向周围组织蔓延，形成点片状炎症病灶。若病变融合成片，可累及多个肺小叶或更为广泛。当小支气管、毛细支气管发生炎症时，可导致管腔部分或完全阻塞而引起肺不张或肺气肿。

（1）支气管肺炎的病理形态可分为一般性和间质性两大类。一般性肺炎的病变部位以肺泡炎症为主，很少涉及肺泡壁或支气管壁的间质。一般多局限于 1 个肺叶或其大部分。而间质性肺炎表现为支气管壁、细支气管壁及肺泡壁的充血、水肿与炎性细胞浸润，呈细支气管炎、细支气管周围炎及肺间质炎的改变。病变范围广，细支气管的管腔容易被黏液、纤维素及破碎细胞堵塞，发生局限性肺气肿或肺不张。

（2）病毒性肺炎主要为间质性肺炎，但有时灶性炎症侵犯到肺泡，可致肺泡内透明膜形成。

4. 分类方式　目前无统一的分类方法，分类方法主要依据病原体种类、病程和病理形态学等。

（1）病理形态学：分大叶性肺炎、支气管肺炎、间质性肺炎及毛细支气管肺炎等。

（2）病原体分类：包括细菌性肺炎，常见细菌有肺炎链球菌、葡萄球菌、嗜血流感杆菌等。病毒性肺炎，常见病毒如呼吸道合胞病毒、流感病毒、副流感病毒、腺病毒等。另外还有真菌性肺炎、支原体肺炎、衣原体肺炎等。

（3）病程分类：分为急性肺炎、迁延性肺炎及慢性肺炎。

（4）病情分类：轻症，除呼吸系统外，其他系统仅轻微受累，无全身中毒症状。重症，除呼吸系统外，其他系统亦受累，出现其他系统表现，全身中毒症状明显，甚至危及生命。

二、主要临床表现

（一）主要症状及体征

起病多数较急，发病前多先为上呼吸道感染症状，可见发热，咳嗽、气促等，新生儿及体弱儿可发热不高或体温不升。咳嗽在早期多为干咳，较频繁，极期反略减轻，恢复期痰液增多，重者呼吸急促，进而出现呼吸困难，可见鼻翼煽动、三凹征，口唇、鼻唇沟和指趾端发绀，严重者可出现呼吸衰竭。肺部体征早期可不明显或仅有呼吸音粗糙，后可闻及固定中、细湿啰音。病灶融合时出现实变体征，叩诊浊音。

（二）重症肺炎的表现

重症肺炎由于严重缺氧及毒血症，常有全身中毒症状及其他系统受累。

1. 循环系统 常见心肌炎及心力衰竭。前者表现为面色苍白，心动过速，心音低钝，心律不齐，心电图表现为 ST 段偏移和 T 波低平、双向或倒置。①安静时心率突然加快：婴儿 >180 次/分，幼儿 >160 次/分，不能用发热或缺氧解释者；②呼吸困难：青紫突然加重，安静时呼吸，婴儿 >60 次/分，幼儿 >50 次/分，儿童 >40 次/分；③肝大达肋下 3cm 以上，或在密切观察下短时间内较前增大，而不能以横膈下移等原因解释者；④心音明显低钝，或出现奔马律；⑤突然烦躁不安，面色苍白或发灰，而不能用原有疾病解释；⑥尿少、下肢水肿，除外营养不良、肾炎、维生素 B_1 缺乏等原因引起者。上述前 4 项为诊断心力衰竭的主要依据，尚可结合其他几项以及胸部 X 线摄片、心电图和超声心动图进行综合分析判断。重症，特别是革兰阴性菌肺炎可发生微循环障碍。

2. 神经系统 常见烦躁不安、嗜睡，或两者交替出现。婴幼儿易发生惊厥，多由于高热或缺钙所致。如发生中毒性脑病和（或）脑膜炎，则可有惊厥及各种神经系统症状、体征等。如脑水肿时可出现意识障碍、惊厥、呼吸不规则、瞳孔反应异常等。

3. 消化系统 婴幼儿患肺炎时，常伴有食欲不振、呕吐、腹泻、腹胀、腹痛和中毒性肠麻痹等消化道症状。呕吐常发生在强烈的咳嗽之后。严重腹胀使膈肌上移，压迫胸部，进一步加重呼吸困难。

（三）并发症

病情严重或失治误治者，有发生脓胸、脓气胸及肺大泡等并发症的可能。

三、辅助检查

1. 外周血检查

（1）血常规：细菌性肺炎白细胞总数和中性粒细胞多增高，甚至可见核左移，胞浆有中毒颗粒；病毒性肺炎白细胞总数正常或降低，淋巴细胞增高，有时可见异型淋巴细胞。

（2）C 反应蛋白（CRP）：细菌感染时，血清 CRP 浓度上升，一般情况下随感染的加重而升高；非细菌感染时则上升不明显。

2. 病原学检查

（1）病毒分离和鉴定：应于起病 7 日内取鼻咽或气管分泌物标本做病毒分离，阳性率高，但时间较长，不能进行早期诊断。

（2）细菌培养和涂片：采集血、痰液、气管吸出物、支气管肺泡灌洗液、胸腔穿刺液、肺活检组织等进行细菌培养可明确病原菌，同时应进行药物敏感试验。亦可做涂片染色镜检，进行初筛试验。

（3）病原特异性抗体检测：急性期与恢复期双份血清特异性 IgG 有 4 倍升高，对诊断有重要意义。急性期特异性 IgM 测定有早期诊断价值。

（4）细菌或病毒核酸检测：应用杂交或 PCR 技术，通过检测病原体特异性核酸（RNA 或 DNA）来发现相关的细菌或病毒，此法特异、灵敏，可进行微量检测。

3. 血气分析 对重症肺炎伴呼吸困难者，可行 PaO_2、$PaCO_2$ 及血 pH 值测定。

4. 胸部 X 线检查 小儿肺炎胸部 X 线检查表现与病原体分类、临床表现等因素有关。

小儿细菌性肺炎可呈支气管肺炎或大叶性、节段性肺炎表现。支气管肺炎表现为两肺下野、心膈角区及中内带见点状或小斑片状肺实质浸润影。大叶性、节段性肺炎病变分布以右上叶最多，左下叶最少见，一般不累及右尖段、左上叶前段，严重者可伴胸腔积液。小儿肺炎支原体肺炎可表现为间质性肺炎、支气管肺炎、节段性肺炎等多种类型，不同类型可混合出现。其中，间质改变最为多见，病变一般仅限于一侧或局部，较少合并肺气肿。病毒性肺炎以间质性病变为主，X线检查常表现为阴性，部分可表现为肺纹理增多、点状或小结节状模糊阴影、肺气肿等。

5. 胸部CT平扫　胸部CT检查可更好地对支气管炎症、混合性病理改变、间质性肺炎等病理情况进行良好的判定，当X线检查结果不能对肺部炎症情况进行准确判断时，临床多采用CT对患儿进行确诊。CT检查提示肺炎患儿的肺部病变主要为单侧发生，实质性浸润性改变的比例高，肺部支气管壁增厚；部分患儿可见胸腔积液，偶见肺门淋巴结肿大。

小儿支原体肺炎的CT影像学表现类型更为多样化，包含大面积斑片状影、斑点状影、肺部纹理增多、条索状影、毛玻璃样影等，其中以大面积斑片状影为主。严重者合并支气管壁加厚、肺门及纵隔淋巴结肿大、空洞征象、胸腔积液等。

四、诊断及鉴别诊断

（一）诊断要点

1. 发热、咳嗽、气促为主要表现。
2. 肺部体征早期可不明显或仅有呼吸音粗糙，后可闻及固定中、细湿啰音。
3. 胸部X线或CT检查可见斑片状阴影。
4. 血白细胞计数及分类，痰、咽拭子细菌培养或病毒分离，免疫荧光检查等，以区分细菌性或病毒性。必要时做厌氧菌培养。

（二）鉴别诊断

小儿肺炎需与急性支气管炎、肺结核、支气管异物等疾病鉴别（表6-5）。

表6-5　肺炎的鉴别诊断

疾病	鉴别
急性支气管炎	一般无发热或仅低热，全身情况好，以咳嗽为主要症状，肺部有不固定的干湿啰音。婴幼儿因气管狭窄，易发生痉挛，常出现呼吸困难，有时与肺炎不易区分，宜按肺炎处理
肺结核	婴幼儿活动性肺结核的症状及X线改变，与支气管肺炎有相似之处，特别是粟粒性肺结核，可出现咳嗽、气促、发绀等，但肺部啰音常不明显。应根据结核接触史，结核菌素试验阳性，正侧位X线胸片，随访结果示有肺结核或粟粒肺结核改变，以及对结核的治疗效果等加以鉴别
支气管异物	吸入异物可致支气管部分或完全阻塞而致肺气肿或肺不张，且易继发感染引起肺部炎症。异物吸入，突然出现呛咳病史，胸部X线检查，特别是透视可助鉴别，必要时行支气管镜检查

五、临床治疗

轻症肺炎，积极控制感染，同时予以中医辨证治疗，可以减少并发症的发生；重症肺炎或有并发症者,则以西医急救治疗为主,同时配合中药;迁延性、慢性肺炎,以中医扶正祛邪为基本治疗原则。

（一）中医治疗

1．中医辨证思路　本病辨证主要为辨风寒与风热,辨痰证与热证,辨气虚与阴虚,辨常证与变证。肺炎早期以气急喘促为依据,风寒闭肺或风热闭肺证分别为外感风寒或外感风热证候;若寒热难辨可借鉴是否有咽红等症以佐证;痰热闭肺者,痰、热、咳、喘均剧;毒热闭肺虽痰象不著,但热毒炽盛,壮热、咳剧、喘憋、烦躁及可见伤阴诸象。变证可见壮热,神昏,四肢抽搐,颈项强直等邪陷厥阴证或面色苍白,口唇爪甲发绀,呼吸浅促,额汗不温,脉微弱疾数等心阳虚衰证。

2．治疗原则　开肺化痰,止咳平喘。痰多者首应涤痰,喘甚者应予平喘,肺热者宜清肺泄热,病久气阴耗伤者,宜补气养阴。邪陷厥阴者,宜平肝息风,清心开窍。心阳虚衰者,急以救逆固脱,温补心阳。

3．辨证施治

（1）常证

1）风寒闭肺

[证候]　恶寒发热,无汗,咳嗽气促,痰稀色白,舌淡红,苔薄白,脉浮紧或指纹浮红。

[治法]　辛温宣肺,化痰止咳。

[方药]　华盖散加减。

鼻不通者,加辛夷、苍耳子;痰多者加半夏、莱菔子、橘红。寒邪外束,内有郁热,症见发热口渴,面赤心烦,脉数者,宜用大青龙汤,表里双解。

2）风热闭肺

[证候]　发热恶风,微有汗出,咳嗽气急,痰多,痰黏稠或黄,口渴咽红,舌红,苔薄白或黄,脉浮数或指纹浮紫。

[治法]　清热宣肺,化痰平喘。

[方药]　麻杏石甘汤合银翘散加减。

热重者,加柴胡、黄芩、栀子、板蓝根;咳剧痰多者,加浙贝母、瓜蒌、天竺黄;大便秘结者,加瓜蒌仁、大黄。

3）痰热闭肺

[证候]　壮热烦躁,喉间痰鸣,痰稠色黄,气促喘憋,鼻翼煽动,或口唇青紫。舌质红,苔黄腻,脉滑数或指纹紫滞。

[治法]　清热宣肺,涤痰定喘。

[方药]　五虎汤合葶苈大枣泻肺汤。

热甚者,加黄芩、连翘、栀子;痰盛者,加贝母、天竺黄、桑白皮;喘甚痰涌,便秘者,加生大黄、牵牛子;面唇青紫者,加丹参、红花、赤芍。

4）毒热闭肺

[证候]　高热持续,咳嗽剧烈,气急鼻煽,喘憋,涕泪俱无,鼻孔干燥,面赤唇红,烦躁口渴,小便短黄,大便秘结,舌红而干,舌苔黄,脉滑数或指纹深紫。

[治法]　清热解毒,泻肺开窍。

[方药]　黄连解毒汤合麻杏石甘汤加减。

热重者,加虎杖、蒲公英、败酱草;腹胀、大便秘结者,加生大黄、玄明粉;口干鼻燥、涕泪俱无者,加地黄、玄参、麦冬;咳嗽重者,加前胡、款冬花;烦躁不宁者,加白芍、钩藤。

5)阴虚肺热

[证候] 病程延长,低热盗汗,面色潮红,干咳无痰,舌质红而干,苔光剥,脉细数或指纹淡紫。

[治法] 养阴清肺。

[方药] 沙参麦冬汤加减。

热重者,加鳖甲、青蒿、地骨皮;咳重者,加桑白皮、百部、枇杷叶。

6)肺脾气虚

[证候] 病程延长,低热起伏,气短多汗,咳嗽无力,纳差,便溏,面白神疲,四肢欠温,舌质偏淡,苔薄白,脉细无力或者指纹色淡。

[治法] 益气健脾。

[方药] 人参五味子汤加减。

咳甚者,加紫菀、款冬花、百部;汗多者,加黄芪、防风;痰多者,加陈皮、半夏、胆南星;脾虚便溏明显者,加山药、诃子、扁豆;食欲不振者,加山楂、神曲、麦芽。

(2)变证

1)心阳虚衰

[证候] 突然面色苍白而青,口唇发紫,呼吸浅促,额汗不温,四肢厥冷,虚烦不安,右胁下可出现瘀块,舌苔薄白,质略紫,脉象微弱疾数或指纹色淡。

[治法] 温补心阳,救逆固脱。

[方药] 参附龙牡救逆汤。

伴见面色、唇舌青紫,右胁下瘀块明显者,加当归、红花、丹参;出现气阴两竭时,宜加生脉散。

2)邪陷厥阴

[证候] 壮热神昏,烦躁谵语,四肢抽搐,口噤项强,两目上视,舌质红绛,苔黄厚,脉弦数或指纹紫滞。

[治法] 平肝息风,清心开窍。

[方药] 羚角钩藤汤合牛黄清心丸。

4.中医其他疗法

(1)临床常用中成药:①通宣理肺口服液:功能解表散寒,宣肺止嗽,用于风寒闭肺证;②小儿麻甘颗粒:功能平喘止咳,利咽祛痰,用于风热闭肺证;③止咳橘红口服液:功能清肺止咳,化痰平喘,用于痰热闭肺证;④羚羊清肺散:功能清热泻火、凉血解毒、化痰息风,用于毒热闭肺及热动肝风;⑤紫雪散:功能清热解毒、镇痉开窍,用于肺炎高热不退,或合并神昏抽搐;⑥养阴清肺口服液:功能养阴润肺,清肺利咽,用于阴虚肺热证;⑦玉屏风口服液:功能益气固表,用于肺脾气虚证。

(2)拔罐疗法:取穴为肩胛骨,每次5~10分钟,每日1次,5天为一个疗程,治疗肺炎后期湿啰音不消失者,一般双侧拔罐;若湿啰音明显局限于单侧,可单独在患侧拔罐。

(3)中药敷贴法:用于肺炎后期迁延不愈或痰多,两肺湿啰音经久不消者。①白芥子末、面粉各30克、加水调和，用纱布包后，敷贴背部，每天1次，每次约15分钟，出现皮肤发红为止，连敷3日；②大黄、芒硝、大蒜各15～30g，调成膏状，纱布包，敷贴背部，每天1次，每次15分钟，连用3～5日；③吴茱萸散：取吴茱萸细粉适量，醋调为糊状，每晚温热水泡脚后敷于涌泉穴，次日晨起时除去，连用3日，用于肺部啰音难消者。

（二）西医治疗

采用综合治疗，原则为控制炎症、改善通气功能、对症治疗、防治并发症。

1. 一般治疗　保持室内空气流通，进食需少量，多次，经常翻身，变换体位，以利痰液排出。注意水和电解质的补充，纠正酸中毒和电解质紊乱。

2. 抗感染治疗

（1）抗生素治疗：明确为细菌感染或病毒感染继发细菌感染的应使用抗生素。抗生素使用原则：①根据病原菌选择敏感药物；②早期治疗；③选用渗入下呼吸道浓度高的药物；④足量、足疗程；⑤重症联合用药或静脉给药。青霉素敏感者首选青霉素或阿莫西林（羟氨苄青霉素）；青霉素过敏的患儿可用红霉素。若为金黄色葡萄球菌感染可选苯唑西林钠或氯唑西林钠。流感嗜血杆菌感染首选阿莫西林加克拉维酸（或加舒巴坦）。大肠杆菌或肺炎杆菌感染首选头孢曲松或头孢噻肟。肺炎支原体、衣原体感染选用大环内酯类抗生素如红霉素、罗红霉素、阿奇霉素等，支原体感染肺炎至少用药2～3周，以免复发。

（2）抗病毒治疗：尚无理想的抗病毒药物。用于临床的有：①利巴韦林：10mg/（kg•d），静脉滴注，可用于治疗流感、副流感病毒以及腺病毒。②干扰素：人α-干扰素治疗病毒性肺炎有效，疗程3～5天。③更昔洛韦目前是治疗巨细胞病毒感染的首选药物。④奥司他韦是神经氨酸酶抑制剂，可用于甲型和乙型病毒感染的治疗。

3. 对症治疗

（1）氧疗：凡有呼吸困难、喘憋、口唇发绀、面色苍灰等表现时应立即给氧，一般采用鼻前庭导管持续吸氧，氧流量为0.5～1L/min，氧浓度不超过40%。氧气应湿化，以免损伤气道上皮细胞的纤毛。若有三凹征、发绀明显时，宜用面罩或头罩给氧，氧流量为2～4L/min，氧浓度50%～60%。

（2）保持呼吸道通畅：清除鼻内分泌物，有痰时用祛痰剂（如氨溴索口服液），痰多时可吸痰。可用雾化吸入使痰液稀释便于排出。

（3）降温止惊：高热病儿宜用物理降温，湿敷头部，酒精（35%）擦浴或微温盐水高位灌肠。亦可用退热药如对乙酰氨基酚、布洛芬等。

（4）止咳平喘治疗：咳喘重时可雾化吸入布地奈德或丙酸氟替卡松，联合 β_2 受体激动剂和抗胆碱药。口服 β_2 受体激动剂和茶碱类药物。

（5）心力衰竭治疗：除镇惊、给氧外，可给予快速洋地黄制剂，以增强心肌的收缩力，减慢心率，增加心搏出量。一般选用西地兰或毒毛旋花子苷K。西地兰静滴：年龄＜2岁，负荷用量0.03～0.04mg/kg；年龄＞2岁，负荷用量0.02～0.03mg/kg。应用血管扩张剂减轻心脏负荷，是治疗心功能不全方面的一项重要措施，常用酚妥拉明和东莨菪碱。

（6）纠正水、电解质与酸碱平衡（参照第二章第五节小儿体液平衡及液体疗法）。

4. 激素治疗　一般肺炎不需用肾上腺皮质激素。肾上腺皮质激素可减少炎症渗出,解除支气管痉挛,改善血管壁通透性,减少脑脊液产生,降低颅内压,改善微循环。在下列情况下可选用:①中毒症状明显,如出现休克、中毒性脑病、超高温(体温在40℃以上持续不退)等;②支气管痉挛明显;③早期胸腔积液,为了防止胸膜粘连也可局部应用。以短期治疗不超过3~5天为宜。可静点氢化可的松5mg/kg,每6~8小时1次,连用2~4次;或甲泼尼龙每次1~2mg/kg。

5. 并发症治疗　对并发脓胸、脓气胸者,应及时抽脓、抽气。对年龄小、中毒症状重,或脓液黏稠,经反复穿刺抽脓不畅者,或张力性气胸都宜考虑胸腔闭式引流。

6. 电子纤支镜下支气管肺泡灌洗术　支气管肺泡灌洗是指利用纤维支气管镜探进至病变肺段,或是亚段支气管的一种新型介入技术手段,同时应用无菌生理盐水对其加以灌洗,改善气道通气的诊疗技术手段。此法已成为难治性支原体肺炎及肺不张的临床治疗有效措施。其灌洗液还可用于诊断肺部疾病诊断、鉴别诊断及疗效评价。

六、中西医结合诊疗思路

肺炎是小儿临床常见病。患儿之间个体差异大,病情轻重程度不一,临床治疗要分清轻重缓急,选择合适的治疗方式。

1. 病毒性肺炎发病迅速,多见高热,容易出现嗜睡、精神萎靡等神经系统症状,易致机体各脏器缺氧,并引起机体代谢紊乱和主要脏器损害,其病情的发生发展具有温病特点,临床可用卫、气、营、血辨证论治,配合西医给氧、吸痰,保持呼吸道通畅,维持水电解质平衡及激素治疗。

2. 支原体肺炎病程较长,病情较重,中药能够促进大环内酯类药物对支原体的抑制能力,有良好的协同作用。支原体肺炎后期患儿易表现出气阴两虚的证候特点,中医辨治可参考阴虚肺热、肺脾气虚的治疗原则遣方用药。

3. 小儿重症肺炎合并心力衰竭或神经系统等病变时,常规对症治疗基础上合并中药治疗可参考心阳虚衰或邪陷厥阴证型辨治。若患儿出现神疲乏力,体软,面色白,畏寒,四肢清冷,不欲饮,溲清长等气阳不足表现中的1~2项即可灵活选用附子,附子具有振奋阳气、扶正祛邪的作用。如附子配桂枝扶阳解肌,用于外有表邪而阳气不足之证;附子配麻黄扶阳宣肺,用于肺气不宣而阳气不足之证。

七、预防与康复

1. 预防接种　目前有2种肺炎球菌疫苗类型,23价肺炎双球菌多糖疫苗(PPV23)和肺炎结合疫苗PCV(PCV11和PCV13)。WHO规定的预防接种程序有两种选择:①6周龄时第1次接种,共接种3次,每次间隔4周;②6周龄时第1次接种,间隔8周后接种2次,9~15月龄时加强1次。

2. 增强体质　对婴幼儿应做到合理喂养,营养适宜。预防营养不良是防止婴儿肺炎的重要措施。加强体育锻炼,增强机体对季候气温变化的适应能力。

3. 保持室内空气流通　呼吸急促时,保持气道通畅,随时吸痰。咳嗽剧烈时可抱起小儿轻拍其背部,伴呕吐时应防止呕吐物吸入气管。重症肺炎患儿应注意监测血压、心律等,密切观察病情变化。

病案分析

病案：关幼　风邪客肺，肺气闭塞，身热逾候，无汗不解，咳呛音哑，痰鸣气急，鼻扇神蒙，涕泪俱无；舌白，脉弦滑。证属棘手，治以辛开。方药如下：生麻黄 3 克，白杏仁 12 克，白芥子 4.5 克，广郁金 9 克，薤白 4.5 克，紫菀 4.5 克，远志 4.5 克，姜半夏 9 克，橘皮 4.5 克，天浆壳 5 只（去毛，包），活磁石 30 克（先煎），干菖蒲 9 克，生姜汁 10 滴（冲）。

分析：本例属风寒闭肺。方用麻黄、杏仁、白芥子、半夏、天浆壳、紫菀、远志、生姜汁等辛温解表，开肺化痰。其中远志、郁金又有开窍解郁之功，小圃先生每以此二味与化浊开窍之菖蒲配伍，用治肺闭，症见神蒙，涕泪俱无者。天浆壳为徐小圃先生喜用之宣肺化痰药。

（摘自《徐小圃医案医论集》）

学习小结

1. 学习内容

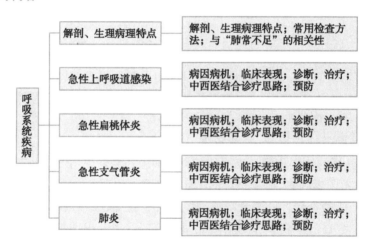

2. 学习内容

本章要结合临床，联系小儿呼吸系统解剖、生理病理及免疫特点，掌握急性上呼吸道感染、急性扁桃体炎、急性支气管炎、肺炎的诊断要点及中医辨证论治，熟悉小儿呼吸系统疾病的病因病机及鉴别诊断。

（薛　征　肖　臻）

复习思考题

1. 试述小儿感冒夹痰、夹滞、夹惊的原因。
2. 小儿急性扁桃体炎除中药口服外，还有哪些中医特色疗法？
3. 咳嗽主要与哪些疾病鉴别？
4. 肺炎患儿进行病情观察时应重视哪些方面？

笔记

第七章

心血管系统疾病

> **学习目的**
>
> 通过学习小儿心血管系统生理病理特点和先天性心脏病、病毒性心肌炎、心律失常及充血性心力衰竭等，为心血管系统疾病的临床奠定基础。
>
> **学习要点**
>
> 病毒性心肌炎、心律失常及充血性心力衰竭的诊断及中西医治疗原则。

第一节 小儿心血管系统生理病理特点

一、小儿心血管系统的生理特点

小儿的心血管系统出生时尚未发育完善，随着年龄的增长，心血管的生理结构和功能不断形成和完善。如新生儿心脏重量仅 20～25g，随着年龄增长，1 岁时为出生时 2 倍，5 岁时为 6 倍，青春期后增长到出生时 12～14 倍，接近成人水平；心腔的容积也从出生时四个心腔仅 20～22ml，至 18～20 岁达到 240～250ml；婴儿时期心房相对较大，左右心室厚度也接近，随着年龄增长，心室逐渐增长超过心房，左心室厚度超过右心室，15 岁左右接近成人。心脏的传导在新生儿期窦房结起搏的结构较原始，过渡细胞较少、房室结较大，大约 1 岁以后逐渐发育成熟。新生儿期迷走神经张力较高，兴奋迷走神经如吸吮、恶心、呕吐均可出现心动过缓，故新生儿期心率极不稳定，年龄越小，心率愈快，血流速度愈快。小儿血管发育的规律和特点与成人不同，成人血管一般静脉内径比动脉大 1 倍，而小儿的动静脉内径相差比成人小很多；婴幼儿血管壁的弹力纤维较少，至 12 岁才接近成人。婴儿的微血管尤其肺、肾、肠、皮肤等处内径特别粗，冠状动脉相对较宽，故心、肺、肾、皮肤供血较好。

二、正常胎儿的血循环

由于胎儿心脏在解剖上和功能上都与成人不同，胎儿时期的营养和代谢产物的交换、氧与二氧化碳的交换，是通过脐血管和胎盘与母体之间进行的。胎儿的肺脏尚无功能，处于萎缩状态，肺循环的阻力高于体循环，卵圆孔和动脉导管都正常开放着，

85

左右两侧心脏都向全身输送血液,等于只有体循环而无肺循环。

三、出生时胎儿血循环的改变

出生后呼吸开始建立,脐血管阻断,肺脏进行气体交换,开始由一个循环变成两个循环,即体循环和肺循环。由于肺泡扩张,肺小动脉管壁肌层逐渐退化,管壁变薄、扩张,肺循环压力下降,从右心经肺动脉流入肺的血流增多,使肺静脉回流至左心房的血量亦增多,左心房压力因而增高。当左心房压力超过右心房时,卵圆孔瓣膜先从功能上关闭,到出生后5~7个月,解剖上也大多关闭。同时由于肺循环压力的降低和体循环压力的升高,流经动脉导管的血流逐渐减少,最后停止,形成功能性关闭。此外还因血氧增高,致使导管壁平滑肌收缩,导管也逐渐闭塞,约80%的婴儿于生后3个月、95%的婴儿于生后1年内形成解剖上的关闭。

四、心血管先天畸形的形成

原始心脏于胚胎第2周开始形成,约于第4周开始有循环作用,至第8周房室中隔完全长成,即成为四腔心脏。所以,心脏发育的关键时期是在第2~8周,先天性心脏畸形的形成主要就在这一时期。如原始房室管早期形成的6个内膜垫在第6周分别发育成房室分隔,把房室管分为左右房室孔,并分别参与二尖瓣和三尖瓣的发育分化。若此时心内膜垫发育异常,会导致不同程度的房间隔、室间隔或房室瓣畸形。又如在胚胎时期背主动脉与腹主动脉之间先后发出6对动脉弓,其中第6对动脉弓,右侧近端形成肺动脉、远端退化,左侧演变为动脉导管。如果第6对动脉弓远端在出生后没有纤维化,则形成动脉导管未闭。

五、儿童其他心血管疾病

除先天性心脏病外,由于特有的解剖和生理结构,儿童易患某些心血管相关疾病,如细菌感染性心内膜炎、心包膜炎、病毒性心肌炎、原发或继发性心肌病、心律失常等。风湿性心脏病则儿童相对成人发病较少。大多数患有心血管系统疾病的儿童,可有以下一种或多种病理表现:发绀、心脏杂音、心功能不全。

第二节　先天性心脏病

先天性心脏病(congenital heart disease)是指胎儿时期心血管发育异常而致的畸形疾病。在世界上许多国家已经成为最常见的小儿心血管疾病。国内外资料显示:先天性心脏病在活产婴儿中的发病率约为0.6%~0.8%。年龄越小,先天性心脏病的发病率越高。若不经及时诊断和治疗,1/3将于1岁以内夭折。随着医学尤其是心脏外科学的发展,80%~85%先天性心脏病患儿通过治疗能够活到成人期。

一、病因病理

(一)病因与发病机制

先天性心脏病的病因大多数尚未明确。

1. 遗传因素　部分心脏畸形有明确的遗传学基础。如部分先天性心脏病有明显的家族倾向,由单基因和染色体异常引起者约占先天性心脏病总数的15%。单个基因突变可引起家族性房间隔缺损伴房室传导延迟、二尖瓣脱垂、室间隔缺损、先天性心脏传导阻滞、心脏转位、肺动脉高压等;马凡氏综合征(marfan's syndrome)与 Fibrillin 基因异常有关等。染色体异常如21-三体综合征患儿40%合并心血管畸形;13、18 三体综合征90%～100%合并心血管畸形。

2.环境与多基因遗传 多数先天性心脏病的发生乃是由于环境因素与多基因决定的遗传易感性相互作用的结果。相关性较强的因素包括:①病毒感染:尤其是孕早期(最初3月)宫内感染,如风疹、流行性感冒、腮腺炎和柯萨奇病毒感染等;如风疹综合征可合并动脉导管未闭、肺动脉瓣狭窄、房间隔缺损等;②宫内缺氧:如高原地区动脉导管未闭和房间隔缺损发病率较高;③理化物质:孕妇与大剂量的放射线接触和服用药物史(如抗癌药、甲苯磺丁脲、抗癫痫药、锂制剂等),如妊娠时摄入锂可出现三尖瓣畸形;妊娠早期酗酒、吸食毒品等,如胎儿酒精综合征,受累患儿45%出现心脏病变,常是室间隔缺损;④孕妇疾病:如糖尿病、红斑狼疮等。

(二)分类

先天性心脏病的分类方法很多,临床上根据心脏左、右两侧及大血管之间有无血液分流分为三大类。

1.左向右分流型(潜在青紫型) 最多见,由于心脏间隔缺损畸形或主动脉与肺动脉之间具有异常通路,平时主动脉压力高于肺动脉压力,血液从左向右分流而不出现发绀。当用力啼哭、屏气、肺炎或任何病理情况使肺动脉或右心室压力增高并超过左心压力时,则可使血液自右向左分流而出现暂时性青紫。属于此组的有室间隔缺损、房间隔缺损和动脉导管未闭等。如未及时治疗,右半心的压力可能不断增高,当超过左半心的压力时,便会发生反向分流,导致持续青紫症状,又称艾森门格(Eisenmenger)综合征。

2.右向左分流型(青紫型) 往往较严重,由于右半心狭窄性畸形和大血管连接异常,这一类患儿右半心的压力往往高于左半心,因而静脉血可以直接流入左半心,出现明显的青紫症状。较常见的有法洛四联症、大动脉转位等。

3.无分流型(无青紫型) 即心脏血管某一部位的狭窄性病变,心脏左右两侧或动、静脉之间无异常通路和分流,故一般无青紫现象,只在心力衰竭时才发生青紫。如肺动脉瓣狭窄和主动脉缩窄等。

(三)病理生理

1.室间隔缺损(ventricular septal defect,VSD) 血流动力学改变取决于室间隔缺损的分流量,即与缺损大小有关:缺损<0.5cm 时,左向右分流量很小,可以无功能紊乱。中等大小的室间隔缺损(0.5～1cm)时,有明显的左向右分流,肺循环流量超过正常2～3倍,肺动脉压正常或轻度升高;大型的室间隔缺损,缺损面积超过1/2主动脉内径,达1cm以上者,则分流量很大,肺循环的血流量可为体循环的3～5倍。室间隔缺损时分流方向为左室到右室,早期由于肺循环量持续增加,致使肺小动脉发生痉挛,产生动力型肺动脉高压。久之,渐渐继发肺小动脉内膜增厚及硬化,形成阻力型肺动脉高压,此时左向右分流量显著减少,继而呈现双向分流,甚至逆向分流,临床上出现发绀,发展成为艾森门格综合征。

2.法洛四联症(tetralogy of Fallot,TOF) 由4个畸形组成:①室间隔缺损;②右心室流出道狭窄；③主动脉骑跨；④右心室肥厚。最基本的病理改变是漏斗隔向前、向右移位，导致右心室流出道狭窄或者同时并发肺动脉瓣狭窄，也可并发肺动脉主干或分支狭窄。由于肺动脉口狭窄，血液从右心室进入肺循环受阻，引起右心压力增高、右心室肥厚。主动脉除接受左心室的血液外，还直接接受一部分来自右心室的静脉血，因而出现青紫。同时，因肺动脉狭窄，肺循环进行气体交换的血流减少，更加重了青紫。肺动脉口狭窄轻者，右心的血液较多地进入肺循环，故青紫症状较轻。肺动脉口狭窄较重者，由于进入肺循环的血较少，往往有增粗的支气管动脉与肺血管之间形成较多侧支循环。右心室肥厚是肺动脉狭窄的后果，呈进行性改变。在婴幼儿，右心室肥厚较轻，年龄愈大肥厚愈重，甚至超过左心室厚度；因严重低氧血症，造成红细胞代偿性增多，血液黏滞度增加，可导致脑血栓形成、脑栓塞、脑脓肿，也可出现感染性心内膜炎。

二、主要临床表现

（一）室间隔缺损

室间隔缺损临床表现决定于缺损的大小。一般小于 0.5cm 的为小型 VSD，0.5～1cm 为中型 VSD，1.0cm 以上为大型 VSD。小型缺损（Roger 病），可无明显症状，仅活动后稍感疲乏，生长发育一般不受影响。中型及大型 VSD 在新生儿后期及婴儿期即可出现症状，如喂养困难、活动或哭闹时气急、苍白、多汗、体重不增、易患肺部感染，生后 6 个月以内常发生充血性心力衰竭。

通常胸骨左缘 3、4 肋间可闻及响亮粗糙全收缩期吹风样杂音，向心前区及周围广泛传导，并有震颤，分流量大者心尖部伴随较短的舒张期隆隆样杂音。当有明显肺动脉高压，哭闹后出现发绀，严重时安静时也有发绀，此时收缩期杂音减轻或消失，肺动脉第二心音亢进。

（二）房间隔缺损

出生后存在房缺则出现左向右分流，分流量大小取决于缺损大小及两侧心室顺应性与体、肺循环的相对阻力。出生后随着体循环压力的增加，肺阻力及右心室压力降低，心房水平自左向右分流增加。小型房间隔缺损，分流量小，大型房间隔缺损时，产生大量自左向右分流，则肺动脉压力可增高，少数病人晚期出现肺血管硬化而致严重肺动脉高压。当右心房压力高于左心房时，便出现右向左分流而引起持久的青紫。

（三）法洛四联症

青紫为其主要表现，大多在 1 岁以内出现，多在 3 个月后逐渐加重，毛细血管丰富的浅表部位，如唇、指（趾）甲床、球结膜等明显。因血氧含量下降，活动耐力差，稍一活动如哭闹、情绪激动、体力劳动和寒冷等，即可出现气急及青紫加重。蹲踞症状是其又一特征，由于肺动脉严重狭窄或闭锁，早期即可发生低氧血症，运动后加重，下肢屈曲如蹲踞可使静脉回心血流减少，减轻心脏负荷；同时，下肢动脉受压，体循环阻力增加，右向左分流减少，从而使缺氧症状暂时得以缓解。婴儿则喜欢蜷曲体位。部分婴儿可发生阵发性缺氧发作，表现为突然青紫加重、抽搐，甚至晕厥等。肺动脉狭窄，严重者生长发育缓慢，身高体重低于同龄儿，但智力往往正常。典型患儿全身皮肤及口腔黏膜青紫，眼结膜充血，牙釉质钙化不良。缺氧持续 6 个月以上，指（趾）

端毛细血管扩张,局部软组织增生和肥大,出现杵状指(趾),呈棒槌状,逐渐加重。

多数患儿心前区略隆起,胸骨左缘有抬举性搏动,第2～4肋间可闻及典型喷射性收缩期杂音,此为肺动脉狭窄所致,一般无收缩期震颤,杂音响度与肺动脉狭窄严重程度有关,杂音越长、越响,狭窄越轻,狭窄极严重或呼吸困难时可听不到杂音。肺动脉第二音减弱,部分患儿可听到亢进的第二心音。

(四)并发症

1. 感染性心内膜炎　感染性心内膜炎是先天性心脏病儿较多见的并发症。常发生在室间隔缺损、动脉导管未闭、法洛四联症(特别是体循环 - 肺循环吻合术后)房间隔缺损、主动脉瓣狭窄、肺动脉瓣狭窄的患儿。可一种或多种致病原感染心内膜、心瓣膜或瓣膜相关结构。可以具有临床三方面的症状:①全身感染症状;②心脏症状;③栓塞及血管症状。同时具有以上三方面症状的典型患者不多,尤其2岁以下婴儿往往以全身感染症状为主,全身中毒症状可掩盖心内膜炎的表现。

2. 脑脓肿　先天性心脏病患儿有发绀伴动脉血氧饱和度不足,病人常发生脑血管意外和脑脓肿。脑脓肿是发绀型心脏病的重要并发症,18个月以下婴儿少见。发病隐匿。常见头痛、低热、呕吐、个性改变等。发绀型心脏病儿童伴有局部神经系统体征应怀疑脓肿。发绀型先天性心脏病病人约2%发生脑脓肿,死亡率较高。

3. 脑栓塞　这是发绀型先天性心脏病少见的并发症,通常可在尸检时发现。由于右向左心越过肺血循环的正常滤过作用,外周静脉中的栓子直接进入体循环,引起脑栓塞。

4. 咯血　咯血是伴发绀的先天性心脏病少见但重要的并发症,常发生于肺血管发生阻塞时、肺静脉淤血、支气管侧支循环丰富的患儿。大量咯血提示扩张的支气管动脉破裂。

三、辅助检查

(一)室间隔缺损

1. 心电图　小型VSD心电图无明显异常,中型VSD则以左心室肥厚心电图为主,而大型VSD则多见左、右心室合并肥大心电图改变。症状严重、出现心力衰竭,可伴心肌劳损。

2. X线　小型VSD缺损心肺X线检查无明显改变。大型VSD心影呈中度或中度以上增大,肺动脉段明显突出,肺血管影增粗,搏动强烈,左、右心室增大,左心房也大,主动脉影正常或较小,肺动脉高压者以右心室增大为主。

3. 超声心动图　可解剖定位和测量大小,<2mm缺损可能不能发现。左心房和左心室内径增宽,右心室内径也可增宽,主动脉内径缩小。缺损大时,可直接探到缺损处。扇形切面显像长轴和四腔切面常可直接显示缺损。多普勒彩色血流显像可直接见到分流的位置、方向和区别分流的大小,以及缺损的多少。

4. 心导管检查　单纯室间隔缺损不需要进行创伤性心导管检查。伴有重度肺动脉高压、主动脉瓣脱垂、继发右心室漏斗部狭窄或合并其他心脏畸形,才需要做心导管检查。右心室血氧含量高于右房,小型缺损增高不明显。大型缺损右心室和肺动脉压力往往有所增高。伴有右向左分流的患者,动脉血氧饱和度降低,肺动脉阻力显著高于正常。

（二）房间隔缺损

1. **心电图**　典型表现为电轴右偏。部分病例尚有右心房和右心室肥大。如果电轴左偏，提示原发孔型房间隔缺损。

2. **X线**　右心房、右心室、肺动脉总干及其分支均扩大，肺门血管影增粗，透视下可见其随着心脏搏动，肺门影出现浓淡变化，即"肺门舞蹈征"。心影略呈梨形。

3. **超声心动图**　右心房、右心室及右心室流出道增宽，室间隔与左室后壁呈矛盾运动（同向）。扇形切面可显示房间隔缺损的部位及大小。彩色多普勒超声心动图可观察到分流的位置、方向及估测大小。

4. **心导管检查**　仅在临床资料与房间隔缺损诊断不符或伴肺动脉高压时，才需实施心导管检查。可发现右心房血氧含量高于上下腔静脉平均血氧含量。导管可通过缺损经右心房进入左心房，还能了解肺动脉压力、阻力及分流大小。

（三）法洛四联症

1. **心电图**　电轴右偏和右心室肥厚，且这种改变可以多年无进展，与单纯性肺动脉狭窄有所不同。右心房肥大在婴幼儿少见，但较大儿童有2/3可出现。

2. **X线检查**　典型者心影大小一般正常，上纵隔影增宽，肺部血管影细小，右心室肥厚使尖上翘、圆钝，肺动脉段内凹，因此心影轮廓呈"靴型"。若双侧肺血管影不对称，提示左、右肺动脉狭窄程度不一致。两肺内有丰富的侧支循环血管所构成的网状结构，说明周围肺动脉发育差。

3. **超声心动图**　二维超声心动图可准确诊断法洛四联症，显示右心室流出道狭窄部位和程度，肺动脉及其分支发育不良。彩色多普勒血流显像可见室间隔水平双向分流，右心室血流直接注入骑跨的主动脉。此外，还可以显示右心房和右心室增大，而左心室较小。

4. **心导管检查**　心导管检查结合心血管造影用于了解肺动脉分支狭窄的部位和严重程度、周围肺动脉的发育情况、冠状动脉畸形和肺部侧支循环等，这对制定合理的手术计划、预测手术预后等都具有重要意义。

四、诊断及鉴别诊断

（一）诊断要点

先天性心脏病的诊断依据病史、体格检查和辅助检查三部分得出。

1. **病史**

（1）母妊娠史：应询问怀孕早期3个月有无病毒感染、放射线（尤其是腹腔与盆腔）接触和服用影响胎儿发育的药物。

（2）常见症状：轻型先天性心脏病患儿，临床上可无特殊症状。重型患儿婴儿期有喂养困难，气促、呕吐和大量出汗。若小儿自幼有潜伏性或持续性发绀，活动或哭闹后气急，常患肺炎或心功能不全，亦应怀疑本病。严重者在哺乳、哭闹或大便时发生晕厥。

2. **体格检查**

（1）一般表现：轻型先天性心脏病患儿的外观多正常，重型者生长发育较同年龄小儿差。有发绀者不仅体格发育落后，严重时智能发育也落后。患儿呼吸多急促，鼻尖、口唇、指（趾）甲床等发绀最明显，甚至可有杵状指（趾）。眼结膜可充血。

（2）心脏体征：若发现心脏典型的器质性杂音（胸骨左缘Ⅱ～Ⅵ期收缩期杂音等）或有心脏扩大、形态异常，即可初步确定有心脏畸形。其中杂音更重要，一般在3岁以前听到器质性杂音多为先天性心脏病，3～4岁以后才出现则有可能为获得性心脏病，并需注意与功能性杂音相鉴别。个别新生儿听到心脏杂音，但不一定是先天性心脏病；反之，有先天性心脏病者，可迟至生后3～6个月才出现杂音。若小儿生长发育好，杂音在6个月以后逐渐消失，则可能无先天性心脏病。反之，即使听不到杂音，但出现中央性发绀或易患肺炎，并反复出现充血性心力衰竭，仍应考虑先天性心脏病。

3．辅助检查　心电图、X线胸部摄片、超声心动图、心导管、心血管造影可协助诊断各类先天性心脏病。

（二）鉴别诊断

几种常见的先天性心脏病的鉴别见表7-1。

表7-1　几种常见的先天性心脏病的鉴别

分类		房间隔缺损	室间隔缺损	动脉导管未闭	肺动脉瓣狭窄	法洛四联症
		左向右分流	同左	同左	无分流	右向左分流
症状		一般发育落后，乏力，活动后心悸、咳嗽、气短，晚期出现肺动脉高压时有青紫	同左	同左	轻者可无症状，重者活动后心悸、气短、青紫	发育落后，乏力，青紫（吃奶、哭叫时加重），蹲踞，可有阵发性昏厥
心脏体征	杂音部位	第2、3肋间	第3、4肋间	第2肋间	第2肋间	第2、3肋间
	杂音性质和响度	Ⅱ～Ⅲ期收缩期吹风样杂音，传导范围较小	Ⅱ～Ⅴ级粗糙全收缩期杂音，传导范围较广	Ⅱ～Ⅵ级连续性机器样杂音，向颈部传导	Ⅲ～Ⅴ级喷射性收缩期杂音，向颈部传导	Ⅱ～Ⅵ级喷射性收缩期杂音，传导范围较广
	震颤	无	有	有	有	可有
	第2心音	亢进，分裂固定	亢进	亢进	减低、分裂	减低
X线表现	房室增大	右房、右室大	左、右室大，左房可大	左室大，左房可大	右室大，右房可大	左室大，心尖上翘呈靴形
	肺动脉段	凸出	凸出	凸出	明显凸出	凹陷
	肺野	充血	充血	充血	清晰	清晰
	肺门舞蹈	有	有	有	无	无
心电图		不完全性右束支传导阻滞，右室肥大	正常，左室或左、右室肥大	左室肥大，左房可肥大	右室、右房肥大	右室肥大

五、临床治疗

根据患儿病情轻重不同，安排饮食起居，保证必要的活动及良好的生活质量。加强随访，定期检查，防治感染和并发症，创造手术的最佳条件。对于少部分随年龄增长有自愈可能的轻症患儿要定期随访。

笔记

（一）内科治疗原则

1. 合并心力衰竭的处理　治疗原则是消除病因及诱因，改善血流动力学，维护衰竭的心脏。

（1）消除病因：先天性心脏畸形尤其是常见的左向右分流型的先天性心脏病，应于适当时机手术根治，避免发生不可逆性肺动脉高压，失去手术良机。内科治疗只是为外科手术做准备。其他病因也应积极治疗。如用抗生素控制感染，输红细胞纠正贫血，应用抗心律失常药或电学治疗控制心律失常，心包引流缓解心包填塞，严重肺部疾病患者可使用辅助呼吸措施改善肺功能。

（2）防治并发感染：合并感染是先天性心脏病死亡的主要原因之一。故应积极采用有效抗生素治疗并发感染性心内膜炎及其他感染。先天性心脏病患儿做扁桃体摘除术或拔牙等小手术时，术后应给予足量抗生素，防止并发感染尤其是亚急性感染性心内膜炎。发绀型患者由于缺氧血液浓缩，应注意防止因为腹泻或其他原因导致血液过分黏稠而导致的血栓形成。

（3）防治心力衰竭：心力衰竭是许多小儿先天性心脏病重要的病理生理结果，也是导致死亡的重要原因。强心、利尿、扩血管及转换酶抑制剂应用，可改善发生心衰时的临床状况，创造适宜的手术条件。同时，少数后期合并阻塞性肺动脉高压的不适宜手术的患儿，也可以采用洋地黄制剂改善心衰病情，以期延长生命。

（4）中医中药：可选用益气、养阴、活血、化瘀相关中药对证处理。

（二）外科手术适应证

随着医疗技术的不断进步，许多常见的先天性心脏病得到准确诊断，大多可以根治或经过手术后改善及延长生命。

1. 根治手术　常见的左向右分流的和无分流先天性心脏病大都能实行根治手术，且效果较好，但需要选择良好的时机，若发展至晚期梗阻型肺动脉高压，伴右向左分流者则不适宜手术。

2. 手术的最佳年龄　一般先天性心脏病的最适宜手术年龄为学龄前期，但是，随着心脏手术和术后护理条件和技术的提高，畸形矫治必要时可以在婴儿期、新生儿期甚至宫内进行。

3. 心脏介入治疗技术　非开胸治疗法如关闭动脉导管可选择弹簧（coil）、蘑菇伞（amplatzer）、蚌壳型堵塞装置（lock）、双伞堵塞（rashkind）等。堵塞房间隔缺损采用扣式双盘堵塞装置（sideris）、蛙状伞（cardio seal）或蘑菇伞等，但术后可能留有部分残余分流。

六、预防与康复

虽然引起先天性心脏病的病因 90% 尚未明确，但是，加强对孕妇的保健和咨询，在妊娠早期积极预防病毒感染性疾病，避免与发病有关的一些高危因素，对预防小儿先天性心脏病具有重要的意义。

1. 妊娠期谨慎用药。

2. 减少不必要的妊娠期 X 线等放射检查，必须检查时应采用合适的设备和技术以减少对性腺和胎儿的放射照射，以降低可能造成出生后缺损的潜在危险。

3. 通过羊水检查或选择绒毛膜组织活检，以从胎儿细胞中检测异常染色体，可预测心脏畸形。一些综合征如 Down 氏综合征、Turner 综合征、13-15（D1）或 16-18（E）三体可产生多系统病变。同样，通过这些细胞检测到黏多糖病、同型胱氨酸尿症或Ⅱ型糖原累积症的酶异常，可预测先天性心脏病的最终存在。

4. 中医扶正固本　中医文献中无特定病名和特异治疗方法。本病易合并呼吸道感染，可以采用扶正固本中药方剂，提高患儿的非特异性免疫能力，如玉屏风散、参苓白术散等，减少因感染加重及诱发心衰的情况，先天性心脏病术后体虚可采用中医虚证辨证论治，加快患儿身体康复。

第三节　病毒性心肌炎

病毒性心肌炎（viral myocarditis）是病毒侵犯心脏引起的一种心肌局灶性或弥漫性炎性病变。有的可伴有心包或心内膜炎症改变。本病发病年龄以 3～10 岁多见，多数病人预后良好，但少数暴发起病，发生心源性休克、心力衰竭，甚则猝死。

"病毒性心肌炎"病名在古代医籍中无专门记载，根据本病的主要临床症状，属于中医学"风温""心悸""怔忡""胸痹""猝死"等范畴。

一、病因病理

（一）中医病因病机

本病外因责之为感受外感风热、湿热邪毒；内因为小儿正气亏虚。外感风热之邪多从鼻、咽而入，首先犯于肺卫；外感湿热邪毒多从口鼻而入，蕴郁肠胃。邪毒由表入里，留而不去，内舍于心，导致心脉痹阻，心血运行不畅，心失所养而出现心悸、怔忡之症；邪毒化热，耗伤气阴，导致心之气阴不足，心气不足，运血无力，气滞血瘀而见心悸、胸痛；心阴亏虚，心脉失养，阴不制阳，可见心悸不宁；若患儿素体阳虚，或气损及阳，可导致心阳受损，心脉失于温养，可见怔忡不安、畏寒肢冷等症。素体肺脾气虚，或久病伤及肺脾，常致病情迁延，肺虚则治节无权，水津不布，脾虚则运化失司，水湿内停，导致痰湿内生，与瘀血互结，阻滞脉络，可见胸闷、胸痛之症。少数患儿因正气不足，感邪较重，使正不胜邪，出现心阳虚衰，甚则心阳暴脱而发生猝死。

病位主要在心，病理机制为气阴耗伤，血脉受阻，主要病理产物为瘀血、痰浊。病变初期邪实为主，恢复期正虚为主，病情迁延者常虚实夹杂。

（二）西医病因病理

1. 病因　引起病毒性心肌炎的病毒种类较多，有柯萨奇病毒、埃可病毒、脊髓灰质炎病毒、流感病毒、腺病毒、呼吸道合胞病毒、传染性肝炎病毒、流行性腮腺炎病毒、麻疹病毒、风疹病毒、巨细胞病毒、单纯疱疹病毒等。其中柯萨奇 B_3 病毒最多见。

2. 发病机制　病毒性心肌炎的发病机制尚不完全清楚。本病急性期，病毒通过心肌细胞的相关受体侵入心肌细胞，在细胞内复制，直接损害心肌细胞，导致变性、坏死和溶解。而严重的慢性持久的心肌病变可能与病毒持续存在及病毒感染后介导的免疫损伤密切相关。一方面是病毒特异性细胞毒性 T 淋巴细胞引起被感染的心肌溶解、破坏；另一方面是自身反应性 T 淋巴细胞破坏未感染的心肌细胞，引起心肌损伤。

3. 病理　心肌间质组织和血管周围可见单核细胞、淋巴细胞及中性粒细胞浸润，心肌纤维变性，横纹消失，肌浆凝固或溶解，严重者出现坏死。

二、主要临床表现

（一）主要症状及体征

临床表现轻重不一，取决于年龄和感染的急性或慢性过程。大部分患儿在心脏症状出现前有呼吸道或肠道感染症状，继而出现心脏症状，主要表现为明显乏力，食欲不振，面色苍白，多汗，心悸，气短，头晕，手足凉等；部分病人起病隐匿，仅有乏力等非特异性症状；部分病人呈慢性进程，演变为扩张性心肌病；少数重症病人可发生心力衰竭并发严重心律失常、心源性休克，甚至猝死。新生儿患病时病情进展快，常见高热、反应低下、呼吸困难和发绀，常有神经、肝脏和肺的并发症。心尖区第一心音低钝，心动过速，或过缓，或有心律失常，部分有奔马律，可听到心包摩擦音，心界扩大。危重病例可见脉搏微弱及血压下降，两肺出现啰音及肝、脾肿大。

三、辅助检查

1. 血沉　部分患儿在急性期可见血沉增快。

2. 血清酶的测定　血清谷草转氨酶（SGOT）、乳酸脱氢酶（LDH）、α- 羟丁酸脱氢酶（α-HBDH）、肌酸磷酸激酶（CK）及同工酶（CK-MB）在急性期均可升高。CK-MB 是心肌特异性胞质同工酶，正常血清含微量，故其血清水平升高对心肌损伤诊断意义较大。LDH 在体内分布较广，特异性差，但 LDH 同工酶对心肌早期损伤的分析价值较大。

3. 肌钙蛋白（troponin，Tn）　近年来观察发现心肌肌钙蛋白（cTnI 或 cTnT）的变化对心肌炎的诊断特异性更强。

4. 病毒病原学检测　病毒分离、病毒抗体检测及病毒核酸检测均有利于病毒病原学诊断。

5. 心电图　常见 ST-T 段改变，T 波低平、双向或倒置，Q-T 间期延长，各种心律失常，如窦房、房室、室内传导阻滞，各种期前收缩，阵发性心动过速及心房扑动或颤动等。

6. X 线检查　轻型病例心影一般在正常范围，伴心力衰竭或心包积液者可见心影扩大，少数病例胸腔可见少量积液。

7. 超声心动图　可显示心房、心室的扩大，心室收缩功能受损程度，探查有无心包积液以及瓣膜功能。轻者可正常，重者心脏可有不同程度增大，以左心室为主，搏动减弱。严重者有心功能不全，左室的舒张末期和收缩末期内径增大，左室射血分数下降。

四、诊断及鉴别诊断

（一）诊断要点（1999 年修订草案，中国昆明）

1. 临床诊断依据

（1）心功能不全、心源性休克或心脑综合征。

（2）心脏扩大（X 线、超声心动图检查具有表现之一）。

（3）心电图改变：以 R 波为主的 2 个或 2 个以上的主要导联（Ⅰ、Ⅱ、aVF、V$_5$）的 ST-T 改变持续 4 天以上伴动态变化，窦房传导阻滞、房室传导阻滞，完全性右或左束支阻滞，成联律、多形、多源、成对或并行性期前收缩，非房室结及房室折返引起的异位性心动过速，低电压（新生儿除外）及异常 Q 波。

（4）CK-MB 升高或心肌肌钙蛋白（cTnI 或 cTnT）阳性。

2. 病原学诊断依据

（1）确诊指标：自患儿心内膜、心肌、心包（活检、病理）或心包穿刺液检查，发现以下之一者可确诊：①分离到病毒；②用病毒核酸探针查到病毒核酸；③特异性病毒抗体阳性。

（2）参考依据：自患儿粪便、咽拭子或血液中分离到病毒，且恢复期血清同型抗体滴度较第一份血清升高或降低 4 倍以上；病程早期患儿血中特异性 IgM 抗体阳性；用病毒核酸探针自患儿血中查到病毒核酸。

3. 确诊依据

（1）具备临床诊断依据 2 项，可临床诊断为心肌炎。发病同时或发病前 1～3 周有病毒感染的证据者支持诊断。

（2）同时具备病原学确诊依据之一，可确诊为病毒性心肌炎；具备病原学参考依据之一，可临床诊断为病毒性心肌炎。

（二）鉴别诊断

本病需与多种疾病鉴别，如扩张性心肌病、风湿性心脏病、冠状动脉性心脏病等（表 7-2）。

表 7-2 病毒性心肌炎的鉴别诊断

疾病	鉴别
扩张性心肌病	多隐匿起病，临床上主要表现为心脏扩大、心力衰竭和心律失常，超声心动图显示为左心扩大为主的全心扩大，心脏收缩功能下降，心脏扩大和心脏收缩功能下降的程度较病毒性心肌炎严重。心肌酶谱多正常。多预后不良
风湿性心脏病	多有发热、关节炎等风湿热病史，心脏表现以心脏瓣膜、尤其二尖瓣和主动脉瓣受累为主，心电图 P-R 间期延长最常见，ASO 多升高
冠状动脉性心脏病	多为川崎病合并冠状动脉损害，少数为遗传性高胆固醇血症导致的冠状动脉粥样硬化性心脏病和先天性冠状动脉发育异常。心电图上具有异常 Q 波的病毒性心肌炎需注意鉴别诊断。通过超声心动图、冠状动脉 CT，必要时冠状动脉造影可确诊

五、临床治疗

急性期需卧床休息，以减轻心脏负荷。本病轻型以中医辨证治疗为主，同时配合营养心肌及支持疗法；较重病例可采用中西医结合治疗；危重病例应以西医抢救治疗为主。

（一）中医治疗

1. 中医辨证思路　本病采用八纲辨证，要注意辨清疾病的虚实。急性期，病程短，多为实证；恢复期，病程较长，多为虚证。若病情反复，常虚实夹杂。

2. 治疗原则　扶正祛邪为基本治疗原则。病初邪毒犯心，以祛邪为主，治以清热解毒，宁心安神；或湿热侵袭，治以清热化湿，宁心安神；恢复期正气损伤，扶正为要。

若气阴两伤者治宜益气养阴，宁心安神；心阳虚弱者治宜益气温阳，活血养心；病久痰瘀阻络者治宜行气豁痰，活血通络。

3．辨证施治

（1）邪毒犯心

［证候］　心悸，胸闷胸痛，发热，鼻塞流涕，咽红肿痛，咳嗽，肌肉酸楚疼痛，舌红苔薄，脉数或结代。

［治法］　清热解毒，宁心安神。

［方药］　银翘散加减。

邪毒炽盛者，加黄芩、生石膏；胸闷胸痛者，加丹参、红花、郁金；心悸、脉结代者，加五味子、柏子仁。

（2）湿热侵心

［证候］　心慌胸闷，寒热起伏，全身肌肉酸痛，腹痛腹泻，肢体乏力，舌红，苔黄腻，脉濡数或结代。

［治法］　清热化湿，宁心安神。

［方药］　葛根黄芩黄连汤加减。

胸闷者，加瓜蒌、薤白；肢体酸痛者，加独活、羌活；心慌、脉结代者，加丹参、珍珠母、龙骨；恶心呕吐者，加生姜、半夏；腹痛腹泻者，加木香、扁豆、车前子。

（3）痰瘀阻络

［证候］　心悸不宁，胸闷憋气，心前区痛如针刺，脘闷呕恶，舌体胖，舌质紫黯，或舌边尖见瘀点，舌苔腻，脉滑或结代。

［治法］　行气豁痰，化瘀通络。

［方药］　瓜蒌薤白半夏汤合失笑散加减。

心前区痛甚者，加丹参、郁金、降香、赤芍；咳嗽痰多者，加白前、款冬花；夜寐不宁者，加远志、酸枣仁。

（4）气阴亏虚

［证候］　心悸不宁，活动后尤甚，少气懒言，神疲倦怠，头晕目眩，五心烦热，夜寐不安，舌光红少苔，脉细数或促或结代。

［治法］　益气养阴，宁心安神。

［方药］　炙甘草汤合生脉散加减。

心脉不整者，加磁石、珍珠母；便秘者，应重用火麻仁，加瓜蒌仁、柏子仁、桑椹等；夜寐不安者，加柏子仁、酸枣仁。

（5）心阳虚弱

［证候］　心悸怔忡，神疲乏力，畏寒肢冷，面色苍白，头晕多汗，甚则肢体浮肿，呼吸急促，舌质淡胖或淡紫，脉缓无力或结代。

［治法］　温振心阳，宁心安神。

［方药］　桂枝甘草龙骨牡蛎汤加减。

乏力神疲者，加党参、黄芪；形寒肢冷者，加熟附子、干姜；头晕失眠者，加酸枣仁、五味子；阳气暴脱者，加人参、熟附子、干姜、麦冬、五味子。

4．中医其他疗法

（1）临床常用中成药：生脉饮口服液：功能益气复脉，养阴生津，用于气阴两虚证。

（2）针灸疗法：主穴取心俞、间使、神门，配穴取内关、足三里、三阴交（温针灸），留针 15～20 分钟，每日 1 次，用于心律失常。

（二）西医治疗

1. 营养心肌药物

（1）磷酸肌酸钠：是心肌和骨骼肌的化学能量储备，并用于 ATP 的再合成，为心肌细胞提供能量。每日 0.5～1g 静脉滴注。疗程 1～2 周。

（2）维生素 C：能清除自由基，改善心肌代谢，有助于心肌炎的恢复。维生素 C 每日 100mg/kg，加入 10% 葡萄糖液 100～150ml 静脉慢滴，疗程 1 个月。

（3）辅酶 Q_{10}：为细胞代谢及细胞呼吸的激活剂，有改善心肌代谢、保护细胞膜完整和抗氧自由基作用。每日 1mg/kg，分 2 次口服，连用 3 个月以上。

（4）1, 6- 二磷酸果糖：具有恢复、改善心肌细胞代谢作用，每次 5～10ml，每日 2 次口服，2 周为 1 个疗程。

2. 大剂量丙种球蛋白　通过免疫调节作用减轻心肌细胞损害。

3. 肾上腺皮质激素　通常不主张使用，主要用于心源性休克、致死性心律失常（Ⅲ度房室传导阻滞、室性心动过速）等严重病例的抢救。

4. 控制心力衰竭　常用药物有地高辛、毛花苷丙等。详见本章第五节。

六、中西医结合诊疗思路

1. 疑似病毒性心肌炎，临床可无自觉症状或表现为心悸、胸闷、心前区不适、乏力、多汗、气短等，体检心脏大小正常或轻微扩大，常有窦性心动过速、第一心音低钝。此时可以中医辨证治疗为主，同时配合营养心肌及支持疗法。

2. 病毒性心肌炎确诊后，以西医治疗为主，中医辨证论治为辅。病毒性心肌炎后期出现心律失常者，按心律失常进行辨证论治。

七、预防与康复

1. 增强体质，积极预防呼吸道或肠道病毒感染。

2. 患儿应尽量保持安静，烦躁不安时，给予镇静剂，以减轻心脏负担。

3. 密切观察患儿病情变化，一旦发现严重心律失常应积极抢救治疗。

病案分析

病案：陆某，风邪犯心，心气受损，低热，心悸阵法，夜间平卧则气短喘促，睡眠不安，时有惊扰，面色无华，容易汗出，纳食尚可，二便如常，舌淡红，苔少，脉细软，时有结代。证属气阴亏虚，治以益气养阴，宁心安神，佐以清热通络。方药如下：党参20克，丹参10克，白芍10克，麦冬6克，五味子6克，桂枝10克，炙甘草6克，三末2克（冲）。

分析：本例属感受风热邪毒，治疗不彻底，余邪未尽，内损于心，气阴亏虚。方用党参、炙甘草补益心气；佐桂枝以温通血脉，鼓动血液运行；白芍、麦冬、五味子酸甘化阴，敛汗，汗为心液，多汗则心血更虚；丹参、三七活血祛瘀。全方补中有通，使气阴复而络脉通，故心悸渐平。

（摘自《黎炳南儿科经验集》）

第四节　心律失常

心律失常（cardiac arrhythmia）是指心肌细胞兴奋性、传导性和自律性等电生理发生改变，导致心动过速、过缓、心律不齐或异位心律的一类病证，以心悸、胸闷、胸痛、气短、乏力、眩晕、多汗、甚则晕厥，心电图示各种心律失常为主要临床特征。儿童的心律失常可以是先天性的，也可以是获得性的：如风湿热、心肌炎；毒物、毒素；药物或心脏手术后。心律失常如单纯房性、室性期前收缩可存在于正常儿童中；严重的心律失常，如严重的心动过缓或心动过速可导致心搏出量降低，并可能引起晕厥或猝死。

心律失常属于中医"心悸""怔忡""眩晕""晕厥""缓脉证""迟脉证""脉律失常"等范畴。

一、病因病理

（一）中医病因病机

本病外因责之于感受外邪或暴受惊恐；内因则为小儿形气未充，脏腑娇嫩，痰浊瘀血内蕴。各种原因导致心之气血阴阳失调，心失所养，心神被扰，则出现心悸、怔忡、脉律不齐的表现。病位主要在心。病理机制较为复杂，或虚，或实，或虚实并见。

（二）西医病因病理

1. 病因　心律失常的病因多而复杂，可发生于心脏病。先天性心脏病中大血管错位常并发完全性房室传导阻滞；房间隔缺损常发生Ⅰ度房室传导阻滞及不完全性右束支传导阻滞；先天性心脏病术后也可后遗严重心律失常。后天性心脏病中以风湿性心脏病、风湿性心脏瓣膜病及感染性心肌炎最多见。心脏以外的原因常包括电解质紊乱、药物反应或中毒、内分泌及代谢性疾病、自主神经失调及情绪激动等。

2. 发病机制　心律失常的发病机制主要是心脏活动的起源和（或）传导障碍导致心脏搏动的频率和（或）节律异常，常见的原因可分为三类：即激动形成失常、激动传导失常、激动形成和传导失常并存。激动形成失常包括窦性心律失常（窦性心动过速、窦性心动过缓、窦性心律不齐和窦性静止等）及异位心律（房性、交界性和室性）。激动传导失常是由于生理不应期所引起的传导失常，常发生在房室交界区；也可发生在窦房结与心房之间、心房内、交界区及心室内。当激动通过房室旁路使部分心室先激动，称为预激综合征，此属于传导途径异常。激动形成和传导失常并存常见并行心律、异位心律伴外传阻滞。

二、主要临床表现

（一）临床表现

常见的症状有心悸、乏力、头昏，严重的可发生晕厥、休克、心力衰竭。婴儿可突然出现面色苍白、拒食、呕吐及嗜睡等。

（二）体征

阵发性室上性心动过速听诊第一心音强度完全一致，发作时心率较固定而规则；室性心动过速听诊心率增快，常在150次/分以上，节律整齐，心音可有强弱不等现象；期前收缩的听诊，节律不齐；Ⅰ度房室传导阻滞听诊除第一心音较低钝外，并无其他特殊体征；Ⅱ度房室传导阻滞除原有心脏疾患所产生的听诊改变外，尚可发现心律不齐、脱漏搏动；Ⅲ度房室传导阻滞听诊心率缓慢而规律，第一心音强弱不一，有时可闻及第三、第四心音。

三、辅助检查

（一）常规心电图检查

为诊断心律失常的主要方法。

1. 过早搏动的心电图

（1）房性早搏的心电图特征：P 波提前，可与前一心动的 T 波重叠；P-R 间期在正常范围；早搏后代偿间隙不完全；如伴有变形的 QRS 波则为心室内差异传导所致。

（2）交界性早搏的心电图特征：QRS 波提前，形态、时限与正常窦性基本相同；早搏所产生的 QRS 波前或后有逆行 P 波，P-R<0.10 秒；有时 P 波可与 QRS 波重叠，而辨认不清；代偿间歇往往不完全。

（3）室性早搏的心电图特征：QRS 波提前，其前无异位 P 波；QRS 波宽大、畸形，T 波与主波方向相反；早搏后多伴有完全代偿间歇。

2. 阵发性室上性心动过速　P 波形态异常，往往较正常时小，常与前一心动的 T 波重叠，以致无法辨认。QRS 波形态同窦性。发作持续时间较久者，可有暂时性 ST 段及 T 波改变。部分患儿在发作间歇期可有预激综合征表现。有时需与窦性心动过速及室性心动过速相鉴别。

3. 室性心动过速　心室率常在 150～250 次 / 分之间，QRS 波宽大畸形，时限增宽；T 波方向与 QRS 波主波相反。P 波与 QRS 波之间无固定关系；Q-T 间期多正常，可伴有 Q-T 间期延长，多见于多形性室速；心房率较心室率缓慢，有时可见到室性融合波或心室夺获。

4. 房室传导阻滞

（1）Ⅰ度房室传导阻滞：房室传导时间延长，心电图表现为 P-R 间期超过正常范围，但每个心房激动都能下传到心室。

（2）Ⅱ度房室传导阻滞：Ⅱ度房室传导阻滞时窦房结的冲动不能全部传达心室因而造成不同程度的漏搏。通常又可分为两型：

1）莫氏Ⅰ型：又称为文氏现象。特点是 P-R 间期逐步延长，最终 P 波后不出现 QRS 波，在 P-R 间期延长的同时，R-R 间期往往逐步缩短，且脱漏的前后两个 R 波的距离小于最短的 R-R 间期的两倍。

2）莫氏Ⅱ型：此型特点为 P-R 间期固定不变，心房搏动部分不能下传到心室，发生间歇性心室脱漏，且常伴有 QRS 波的增宽。

（3）Ⅲ度房室传导阻滞：此时，房室传导组织有效不应期极度延长，使 P 波全部落在了有效不应期内，完全不能下传到心室，心房与心室各自独立活动，彼此无关。心室率较心房率慢。

（二）24 小时动态心电图

可提高心律失常的检出率，广泛应用于心律失常的诊断及观察药物的疗效。

（三）心内电生理检查

采用电极导管插入心腔内记录和（或）刺激心脏不同部位，进行电生理研究。可判断传导阻滞的精确位置和心动过速的发生机制。

四、诊断及鉴别诊断

根据症状、体征可以做出初步判定，确诊主要依靠心电图检查，必要时尚需做心电生理检查。

五、临床治疗

轻症心律失常，以中医辨证治疗；严重的心律失常者，则以西医治疗为主，同时配合中药。

（一）中医治疗

1. 中医辨证思路　本病辨证首辨轻重。一般心悸较轻，怔忡较重；怔忡可由心悸发展而来。心悸常因外界刺激而发作或加重，常时发时止；怔忡则无惊自悸，经常自觉惕惕不安，悸动不宁，动则尤著，多有脏腑气血亏损之象，日久常夹有痰饮、瘀血。

次辨虚实兼夹。辨气血阴阳之虚与痰饮、瘀血、毒热之实。心悸，伴见头晕乏力，自汗多为心气虚；伴见胸闷短气，形寒肢冷，多为心阳虚；伴见头晕目眩、面色不华多为心血虚；伴见心烦，不寐，五心烦热，盗汗多为心阴虚。心动悸伴见心胸痞闷胀满，食少腹胀，呕吐多为痰浊阻滞；伴见胸痛，胸闷多为瘀血阻络。

2. 治疗原则　调整气血阴阳平衡、扶正祛邪是治疗心律失常的立法、遣方用药的总原则，"以平为期"是治疗目的。外感热毒宜清热解毒，养心复脉；心血瘀阻宜活血化瘀，通络止悸；痰火扰心宜清热化痰，安神定悸；心脾两虚宜健脾益气，养心复脉；气阴两虚宜益气养阴，宁心复脉；心阳不足宜温补心阳，安神定悸。

3. 辨证施治

（1）外感热毒

[证候]　心悸，咽痛咳嗽，恶寒发热，头身疼痛，舌红苔黄或黄腻，脉浮或结代。

[治法]　清热解毒，养心复脉。

[方药]　银翘散加减。

心悸明显者，加远志、菖蒲、苦参；喉肿痛较著者，加大青叶、山豆根、玄参、蒲公英；咳嗽痰稠者，加杏仁、浙贝母、瓜蒌皮。

（2）心血瘀阻

[证候]　心悸，胸闷不舒，善叹息，心痛时作，痛如针刺，口唇指（趾）甲青紫，指（趾）如杵状，舌紫黯，或有瘀斑，脉涩或结代，虚里搏动明显，起落无序。

[治法]　活血化瘀，通络止悸。

[方药]　桃仁红花煎加减。

心悸明显者，加玉竹、苦参；胸痛较甚者，加沉香、檀香、降香；胸闷甚者，加瓜蒌、薤白、半夏。

（3）痰火扰心

[证候]　心悸时作时止，胸闷烦躁，痰多，口干口苦，失眠多梦，食少泛恶，大便秘结，小便短赤，舌红苔黄腻，脉滑数或结代。

[治法]　清热化痰，安神定悸。

[方药]　黄连温胆汤加减。

心悸明显者,加远志、菖蒲、酸枣仁;大便秘结者,加生大黄。

（4）心脾两虚

［证候］　心悸气短,面色无华,神疲纳呆,失眠健忘,舌淡红,苔薄,脉细弱或结代。

［治法］　健脾益气,养心复脉。

［方药］　归脾汤加减。

气短、神疲乏力者,重用人参、黄芪、白术、甘草,少佐肉桂;心悸明显者,重用酸枣仁,加龙骨、牡蛎、菖蒲、远志。

（5）气阴两虚

［证候］　症见心悸怔忡,胸闷气短,倦怠乏力,面色不华,自汗盗汗,睡时露睛,舌红、苔花剥,脉细数或结代,虚里搏动或显或弱,或起落无序。

［治法］　益气养阴,宁心复脉。

［方药］　炙甘草汤加减。

盗汗自汗者,加麻黄根、浮小麦、生牡蛎;心慌者,加当归、酸枣仁、五味子、柏子仁。

（6）心阳不足

［证候］　心悸不定,动则更甚,胸闷气短,形寒肢冷,反复感冒,自汗肤凉,面色苍白,纳少便溏,舌淡红、苔白,脉沉细、结、代、虚弱,虚里搏动微弱。

［治法］　温补心阳,安神定悸。

［方药］　黄芪建中汤加减。

形寒肢冷明显者,加人参、附子。

4.中医其他疗法

（1）温针灸:取穴足三里穴、内关穴,采用温针灸。

（2）体针疗法:取穴心俞、神门、郄门、巨阙。心脾两虚者,加脾俞、足三里;痰火扰心者,加丰隆、尺泽、内关。每日1次,10天为1疗程。

（二）西医治疗

应根据心律失常的性质、起病原因及心律失常的类型进行对应治疗。

1.过早搏动　应针对基本病因治疗原发病。若早搏次数不多,无自觉症状,或早搏虽频发呈联律性,但形态一致,活动后减少或消失一般不需特殊治疗。如在器质性心脏病基础上出现的早搏或有自觉症状、心电图上呈多源性者,则应予以抗心律失常药物治疗。根据早搏的不同类型选用药物。可服用普罗帕酮或普萘洛尔等β受体阻滞剂。房性早搏若用之无效可改用洋地黄类。室性早搏必要时可选用利多卡因、美西律等。

2.阵发性室上性心动过速

（1）兴奋迷走神经终止发作:对无器质性心脏病,无明显心衰者可先用此方法刺激咽部,以压舌板或手指刺激患儿咽部使之产生恶心、呕吐及使患儿深吸气后屏气。如无效时可试用压迫颈动脉窦法、潜水反射法。

（2）以上方法无效或当即有效但很快复发时,可考虑下列药物治疗:

1）洋地黄类药物:适用于病情较重,发作持续24小时以上,有心力衰竭表现者。室性心动过速或洋地黄中毒引起的室上性心动过速禁用此药。低钾、心肌炎、阵发性室上性心动过速伴房室传导阻滞或肾功能减退者慎用。

2）β受体阻滞剂：可试用普萘洛尔静注。重度房室传导阻滞，伴有哮喘症及心力衰竭者禁用。

3）维拉帕米：此药为选择性钙离子拮抗剂。抑制钙离子进入细胞内，疗效显著。不良反应为血压下降，并能加重房室传导阻滞。

（3）电学治疗：对个别药物疗效不佳者，除洋地黄中毒外可考虑用直流电同步电击转律。有条件者，可使用经食管心房调搏或经静脉右房内调搏终止室上速。

（4）射频消融术：药物治疗无效，发作频繁，逆传型房室折返型可考虑使用此方法。

3. 室性心动过速　室性心动过速是一种严重的快速心律失常，可发展成心室颤动，致心脏性猝死。同时有心脏病存在者病死率可达 50% 以上，所以必须及时诊断，予以适当处理。药物可选用利多卡因 0.5～1.0mg/kg 静脉滴注或缓慢推注。必要时可每隔 10～30 分钟重复，总量不超过 5mg/kg。此药能控制心动过速，但作用时间很短，剂量过大能引起惊厥、传导阻滞等毒性反应。伴有血压下降或心力衰竭者首选同步直流电击复律[1～2J/（s•kg）]，转复后再用利多卡因维持。预防复发可用口服美西律、普罗帕酮等。

4. 房室传导阻滞

（1）Ⅰ度房室传导阻滞应着重病因治疗，基本上不需特殊治疗，预后较好。

（2）Ⅱ度房室传导阻滞的治疗应针对原发疾病。当心室率过缓、心脏搏出量减少时可用阿托品、异丙肾上腺素治疗。预后与心脏的基本病变有关。

（3）Ⅲ度房室传导阻滞有心功能不全症状或阿 - 斯综合征表现者需积极治疗。纠正缺氧与酸中毒可改善传导功能。由心肌炎或手术暂时性损伤引起者，肾上腺皮质激素可消除局部水肿。可口服阿托品、麻黄素，或异丙基肾上腺素舌下含服，重症者应用阿托品皮下或静脉注射，异丙肾上腺素 1mg 溶于 5%～10% 葡萄糖溶液 250ml 中，持续静脉滴注，速度为 0.05～2μg/（kg•min），然后根据心率调整速度。

（4）安装起搏器：指征为反复发生阿 - 斯综合征，药物治疗无效或伴心力衰竭者。一般先安装临时起搏器，经临床治疗可望恢复正常，若观察 4 周左右仍未恢复者，考虑安置永久起搏器。

六、中西医结合诊疗思路

严重心律失常致血流动力学紊乱、心搏骤停，应先积极采取西医治疗，尽快使患者脱离危险期，后期可在辨证的基础上运用中医辅助治疗。病情好转进入恢复期时，以中医药治疗为主，扶正固本，祛瘀化痰，防止复发。

七、预防与康复

1. 治疗基础病因，去除诱因。
2. 保持情绪稳定。

第五节　充血性心力衰竭

充血性心力衰竭（congestive heart failure），简称心衰，是指心脏工作能力（心肌收缩或舒张功能）下降，即心排血量绝对或相对不足，不能满足全身组织代谢需要的病理状态。是小儿时期急危重症之一。

中医古代文献虽无心力衰竭的病名，但类似心力衰竭的一些证候及治疗早已有详细记载。属于中医"心悸""怔忡""水肿""喘证""痰饮"等范畴。

一、病因病理

（一）中医病因病机

心主血脉，血液运行周身皆赖心阳之气推动。心气旺则血脉充，血运正常，五脏六腑皆得以濡养。若患儿先天禀赋不足，先天心脉缺损，或病邪犯心，或他脏之疾累及心脉，阻碍心血运行，致心气亏损，甚者导致心阳虚衰。心阳虚衰可致五脏同病。肺为气之主，心阳虚衰，血瘀内阻，留滞肺络，使肺气壅滞，致心肺同病，则出现咳嗽、气促等症；心阳虚衰，火不生土，可致脾阳不振，脾阳虚累及于肾，脾肾阳虚，不能温化水液，水湿内停，泛溢肌肤，则为水肿、乏力、体倦等症；肝藏血，心阳虚衰，血运受阻，则血瘀于肝，可见右胁下痞块。

本病病位在心，可累及肺、脾、肝、肾，基本病机为心阳虚衰。本病为标实本虚、虚实夹杂、本虚为主之证，心气、心阳及正气亏虚是发病基础，瘀血、水饮、痰浊为发病的重要病理因素。

（二）西医病因病理

1. 病因　充血性心力衰竭 1 岁以内发病率最高，婴儿期引起心力衰竭的主要病因是先天性心血管畸形，流出道狭窄引起后负荷（压力负荷）增加，而左向右分流和瓣膜反流引起前负荷（容量负荷）增加。此外，病毒性或中毒性心肌炎、川崎病、心内膜弹力纤维增生症等亦为重要原因。儿童期，以风湿性心脏病和急性肾炎所致的心衰最为常见；营养不良、重度贫血、甲状腺功能亢进、维生素 B 缺乏症、电解质紊乱和缺氧等均可引起充血性心力衰竭。

2. 病理　充血性心力衰竭的病理生理变化十分复杂。心衰不仅有血流动力学障碍，同时有神经体液因子参与。心力衰竭的病理生理，最主要与心肌收缩力减弱，心脏前、后负荷加重，心脏搏出量减少及体循环压力升高有关。心衰早期，机体可通过加快心率、心肌肥厚和心脏扩大等，以调整排血量，满足机体组织器官的需要，此期属心功能代偿期。如基本病因持续存在，即使通过代偿亦不能满足机体的需要，即出现心力衰竭。心力衰竭时由于心室收缩期排血量减少，心室内残余血量增多，收缩期充盈压力增高，可同时出现组织缺氧以及心房和静脉淤血。组织缺氧则皮肤和内脏血管收缩，肾血流量减少，继而醛固酮分泌增多，出现水钠潴留。临床出现静脉回流受阻、脏器淤血、体内水分潴留等心脏失去代偿功能的表现。

二、主要临床表现

心衰早期多为心功能代偿期，可无临床症状。年长儿心衰的症状与成人相似，主要表现为乏力、多汗、心慌、劳累后气急、咳嗽、食欲减退。安静时可出现心率加快，呼吸浅表、频率增加。右心衰竭时以体循环淤血为主，可见肝脏肿大并有压痛，颈静脉怒张、肝颈静脉反流征阳性，面部、足背水肿，严重者可有胸水、腹水及心包积液。左心衰竭为主者可见肺循环淤血表现，如呼吸困难、不能平卧、端坐呼吸、咯吐粉红色泡沫痰、发绀、肺底部可闻及湿啰音等。心脏听诊除原有疾病产生的心脏杂音和异常心音外，常可闻及心尖部第一心音减低和奔马律。

婴幼儿心衰较难区分左心衰竭及右心衰竭，常见的症状与体征为呼吸快速、表浅、频率可达 50～100 次 / 分，同时可伴有喂养困难、生长发育落后、哭声低弱、烦躁多汗，颜面、眼睑浮肿，甚则鼻唇三角区青紫，肺部常可闻及干啰音或哮鸣音，心脏扩大，奔马律，肝脏肿大，尿量减少。

三、辅助检查

1. 胸部 X 线检查　心影多呈普遍性增大，心搏动减弱，肺纹理增多，肺门或肺门附近阴影增加，肺部淤血，肺水肿。

2. 心电图　心电图不能提示有无心衰，但对于了解心衰的病因、心房心室的肥厚程度，以及洋地黄类药物的应用情况，有一定的指导作用。

3. 超声心动图　超声心动图可显示心衰时心室、心房的内径增大，心室的收缩时间延长，射血分数降低。在心脏舒张功能不全时，二维超声心动图对诊断心衰和判断心衰的病因有帮助。

四、诊断及鉴别诊断

（一）诊断要点

心衰的临床诊断依据主要有以下前 4 项，尚可结合其他几项以及胸部 X 线和超声心动图等辅助检查作出诊断。

1. 安静时心率增快，婴儿 >180 次 / 分，幼儿 >160 次 / 分，不能用发热或缺氧解释者。

2. 呼吸困难，青紫突然加重，安静时呼吸达 60 次 / 分以上。

3. 肝大达肋下 3cm 以上，或在密切观察下短时间内较前增大，而不能以横膈下移等原因解释者。

4. 心音明显低钝，或出现奔马律。

5. 突然烦躁不安，面色苍白或发灰，而不能用原有疾病来解释。

6. 尿少、下肢浮肿，已除外营养不良、肾炎、维生素 B_1 缺乏症等原因造成。

（二）鉴别诊断

年长儿童典型的心力衰竭表现与成人相似，一般诊断无困难。但临床上需与感染、中毒性心肌炎或心瓣膜病、心包炎、急性肾炎合并循环充血相鉴别。

五、临床治疗

重视病因治疗，尽量避免诱因，强调综合措施。急性期采用西医急救控制病情。急性心力衰竭或严重浮肿者，应限制液体入量及摄入食盐。心衰控制后，宜中西医结合治疗。

（一）中医治疗

1. 中医辨证思路　本病辨证要注意辨清疾病的虚实。心阳虚衰，阳虚兼有血瘀，初期症见面色苍白，呼吸浅促，四肢厥冷，胁下癥积，舌质黯，苔白腻；严重血脉瘀阻出现心胸痹痛，胁下癥积，口唇发绀，舌质紫黯或有瘀点瘀斑等；阳虚水泛，阳虚兼痰饮，症见心悸气喘，不得平卧，痰多泡沫，面色晦暗或青紫；严重累及脾肾之阳出现尿少浮肿等症状；恢复期，病程较长，症见心悸怔忡，气短疲乏，头晕目眩，自汗盗汗，舌质偏红，脉沉细数，为气阴两虚之证。

2. 治疗原则 心阳虚衰，阳气欲脱者，宜温补心阳，救逆固脱；心肾阳虚，水湿泛溢者，宜温补心肾，化气利水；若血脉瘀阻者，宜活血化瘀、益气通脉；心衰控制后，表现为气阴两虚者，治以益气护阴。

3. 辨证施治

（1）心阳虚衰

[证候] 面色苍白，唇指发青，呼吸浅促，痰多泡沫，额汗不温，四肢厥冷，皮肤花纹，胁下痞积，虚烦不安，舌质黯，苔白腻，脉促或沉细微弱。

[治法] 温补心阳，救逆固脱。

[方药] 参附龙牡救逆汤加减。

面唇青紫，肝脏增大者，加川芎、赤芍、红花。

（2）阳虚水泛

[证候] 心悸气喘，不得平卧，动则喘甚，痰多泡沫，面色晦暗或青紫，形寒肢冷，尿少浮肿，舌质黯，苔白滑，脉促或沉而无力。

[治法] 温补心肾，化气利水。

[方药] 真武汤合苓桂术甘汤加减。

喘息气急者，加葶苈子；唇指青紫，舌黯者，加丹参、红花。

（3）气阴两虚

[证候] 心悸怔忡，气短疲乏，头晕目眩，自汗盗汗，心烦不宁，渴不多饮，舌质偏红，脉沉细数。

[治法] 益气养阴。

[方药] 生脉散加减。

低热盗汗者，加地骨皮、白薇；喘息咳嗽者，加桑白皮、葶苈子、浙贝母。

（4）血脉瘀阻

[证候] 心悸怔忡，气短，动则更甚，心胸痹痛，胁下痞积，口唇发绀，两颧黯红，下肢浮肿，舌质紫黯或有瘀点瘀斑，脉涩或结代。

[治法] 活血化瘀，益气通脉。

[方药] 血府逐瘀汤加减。

若气虚明显者，去牛膝加党参；若胸胁胀满疼痛明显者，去川芎、当归，加用香附、延胡索；若兼失眠者，去川芎、当归，加酸枣仁、远志等。

4. 中医其他疗法

临床常用中成药：①参附注射液：功能回阳救逆，益气固脱，用于心阳虚衰证；②生脉注射液：功能益气养阴，复脉固脱，用于气阴两虚证。

（二）西医治疗

1. 病因治疗 在治疗心力衰竭的同时，应初步确定病因。如原发病系小儿先天性心脏畸形，应于适当时机手术根治，避免发生心力衰竭以及不可逆性肺动脉高压。对于心衰的诱因及其他引起心衰的疾病（如甲状腺功能亢进、重度贫血或维生素 B_1 缺乏、病毒性或中毒性心肌炎等）也应及时治疗。

2. 洋地黄类药物 洋地黄类药物仍是儿科临床上广泛使用的强心药物。洋地黄作用于心肌细胞上的 Na^+-K^+-ATP 酶，抑制其活性，使细胞内 Na^+ 浓度升高，通过 Na^+-Ca^{2+} 交换使细胞内的 Ca^{2+} 升高，从而加强心肌收缩力。从临床角度来看，洋地黄可增加心肌收缩力，减慢房室结的传导，使心脏对迷走神经的敏感性增加。儿科常用的洋地黄制剂有地高辛和毛花苷丙。地高辛可供口服及静脉注射，口服吸收良好，起效作用快，蓄积少，为儿科治疗心力衰竭的主要药物。毛花苷丙仅供静脉注射。儿童常用洋地黄类药物剂量和用法见表 7-3。

表 7-3　洋地黄类药物的临床应用

洋地黄制剂	给药法	洋地黄化总量（mg/kg）	每日平均维持量	效力开始时间	效力最大时间	中毒作用消失时间	效力完全消失时间
地高辛	口服	<2 岁 0.05～0.06 >2 岁 0.03～0.05	1/5 洋地黄化量，分 2 次	2 小时	4～8 小时	1～2 天	4～7 天
	静脉	口服量的 1/2～2/3		10 分钟	1～2 小时		
毛花苷丙（西地兰）	静脉	<2 岁 0.03～0.04 >2 岁 0.02～0.03		15～30 分钟	1～2 小时	1 天	2～4 天

（1）洋地黄化法：对于起病迅速、病情严重的急性心力衰竭患儿，可选用毛花苷丙或地高辛静注，首次给洋地黄化总量的 1/2，余量分 2 次，每隔 4～6 小时给予，多数患儿在 8～12 小时内达到洋地黄化；能口服的患儿开始即可给予口服地高辛，首次给洋地黄化总量的 1/3 或 1/2，余量分 2 次，每隔 6～8 小时给予。

（2）维持量：洋地黄化后 12 小时可开始给予维持量。维持量的疗程视病情而定：急性肾炎合并心衰者往往不需要维持量或仅需短期应用，短期难以祛除病因者如心内膜弹力纤维增生症或风湿性心瓣膜病等，则应注意随患儿体重增长及时调整剂量，以维持小儿血清地高辛的有效浓度。

（3）使用洋地黄注意事项：用药前了解近期内洋地黄类药物的使用情况，防止过量中毒；用药过程中应注意补充钾盐，但应避免同时使用钙剂（钙与洋地黄有协同作用），以免引起洋地黄中毒；心肌炎、缺血、缺氧、电解质紊乱及肝肾功能不全时，心肌对洋地黄耐受性差，剂量均宜偏小，一般按常规剂量减去 1/3；未成熟儿和 <2 周新生儿因肝肾功能尚不完善，易引起中毒，洋地黄化亦应偏小，可按婴儿剂量减去 1/3～1/2。有条件可作洋地黄血浓度监测。

（4）洋地黄毒性反应：洋地黄药物的治疗量和中毒量十分接近，故易发生中毒。最常见的表现为心律失常，如房室传导阻滞、室性期前收缩和阵发性心动过速等；其次为恶心、呕吐等胃肠道症状；神经系统症状表现为嗜睡、头昏、视力障碍等较少见。

3. 利尿剂　心衰时体内水、钠潴留，循环量增多，故合理应用利尿剂以减轻心脏负荷是治疗心衰的一项重要措施。儿科最常用的快速利尿剂为呋塞米或依他尼酸（利尿酸），首剂可应用静脉注射，以后改用口服维持；需长期应用利尿剂的患者宜选用氢氯噻嗪或氯噻嗪，并可合并应用保钾利尿剂如螺内酯（安体舒通）或氨苯蝶啶较为合适，长期服用利尿剂的患者应测定血清钾、钠、氯等离子的浓度，以防电解质紊乱。

4. 血管扩张剂　可以使小动脉扩张，降低心脏后负荷，从而增加心搏出量，同时静脉的扩张使前负荷降低，心室充盈压下降，肺充血的症状亦可能得到缓解，对左室舒张压增高的患儿更为适用。常用药物有：

（1）卡托普利（巯甲丙脯酸）：剂量为每日 0.4～0.5mg/kg，分 2～4 次口服，首剂 0.5mg/kg，以后根据病情逐渐加量。

（2）依那普利（苯脂丙脯酸）：剂量为每日 0.05～0.1mg/kg，1 次口服。

（3）硝普钠：剂量为每分钟 0.2μg/kg，以 5% 葡萄糖稀释后静脉点滴，以后每隔 5 分钟，每分钟可增加 0.1～0.2μg/kg，直到获得疗效或血压有所降低。最大剂量不超过每分钟 3～5μg/kg。如血压过低应立即停药。

（4）酚妥拉明（苄胺唑啉）：剂量为每分钟 2～6μg/kg，以 5% 葡萄糖稀释后静滴。

5. β- 肾上腺能受体兴奋剂　心衰伴有血压下降时可应用多巴胺，每分钟 5～10μg/kg 静脉滴注，必要时剂量可适当增加，一般不超过每分钟 30μg/kg。如血压显著下降，宜给予肾上腺素每分钟 0.1～1.0μg/kg 持续静脉静滴，有助于增加心搏出量、提高血压而心率不一定明显增快。

六、预防与康复

1. 避免引起心衰的各种诱因，及时控制感染，纠正贫血；对原发病要及时治疗，如小儿先天性心脏病（尤其是左向右分流型）要及时手术，避免发生心力衰竭。适当锻炼身体，增加对疾病的抵抗力。

2. 充分的休息和睡眠可减轻心脏负担。患儿应卧床休息、防止躁动，避免便秘及排便用力，休息是发生心衰后减轻心脏负荷的主要方法之一。但需根据心衰程度决定休息方式。对轻度心衰患者仅限制体力活动，急性心衰和重症心衰均应卧床休息，尽量减少患儿哭闹，保持安静，以减轻耗氧量，有呼吸困难的患者需要取半卧位或坐位。

3. 合理饮食对心衰患儿十分重要。给予易消化、营养丰富的饮食，同时需限制钠和水的摄入。

学习小结

1. 学习内容

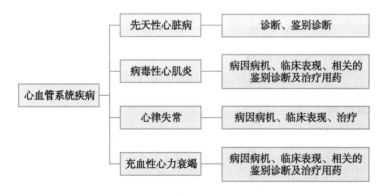

2. 学习方法

本章要结合心血管基础知识重点理解病毒性心肌炎、充血性心力衰竭等四种疾病的概念、主要临床表现、诊断、中西医治疗要点。对于先天性心脏病的诊断、鉴别诊断要有一定的了解。

（王雪峰）

复习思考题

1. 简述病毒性心肌炎的诊断标准。
2. 先天性心脏病的并发症有哪些？
3. 试述充血性心力衰竭中左心衰和右心衰表现上的特点。
4. 试述心律失常的治疗原则。

第八章

消化系统疾病

学习目的

通过学习小儿消化系统生理病理特点，以及对鹅口疮、疱疹性口炎、胃炎、小儿腹泻等相关知识的了解，为消化系统疾病的临床诊断和治疗奠定基础。

学习要点

鹅口疮、疱疹性口炎、胃炎、小儿腹泻的概念、病因病机、诊断、鉴别诊断及中西医结合的治疗思路和原则。

第一节　小儿消化系统生理病理特点

1. 口腔　足月新生儿出生时已具有较好的吸吮吞咽功能。新生儿及婴幼儿唾液腺不够发达，口腔黏膜干燥薄嫩。3～4个月时唾液分泌开始增加。婴儿口底浅，尚不能及时吞咽所分泌的全部唾液，常发生生理性流涎。

2. 食管　新生儿和婴儿的食管呈漏斗状，黏膜纤弱、腺体缺乏、弹力组织及肌层尚不发达，食管下段括约肌发育不成熟，控制能力差，常发生胃食管反流。婴儿吸奶时常吞咽过多空气，易发生溢奶。

3. 胃　胃容量在新生儿为30～60ml，1～3个月时为90～150ml，1岁时为250～300ml，5岁时为700～850ml。婴儿胃略呈水平位，开始直立行走后变为垂直。婴儿胃由于贲门和胃底部肌张力低，幽门括约肌发育较好，故易发生幽门痉挛出现呕吐。早产儿胃排空慢，易发生胃潴留。新生儿胃酸和各种酶分泌较成人少且活性低，消化功能差。

4. 肠　小儿肠管一般为身长的5～7倍。小儿肠黏膜肌层发育差，肠系膜柔软而长，结肠无明显结肠带与脂肪垂，升结肠与后壁固定差，易发生肠扭转和肠套叠。肠壁薄故通透性高，屏障功能差，肠内毒素、消化不全产物和过敏原等可经肠黏膜进入体内，引起全身感染和变态反应性疾病。婴幼儿结肠较短，不利于水分吸收，故大便多不成形而为糊状。由于小儿大脑皮层功能发育不完善，进食时常引起胃 - 结肠反射，产生便意，所以大便次数多于成人。

5. 肝　年龄愈小，肝脏相对愈大。婴幼儿在右锁骨中线肋缘下可触及肝下缘，其边缘钝,质地柔软,无压痛,不超过 2cm。学龄期儿童肋缘下一般不能触及肝脏。婴幼儿肝脏血管丰富,肝细胞和肝小叶分化不全,屏障功能差;肝结缔组织发育较差,肝细胞再生能力强,不易发生肝硬化,但易受各种不利因素的影响,如缺氧、感染、药物中毒等均可使肝细胞发生肿胀、脂肪浸润、变性、坏死、纤维增生而肿大,影响其正常功能。

6. 胰腺　出生后 3～4 个月时胰腺发育较快,胰液分泌量也随之增多。胰液分泌量随年龄生长而增加。婴幼儿时期胰液及其消化酶的分泌易受炎热天气和各种疾病的影响而被抑制,容易发生消化不良。

7. 肠道细菌　肠道菌群受食物成分影响,单纯母乳喂养婴儿以双歧杆菌占绝对优势,人工喂养和混合喂养婴儿肠内的大肠埃希菌、嗜酸杆菌、双歧杆菌及肠球菌所占比例几乎相等。婴幼儿肠道正常菌群脆弱,易受许多内外界因素影响而菌群失调,导致消化功能紊乱。

8. 婴儿粪便　食物进入消化道至粪便排出时间因喂养而异:母乳喂养的婴儿平均为 13 小时,人工喂养者平均为 15 小时。①人乳喂养婴儿:多为均匀膏状或带少许黄色或金黄色粪便颗粒,或较稀薄、绿色、不臭,呈酸性反应(pH 4.7～5.1)。平均每日排便 2～4 次,一般在添加辅食后次数即减少。②人工喂养婴儿:为淡黄色或灰黄色,较干稠,呈中性或碱性反应(pH 6～8),因牛乳含蛋白质较多,粪便有明显的蛋白质分解产物的臭味,有时可混有白色酪蛋白凝块。大便 1～2 次 / 日,易发生便秘。如果只是排便间隔超过 48 小时,不伴任何不适,不应称为便秘。③混合喂养婴儿:与单纯喂牛乳者相似,但较软、黄。添加淀粉类食物可使大便增多,稠度稍减,稍呈暗褐色,臭味加重。添加各类蔬菜、水果等辅食时大便外观与成人粪便相似,初加菜泥时,常有小量绿色便排出。便次每日 1 次左右。

第二节　口　炎

口炎(stomatitis)是指口腔黏膜由于各种感染引起的炎症,若病变限于局部如舌、齿龈、口角亦可称为舌炎、齿龈炎或口角炎等。目前细菌感染性口炎已很少见,临床以病毒及真菌感染所致者较多。

鹅口疮

鹅口疮(thrush, oral candidiasis)是以口腔、舌上满布白屑为主要临床特征的一种口腔疾病。因其状如鹅口,故称鹅口疮;因其色白如雪片,故又名雪口。一年四季均可发生,多见于初生儿、早产儿,以及久病体虚、营养不良、腹泻及长期应用广谱抗生素或激素的小儿。

"鹅口疮"病名早期记载见于《诸病源候论·小儿杂病诸候·鹅口候》:"小儿初生,口里白屑起,乃至舌上生疮,如鹅口里,世谓之鹅口。此由在胎时受谷气盛,心脾热气熏发于口故也。"

一、病因病理

(一)中医病因病机

本病病因多由心脾积热、虚火上浮所致。病位主要在心脾肾。病机多为孕妇平素喜食辛辣炙煿之品，胎热内蕴，遗患胎儿；或因生后不注意口腔清洁，为秽毒之邪所侵，秽毒积热蕴于心脾；也可因胎禀不足，或久病大病之后，气阴不足，虚不制火，致虚火上浮。因少阴之脉通于舌，太阴之脉通于口，故火热循此二经上炎，熏灼口舌而致口舌漫生白屑。

（二）西医病因病理

本病为白色念珠菌感染所致。白色念珠菌常存在于正常人口腔、肠道、阴道、皮肤等处，新生儿可在出生时产道感染，或被污染的乳具、奶头感染而致病。婴儿常因体质虚弱、营养不良、慢性腹泻、长期使用广谱抗生素或激素致消化道菌群失调，白色念珠菌繁殖，故常见真菌性肠炎的同时并发鹅口疮。

二、主要临床表现

本病初期，先在舌上或两颊内侧黏膜上呈点状或小片状白色乳凝块样物，微凸起，以后逐渐融合成大片状，可蔓延到齿龈、上腭及咽部。患处不痛，不流涎，一般不影响吃奶，无全身症状。偶可波及喉部、气管、肺或食管、肠管，甚至引起全身性真菌病，出现呕吐、吞咽困难、声音嘶哑或呼吸困难等。

三、辅助检查

取口腔白屑少许涂片，加 10% 氢氧化钠液 1 滴，在显微镜下可见白色念珠菌的菌丝和孢子。如怀疑合并全身性真菌感染，可做尿、便、血培养以分离出白色念珠菌。

四、诊断及鉴别诊断

（一）诊断要点

1. 多见于新生儿，久病体弱者，或长期使用抗生素、激素患者。

2. 舌上、颊内、牙龈或上腭散布白屑，可融合成片。重者可向咽喉处蔓延，影响吸吮与呼吸，偶可累及食管、肠道、气管等。

3. 诊断困难者，可取少许白屑涂片，加 10% 氢氧化钠溶液 1 滴，在显微镜下见到白色念珠菌孢子和菌丝即可确诊。

（二）鉴别诊断

鹅口疮可与口腔内残留乳块、白喉等相鉴别（表 8-1）。

表 8-1　鹅口疮的鉴别诊断

疾病	鉴别
残留乳块	其状虽与鹅口疮相似，但以温开水或棉签轻拭，即可去之
白喉	白喉假膜多起于扁桃体，渐次蔓延于咽、软腭或鼻腔等处，其色灰白，不易擦去，若强行擦除，则易出血，多有发热、喉痛、疲乏等症状，病情严重

五、临床治疗

以局部治疗为主，保持口腔碱性环境，必要时用抗真菌药物。

（一）中医治疗

1. 中医辨证思路　根据病程长短、白屑多少、热象显否及伴发症状来辨别实证、虚证。实证一般病程较短，口腔白屑堆积，周围焮红，尿赤便秘；虚证多病程较长，口腔白屑较少，周围不红，大便稀溏，或大便干结，食欲不振，或形体瘦弱等。

2. 治疗原则　实证以清心泻脾为主，虚证以滋阴降火为主。

3. 辨证施治

（1）心脾积热

[症候]　口腔舌面满布白屑，面赤唇红，烦躁不宁，吮乳啼哭，大便干结，小便短黄，舌红，苔薄黄，脉滑数或指纹紫滞。

[治法]　清心泻脾，解毒泻火。

[方药]　清热泻脾散加减。

大便干结者，加生大黄；口干喜饮者，加石斛、玉竹；纳少作恶者，加佩兰、米仁。

（2）虚火上浮

[症候]　口舌白屑散在，周围红晕不著，或口舌糜烂，口干不渴，颧红，手足心热，虚烦不寐，大便干结，或大便稀溏，舌红少苔，脉细数或指纹淡紫。

[治法]　滋阴降火，引火归原。

[方药]　知柏地黄汤加减。

食欲不振者，加川石斛、鸡内金、炒谷芽；便秘者，加火麻仁；若泄泻日久，便下溏稀者，七味白术散加淮山药、扁豆、银花。

4. 中医其他疗法

（1）临床常用中成药：①导赤丸：功能清热泻火，利尿通便，用于心脾积热证；②知柏地黄丸：功能滋阴降火，用于虚火上浮证。

（2）外治疗法：①冰硼散、青黛散等择其一，取适量涂敷患处，每日3次，用于心脾积热。②吴茱萸15g，胡黄连6g，大黄6g，生南星3g，共研细末，1岁以内每次用3g，1岁以上可增至5～10g，用醋调成糊状，晚上敷于患儿涌泉穴，外加包扎，晨起除去，用于虚火上浮。

（二）西医治疗

一般不需口服抗真菌药物。可用2%碳酸氢钠液清洁口腔，或局部涂抹制霉菌素鱼肝油混悬液（10万～20万U/ml），每日2～3次。症状重时，可加服制霉菌素，每次5万～10万U，每日3次。同时应注意哺乳卫生，加强营养，适量地加服维生素B_2和维生素C制剂。亦可口服肠道微生态制剂，纠正肠道菌群失调，抑制真菌生长。

六、中西医结合诊疗思路

鹅口疮因患儿个人体质的差异、所引起病因的不同，会产生不同的症候和长短不一的病程。临床治疗当根据不同的病因，选择合适的治疗方式。

1. 泄泻日久，同时便检或口腔内又发现念珠菌者，多可辨证为湿热未清，阴津已伤的虚实夹杂之证，治疗可予养阴运脾，升清降浊之连梅汤。同时合用制霉菌素外治，能较快地抑制念珠菌的生长和恢复肠道功能。

2. 鹅口疮常可由重症肺炎长期使用抗生素或激素情况下诱发，可发生在疾病的恢复期，多为气阴两虚，抵抗力下降所致。临床可根据不同症状分别选用沙参麦冬饮或生脉散加减，配合制霉菌素外用，同时注意加强呼吸功能、维持水电解质平衡等对症支持疗法，增强营养，合理使用或缩短敏感抗生素或激素的治疗疗程。

3. 鹅口疮若治疗不及时，可蔓延至食管、支气管、肺部而引起念珠菌性食管炎或肺念珠菌病，出现呼吸、吞咽困难，甚至造成败血症。如念珠菌肺炎可用清热解毒的痰热清联合氟康唑静脉滴注治疗，会取得一定的疗效。

七、预防与康复

1. 注意口腔清洁，婴儿奶具要消毒。母乳喂养时，应用冷开水清洗奶头，喂奶后给服少量温开水，清洁婴儿口腔。

2. 避免过烫、过硬或刺激性食物，防止损伤口腔黏膜。

3. 注意小儿营养，积极治疗原发病。长期使用抗生素或肾上腺皮质激素者，在患本病时应暂停使用。

疱疹性口炎

疱疹性口炎（herpetic stomatitis）是以口腔内出现单个或成簇小疱疹为主要临床特征的口腔炎症。多见于 1～3 岁小儿，发病无明显季节差异。临床上既可单独发生，亦可伴发于其他疾病如急性感染、泄泻、维生素缺乏等。

本病属于中医学"口疮"范畴。病损仅在口唇两侧者，称"燕口疮"；若溃疡面积较大，弥漫全口，全身症状较重者，称"口糜"；口疮经久不愈或反复发作，致患儿身体瘦弱者，称"口疳"。《素问·气交变大论》中就有口疮的记载："岁金不及，炎火乃行，生气乃用，长气专胜……民兵口疮，甚则心痛。"

一、病因病理

（一）中医病因病机

本病病因多由风热乘脾、心脾积热，或虚火上炎所致。病位主要在心脾胃肾。病机多为感受风热之邪，与内蕴湿热之邪互夹，熏灼口舌；或因调护失宜、喂养不当、恣食肥甘厚腻、煎炒炙烤，蕴而生热，邪热内积心脾；或久病久泻，阴津耗伤，水不制火，虚火上浮。因心开窍于舌，心脉通于舌上；脾开窍于口，脾络通于口；肾脉循喉咙连舌本；胃经循颊络齿龈，所以无论外感、内伤，凡化热、化火者均可循此三经上炎，熏蒸口舌而发病。

（二）西医病因病理

1. 病因　本病主要为感染单纯疱疹病毒Ⅰ型所致。

2. 发病机制　单纯疱疹病毒广泛存在于人体，密切接触为感染的主要因素。病毒持续存在体内，平时没有症状，当机体抵抗力降低时，即可出现口腔炎或口唇、颊内疱疹，有的表现为反复发作性口腔炎。

二、主要临床表现

多急性起病，发热，体温达 38～40℃，1～2 天后，齿龈、唇内、舌、颊黏膜等部位口腔黏膜发生成簇的小水疱和散在的单个水疱，直径为 2～3mm，壁薄而透明，周围绕以红晕。水疱很快溃破，形成浅表溃疡，上覆黄白色纤维素性渗出物。由于疼痛剧烈，常伴有拒食、流涎、烦躁，颌下淋巴结肿大，有压痛等。病程为 10～14 天。

三、辅助检查

从患者的唾液、皮肤病变和大小便中均能分离出病毒。

四、诊断及鉴别诊断

（一）诊断要点

1. 齿龈、舌体、两颊、上腭等处出现成簇或散在的单个水疱或黄白色溃疡点，大小不等，甚则满口糜腐，疼痛流涎。

2. 外感引起者，可伴发热，颌下淋巴结肿大。

（二）鉴别诊断

疱疹性口炎需与疱疹性咽峡炎、细菌感染性口炎、鹅口疮等鉴别（表 8-2）。

表 8-2　疱疹性口炎的鉴别诊断

疾病	鉴别
疱疹性咽峡炎	由柯萨奇病毒感染引起，多发生于夏秋季，疱疹主要在咽部和软腭，有时见于舌，但不累及齿龈及颊黏膜，颌下淋巴结不肿大。
细菌感染性口炎	初起口腔黏膜充血水肿，随后发生糜烂和溃疡，可融合成片，覆盖有灰白色、边界或清楚的假膜，涂片染色可见大量细菌，如金黄色葡萄球菌、肺炎链球菌等。多见于抵抗力低下的婴幼儿。
鹅口疮	口腔及舌上满布白屑，周围有红晕，其疼痛、流涎一般较轻。多发生于初生儿或体弱多病的婴幼儿。

五、临床治疗

对症支持治疗为主，中医清热泻火或滋阴降火，可同时配合外治法。

（一）中医治疗

1. 中医辨证思路

（1）根据起病缓急、病程长短、溃疡溃烂的程度、伴发症状，来辨别实证或虚证：实证多起病急，病程短，口腔溃疡及疼痛较重，局部有灼热感，或伴发热者；虚证多起病缓，病程长，口腔溃烂及疼痛较轻者。

（2）从溃烂部位辨别所属脏腑：见于舌上、舌边溃烂者，多属心；口颊部、上腭、齿龈、口角溃烂为主者，多属脾胃。

2. 治疗原则　实证以清热泻火为主；虚证以滋阴降火为主。同时配合外治疗法。

3. 辨证施治

（1）风热乘脾

［症候］　口唇、颊内、齿龈、上腭等处出现疱疹、溃疡，周围黏膜焮红，灼热疼痛，流涎拒食，伴发热、恶风、咽喉红肿疼痛。舌质红，苔薄黄，脉浮数或指纹浮紫。

［治法］　疏风清热，泻火解毒。

［方药］　银翘散加减。

高热者，加知母、石膏；风热夹湿者，加滑石、藿香；大便秘结者，加生大黄；咽喉红肿疼痛者，加黄芩、射干；口干少津者，加天花粉、石斛。

（2）脾胃积热

[症候] 颊内、齿龈、上腭、唇角等处溃疡较多，或满口糜烂，周围黏膜红赤灼热，疼痛拒食，烦躁流涎，面赤唇红，或伴身热、口臭、小便短赤，大便干结。舌质红，苔黄厚，脉滑数或指纹紫滞。

[治法] 清热解毒，通腑泻火。

[方药] 凉膈散加减。

烦躁口渴者，加生石膏、天花粉；舌苔厚腻，多涎者，加石菖蒲、滑石、藿香；溃疡满布，有黄色渗出物者，加金银花、连翘、蒲公英；食积内停，脘腹胀满者，加焦山楂、麦芽、枳实。

（3）心火上炎

[症候] 舌尖、舌边溃烂，色赤疼痛，烦躁多啼，口干欲饮，小便短黄，舌尖红，苔薄黄，脉数或指纹紫。

[治法] 清心泻火，解毒除烦。

[方药] 泻心导赤散加减。

小便短黄而少者，加车前子、滑石；口渴甚者，加石膏、天花粉；大便秘结者，加生大黄、知母。

（4）虚火上浮

[症候] 口腔溃疡较少，呈灰白色，周围色不红或微红，口臭不甚，反复发作或迁延不愈，神疲颧红，口干不渴，舌红，苔少或花剥，脉细数，指纹淡紫。

[治法] 滋阴降火，引火归原。

[方药] 六味地黄丸加肉桂。

若久泻或吐泻之后患口疮，宜气阴双补，可服七味白术散，加乌梅、怀山药、生扁豆。

4.中医其他疗法

（1）临床常用中成药：①蒲地蓝消炎口服液：功能清热解毒，抗炎消肿，用于口疮实证；②六味地黄丸：功能滋阴降火，用于口疮虚证。

（2）中药外治法：①吴茱萸15g，捣碎，醋调敷涌泉穴，临睡前固定，翌晨去除，用于虚火上炎；②冰硼散、锡类散或西瓜霜少许，涂敷患处，每日2～3次，用于心火上炎；③开喉剑喷雾剂或金喉健喷雾剂，喷患处，每日数次，用于风热乘脾证。

（二）西医治疗

局部涂碘去氧脲嘧啶可抑制单纯疱疹病毒。为预防继发感染亦可涂2.5%～5%金霉素鱼肝油，每1～2小时1次。疼痛重者可于餐前2%利多卡因涂抹局部。症状严重者可用利巴韦林每日10mg/kg，每日3次，全身抗病毒治疗。发热时可用对乙酰氨基酚每次10～15mg/kg，4～6小时1次；或布洛芬每次5～10mg/kg，1日3次。继发细菌感染可用抗生素治疗。

六、中西医结合诊疗思路

疱疹性口炎虽为自限性疾病，但其传染性较强，全身症状较重，甚至有并发脑炎和全身性感染的可能。疱疹性口炎严重、发热持续不退者，常予退热、补液等对症支持治疗，并合用清热解毒如黄连解毒汤类方药，以及康复新液等局部外治加速疱疹溃疡的愈合；单味药一枝黄花煎水漱口，简单有效。

七、预防与康复

1. 保持口腔清洁，注意饮食卫生，餐具应经常消毒。
2. 食物宜新鲜、清洁，多食新鲜蔬菜和水果，不宜过食肥甘厚腻之食物。
3. 给初生儿、小婴儿清洁口腔时，动作宜轻，以免损伤口腔黏膜。
4. 适龄儿童可适当参加户外活动和锻炼，增强体质，避免各种感染。

第三节　胃　炎

　　胃炎（gastritis）是指由各种物理性、化学性或生物性有害因子引起的胃黏膜或胃壁炎性改变的一种疾病。胃炎是儿科消化系统的常见病。根据病程分急性和慢性两种，后者发病率高。

　　本病属中医"胃脘痛""胃胀""呕吐"等范畴。"胃脘痛"始见于《素问·五常政大论》："少阳司天，火气下临……心痛、胃脘痛，厥逆膈不通，其主暴速。"并最早将此作为症状进行了描述。而金代张元素在《医学启源·主治心法》则首立了"胃脘痛"的病名。

一、病因病理

（一）中医病因病机

　　本病病因多由乳食积滞，寒邪、肝气侵犯，或素体胃有积热、脾胃虚寒所引起。病位主要在脾胃。病机多为小儿饮食不节，或过食不易消化的食物，以致损伤脾胃，乳食停积中州，壅塞气机，升降失和，传化失职；或因胃脘部为风冷寒气所侵，或过食生冷瓜果之品，或病程中过服苦寒攻伐之剂，因寒主收引，寒凝则气滞，以致经络不通，气血壅阻不行；或过食辛热之品，以致热积于胃；或先天禀赋不足，脾胃素虚，寒伤中阳，中阳不运，气机不畅；或感受夏秋湿热，蕴于中焦，致湿食化火，气滞不畅；或因环境不适，或所欲不遂，或遭受打骂等，导致肝气不畅，横逆犯胃。因胃为传化之腑，只有保持通降之性，才能维持纳食传导之功；脾主运化水湿，一旦气机壅滞，则水反为湿，谷反为滞，形成气滞、食积、湿阻，甚则痰结、血瘀，均可使传导失常，不通则痛，而发为胃脘痛。

（二）西医病因病理

1. 病因和发病机制

　　（1）急性胃炎：多为继发性，可由严重感染、休克和其他危重疾病所致的应激反应（又称急性黏膜损伤）引起；也可由于误服毒性物质或腐蚀剂，摄入由细菌及其毒素污染的食物，及服用对胃黏膜有损害的药物等引起；进食过冷、过热食物或粗糙食物损伤胃黏膜；另外，食物过敏、胃内异物、情绪波动、精神紧张和各种原因所致的变态反应等，均可引起胃黏膜的急性炎症。

　　（2）慢性胃炎：有害因子长期反复作用于胃黏膜引起的损伤。小儿慢性胃炎中以浅表性胃炎最常见。病因迄今尚未完全明确，目前认为幽门螺杆菌（helicobacter pylori，HP）感染是胃炎的主要病因，其他细菌及病毒感染、胆汁反流、长期服用刺激性食物和药物、精神神经因素、慢性疾病影响或其他（如 X 射线、胃窦内容物滞留、遗传、免疫、营养）等因素均可能参与发病。

2. 病理

（1）急性胃炎：表现为上皮细胞变性、坏死，固有膜大量中性粒细胞浸润，无或极少有淋巴细胞、浆细胞浸润，腺体细胞呈不同程度变性坏死。

（2）慢性胃炎：浅表性胃炎见上皮细胞变性，小凹上皮细胞增生，固有膜炎症细胞主要为淋巴细胞、浆细胞浸润。萎缩性胃炎主要为固有腺体萎缩，肠腺化生及炎症细胞浸润。

二、主要临床表现

1. 急性胃炎　发病急骤，轻者仅有食欲不振、腹痛、恶心、呕吐，严重者可出现呕血、黑便、脱水、电解质及酸碱平衡紊乱。有感染者常伴有发热等全身中毒症状。

2. 慢性胃炎　常见症状为反复发作性疼痛，经常出现于进食过程中或餐后，多数位于上腹部、脐周，轻者为间歇性隐痛或钝痛，严重者为剧烈绞痛。常伴有食欲不振、恶心、呕吐、腹胀、嗳气、反酸等，继而影响营养状况及生长发育。胃黏膜糜烂出血者伴呕血、黑便。

三、辅助检查

1. 胃镜检查　最有价值、安全、可靠的诊断手段。可直接观察胃黏膜病变及其程度，可见黏膜广泛充血、水肿、糜烂、出血，有时可见黏膜表面的黏液斑或反流的胆汁。幽门螺杆菌感染胃炎时，还可见胃黏膜微小结节形成（又称胃窦小结节或淋巴细胞样小结节增生）。同时可取病变部位组织进行幽门螺杆菌和病理学检查。

2. X线钡餐造影　多数胃炎病变在黏膜表层，钡餐造影难有阳性发现。气、钡双重造影效果较好。

3. 幽门螺杆菌（HP）检测

（1）核素标记尿素呼吸试验：通过测定呼出气体中 ^{13}C 含量即可判断胃内幽门螺杆菌感染程度，其特异性和敏感性达 90% 以上。

（2）胃黏膜组织切片染色与培养。

（3）胃黏膜 HP 培养及核酸检测。

（4）尿素酶试验。

（5）血清学检测抗 HP 抗体。

四、诊断及鉴别诊断

（一）诊断要点

根据病史、体检、临床表现、胃镜和病理学检查，基本可以确诊。

（二）鉴别诊断

本病引起的腹部急性疼痛需与外科急腹症，肝、胆、胰、肠等腹腔脏器的器质性疾病以及腹型过敏性紫癜相鉴别。慢性反复发作性疼痛应与肠道寄生虫、肠痉挛等疾病鉴别（表8-3）。

表8-3　胃炎的鉴别诊断

疾病	鉴别
急性胰腺炎	上腹疼痛、恶心、呕吐，血清及尿淀粉酶常增高。儿童重症急性胰腺炎腹痛剧烈，早期可出现全身中毒症状，可有明显的腹膜炎、血性腹水
肠蛔虫症	常有不固定腹痛、偏食、异食癖、恶心、呕吐等消化功能紊乱症状，有时出现全身过敏症状。往往有吐、排虫史，粪便查找虫卵、驱虫治疗有效等可协助诊断
肠痉挛	婴儿多见，可出现反复发作的阵发性腹痛，腹部无异常体征，排气、排便后可缓解
心理因素所致非特异性腹痛	原因不明，与情绪改变、生活事件、家庭成员过度焦虑等有关。表现为弥漫性、发作性腹痛，持续数十分钟或数小时而自行缓解，可伴有恶心、呕吐等症状。临床和辅助检查往往无阳性表现

五、临床治疗

祛除病因，积极治疗原发病，避免服用一切刺激性食物和药物，及时纠正水、电解质紊乱及中医辨证治疗。

（一）中医治疗

1. 中医辨证思路

（1）辨其病因：通过问诊或审证求因的原则探求病因，如饮食所伤，必有积滞的症状；肝气犯胃，可有嗳气泛酸之症，等等。知其所因，方能治其根本。

（2）辨疼痛的寒热虚实：一般规律是喜按为虚，拒按为实；久病多虚，新病多实；得食痛减为虚，食后疼痛加剧为实；痛处不移者为实，反则为虚。实证多热，虚证多寒。但也有寒热错杂，虚实互见的，当四诊合参，辨证施治。

（3）辨病邪在气在血：病邪在气者，多胀痛连胁，痛无定处；病邪在血者，症见痛如针刺，拒按不移，或有出血、瘀血症状。

2. 治疗原则　本病总由脾胃失和，气机不畅所致，故治疗应以调和脾胃，疏畅气机为根本。临床上根据病因不同，分别治以温散寒邪、消食导滞、通腑泄热、温中补虚，或活血化瘀等。本病除内服药物外，还常配合推拿、外治、针灸等以提高疗效。

3. 辨证施治

（1）乳食积滞

［证候］　胃脘胀满，疼痛拒按，嗳腐吞酸，甚则呕吐，呕吐物多为酸臭乳块或不消化食物，舌质红，苔厚腻，脉滑或指纹紫滞。

［治法］　消食消乳，和胃止痛。

［方药］　伤食以保和丸加减，伤乳用消乳丸加减。

若乳食积滞化热而便秘者，可加大黄、枳实；呕吐甚者，加藿香、苏梗。

（2）寒邪犯胃

［证候］　胃脘冷痛，遇寒痛甚，得温则舒，纳少便溏，口淡流涎，舌质淡，苔白，脉沉紧或指纹色红。

［治法］　散寒止痛。

［方药］　香苏散合良附丸加减。

腹胀甚者，加砂仁、枳壳；腹痛甚者，加小茴香、延胡索；大便溏泄者，加焦白术、怀山药；纳谷不香者，加炒谷芽、鸡内金。

（3）胃有积热

［证候］　胃脘闷痛，脘腹痞满，口苦、口黏纳呆，甚者呕吐，吐物酸臭，头身重着，口干尿赤，舌质红，苔黄腻，脉滑数或指纹色紫。

［治法］　清热化积，理气止痛。

［方药］　凉膈散加减。

胃脘痛甚者，加延胡索、枳壳；热偏盛者，加黄连、蒲公英；口黏纳呆者，加藿香、佩兰、焦神曲。

（4）肝气犯胃

［证候］　胃脘胀痛连胁，胸闷嗳气，甚者呕吐酸苦，大便不畅，得嗳气、矢气则舒，遇烦恼郁怒则痛作或痛甚，舌边红，苔白腻，脉弦或指纹沉滞。

［治法］　疏肝理气，和胃止痛。

［方药］　柴胡疏肝散加减。

胀重者，加青皮、郁金、木香；痛甚者，加川楝子、延胡索；嗳气频作者，加半夏、苏梗。

（5）脾胃虚寒

［证候］　胃脘隐隐作痛，绵绵不断，喜暖喜按，得食则减，时吐清水，面色无华，神疲乏力，手足欠温，大便溏薄，甚则便血，舌质淡，苔白，脉细弱或沉缓或指纹淡红。

［治法］　温阳建中，益气和胃。

［方药］　黄芪建中汤加减。

呕吐清水者，加陈皮、半夏、茯苓；泛酸者，去饴糖、黄芪，加海螵蛸。

（6）胃阴不足

［证候］　胃脘隐隐灼痛，似饥而不欲食，口燥咽干，五心烦热，消瘦乏力，口渴思饮，大便干结，舌红少津，脉细数或指纹淡紫。

［治法］　养阴益胃，和中止痛。

［方药］　一贯煎合芍药甘草汤加减。

4. 中医其他疗法

（1）临床常用中成药：①保和丸：功能消食导滞和胃，用于乳食积滞证；②气滞胃痛颗粒：功能疏肝和胃，用于肝气犯胃证；③三九胃泰冲剂：功能消炎止痛、理气健胃，用于胃有积热证；④温胃舒颗粒：功能温胃止痛，用于脾胃虚寒证。

（2）针灸疗法：取中脘、内关、公孙、足三里，常规针刺，可行灸法或隔姜灸。

（3）推拿疗法：按揉中脘、气海、天枢、足三里、脾俞、胃俞、三焦俞，捏脊。

（二）西医治疗

1. 急性胃炎　去除病因积极治疗原发病有上消化道出血者应卧床休息，保持安静，监测生命体征及呕吐与黑便情况。静滴 H_2 受体拮抗剂，口服胃黏膜保护剂，可用局部黏膜止血的方法。细菌感染者应用有效抗生素。

2. 慢性胃炎

（1）黏膜保护剂：如枸橼酸铋钾、硫糖铝、蒙脱石粉剂等。

（2）H_2 受体拮抗剂：常用西咪替丁、雷尼替丁、法莫替丁等。

（3）胃肠动力药：腹胀、呕吐或胆汁反流者加用多潘立酮、西沙必利。

（4）质子泵抑制剂（PPI）：常用奥美拉唑、兰索拉唑等。

（5）有幽门螺杆菌感染者应进行规范的抗生素治疗。临床常用的药物有：羟氨苄青霉素每日 50mg/kg；克拉霉素每日 15～30mg/kg；甲硝唑每日 25～30mg/kg；呋喃唑酮每日 5～10mg/kg，分 3 次口服。目前多主张联合用药，多用以质子泵抑制剂为中心药物的"三联"方案：PPI ＋上述抗生素中的 2 种，持续 1～2 周；或以铋剂为中心药物的"三联""四联"治疗方案：①枸橼酸铋钾 4～6 周 ＋2 种抗生素（羟氨苄青霉素 4 周、克拉霉素 2 周、甲硝唑 2 周、呋喃唑酮 2 周）；②枸橼酸铋钾 4～6 周 ＋H_2 受体拮抗剂 4～8 周 ＋上述 2 种抗生素 2 周。

六、中西医结合诊疗思路

小儿胃炎是儿科消化系统的常见病，症状体征轻重不一。小婴儿可表现为慢性腹泻和营养不良。重者甚至会引发大出血，伴有脱水、电解质紊乱、休克等。所以必须根据病因进行及时对症的治疗。

1. HP 感染是胃炎主要原因，中医从整体进行辨证论治，在治疗上具有一定的优势。中医认为本病是脾胃虚弱为本，湿热壅滞为标。早期以湿热中阻为主，治疗以泻黄散或半夏泻心汤等清热燥湿为主；日久可出现脾胃虚弱、胃阴不足之证，治疗以益胃汤等养阴益胃为主。同时联合西医的"三联""四联"疗法，疗效确切。若加用一些，如妈咪爱等益生菌微生态制剂做辅助治疗，亦可以提高 Hp 的清除率。

2. 对诊断明确的 HP 感染患儿，应首先给予正规西医抗 HP 感染治疗，剂量要足，疗程要够。西药疗程结束后，必要及时给予扶正固本，健脾益气的参苓白术散等中药，来进一步改善胃肠功能，增强机体免疫力，促进病愈。

3. 胆汁反流性胃炎大多认为是肝失疏泄，胆汁排泄失常，脾胃虚弱，升降失司，胆汁随胃气上逆，致气机郁滞，化湿生火，郁于中焦。故中医治疗多以黄连温胆汤或左金丸等疏肝和胃，清热降逆之品，同时配合西药奥美拉唑制酸、多潘立酮加强胃肠动力等药物，疗效显著。

七、预防与康复

1. 养成良好的生活与饮食习惯，忌暴饮暴食、饥饱不均。
2. 注意饮食卫生，忌食生冷及刺激性食品。
3. 注意加强锻炼，重视精神与饮食的调摄。

第四节 腹 泻 病

小儿腹泻病（infantile diarrhea）是一组由多病原、多因素引起的以大便次数增多和大便性状改变为特点的消化道综合征，是我国婴幼儿最常见的疾病之一。本病一年四季均可发生，夏秋季节多见。6 个月～2 岁婴幼儿发病率高，是造成小儿营养不良、生长发育障碍和死亡的主要原因之一。

该病属中医"泄泻"范畴。

一、病因病理

（一）中医病因病机

小儿泄泻的病因以感受外邪，内伤饮食和脾胃虚弱多见。其主要病位在脾胃大肠,主要病机为脾困湿盛。因胃主受纳腐熟水谷,脾主运化水湿和水谷精微。感受外邪、饮食所伤或脾胃本虚,脾胃运化失调,升降失常,水谷不化,精微不布,清浊不分,反生湿滞,清气下陷,浸渍大肠,即成泄泻。

由于小儿稚阳未充,稚阴未长,泄泻后较成人更易于损阴伤阳发生变证。重症泄泻可因泻下过度,易于伤阴耗气,出现气阴两虚,甚至阴损及阳,导致阴竭阳脱的危重变证。若久泻不止,脾气虚弱,土虚木亢,肝旺而生内风出现慢惊风证;若泄泻迁延不愈,脾虚失运,生化乏源,气血不足以荣养脏腑肌肤,日久可致疳证。

(二)西医病因病理

1. 易感因素 小儿易发生腹泻与其特有的解剖、生理特点密切相关。

(1)婴幼儿消化系统发育不成熟,胃酸分泌少,消化酶活性低,但营养需要相对较多,胃肠道负担重。

(2)免疫功能差,血清中 IgM、IgA 和胃肠道分泌型 IgA 均较低。

(3)母乳中含有大量体液因子、巨噬细胞、粒细胞及溶酶体等,有很强的抗肠道感染作用。家畜乳在加热过程中上述成分被破坏,故人工喂养儿易发生肠道感染。

2. 病因 腹泻的病因主要有感染性和非感染性两大类。

(1)感染因素:肠道内感染可由病毒、细菌、真菌、寄生虫引起,以前两者多见,尤其是病毒。①病毒感染:主要病原是人类轮状病毒,其他如诺沃克病毒、埃可病毒、柯萨奇病毒、腺病毒、冠状病毒等均可引起腹泻。②细菌感染:主要是致腹泻大肠埃希菌、其他细菌如空肠弯曲菌、耶尔森菌、沙门菌、变形杆菌、金黄色葡萄球菌等。③真菌感染:主要是白色念珠菌、毛霉菌、曲霉菌等,小儿以白色念珠菌多见。④寄生虫:常见为蓝氏贾第鞭毛虫、阿米巴原虫和隐孢子虫等。

肠道外感染如患中耳炎、上呼吸道感染、肺炎、泌尿系感染、皮肤感染或急性传染病时,可由于发热和病原体的毒素作用而并发腹泻。

另外,长期、大量地使用广谱抗生素可引起肠道菌群紊乱,使耐药性菌或白色念珠菌等大量繁殖,引起药物较难控制的肠炎,称之为抗生素相关性腹泻。

(2)非感染因素

1)饮食因素:多由饮食不节,喂养不当造成,如添加辅食过量、突然改变食物品种、过早添加大量淀粉类食品等。

2)过敏性因素:肠道对某些食物如牛奶或大豆过敏而发生腹泻。

3)原发性或继发性双糖酶(主要为乳糖酶)缺乏或活性降低,使肠道对糖的消化吸收不良而引起腹泻。

4)气候因素:气候突变、腹部受凉使肠蠕动增加;天气过热、消化液分泌减少等都可能诱发消化功能紊乱而致腹泻。

3. 发病机制 导致腹泻的机制有:因肠腔内存在大量不能吸收的具有渗透活性的物质而致,为"渗透性"腹泻;因肠腔内电解质分泌过多而致,为"分泌性"腹泻;因炎症所致的液体大量渗出,为"渗出性"腹泻;因肠道运动功能异常而致,为"肠道功能异常"腹泻。但在临床上不少腹泻并非由某种单一机制引起,而是在多种机制共同作用下发生的。

4. 分类方式

(1)根据临床病情的轻重,可将腹泻分为轻型腹泻和重型腹泻。重型腹泻多在严重腹泻同时伴有明显脱水、电解质紊乱和全身感染中毒症状。

（2）根据腹泻的病程，还可将腹泻分为急性腹泻、迁延性腹泻和慢性腹泻。急性腹泻是连续病程在 2 周以内的腹泻，迁延性腹泻的病程在 2 周~2 个月，慢性腹泻的病程达 2 个月以上。

二、主要临床表现

（一）腹泻的共同临床特点

1. 轻型　常由饮食因素及肠道外感染引起。起病急或缓，以胃肠道症状为主，表现为食欲低下，常伴呕吐，大便次数增多，每日数次量不多，大便稀薄带水，黄色或黄绿色，有酸味，常见白色或黄白色奶瓣和泡沫。无脱水及全身中毒症状，大多在数日内痊愈。

2. 重型　多由肠道内感染引起。起病较急，胃肠道症状较重，包括食欲低下，常有呕吐，严重者可吐咖啡色液体；腹泻次数较多，每日十余次至数十次，多为黄色水样或蛋花样大便，含有少量黏液，部分患儿可有少量血便。除此之外常有明显的脱水、电解质紊乱和全身中毒症状。

（1）脱水：由于吐泻丢失液体和摄入量不足，使体液总量尤其是细胞外液量减少，导致不同程度（轻、中、重）脱水。由于腹泻患儿丧失的水和电解质的比例不尽相同，可造成等渗、低渗或高渗性脱水，以前两者多见。临床表现为皮肤黏膜干燥，弹性下降，眼窝、囟门凹陷，尿少，泪少，甚至血容量不足引起四肢发凉等末梢循环改变等症状。

（2）酸碱平衡紊乱：重型腹泻病常出现代谢性酸中毒。患儿可出现精神不振，口唇樱红，呼吸深大等症状，但小婴儿症状很不典型。

（3）电解质平衡紊乱：①低钾血症：表现为精神不振、无力、腹胀、心律不齐、碱中毒等。②低钙和低镁血症：腹泻患儿进食少，吸收不良，从大便丢失钙、镁，可使体内钙、镁减少。活动性佝偻病和营养不良患儿更多见，脱水、酸中毒纠正后易出现低钙症状（手足搐搦和惊厥）；极少数久泻和营养不良患儿输液后出现震颤、抽搐，用钙治疗无效时应考虑低镁血症的可能。

（4）全身中毒症状：如发热或体温不升，精神烦躁或萎靡、嗜睡、面色苍白、意识模糊甚至昏迷休克。

（二）几种常见类型肠炎的临床特点

1. 轮状病毒肠炎　轮状病毒是秋、冬季小儿腹泻最常见的病原。呈散发或小流行，经粪-口传播，也可以气溶胶形式经呼吸道感染而致病。潜伏期 1~3 天，多发生在6~24 个月的婴儿。起病急，常伴发热和上呼吸道感染症状，无明显感染中毒症状。病初 1~2 天即有呕吐，随后出现腹泻。大便次数多，量多，水分多，黄色水样便或蛋花样便，带少量黏液，无腥臭味，常并发脱水、酸中毒及电解质紊乱。大便镜检偶有少量白细胞，感染后 1~3 天即有大量病毒自大便中排出，最长可达 6 天。血清抗体一般在感染后 3 周上升。病毒较难分离，有条件可直接用电镜检测病毒，或用 ELISA法检测病毒抗原和抗体，或 PCR 及核酸探针技术检测病毒抗原。本病为自限性疾病，自然病程为 3~8 天，少数较长。

2. 产毒性细菌引起的肠炎　多发生在夏季。潜伏期为 1~2 天，起病较急。轻症仅大便次数稍增，性状轻微改变。重症腹泻频繁，量多，呈水样或蛋花样，混有黏液，伴呕吐，常发生脱水、电解质和酸碱平衡紊乱。镜检无白细胞。本病为自限性疾病，病程为3～7天，亦可较长。

3. 侵袭性细菌引起的肠炎 全年均可发病，多见于夏季。潜伏期长短不一。起病急，腹泻频繁，大便呈黏冻状，带脓血，有腥臭味。常伴恶心、呕吐、高热、腹痛和里急后重，可出现严重的中毒症状，如高热、意识改变，甚至感染性休克。大便镜检有大量白细胞和数量不等的红细胞，大便细菌培养可找到相应的致病菌。

4. 抗生素诱发的肠炎 长期应用广谱抗生素可使肠道菌群失调，肠道内耐药的金葡菌、绿脓杆菌、变形杆菌、某些梭状芽孢杆菌和白色念珠菌大量繁殖而引起肠炎。多见于营养不良、免疫功能低下，或长期应用肾上腺皮质激素患儿，婴幼儿病情多较重。

(1) 金黄色葡萄球菌肠炎：典型的大便为黯绿色，量多，带黏液，少数为血便。大便镜检有大量脓细胞和成簇的革兰阳性球菌，培养有葡萄球菌生长，凝固酶阳性。

(2) 真菌性肠炎：多为白色念珠菌所致。大便次数增多，黄色稀便，泡沫较多，带黏液，有时可见豆腐渣样细块（菌落）。大便镜检有真菌孢子和菌丝，如芽孢数量不多，应进一步以沙氏培养基做真菌培养确诊。

三、辅助检查

急性腹泻可查粪便常规、粪便培养等明确病情，怀疑轮状病毒感染所致者可采取酶联免疫吸附试验或免疫酶斑试验检测粪便上清液中的病毒抗原。

对于迁延性腹泻或慢性腹泻，可在详细询问病史，全面体格检查的基础上，合理选择一下辅助检查，以利寻求确切病因：①肠道菌群分析、大便酸度和还原糖检测、细菌培养；②十二指肠液分析；③食物过敏原检测。必要时可查蛋白质、碳水化合物和脂肪吸收功能试验、X线、结肠镜等综合分析判断。

四、诊断及鉴别诊断

(一) 诊断要点

根据发病季节、病史（包括喂养史和流行病学资料）、临床表现和大便性状可以作出临床诊断。必须判定有无脱水（程度和性质）、电解质紊乱和酸碱失衡，注意寻找病因。

(二) 鉴别诊断

根据大便常规有无白细胞将腹泻分为两组。

1. 大便无或偶见少量白细胞者，为侵袭性细菌以外的病因（如病毒、非侵袭性细菌、寄生虫等肠道内、外感染或喂养不当）引起的腹泻，多为水泻，有时伴脱水症状，应与以下疾病鉴别（表8-4）。

表8-4 大便无或偶见少量白细胞的腹泻鉴别诊断

分类	鉴别
生理性腹泻	多见于6个月以内婴儿，外观虚胖，常有湿疹，生后不久即出现腹泻，除大便次数增多外，无其他症状，食欲好，不影响生长发育。近年来发现此类腹泻可能为乳糖不耐受的一种特殊类型，添加辅食后，大便即逐渐转为正常
导致小肠消化吸收功能障碍的各种疾病	如乳糖酶缺乏、葡萄糖-半乳糖吸收不良、失氯性腹泻、原发性胆酸吸收不良、过敏性腹泻等，可根据各病特点进行粪便酸度、还原糖试验等检查方法加以鉴别

2. 大便有较多白细胞者,常由各种侵袭性细菌感染所致,仅凭临床表现难以区分,必要时应进行大便细菌培养、细菌血清型和毒性检测。尚需与下列疾病鉴别(表8-5)。

表8-5　大便有较多白细胞的腹泻鉴别诊断

分类	鉴别
细菌性痢疾	常有流行病学接触史。便次多,量少,脓血便伴里急后重,大便镜检有较多脓细胞、红细胞和吞噬细胞,大便细菌培养有痢疾杆菌生长可确诊
坏死性肠炎	中毒症状较严重,腹痛,腹胀,频繁呕吐,高热,大便糊状呈黯红色,渐出现典型的赤豆汤样血便,常伴休克,腹部立、卧位 X 线摄片呈小肠局限性充气扩张,肠间隙增宽,肠壁积气等

五、临床治疗

急性期轻症腹泻,应以中医辨证治疗为主,同时配合推拿、外治等方法。重症腹泻,应以西医治疗为主,迅速纠正脱水、酸中毒、电解质紊乱,抗感染。迁延性腹泻和慢性腹泻应合理选择中西医结合疗法,既要中医辨证治疗,也要注意肠道菌群失调及饮食疗法。

(一)中医治疗

1. 中医辨证要点　本病以八纲辨证为主,常证重在辨寒、热、虚、实;变证重在辨阴、阳。常证按起病缓急、病程长短分为暴泻、久泻,暴泻多属实,久泻多属虚或虚中夹实;变证起于泻下不止,可出现气阴两伤证,甚则导致阴竭阳脱证,属危重症。

2. 治疗原则　主要以运脾化湿为基本法则。实证以祛邪为主,根据不同的证型分别治以清肠化湿、祛风散寒、消食导滞。虚证以扶正为主,分别治以健脾益气,温补脾肾。泄泻变证,总属正气大伤,分别治以益气养阴、酸甘敛阴,护阴回阳、救逆固脱。

3. 辨证施治

(1)常证

1)湿热泻

[证候]　大便水样,或如蛋花汤样,泻下急迫,量多次频,气味秽臭,或见少许黏液,腹痛时作,食欲不振,或伴呕恶,神疲乏力,或发热烦闹,口渴,小便短黄,舌质红,苔黄腻,脉滑数或指纹紫。

[治法]　清肠解热,化湿止泻。

[方药]　葛根芩连汤加减。

热偏重者,加金银花、马齿苋;湿重水泻者,加车前子、茯苓、泽泻;泛恶苔腻者,加藿香、佩兰;腹痛者,加枳壳、木香;纳差者,加焦山楂、焦麦芽。

2)风寒泻

[证候]　大便清稀,夹有泡沫,臭气不甚,肠鸣腹痛,或伴恶寒发热,鼻流清涕,咳嗽,舌质淡,苔薄白,脉浮紧或指纹淡红。

[治法]　疏风散寒,化湿和中。

[方药]　藿香正气散加减。

风寒束表、恶寒发热较重者,加防风、荆芥;腹痛甚,里寒重,加干姜、砂仁、木香;

腹胀苔腻者,加枳壳、厚朴;夹有食滞者,去甘草、大枣,加焦山楂、鸡内金;小便短少者,加泽泻、车前子。

3）伤食泻

[证候]　大便稀溏,夹有乳凝块或食物残渣,气味酸臭,或如败卵,脘腹胀满,便前腹痛,腹痛拒按,泻后痛减,嗳气酸馊,或有呕吐,不思乳食,夜卧不安,舌苔厚腻,或微黄,脉滑实或指纹滞。

[治法]　运脾和胃,消食化滞。

[方药]　保和丸加减。

腹痛者,加木香、枳壳;呕吐者,加藿香、麦芽;积滞化热者,加黄连、金银花。

4）脾虚泻

[证候]　大便稀溏,色淡不臭,多于食后作泻,时轻时重,面色萎黄,形体消瘦,神疲倦怠,舌淡苔白,脉缓弱,指纹淡。

[治法]　健脾益气,助运止泻。

[方药]　参苓白术散加减。

胃纳呆滞,舌苔腻者,加藿香、苍术、陈皮、焦山楂;腹胀腹痛者,加木香、枳壳;腹痛喜温,舌淡者,加炮姜;久泻不止,内无积滞者,加煨诃子、肉豆蔻、石榴皮。

5）脾肾阳虚泻

[证候]　久泻不止,大便清稀,澄澈清冷,完谷不化,或见脱肛,形寒肢冷,面色㿠白,精神萎靡,睡时露睛,舌淡苔白,脉细弱,指纹色淡。

[治法]　温补脾肾,固涩止泻。

[方药]　附子理中汤合四神丸加减。

附子理中汤重在温补脾肾,四神丸重在固涩止泻。亦可酌加炒怀山药、炒扁豆;若久泻滑脱不禁者,加诃子、石榴皮、赤石脂。

（2）变证

1）气阴两伤证

[证候]　泻下过度,质稀如水,精神萎靡或心烦不安,目眶及囟门凹陷,皮肤干燥或枯瘪,啼哭无泪,口渴引饮,小便短少,甚至无尿,唇红而干,舌红少津,苔少或无苔,脉细数。

[治法]　健脾益气,酸甘敛阴。

[方药]　人参乌梅汤加减。

泻下不止者,加荷叶、炒石榴皮、五味子、赤石脂;口渴引饮者,加石斛、玉竹、天花粉;大便热臭,余热未尽者,加黄连、炒金银花。

2）阴竭阳脱证

[证候]　泻下不止,次频量多,精神萎靡,表情淡漠,面色青灰或苍白,哭声微弱,啼哭无泪,尿少或无,四肢厥冷,舌淡无津,脉沉细欲绝。

[治法]　挽阴回阳,救逆固脱。

[方药]　生脉散合参附龙牡救逆汤加减。

大便洞泄不止者,加干姜、白术。本证病情危重,应及时抢救治疗。

4．中医其他疗法

（1）临床常用中成药:①藿香正气口服液:功能疏风散寒、化湿和中,用于风寒泻;

125

②葛根芩连微丸：功能清肠解热、化湿止泻，用于湿热泻；③保和丸：功能消食化滞、运脾和胃，用于伤食泻；④附子理中丸：功能温脾补肾、固涩止泻，用于脾肾阳虚泻。

（2）外治法：丁香 2g，吴茱萸 30g，胡椒 30 粒，研为细末，每次 1.5g，醋调成糊状，敷贴脐部，每日 1 次，用于风寒及脾虚泻。

（3）针灸疗法：①针刺：主穴取足三里、中脘、脾俞、天枢，配穴取内庭、气海，发热加曲池，呕吐加内关、上脘，腹胀加下脘，伤食加刺四缝，水样便多加水分，实证用泻法，虚证用补法，每日 1～2 次；②灸法：取足三里、中脘、神阙，隔姜灸或艾条温和灸，每日 1～2 次，用于脾虚泻、脾肾阳虚泻。

（4）推拿疗法：①清补脾土，清大肠，清小肠，退六腑，揉小天心，用于湿热泻；②揉外劳宫，推三关，摩腹，揉脐，揉龟尾，用于风寒泻；③推板门，清大肠，补脾土，摩腹，逆运内八卦，点揉天枢，掐十指节，用于伤食泻；④推三关，补脾土，补大肠，摩腹，推上七节骨，捏脊，重按肺俞、脾俞、胃俞、大肠俞，用于脾虚泻。

（二）西医治疗

西医治疗以抗感染，预防和纠正脱水、电解质紊乱及防治并发症为原则。

1. 急性腹泻的治疗

（1）饮食疗法：应强调继续饮食，满足生理需要，补充疾病消耗，以缩短腹泻后的康复时间。

（2）液体疗法：主要是纠正水、电解质紊乱及酸碱失衡。治疗小儿腹泻常用的液体疗法有口服补液和静脉补液法。

1）口服补液：世界卫生组织推荐的口服补液盐（oral rehydration salt，ORS）可用于预防和纠正腹泻轻、中度脱水而无明显周围循环障碍者。轻度脱水 50～80ml/kg；中度脱水 80～100ml/kg，少量频服，8～12 小时将累积损失量补足。脱水纠正后维持补液，将 ORS 加等量水稀释按病情需要随意口服。新生儿和有明显呕吐、腹胀、休克、心肾功能不全或其他严重并发症的患儿，不宜采用口服补液。

2）静脉补液：适用于中度以上脱水，病情重、呕吐腹泻剧烈或腹胀患儿。根据脱水的程度和性质制定"三定"，即定量（输液总量）、定性（溶液种类）、定速（输液速度），根据病情适度调整。

第 1 天补液：①总量：包括补充累积损失、生理需要及继续损失的液体总量。根据脱水的程度确定，轻度脱水时为 90～120ml/kg，中度脱水时为 120～150ml/kg，重度脱水时为 150～180ml/kg。对少数营养不良，肺、心、肾功能不全的患儿应根据具体病情作较详细的计算。②溶液种类：溶液中电解质溶液与非电解质溶液的比例应根据脱水的性质而定。等渗性脱水用 1/2 张含钠液，低渗性脱水用 2/3 张含钠液，高渗性脱水用 1/3 张含钠液。如临床判断脱水性质有困难，可先按等渗脱水处理。③输液的速度：主要取决于脱水的程度和继续损失的量和速度。原则上是先快后慢，对重度脱水有明显休克或微循环障碍者应先快速扩容，可用等渗含钠液 20ml/kg，在 30～60 分钟内快速输入。累积损失量（扣除扩容液量）应在 8～12 小时内补完，每小时 8～10ml/kg。脱水纠正后，补充继续损失量和生理需要量时速度宜减慢，于 12～16 小时内补完，约每小时 5ml/kg。若吐泻缓解，可酌情减少补液量或改为口服补液。④纠正酸中毒：因输入的混合溶液中已含有一部分碱性溶液，输液后循环和肾功能改善，酸中毒即可纠正。也可根据临床症状结合血气测定结果，另加碱性液纠正。对重度酸中毒可用 1.4% 碳酸氢钠扩容，兼有扩充血容量及纠正酸中毒的作用。⑤钾的补充：有尿或来院前 6 小时内有尿即应及时补钾；浓度不应超过 0.3%；每日静脉补钾时间，不应少于 8 小时；切忌将钾盐静脉推入，否则导致高钾血症，危及生命。细胞内的钾浓度恢复正常要有一个过程，因此，纠正低钾血症需要有一定时间，一般静脉补钾要持续 4～6 天。能口服或缺钾不严重时可改为口服补充。⑥纠正低钙、低镁：出现低钙症状时可用 10% 葡萄糖酸钙（每次 1～2ml/kg，最大量≤10ml）加葡萄糖稀释后静脉注射。如用钙剂后搐搦不见缓解，考虑低镁的可能，或经血镁测定证实时，可给 25% 硫酸镁，每次 0.1mg/kg，每 6 小时 1 次，每日 3～4 次，深部肌内注射，症状缓解后停用。

第 2 天及以后的补液量：经第 1 天补液后，脱水和电解质紊乱已基本纠正，第 2 天及以后主要是补充继续损失量（防止发生新的累积损失）和生理需要量，继续补钾，供给热量。一般可改为口服补液。若腹泻仍频繁或呕吐或口服量不足者，应继续静脉补液。补液量需根据吐泻和进食情况估算，并供给足够的生理需要量，用 1/3～1/5 张含钠液补充。继续损失量的补充原则为"丢多少补多少"，用 1/3～1/2 张含钠液。将这两部分相加于 12～24 小时内均匀静滴。

（3）药物治疗

1）控制感染：①病毒性及非侵袭性细菌所致腹泻，一般不用抗生素。②黏液、脓血便患者多为侵袭性细菌感染，应根据临床特点，针对病原经验性选用抗生素，再根据大便细菌培养和药敏试验结果进行调整。婴幼儿选用氨基糖苷类和其他有明显不良反应的抗生素时应慎重。

2）微生态疗法：有助于恢复肠道正常菌群的生态平衡，抑制病原菌的定植和侵袭，有利于控制腹泻。常用的有双歧杆菌、嗜酸乳杆菌、粪链球菌、需氧芽孢杆菌、蜡样芽胞杆菌等菌制剂。

3）肠黏膜保护剂：与肠道黏液糖蛋白相互作用可增强其屏障功能，同时能吸附病原体和毒素，阻止病原微生物的攻击，维持肠细胞的吸收和分泌功能，如蒙脱石粉。

4）锌制剂疗法：世界卫生组织 / 联合国儿童基金会建议，对于急性腹泻患儿，应每日给予元素锌 20mg（>6 个月），6 个月以下婴儿每日 10mg，疗程 10～14 天。

5）避免用止泻剂：因其具有抑制胃肠动力的作用，增加细菌繁殖和毒素的吸收，对于感染性腹泻有时是很危险的。

2. 迁延性和慢性腹泻病的治疗　因迁延性、慢性腹泻常伴有营养不良和其他并发症，病情较为复杂，必须采取综合治疗措施。

（1）积极寻找引起病程迁延的原因：针对病因治疗，切忌滥用抗生素，避免顽固的肠道菌群失调。

（2）预防和治疗脱水，纠正电解质紊乱，调节酸碱平衡。

（3）营养治疗：此类患儿多有营养障碍，因此继续饮食，加强营养对促进疾病恢复是十分重要的，必要时给予静脉营养。

（4）药物疗法：抗生素应慎用，仅用于分离出有特异病原的患儿，并要根据药物敏感试验结果选用。注意补充微量元素与维生素，同时给予微生态疗法和肠黏膜保护剂。

（5）中医辨证治疗，在缓解症状，缩短病程方面有较大优势。

127

六、中西医结合诊疗思路

1. 非感染性腹泻、大多数感染性腹泻（除外侵袭性大肠杆菌）应首选中医辨证治疗，配合推拿捏脊外治疗法，疗效肯定。

2. 以下几种情况可适当选用西医疗法：①有明显细菌感染者，出现黏液脓血便时，可针对病原体选用三代头孢菌素；②小儿重症腹泻合并重度脱水、酸中毒、电解质紊乱等病变时，应及早使用静脉补液；③为提高疗效，可同时使用微生态制剂和肠黏膜保护剂。

3. 中医辨证与西医辨病结合可提高疗效。如轮状病毒肠炎，据其发病季节和症状，可从风寒、湿热等证型辨证论治，首选藿香正气散、平胃散等加减；而大肠杆菌肠炎，因其多发生于夏季，有大便腥臭、发热等临床症状，则常从湿热辨证，首选葛根芩连汤、甘露消毒丹等加减；而非感染性腹泻则多从调理脾肾着手，首选参苓白术散、理中类。治疗时可中西医结合，内外治并举。

七、预防与康复

1. 注意饮食卫生　食品应新鲜、清洁，不吃变质食品，不暴饮暴食。饭前、便后要洗手，乳具、餐具要卫生。

2. 注意科学喂养　提倡母乳喂养，不宜在夏季及小儿有病时断奶，遵守添加辅食的原则。

3. 避免长期滥用广谱抗生素　以防止难治性肠道菌群失调所致的腹泻。

4. 适当控制饮食，减轻胃肠负担　对吐泻严重及伤食泻患儿暂时禁食，以后随着病情好转，逐渐增加饮食量。忌食油腻、生冷及不易消化的食物。有过敏病史者，应避免进食易于过敏的食物。

5. 密切观察病情变化　包括呕吐及大便的次数、大便量和性质以及尿量等。

 病案分析

病案：宋某，女，1岁半。腹泻20天。起病时发热、呕吐、腹泻，大便日行10余次，经在外院住院治疗10天，现精神较差，发热退，呕吐止，腹泻减轻，日行6～7次，色黄，质稀，夹少许不消化食物残渣，未见黏冻，食后即泻，色淡，臭气不甚。查：体温正常，舌淡，苔薄白，指纹色淡。心肺听诊无异常，腹软，无压痛，无包块，无明显脱水征。

分析：应诊断为腹泻，由于小儿脾常不足，病久迁延不愈，致脾胃虚弱，胃弱则腐熟无能，脾虚则运化失职，不能分清泌浊，清浊相干走大肠，而成脾虚泄泻。治法宜健脾益气，助运止泻，可用参苓白术散加减。药味为人参、茯苓、白术、桔梗、怀山药、甘草、白扁豆、莲子肉、砂仁、薏苡仁。

（摘自《徐小圃医案医论集》）

学习小结

1. 学习内容

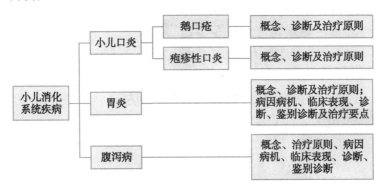

2. 学习方法

本章要重点理解鹅口疮、疱疹性口炎的临床特征。对于胃炎明确临床特点应了解胃镜检查是最有价值、安全、可靠的诊断手段，通过胃镜的结果明确诊断。小儿腹泻应掌握几种常见类型肠炎的临床特点及液体疗法、中医辨证施治。

（董幼祺　秦艳虹）

复习思考题

1. 试述鹅口疮的诊断要点。
2. 试述疱疹性口炎与手足口病的区别。
3. 试述小儿胃镜的临床意义。
4. "湿"在小儿泄泻中有何意义？

第九章

泌尿系统疾病

学习目的

以小儿泌尿系统的解剖生理特点为切入点,通过学习小儿泌尿系感染、急性肾小球肾炎、肾病综合征、单纯性血尿和急性肾衰竭等,初步掌握小儿泌尿系统疾病的诊疗知识,为临床奠定基础。

学习要点

掌握小儿泌尿系统的解剖生理特点和小儿泌尿系感染、急性肾小球肾炎、肾病综合征、单纯性血尿及急性肾衰竭的西医诊断要点及中医辨证论治。

第一节　小儿泌尿系统解剖生理特点

一、解剖特点

1. 肾脏　位于腹膜后脊柱两侧,左右各一。婴儿肾脏位置较低,其正极可低至髂嵴以下第4腰椎水平,2岁以后始达髂嵴以上。由于右肾上方有肝脏,故右肾位置稍低于左肾。小儿年龄越小,肾脏相对越重,新生儿两肾重量约为体重的1/125,而成人两肾重量约为体重的1/220。由于婴儿肾脏相对较大,位置又低,加之腹壁肌肉薄而松弛,故2岁以内健康小儿腹部触诊时容易扪及肾脏。因胚胎发育残留痕迹,婴儿肾脏表面呈分叶状,至2～4岁时,分叶完全消失。

2. 输尿管　婴幼儿输尿管长而弯曲,管壁弹力纤维和肌肉发育不良,易受压扭曲而致梗阻和尿潴留,并易继发感染。

3. 膀胱　婴儿膀胱位置相对较高,尿液充盈时,膀胱顶部常在耻骨联合以上,顶入腹腔,触诊时容易触及,随年龄增长逐渐下降至盆腔内。膀胱容量(ml)约为:(年龄＋2)×30。

4. 尿道　女婴尿道较短,新生儿仅1cm(性成熟期3～5cm),会阴短,尿道外口接近肛门,易受细菌污染。男婴尿道虽较长,但常有包茎,尿垢聚积而致上行性细菌感染。

二、生理特点

肾脏的生理功能主要有三个方面：一是排泄体内代谢终末产物如尿素、有机酸等；二是调节机体水、电解质和酸碱平衡，维持内环境相对稳定；三是内分泌功能，如分泌肾素、前列腺素、促红细胞生成素等激素和生物活性物质。肾脏完成其生理活动，主要通过肾小球滤过和肾小管重吸收、分泌及排泄。小儿肾脏虽具备大部分成人的功能，但发育尚未成熟。在胎龄 36 周时肾单位数量已达成人水平（每肾 85 万～100 万），出生后上述功能已基本具备，但调节能力较弱，贮备能力差，一般至 1～1.5 岁时才达到成人水平。

1. **胎儿肾功能** 胎儿于 12 周末，由于近曲小管刷状缘的分化及小管上皮细胞开始运转，已能形成尿液。但此时主要通过胎盘来完成机体的排泄和调节内环境稳定，故无肾的胎儿仍可存活和发育。

2. **肾小球滤过率** 新生儿肾小球滤过率仅为成人的 1/4，平均每分钟 $20ml/1.73m^2$，3～6 个月可达到成人的 1/2，6～12 个月可达到成人的 3/4，到 1～2 岁时才达成人水平。新生儿滤过率低的原因是：①入球及出球小动脉阻力高；②肾小球毛细血管通透性低；③心搏出量低，肾血流量少；④滤过膜的面积较成人小，仅为成人的 1/8。

3. **肾小管重吸收和排泄功能** 新生儿及婴幼儿肾小管的重吸收功能较低，对水及钠的负荷调节较差，输入钠过多时可发生潴留，出现水肿；但未成熟儿肾的保钠能力又很差，易致低钠血症。对营养物质的重吸收亦不充分（新生儿葡萄糖、氨基酸和磷的肾阈值均较成人低），可有一过性生理性葡萄糖尿及氨基酸尿等。生后 10 天内的新生儿排钾能力较差，血钾偏高。

4. **浓缩与稀释功能** 新生儿及幼婴由于髓袢短，尿素形成量少（婴儿蛋白合成代谢旺盛）以及抗利尿激素分泌不足，使浓缩尿液功能不足，在应激状态下保留水分的能力低于年长儿和成人。婴儿每由尿中排出 1mmol 溶质需水分 1.4～2.4ml，而成人仅需 0.7ml。脱水时幼婴尿渗透压最高不超过 700mmol/L，而成人可达到 1400mmol/L，故入量不足时易发生脱水甚至诱发急性肾功能不全。浓缩功能差主要与下列因素有关：①肾小球滤过率低；②肾小管细胞未成熟；③髓袢短，尿素生成少；④抗利尿激素分泌不足；⑤肾小管对血管加压素反应差。新生儿及幼婴尿稀释功能接近成人，可将尿稀释至 40mmol/L，但因肾小球滤过率较低，大量水负荷或输液过快时易出现水肿。

5. **酸碱平衡** 新生儿和婴幼儿因肾保留 HCO_2^- 的能力差，碳酸氢钠肾阈值低（19～22mmol/L）、泌 H^+/NH_3 能力差、尿中排磷酸盐量少，故排出可滴定酸的能力受限，血浆碳酸氢钠水平低，缓冲酸能力有限，易致酸中毒。

6. **肾脏内分泌功能** 新生儿的肾脏已具有内分泌功能，其血浆肾素、血管紧张素和醛固酮均高于成人，生后数周内逐渐降低。新生儿肾血流量低，因而前列腺素合成速率较低。由于胎儿血氧分压较低，故胚肾合成促红细胞生成素较多，生后随着血氧分压的增高，促红细胞生成素合成减少。婴儿血清 $1,25(OH)_2D_3$ 水平高于儿童期。

7. **小儿排尿及尿液特点**

（1）排尿次数：93% 新生儿在生后 24 小时内，99% 在 48 小时内排尿。生后头几天内，因摄入量少，每日排尿仅 4～5 次；1 周后，因小儿新陈代谢旺盛，进水量较多而

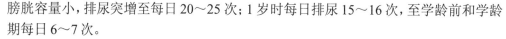

膀胱容量小，排尿突增至每日 20～25 次；1 岁时每日排尿 15～16 次，至学龄前和学龄期每日 6～7 次。

（2）排尿控制：正常排尿机制在婴儿期由脊髓反射完成，以后建立脑干 - 大脑皮层控制，至 3 岁已能控制排尿。在 1.5 岁～3 岁之间，小儿主要通过控制尿道外括约肌和会阴肌控制排尿，若 3 岁后仍保持这种排尿机制，不能控制膀胱逼尿肌收缩，则出现不稳定膀胱，表现为白天尿频尿急，偶然尿失禁和夜间遗尿。

（3）每日尿量：小儿尿量个体差异较大，正常小儿尿量参考表 9-1。

表 9-1　正常小儿尿量

年龄	<2 天	3～10 天	10 天～2 个月	2 个月～1 岁	1～3 岁	3～5 岁	5～8 岁	8～14 岁	>14 岁
尿量（ml/24h）	30～60	100～300	250～450	400～500	500～600	600～700	650～1000	800～1400	1000～1600

（4）尿的性质：①尿色：生后头 2～3 天尿色深，稍混浊，放置后有红褐色沉淀，此为尿酸结晶。数日后尿色变淡。正常婴幼儿尿液淡黄透明，但在寒冷季节放置后可有盐类结晶析出而变混，尿酸盐加热后，磷酸盐加酸后可溶解，可与脓尿或乳糜尿鉴别。②酸碱度：生后头几天因尿内含尿酸盐多而呈强酸性，以后接近中性或弱酸性，pH 多为 5～7。③尿渗透压和尿比重：新生儿的尿渗透压平均为 240mmol/L，尿比重为 1.006～1.008，随着年龄增长逐渐增高；婴儿尿渗透压为 50～600mmol/L，1 岁以后接近成人水平，儿童通常为 500～800mmol/L，尿比重范围为 1.003～1.030，通常为 1.011～1.025。④尿蛋白：正常小儿尿中仅含微量蛋白，通常≤100mg/（m²·24h），定性为阴性，一次尿蛋白（mg/dl）/ 肌酐（mg/dl）≤0.2。⑤尿细胞和管型：正常新鲜尿液离心后沉渣镜检，红细胞 <3 个 /HP，白细胞 <5 个 /HP，偶见透明管型。

第二节　泌尿系感染

泌尿系感染（urinary tract infection，UTI）又称尿路感染，简称尿感，是指病原体直接侵入尿路而引起的炎症。按病原体侵袭的部位不同，一般分为上尿路感染（肾盂肾炎）、下尿路感染（膀胱炎、尿道炎）。由于小儿时期感染局限在泌尿系某一部位者少见，临床定位困难，故统称为尿路感染。

本病可发生于小儿时期任何年龄，2 岁以下幼儿多见，女孩发病率约为男孩的 3～4 倍。男孩反复尿路感染者，多伴有泌尿系结构异常，应认真查找病因。

本病多属中医学"尿频""淋证"等范畴。

一、病因病理

（一）中医病因病机

本病外因多为感染湿热之邪，内因与素体虚弱有关，其中外因是发病主因。如坐地嬉戏，外阴不洁，湿热上熏膀胱；恣食肥甘，滋生湿热或皮肤疮毒，湿热内侵，流注膀胱；或肝胆湿热，迫注膀胱，致湿热蕴结膀胱，膀胱气化不利，发为本病，从而出现尿频、尿急、尿痛等症候。

本病病位主要在膀胱，也可涉及肾、肝。病理机制主要为湿热之邪蕴结膀胱，膀胱气化不利。

若病邪长期留恋，日久耗气伤阳，脾肾阳虚则气化不利，致小便淋漓次频；湿热久恋，损伤肾阴；或素体阴虚，虚热内生，虚火客于膀胱，膀胱失约而致小便淋漓不畅。本病日久则变生多端。如湿热日久，损伤膀胱血络则为血淋；煎熬尿液，结为砂石，则为石淋；脾肾气虚日久，损伤阳气，阳不化气，气不化水，可致水肿。

（二）西医病因病理

1. 病因　许多病原体入侵尿路均可引起感染，主要为会阴部和肠道内细菌，肠杆菌属和粪肠杆菌是重要的致病菌。其中大肠杆菌是最常见的入侵者，其次为副大肠杆菌、变形杆菌、克雷白杆菌、产气杆菌、产碱杆菌和铜绿假单胞菌。真菌和衣原体也可引起尿路感染，但儿科少见。

2. 发病机制　本病常见的感染途径有上行感染、血行感染、淋巴通路及邻近组织器官直接波及等。其中上行感染是最常见和主要的感染途径，多见于女孩；血行感染多发生于新生儿及小婴儿，常见于脓疱疮、肺炎、败血症等病程中。

小儿尿路感染常见的易感因素及发病机制如下：

（1）生理特点：因婴儿使用尿布，尿道口常受粪便污染，婴儿（尤其女孩）尿道短，加上外阴防卫能力差，易上行感染引起尿路感染。婴儿机体抗菌能力差，易患菌血症，可通过血行感染途径发病。

（2）先天畸形及尿路梗阻：小儿尿路先天畸形较成人多见，如肾盂输尿管连接处狭窄、肾盂积水、多囊肾、双肾盂等，均可使尿液引流不畅而继发感染。神经源性膀胱、结石、肿瘤等可引起梗阻而造成尿液潴留，细菌容易繁殖而致感染。

（3）膀胱输尿管尿液反流（简称尿反流）：在婴幼儿时期，由于膀胱壁内走行的输尿管短，导致许多小儿排尿时输尿管关闭不完全而致反流，细菌随尿液反流上行引起感染。尿反流易导致反流性肾病及肾脏瘢痕形成。

3. 病理　主要表现为黏膜充血，上皮细胞肿胀，黏膜下组织充血、水肿和白细胞浸润，较重者有点状或片状出血。急性肾盂肾炎时，病处肾小管腔中有脓性分泌物，小管上皮细胞肿胀、坏死、脱落，间质内有细胞浸润和小脓肿形成。

二、主要临床表现

（一）急性尿路感染

随发病年龄及感染部位的不同而症状差异较大。年长儿与成人表现症状相似，尿路刺激征比较明显。年龄越小，全身症状越明显，而局部尿路刺激症状较轻，常容易被忽视。

1. 新生儿　临床症状极不典型，可表现为发热或体温不升，面色灰白，厌食，呕吐，腹泻，生长迟缓，体重不增，有时可见黄疸，半数患儿有中枢神经系统症状如烦躁、嗜睡或抽搐等。

2. 婴幼儿　全身症状明显，常以发热为突出症状，可见排尿哭闹，精神不振或烦躁，或者腹痛，呕吐，腹泻。如有排尿时哭闹，尿布恶臭，顽固性尿布疹或会阴红斑应考虑本病。

3. 年长儿　临床表现与成人相近。下尿路感染，主要表现为尿频、尿急、尿痛，可

133

有终末血尿或遗尿。上尿路感染全身症状较明显，可有发热、寒战、周身不适，伴腰痛及肾区叩击痛、肋脊角压痛，可兼有尿路刺激症状。部分病例可伴有血尿、少量蛋白尿，但往往以白细胞为主。

（二）慢性尿路感染

病情迁延超过6个月以上者为慢性尿路感染。小儿期较少。主要表现为间歇发热，腰酸乏力，贫血等。也有平时无明显症状至肾衰竭时才被发现的病例报道。

（三）无症状菌尿

临床无症状，而尿培养菌落数 $> 10^5/ml$。约 1/3 患儿可有症状性尿路感染史，1/5 患儿伴尿反流或局部肾瘢痕。

三、辅助检查

1. 尿液检查

（1）尿常规：尿白细胞增多或见脓细胞，可见白细胞管型，肾盂肾炎或膀胱炎时可见程度不等的红细胞及少量尿蛋白，但白细胞数量升高更加明显。

（2）中段尿培养：清洁中段尿培养是目前最常用的方法，如菌落计数 $\geq 10^5/ml$，方可确诊，$10^4 \sim 10^5/ml$ 为可疑，小于 $10^4/ml$ 系污染。但对尿细菌培养及菌落计数结果分析应结合患儿性别、有无症状、细菌种类及繁殖力综合评价其临床意义。

2. 静脉肾盂造影、超声波检查：反复发作的尿路感染患儿应进行静脉肾盂造影、泌尿系超声检查，了解肾脏大小、肾盂形态、肾内瘢痕的病变及尿路阻塞等情况。

四、诊断及鉴别诊断

（一）诊断要点

典型病例根据症状及实验室检查往往不难诊断。凡符合以下条件者可确诊：

（1）中段尿培养菌落计数 $> 10^5/ml$。

（2）离心尿沉渣白细胞 >5 个 / 高倍视野，伴有尿感症状。

具备 1、2 两条可确诊。如无第 2 条应再进行中段尿培养菌落计数，如仍 $> 10^5/ml$ 可确诊。

（3）膀胱穿刺尿培养细菌阳性即可确诊。

（4）离心尿沉渣涂片革兰染色，细菌数 >1 个 /HP，结合临床尿感症状也可确诊。如尿培养菌落计数在 $10^4 \sim 10^5/ml$ 为可疑，应复查。

（二）鉴别诊断

泌尿系感染需与急性肾小球肾炎、肾结核鉴别（表 9-2）。

表 9-2　泌尿系感染的鉴别诊断

疾病	鉴别
急性肾小球肾炎	早期可有轻微的尿路刺激症状，少数病人尿中白细胞增多，但多有水肿、高血压、血尿，抗"O"升高及补体规律性改变，尿细菌培养阴性
肾结核	患儿常有尿路刺激症状，易误诊为尿路感染。肾结核多有结核病史，起病缓慢，常见低热、盗汗，结核菌素试验阳性。尿沉渣中可找到结核杆菌，普通细菌尿培养阴性

五、临床治疗

本病治疗的关键是积极控制感染，根除病原体，防止复发。中医治疗在辨证治疗基础上以通利小便为治疗原则。

（一）中医治疗

1. 中医辨证思路　本病辨证，关键在于辨虚实。急性期多属实证，病程长者或反复发作的慢性患者多为虚证或虚中夹实，儿科临床实证较多。病程急，小便频数、尿急、尿痛明显，小便深黄，舌红苔黄者多属于实证、热证；病程长，小便清长，淋漓不尽，舌淡苔白者多属阳虚；病程长，小便频数或短赤、舌红少苔者多属阴虚火旺。

2. 治疗原则　治疗要分清虚实，实证宜清利湿热，虚证宜温补脾肾或滋阴清热，并且要标本兼顾，攻补兼施。

3. 辨证施治

（1）湿热下注

［证候］　起病急，小便频数短赤，尿道灼热疼痛，小腹坠胀、腰部酸痛，婴儿常伴啼哭不安，可伴有发热、烦躁、恶心呕吐，舌质红，苔薄腻微黄或黄腻，脉数有力。

［治法］　清热利湿，通利膀胱。

［方药］　八正散加减。

发热者，加柴胡、黄芩；小便带血，尿道刺痛，排尿突然中断者，可加金钱草、海金沙、石韦；若小便赤涩，尿道灼热刺痛，口渴心烦，舌尖红少苔，为心经热盛，移于小肠，可用导赤散加减。

（2）脾肾阳虚

［证候］　病程日久，小便频数，淋漓不尽，神倦乏力，甚则畏寒怕冷，手足不温，纳呆便溏，舌质淡，或有齿痕，苔薄腻，脉细弱。

［治法］　温补脾肾，升提固摄。

［方药］　缩泉丸加味。

夜尿增多者，加桑螵蛸、煅龙骨；小便淋漓涩痛者，为湿热余邪未清，加白花蛇舌草、瞿麦。

（3）阴虚内热

［证候］　病程日久，小便频数或短赤，低热盗汗，颧红，五心烦热，咽干口渴，舌红，苔少，脉细数。

［治法］　滋阴补肾，兼清湿热。

［方药］　知柏地黄丸加减。

若仍有尿急、尿痛、尿赤者，加淡竹叶、萹蓄、瞿麦；低热者，加青蒿、地骨皮。对于湿热留恋者，滋阴之品易滞湿留邪，清利之品又易耗伤阴液，故应仔细辨别虚实的孰轻孰重，斟酌应用。

4. 中医其他疗法

（1）临床常用中成药：①三金片：功能清热解毒，利湿，用于湿热下注证；②知柏地黄丸：功能滋阴补肾，清热降火，用于肾阴不足证兼有膀胱湿热者；③济生肾气丸：功能温阳补肾，利水消肿，用于脾肾阳虚证；④热淋清颗粒：清热泻火，利尿通淋，用于下焦湿热证。

（2）药物外治：金银花 30g，蒲公英 30g，地肤子 30g，苦参 20g，通草 6g，水煎坐浴。每日 1～2 次，每次 30 分钟。用于湿热下注证。

（3）针灸疗法：①急性期：主穴：委中、下髎、阴陵泉、束骨。配穴：热重加曲池，尿血加血海、三阴交，少腹胀痛加曲泉，寒热往来加内关，腰痛取耳穴肾、腰骶区；②慢性期：主穴：委中、阴谷、复溜、照海、太溪。配穴：腰背酸痛加关元、肾俞；多汗补复溜、泻合谷；尿频、尿急、尿痛加中极、阴陵泉；气阴两虚加中脘、照海；肾阳不足加关元、肾俞。

（二）西医治疗

1. 一般治疗

（1）鼓励患儿多饮水，勤排尿，促进细菌、细菌毒素及炎性分泌物加速排出，并降低肾髓质及乳头部组织的渗透压，抑制细菌生长繁殖。另外女孩应注意外阴清洁。

（2）勤换尿布和内裤，不穿开裆裤，不坐地玩耍。

2. 抗感染治疗

（1）抗生素选用原则：①先选择对革兰阴性菌有效的抗生素，然后根据尿细菌培养结果和药敏报告调整用药；②一定要在尿培养标本留取后使用抗生素；③根据感染部位选择抗生素，下尿路感染应选择尿液中高浓度的抗生素如复方新诺明，上尿路感染应选择组织和血清中浓度均高的抗生素如头孢菌素等。由于婴幼儿难以区分感染部位，应按照上尿路感染处理。对于年长儿，若能区分感染部位应按照以下方案执行。

（2）初发病例：①下尿路感染：首选复方磺胺甲噁唑、头孢菌素类，也可选用呋喃妥因，疗程 7～10 天。②上尿路感染：首选静脉给药如头孢菌素类，必要时联合两种抗生素治疗，疗程 10～14 天。

儿童患者尽可能不选择喹诺酮类药物，慎用氨基糖苷类药物。使用呋喃类药物时注意酸化尿液。

（3）复发病例：复发病例给予上述治疗 1 个疗程，并可联合抗生素使用。反复再发者选用呋喃妥因片、头孢类等药物继续以小剂量（治疗量的 1/3～1/4）每晚睡前顿服，连服 3～4 个月。同时检查有无尿路畸形。儿童以膀胱输尿管反流（VUR）最为多见，其次是尿路梗阻和膀胱憩室。一经证实，应及时予以矫治，否则泌尿道感染很难控制。

六、中西医结合诊疗思路

泌尿系感染是小儿常见疾病，病情轻重程度不一，应选择合适的治疗方式。

1. 急性泌尿系感染应合理选用抗生素，按疗程使用，配合清热利湿，通利膀胱的方药施治。

2. 反复发作尿路感染除了采用西医的复发病例方案外，应发挥中医药标本兼顾、扶正祛邪的优势，参考脾肾阳虚、阴虚内热的治疗原则遣方用药。

七、预防与康复

泌尿系感染的预防非常重要，应认真做好预防和生活护理工作。

1. 婴幼儿每次大便后应清洗臀部，尿布应常换洗，最好用开水烫洗，婴儿所用毛巾及盆应与成人分开，尽早不穿开裆裤等。

2．在儿童期应加强教育，注意会阴卫生，如经常洗臀部，勤换内裤等。

3．注意平时多饮水，勤排尿。

第三节 急性肾小球肾炎

急性肾小球肾炎（acute glomerulonephritis，AGN）简称急性肾炎，是指一组病因不一，临床表现为急性起病，多有前驱感染，以血尿为主，伴不同程度蛋白尿，可有水肿、高血压，或肾功能不全等特点的肾小球疾病。可分为急性链球菌感染后肾小球肾炎和非链球菌感染后肾炎。本节介绍的急性肾炎主要指急性链球菌感染后肾小球肾炎。1982 年全国 105 所医院的调查结果为急性肾炎患儿占同期泌尿系统疾病的 53.7%。本病多见于 3～12 岁儿童，2 岁以下儿童少见，男女之比为 2∶1。

本病多属中医学"水肿"之范畴，并以"阳水""风水""皮水""尿血"等多见。

一、病因病理

（一）中医病因病机

本病外因主要为外感风邪、水湿或疮毒，内因主要是小儿先天禀赋不足或素体虚弱。感受外邪，正气不足，致肺、脾、肾三脏功能失调而发为本病。其病位主要在肺、脾、肾，涉及心、肝。

急性期风寒或风热客于肺卫，阻于肌表，而致肺气失宣，肃降无权，水液不能下达，以致风遏水阻，流溢肌肤而发为水肿。皮肤疮疖，邪毒内侵，伤及肺脾，继而伤肾，而致肺失通调，脾失健运，肾不主水，泛溢肌肤，发为水肿。湿热下注，灼伤膀胱血络而致尿血。

恢复期湿热水毒伤及气阴，引起肺、脾、肾三脏气阴不足、湿热留恋，临床可见血尿日久不消，并伴阴虚、气虚之证。

在疾病发展过程中，若水湿、热毒炽盛，正气受损，以致正不胜邪，可出现一系列危重变证：①湿热邪毒，内陷厥阴，致使肝阳上亢，肝风内动，心窍闭阻而致邪陷心肝证；②水邪泛滥，上凌心肺，损及心阳，闭阻肺气，心失所养，肺失肃降而表现为水凌心肺证；③湿浊内盛，脾肾衰竭，三焦壅塞，气机升降失司，水湿失运，不得通泄，致使水毒内闭出现水毒内闭证，亦称"癃闭""关格"。

（二）西医病因病理

1．病因 本病最常见的病原为 A 组乙型溶血性链球菌的某些致肾炎菌株，感染部位不同，细菌型也不同，呼吸道感染以 12 型多见，皮肤感染以 49 型多见。

2．发病机制 细菌感染通过抗原 - 抗体免疫反应引起肾小球毛细血管炎症病变；而病毒和其他病原体则直接侵袭肾组织而致肾炎，在尿中常能分离到致病原。

溶血性链球菌 A 组中的致肾炎菌株侵袭机体后，链球菌抗原或变性的 IgG 与抗体结合后，形成免疫复合物，称循环免疫复合物（CIC）。CIC 经血循环流经肾，沉着在肾小球基底膜上，并激活补体，使肾小球基底膜及其邻近组织产生一系列免疫损伤。若原先固着在肾小球基底膜的抗原与其产生的抗体，在抗原存在的部位发生反应，即为原位免疫复合物型损伤。此外，某些链球菌可通过神经氨酸苷酶或其产物的作用，与机体的免疫球蛋白（IgG）结合，改变其免疫原性，产生自身抗体和免疫复合物而致病。免疫损伤使肾小球基底膜破坏，血浆蛋白、红细胞和白细胞渗出形成血尿、蛋白尿和管型尿，肾小球毛细血管内皮增生、肿胀，管腔变窄，甚至堵塞，肾血流量减少，肾小球滤过率降低，使水钠潴留，产生水肿，血容量扩大，静脉压升高，循环负荷加重并产生高血压。发病机制如图9-1。

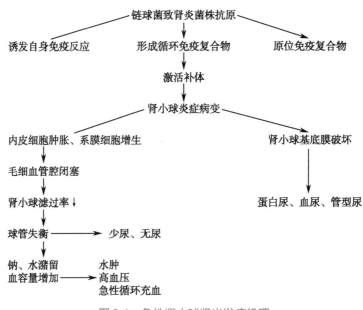

图9-1　急性肾小球肾炎发病机理

3. 病理　病变主要在肾小球，表现为程度不等的弥漫性及增殖性炎症，病程早期有明显的渗出性病变，肾小球增大，肿胀，细胞成分增多，主要为内皮细胞和系膜细胞增殖及炎症细胞浸润，常见多形核细胞于毛细血管内。毛细血管腔狭窄，甚至闭锁、塌陷。肾小球囊内可见红细胞、球囊上皮细胞增生。部分病人中还可见到上皮细胞的节段性增殖所形成的半月体，从而使肾小球囊腔受阻。免疫荧光检查可见弥漫一致性纤细或粗颗粒状的IgG、C3和备解素沉积，主要分布于肾小球毛细血管襻和系膜区，也可见到IgM、IgA沉积。电镜下，在基底膜上皮侧可见"驼峰"样电子致密物沉积，为本病的特征性改变。

二、主要临床表现

急性肾炎临床表现轻重悬殊，轻者全无临床症状仅发现镜下血尿，重者可呈急进性过程，短期内出现肾功能不全。

1. 前驱感染　发病前1～3周有上呼吸道或皮肤等前驱感染，经1～3周无症状的间歇期而急性起病。

2. 典型表现　多急性起病，起病时可有低热、疲倦乏力、食欲不振等，主要表现为浮肿、少尿、血尿、高血压。

（1）浮肿、少尿：为早期最常见的症状。自颜面眼睑开始，1～2天渐及全身，呈非凹陷性，双下肢有硬性张力感。少数亦可有胸水、腹水。水肿的同时，尿量可明显减少，浮肿轻重与尿量的多少有关。多数患儿2周左右尿量增多而水肿逐渐消退。

（2）血尿：几乎所有病例均见血尿，呈肉眼或镜下血尿。其中 30%～50% 为肉眼血尿，中性或碱性尿呈鲜红色或洗肉水样，酸性尿呈浓茶样。肉眼血尿通常在 1～2 周内消失，少数可持续 3～4 周。镜下血尿一般持续 1～3 个月，少数病例可延续半年或更久。

（3）高血压：病程早期 30%～70% 的患儿有高血压。常和水肿的程度平行，1～2 周后随着尿量增加、水肿减轻，血压渐恢复正常。儿童时期高血压的标准可参照学龄前儿童相关标准，当血压≥120/80mmHg，学龄期儿童血压≥130/90mmHg，可考虑高血压。

3. 严重表现　少数患儿在疾病早期（2 周之内）可出现下列严重症状：

（1）严重循环充血：常发生在起病 1 周内，由于水、钠潴留，血浆容量增加而出现循环充血。当肾炎患儿出现呼吸急促和肺部有湿性啰音时，应警惕循环充血的可能性，严重者可出现呼吸困难、端坐呼吸、颈静脉怒张、频咳、吐粉红色泡沫痰、两肺满布湿啰音、心脏扩大、甚至出现奔马律、肝大而硬、水肿加剧。少数可突然发生，病情急剧恶化。

（2）高血压脑病：由于脑血管痉挛，导致缺血、缺氧、血管渗透性增高而发生脑水肿。也有人认为是由脑血管扩张所致。常发生在疾病早期，血压突然上升之后，血压往往在 150～160mmHg/100～110mmHg 以上。年长儿会主诉剧烈头痛、呕吐、复视或一过性失明，严重者突然出现惊厥、昏迷。

（3）急性肾功能不全：常发生于疾病初期，出现尿少、尿闭等症状，引起暂时性氮质血症、电解质紊乱和代谢性酸中毒，一般持续 3～5 日，不超过 10 天，随尿量增多而好转。

4. 非典型表现

（1）无症状性急性肾炎：患儿仅有显微镜下血尿或仅有血 C3 降低而无其他临床表现。

（2）肾外症状性急性肾炎：有的患儿水肿、高血压明显，甚至有严重循环充血及高血压脑病，此时尿改变轻微或尿常规检查正常，但有链球菌前驱感染和血 C3 水平明显降低。

（3）以肾病综合征表现的急性肾炎：少数病儿以急性肾炎起病，但水肿和蛋白尿突出，伴轻度高胆固醇血症和低白蛋白血症，临床表现似肾病综合征。

三、辅助检查

1. 尿常规　尿镜检除见多少不等的红细胞外，可见白细胞、颗粒管型、细胞管型等。尿蛋白多在（+）～（+++）之间，且与血尿的程度相平行。

2. 血常规　白细胞计数可增高或正常。

3. 血沉　血沉增快，常提示肾炎病变活动，可在 2～3 个月内恢复正常。

4. 血清学检查　上呼吸道感染者抗链球菌溶血素"O"升高，阳性率 50%～80%，通常于感染后 10～14 日出现，3～5 周达高峰，3～6 个月恢复正常。脓皮病患儿可见抗脱氧核糖核酸酶 B（anti DNAse B）、抗透明质酸酶（anti-HAse）升高。

5. 血清补体　急性期绝大多数患儿总补体（CH50）及补体 C3、补体 C5～C9 下降，90% 以上于病后 8 周内恢复。

6. 肾功能检查　明显少尿时血尿素氮和肌酐可增高；持续少尿无尿者，血肌酐升高，内生肌酐清除率下降，尿浓缩功能也受损，但随利尿消肿后多数患儿迅速恢复正常。

7. 肾活检　具有以下情况者，建议尽早行肾穿刺检查，以明确诊断，指导治疗：① 90% 患儿起病 2 周内血清补体 C3 明显下降，若持续低下，8～10 周仍不恢复者；②肾病型肾炎者；③高血压或肉眼血尿持续不消失者；④肾功能不全进行性加重者。

四、诊断及鉴别诊断

（一）诊断要点

根据急性起病，1～3 周前有呼吸道感染或皮肤感染史，典型表现为血尿、少尿、非凹陷性水肿、高血压，结合实验室检查抗"O"升高、补体 C3 规律性改变，即可诊断为急性肾炎。

（二）鉴别诊断

急性肾小球肾炎需与 IgA 肾病、慢性肾炎急性发作、特发性肾病综合征及其他系统性疾病引起的肾炎如紫癜性肾炎、红斑狼疮性肾炎等鉴别（表 9-3）。

表 9-3　急性肾小球肾炎的鉴别诊断

疾病	鉴别
IgA 肾病	多于急性感染后 1～3 天内即发生血尿或蛋白尿，表现为反复发作的血尿，血补体 C3 正常，21%～75% 患儿血中 IgA 升高，需行肾活检才能确诊
慢性肾炎急性发作	既往肾炎史不详，无明显感染，除有肾炎症状外，常有贫血、肾功能异常、低比重尿、以蛋白为主的尿异常等
特发性肾病综合征	具有肾病综合征表现的急性肾炎需与特发性肾病综合征鉴别，若表现急性起病，有链球菌感染史，血清 C3 降低，肾活检为毛细血管内增生性肾炎者有助于急性肾炎诊断
其他	还应与急进性肾炎、或其他系统性疾病引起的肾炎如紫癜性肾炎、红斑狼疮性肾炎、乙肝肾炎等相鉴别

五、临床治疗

西医治疗主要清除残留病灶，改善症状体征，防止急性期合并症。中医治疗急性期以祛邪为主，恢复期以扶正兼祛邪为要。

（一）中医治疗

1. 中医辨证思路　从急性期和恢复期入手，急性期以正盛邪实为主，起病急，变化快，浮肿及血尿较明显；恢复期以正虚邪恋为要，表现为浮肿已退，尿量增加，肉眼血尿消失，但镜下血尿或蛋白尿未恢复，且多有湿热留恋。阴虚邪恋表现为头晕乏力、手足心热、舌红苔少为主，气虚邪恋表现倦怠乏力、纳少便溏、自汗、舌淡为特征。若出现变证，需区分邪陷心肝、水凌心肺、水毒内闭。

2. 治疗原则　急性期以祛邪为主，治宜宣肺利水，清热凉血，解毒利湿；恢复期以扶正兼祛邪为要，给予滋阴清热或健脾益气。对于变证，分别采用平肝息风、清心利水、泻肺逐水、温补心阳、通腑泄浊等治法，必要时应配合西医综合抢救治疗。

3．辨证施治

（1）常证

1）风水相搏

［证候］　起病急，水肿自眼睑开始迅速波及全身，以头面部为著，皮色发亮，按之凹陷随手而起，尿少色黄或色赤，恶风寒或发热汗出，乳蛾红肿疼痛，骨节酸痛，鼻塞流涕，咳嗽，舌质淡，苔薄白或薄黄，脉浮。

［治法］　疏风宣肺，利水消肿。

［方药］　麻黄连翘赤小豆汤加减。

咳嗽气喘者，加葶苈子、射干、桑白皮；水肿明显者，合用五苓散；头痛明显者，去麻黄，加浮萍、钩藤；血尿甚者，加大蓟、小蓟、茜草。

2）湿毒浸淫

［证候］　头面肢体浮肿，尿少色赤，烦热口渴，大便干，或见头身困重，口苦口黏，大便不爽，近期有疮毒史，舌质红，苔黄腻，脉滑数。

［治法］　清热利湿，凉血解毒。

［方药］　五味消毒饮合小蓟饮子加减。

小便赤涩者，加白花蛇舌草、石韦、金钱草；口苦口黏者，加茵陈、龙胆草、苍术；皮肤湿疹者，加苦参、白鲜皮、地肤子。

3）阴虚邪恋

［证候］　头晕乏力，手足心热，腰酸盗汗，或反复咽红，镜下血尿持续不消，舌红苔少，脉细数。

［治法］　滋阴补肾，兼清余热。

［方药］　六味地黄丸合二至丸加减。

血尿明显者，加小蓟、白茅根，日久不愈者，加仙鹤草、茜草，或加三七、琥珀；反复咽红者，加玄参、山豆根、黄芩；盗汗明显者，加煅龙骨、牡蛎。

4）气虚邪恋

［证候］　身倦乏力，面色萎黄，纳少便溏，自汗出，易感冒，舌淡红，苔白，脉缓弱。

［治法］　健脾益气。

［方药］　参苓白术散加减。

血尿持续不消者，加三七、仙鹤草；舌质黯或有瘀点者，加丹参、红花；汗多者，加白芍、龙骨、牡蛎。

（2）变证

1）水凌心肺

［证候］　全身浮肿明显，频咳气急，胸闷心悸，不能平卧，烦躁不宁，面色苍白或发绀，甚则唇指青紫，舌质黯红，舌苔白腻，脉细数无力。

［治法］　泻肺逐水。

［方药］　己椒苈黄丸加减。

若见面色灰白，四肢厥冷，汗出脉微，应急用独参汤或参附龙牡救逆汤。

2）邪陷心肝

［证候］　肢体面部浮肿较甚，头痛眩晕，呕吐，烦躁不安，视物模糊，口苦，甚至抽搐，昏迷，尿短赤，舌质红，苔黄糙，脉弦数。

[治法]　平肝潜阳，清心泻火。

[方药]　龙胆泻肝汤合羚角钩藤汤加减。

大便秘结者，加生大黄、芒硝；头痛眩晕较重者，加夏枯草、石决明；呕吐者，加半夏、胆南星；昏迷抽搐者，加服牛黄清心丸或安宫牛黄丸。

3）水毒内闭

[证候]　全身浮肿，尿少或尿闭，色如浓茶，恶心呕吐，嗜睡，甚则昏迷，舌质淡胖，苔腻，脉象滑数或沉细数。

[治法]　辛开苦降，通腑泄浊。

[方药]　温胆汤合附子泻心汤加减。

呕吐频繁者，先服玉枢丹；昏迷惊厥者，加用安宫牛黄丸或紫雪丹。

4. 中医其他疗法

（1）临床常用中成药：①肾炎清热片：功能清热解毒，用于急性期风水相搏、湿毒浸淫等证；②知柏地黄丸：功能滋阴清热，用于恢复期阴虚邪恋证。

（2）灌肠法：大黄 10g，黄柏 20g，槐花 15g，败酱草 10g，车前草 20g，益母草 20g，黄芪 20g，龙骨 10g，牡蛎 10g，每剂煎至 200ml，每次 100ml（婴儿 50ml），1 日 2 次，保留灌肠。7 日为 1 个疗程。用于水毒内闭证。

（二）西医治疗

1. 一般治疗

（1）休息：急性期应强调卧床休息，直至肉眼血尿消失、水肿消退、血压降至正常后，方可下床轻微活动或户外散步。血沉正常后可恢复上学，但应避免剧烈运动。尿检查至艾迪斯（Addis）计数正常后才能正常活动。

（2）饮食：有水肿、高血压时应限制水、钠摄入，水一般以不显性失水加尿量计算；食盐 60mg/（kg·d）为宜，但不宜长期忌盐。有氮质血症时应限蛋白摄入，可给优质蛋白 0.5g/（kg·d）。

（3）抗感染：有感染时用青霉素或其他敏感抗生素治疗 7～10 天。

2. 对症治疗

（1）利尿：经控制水盐摄入量后仍有明显水肿、少尿者可给予利尿剂，常口服氢氯噻嗪片 1～2mg/（kg·d），分 2～3 次服用。尿量增多时可加用螺内酯 2mg/（kg·d），口服。无效时需用袢利尿剂如呋塞米，1～2mg/（kg·次）注射，每日 1～2 次。注射剂量太大时可有一过性耳聋。

（2）降压：凡经休息、控制水盐、利尿后血压仍高者应给予降压治疗。硝苯地平初始剂量 0.25mg/（kg·d），最大剂量 1mg/（kg·d），分 3 次口服或舌下含服。血管紧张素转换酶抑制剂，如卡托普利初始剂量 0.3～0.5mg/（kg·d），最大剂量 5～6mg/（kg·d），分 3 次口服，与硝苯地平交替使用效果更好。

3. 并发症治疗

（1）高血压脑病：应快速降压，首选硝普钠 5～20mg 加入 5% 葡萄糖注射液 100ml 中以 1μg/（kg·min）速度静脉点滴，监测血压，根据血压调整滴速，滴速不宜超过 8μg/（kg·min）。通常用药后 1～5 分钟内能使血压明显下降，抽搐立即停止，并同时静注呋塞米。有惊厥时应及时止痉。持续抽搐者首选地西泮缓慢静脉注射，0.3mg/（kg·次），总量不超过 10mg。

（2）严重循环充血：矫正水钠潴留，恢复正常血容量，可使用呋塞米注射。表现有肺水肿时，除一般对症治疗外可加用硝普钠（用法同上）。对难治病例可采用腹膜透析或血液滤过治疗。

（3）急性肾衰竭：详见本章第六节急性肾衰竭。

六、中西医结合诊疗思路

急性肾小球肾炎是一种免疫性疾病，临床上西医常以对症治疗为主。中医药治疗能有效祛除病因，清除残留感染病灶，防治水钠潴留，控制循环血容量，从而达到缓解症状、预防急性期并发症，保护肾脏功能，促进病肾组织学及功能上的修复和增强机体的抗病能力等功效。

急性肾炎的证候轻重悬殊较大，轻型中医临床表现以常证为主，中医疗效显著。重证则表现为邪陷心肝、水凌心肺、水毒内闭等危急证候，临床上中西医结合治疗常能取得较好的疗效。

现代医学认为继发性凝血障碍是肾小球病变发展与恶化的重要因素，适当抗凝治疗可减少血栓形成，有利肾功能恢复。而中医认为本病无论何种证型都存在着"水瘀互患"的病理环节，为活血化瘀法在急性肾炎中的早期运用提供了依据，所以清热解毒、活血化瘀法贯穿于本病的治疗始终。

七、预防与康复

1．本病的预防最根本的是预防感染，尽量避免呼吸道感染，注意保持皮肤及口腔清洁，预防疮毒及口腔疾患的发生。

2．平时链球菌感染 1～3 周后，注意随访尿常规，以便及时发现。

第四节　肾病综合征

肾病综合征（nephrotic syndrome，NS）是由于肾小球滤过膜对血浆蛋白的通透性增高、大量血浆蛋白自尿中丢失而导致一系列病理生理改变的一种临床综合征，以大量蛋白尿、低白蛋白血症、高脂血症和水肿为主要临床特点。根据病因可分为先天性、原发性和继发性三类。儿童时期多数属于原发性，本节所述内容以原发性肾病综合征为主。本病可见于任何年龄，2～5 岁为发病高峰，男孩多于女孩。本病复发率较高，病程迁延，严重影响儿童身心健康。预后与病理变化密切相关，微小病变型预后较好。

属于中医学"水肿病"范畴，以"阴水"为多见。

一、病因病理

（一）中医病因病机

小儿禀赋不足、久病体虚，外邪入里，致肺、脾、肾三脏不足是本病发生的主要病因。而肺脾肾三脏功能虚弱，气化功能失常，封藏失职，精微外泄，水液停聚则是主要病机。

人体水液的正常代谢、水谷精微输布、封藏，均依赖肺的通调、脾的转输、肾的开阖与三焦、膀胱气化来完成。当肺、脾、肾三脏虚弱，功能失常，必然导致水液代谢失调。水湿内停，泛溢肌肤，则发为水肿；精微不能输布、封藏而下泄，则出现蛋白尿。

外感、水湿、湿热、瘀血及湿浊是促进肾病综合征发生发展的病理环节，与肺、脾、肾三脏虚弱之间互为因果。当肺、脾、肾三脏不足，卫外不固则易感受外邪，进一步损伤肺、脾、肾，导致水液代谢障碍加重，病情反复或加重。水湿是贯穿于病程始终的病理产物，既可阻碍气机运行，使瘀血形成，又可伤阳、化热。伤阳导致肺脾肾更虚，化热酿成湿热，使虚、瘀、湿、热互结，形成虚实夹杂、迁延难愈的复杂证候。水肿日久不愈，脾肾衰惫，气机壅塞，水道不利，而致湿浊瘀毒潴留则病情难愈。

肾病的病情演变，多以肺脾气虚、脾肾阳虚为主，病久不愈、反复发作或长期使用激素，均可阳损及阴，出现肝肾阴虚或气阴两虚之证。

总之，肾病综合征的病因病理涉及内伤、外感，影响到脏腑、气血、阴阳，以正气虚弱为本，邪实蕴郁为标，属本虚标实、虚实夹杂的病证。

（二）西医病因病理

1. 病因　肾病综合征的确切病因尚不清楚，多数学者认为是由多种原因（遗传、过敏、感染）引起的免疫障碍性疾病，尤其与细胞免疫功能异常关系密切。

2. 发病机制　目前尚不明确。近年研究已证实下列事实：

（1）肾小球毛细血管壁结构或电化学改变可导致蛋白尿。实验动物模型及人类肾病的研究看到微小病变时肾小球滤过膜多阴离子丢失，致静电屏障破坏，使大量带阴电荷的中分子血浆白蛋白滤出，形成高选择性蛋白尿。因分子滤过屏障损伤，尿中丢失大中分子量的多种蛋白，形成低选择性蛋白尿。

（2）非微小病变型常见免疫球蛋白和（或）补体成分肾内沉积，局部免疫病理过程可损伤滤过膜正常屏障作用而发生蛋白尿。

（3）微小病变型肾小球未见以上沉积，其滤过膜静电屏障损伤原因可能与细胞免疫失调有关，其依据为激素和细胞毒性药物治疗有效；某些能暂时抑制细胞介导的超敏反应的病毒感染如麻疹，有时能诱导疾病的缓解；某些 T 细胞功能异常的疾病如何杰金氏病和某些肿瘤可并发微小病变肾病，有多种细胞免疫的变化，如淋巴细胞转化率低下，多种淋巴因子的改变可引起肾小球滤过膜通过性增高而致病。

（4）白蛋白自尿中大量丢失是低蛋白血症的主要原因，同时白蛋白合成减少、必需氨基酸摄入不足，经肾小管重吸收的白蛋白被分解成氨基酸，也可形成低蛋白血症。低蛋白血症可导致血浆胶体渗透压下降，血容量减少，代偿性内分泌变化有抗利尿激素与醛固酮分泌增加，引起肾小球滤过率下降，发生水钠潴留（高灌注学说和低灌注学说）。低蛋白血症还可引起小细胞性贫血，骨代谢障碍和生长发育障碍等。

（5）肾病时血浆中胆固醇、甘油三酯、低密度脂蛋白和极低密度脂蛋白均增高，主要原因是肝脏代偿性合成增加，其次是脂蛋白的分解代谢障碍。高脂血症的主要危害是增加心血管疾病的发病率，还可引起系膜细胞增殖和系膜基质增加，导致肾小球硬化。

（6）近年发现肾病综合征的发病具有遗传基础。国内报道糖皮质激素敏感 NS 患儿 HLA-DR7 抗原频率高达 38%，频复发肾病综合征患儿则与 HLA-DR9 相关。另外 NS 还有家族性表现，且绝大多数是同胞患病。在流行病学调查发现，黑人患肾病综合征症状表现重，对糖皮质激素反应差。提示肾病综合征发病与人种及环境有关。

3. 病理　根据肾脏穿刺活组织检查，常见的病理为微小病变、系膜增生性肾小

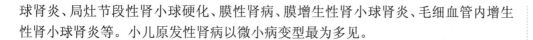

球肾炎、局灶节段性肾小球硬化、膜性肾病、膜增生性肾小球肾炎、毛细血管内增生性肾小球肾炎等。小儿原发性肾病以微小病变型最为多见。

二、主要临床表现

水肿是最常见的临床表现，常见眼睑、颜面浮肿，甚至全身浮肿，水肿为凹陷性，重者累及浆膜腔，出现胸水、腹水、鞘膜积液和阴囊水肿。水肿明显时多见尿量减少、尿色深黄、有较多泡沫。长期低白蛋白血症可造成营养不良和发育落后，表现为毛发不荣，皮肤干燥，易生溃疡，面色不华，倦怠乏力，易发生感染。常易并发各种感染，以呼吸道感染最为常见，其次为皮肤感染、泌尿道感染及腹膜炎等；并发低钠（低钠综合征）、低钾、低钙血症；有的病例可以发生低血容量性休克或出现意识不清，视力障碍，头痛，呕吐及抽搐等高血压脑病症状；有的病例可以发生动脉或静脉血栓，以肾静脉血栓形成最为常见，可出现血尿、蛋白尿和腰酸等症状。

三、辅助检查

1. 尿液检查　尿蛋白定性多在（+++）以上，24 小时尿蛋白定量≥50mg/kg，并持续 2 周以上，肾炎型肾病时尿中可见红细胞。

2. 血液检查　血清总蛋白降低，血浆白蛋白 <30g/L，白蛋白与球蛋白比值倒置。白蛋白显著降低者可见血浆胆固醇 >5.7mmol/L，甘油三酯升高，部分患儿可出现电解质紊乱，患儿血沉多增快。肾功能一般正常，水肿少尿期可有暂时性氮质血症。

3. 免疫学指标　IgG 水平下降，IgA 也可降低；肾炎型肾病时可见补体下降。

4. 凝血检查　大多数患儿存在不同程度的高凝状态，血浆纤维蛋白原增加，血 D- 二聚体（D-dimer）升高，尿纤维蛋白降解产物（FDP）增高。

5. 肾穿刺活检　难治性肾病（激素耐药、频繁复发、激素依赖）和先天性肾病应行肾穿刺活检，可见各种类型的病理表现，儿童 PNS 以微小病变型多见，亦可见局灶节段性肾小球硬化、膜增生性肾小球肾炎、膜性肾病等。

四、诊断及鉴别诊断

（一）诊断要点

1. 诊断标准　①大量蛋白尿：尿蛋白（+++）~（++++），24 小时尿蛋白定量≥50mg/kg；②血浆白蛋白低于 25g/L；③血浆胆固醇高于 5.7mmol/L；④不同程度的水肿。以上四项中以大量蛋白尿和低白蛋白血症为必要条件。

2. 分型

（1）依临床表现分为两型：符合上述诊断标准者为单纯性肾病；在符合单纯性肾病基础上凡具有以下四项之一或多项者属于肾炎性肾病：①分布在 2 周内 3 次以上离心尿沉渣检查红细胞≥10 个 /HP，并证实为肾小球源性血尿者。②反复或持续高血压（学龄儿童≥130/90mmHg，学龄前儿童≥120/80mmHg）并除外糖皮质激素等原因所致者。③肾功能不全，并排除由于血容量不足等所致者。④持续低补体血症。

（2）按糖皮质激素治疗反应分为：①激素敏感型肾病：以泼尼松足量 2mg/（kg·d）治疗≤4 周尿蛋白转阴者。②激素耐药型肾病：以泼尼松足量治疗 >4 周尿蛋白仍阳性者。③激素依赖型：指对激素敏感，但连续 2 次减量或停药 2 周内复发者。

（3）肾病复发与频复发：复发指连续3天，晨尿蛋白由阴性转为(+++)或(++++)，或24h尿蛋白定量≥50mg/kg，尿蛋白/肌酐(mg/mg)≥2.0。频复发是指NS病程中半年内复发≥2次或1年内复发≥3次。

（二）鉴别诊断

本病需与急性肾小球肾炎、营养性水肿及继发性肾病鉴别（表9-4）。

表9-4　肾病综合征的鉴别诊断

疾病	鉴别
急性肾小球肾炎	以血尿为主，多不伴有低蛋白血症及高胆固醇血症，浮肿为非凹陷性，常伴有补体的规律性改变
营养性水肿	严重的营养不良也可出现可凹性浮肿、低蛋白血症、小便短少。但尿检无蛋白，且有形体渐消瘦等营养不良病史
继发性肾病	常见过敏性紫癜性肾炎、乙肝病毒相关性肾炎、狼疮性肾炎，临床可找到相关的继发证据

五、临床治疗

（一）中医治疗

1. 中医辨证思路　本病为本虚标实之证。首先要明辨本证与标证，本证以正虚为主，须明辨肺脾气虚、脾肾阳虚、肝肾阴虚、气阴两虚之证。标证以邪实为患，有外感、水湿、湿热、血瘀及湿浊。外感辨别风热、风寒，湿热有上中下焦之区别，水湿多见于水肿期，湿浊多见于病情较重者或疾病晚期，血瘀贯穿于疾病的全过程。临床上本虚标实，虚实夹杂，须明辨虚实轻重，或以扶正为主，或以驱邪为要，或扶正与驱邪并重。

2. 治疗原则　《内经》最早提出治疗水肿的"开鬼门，洁净府，去菀陈莝"三大治疗原则，在临证中要紧扣本病"本虚标实"之病机，以扶正固本为主，即益气健脾补肾、调理阴阳，同时配合宣肺、利水、清热、化湿、祛瘀、降浊等驱邪之法以治其标。临证时须遵循"治病必求于本"的治疗原则，根据不同阶段的主要病理特点选择上述诸法的单用或合用。若感受风邪、水气、湿毒、湿热诸邪，证见表、热、实证者，先祛邪以急则治其标；在外邪或症情减缓或消失后，当扶正祛邪、标本兼治或继以补虚扶正。

3. 辨证施治

（1）本证

1）肺脾气虚

[证候]　全身浮肿，颜面为著，面色苍白或萎黄，身重困倦，气短乏力，声低懒言，自汗，纳呆，便溏，小便短少，平素易感冒，舌淡或淡胖，苔白或白滑，脉细，指纹淡红。

[治法]　健脾益气，宣肺利水。

[方药]　防己黄芪汤合五苓散加减。

浮肿明显者，加茯苓皮、大腹皮；常自汗出、易感冒重用黄芪，加防风、煅龙骨、煅牡蛎；伴有腰膝酸软者，加续断、牛膝。

2）脾肾阳虚

[证候]　全身明显浮肿，按之深陷难起，腰腹下肢尤甚，或伴胸水、腹水，畏寒肢

冷,身重困倦,脘腹胀满,腰膝酸软,纳少,便溏,小便短少不利,面白无华,舌淡胖,边有齿痕,苔白滑,脉沉细无力,指纹淡红。

［治法］　温肾健脾,通阳利水。

［方药］　偏肾阳虚者用真武汤,偏脾阳虚者用实脾饮加减。

形寒肢冷者,加淫羊藿、巴戟天;兼有咳嗽、胸满、气促不能平卧者,加防己、椒目、葶苈子。

3）肝肾阴虚

［证候］　浮肿较轻或无浮肿,头痛,头晕耳鸣,面色潮红,五心烦热,盗汗,失眠多梦,口干咽燥,咽部黯红,腰膝酸软,或伴痤疮,舌红,苔少,脉细数,指纹淡。

［治法］　滋补肝肾,养阴清热。

［方药］　知柏地黄丸加减。

偏肝阴虚者,加用沙苑子、天门冬、夏枯草;偏肾阴虚者,加枸杞子、五味子、龙眼肉;阴虚火旺者,重用生地黄、知母、黄柏;有水肿者,加车前子;头痛头晕,目睛干涩者,加沙苑子、菊花、夏枯草。

4）气阴两虚

［证候］　浮肿较轻或无浮肿,面色无华,神疲乏力,自汗、盗汗或午后低热,手足心热,头晕,耳鸣,口干咽燥或长期咽痛,咽部黯红,易感冒,舌红少津,苔少,脉细弱,指纹淡。

［治法］　益气养阴。

［方药］　参芪地黄丸加减。

反复感冒,神疲乏力者,重用黄芪,加白术、防风;阴阳两虚出现面色苍白,少气懒言者,加肉苁蓉、菟丝子、巴戟天。

（2）标证

1）外感风邪

［证候］　水肿初起,发热,头身疼痛,咳嗽,喷嚏,流涕,无汗或有汗,或喘咳气急,或咽红、喉核肿痛,舌红,苔薄白,脉浮,指纹浮红。

［治法］　风寒者宣肺利水,疏风散寒;风热者宣肺利水,疏风清热。

［方药］　风寒者用麻黄连翘赤小豆汤加减;风热者用越婢加术汤加减。

咽喉肿痛者,加板蓝根、冬凌草;尿血者,加小蓟、白茅根;发热者,加柴胡、黄芩。

2）水湿内停

［证候］　全身明显浮肿,皮肤光亮,按之深陷难起,腹水明显,或伴胸水,或见胸闷、气短喘咳,身重,便溏或泄泻,尿少,舌淡,苔白,脉滑,指纹紫滞。

［治法］　益气健脾,利水消肿。

［方药］　五皮饮加减。

脘腹胀满者,加厚朴、莱菔子、槟榔;胸闷气短,喘咳者,加麻黄、杏仁、葶苈子。

3）湿热内蕴

［证候］　全身浮肿,身体困重,身热不扬,皮肤疮疡疖肿;恶心欲呕,口黏口苦,口干不欲饮,脘腹胀满,纳呆,大便不调;腰痛,小腹坠胀,小便频数短黄,或灼热刺痛,舌红,苔黄腻,脉滑数,指纹紫滞。

［治法］　清热利湿。

[方药]　上焦湿热用五味消毒饮加减,中焦湿热用甘露消毒丹加减;下焦湿热者用八正散加减。

水肿明显者,加猪苓、茯苓皮、大腹皮;血尿明显者,加小蓟、三七粉。

4)瘀血阻滞

[证候]　颜面浮肿,面色紫黯或晦暗,眼睑下发青,唇舌紫黯,皮肤粗糙或肌肤甲错,有紫纹或血缕,或胁下痞块,腰痛,舌质紫黯有瘀点瘀斑,苔少,脉涩,指纹紫滞。

[治法]　活血化瘀。

[方药]　桃红四物汤加减。

尿血者,加蒲黄炭、墨旱莲、茜草;舌质紫黯者,加水蛭粉、三棱、莪术;兼有郁郁不乐、胸胁胀满、嗳气呃逆者,加郁金、陈皮、厚朴。

5)湿浊停聚

[证候]　身重困倦,精神萎靡,头痛,眩晕,胸闷,腹胀,纳呆,恶心,呕吐,大便黏腻,小便短黄,口黏腻,舌淡,苔厚腻,脉滑,指纹紫。

[治法]　和胃降浊,化湿行水。

[方药]　温胆汤加减。

呕吐频繁者,加赭石、旋覆花;肢冷倦怠、舌质淡胖者,加党参、制附子(先煎)、砂仁;舌苔白腻者,加苍术、薏苡仁。

4.中医其他疗法

临床常用中成药:①济生肾气丸:功能温肾健脾,用于脾肾阳虚证;②知柏地黄丸:功能滋阴清热,用于肝肾阴虚证。

(二)西医治疗

1.一般治疗

(1)休息:水肿明显或大量蛋白尿、或高血压者应卧床休息。病情缓解后逐渐增加活动量。

(2)饮食:水肿显著和严重高血压时应短期限制水钠的摄入,病情缓解后不必继续限制。活动期应采用少盐饮食(1～2g/d)。蛋白质摄入 1.5～2g/(kg·d),以高生物价的优质蛋白(如乳、鱼、蛋、禽等)为宜。在激素使用中食欲增加者应注意控制饮食。

此外,还必须重视心理治疗和对家属的卫生知识教育。

2.对症治疗

(1)利尿:对激素耐药或使用激素之前,水肿较重伴有尿少者可配合使用利尿剂,但要密切观察出入水量、体重变化及电解质紊乱。

(2)抗感染:肾病患儿免疫功能低下,易患感染,应及时给予抗感染治疗。

3.糖皮质激素治疗

(1)肾病综合征初治病例治疗:诊断确定后应尽早选用泼尼松治疗。

1)诱导缓解阶段:泼尼松(泼尼松龙)2mg/(kg·d)或60mg/(m²·d)(按身高标准体重计算),最大量60mg/d,先分次口服,尿蛋白转阴后改为每晨顿服,疗程4～6周;

2)巩固维持阶段:采用隔日晨顿服 1.5mg/kg 或 40mg/m²(最大剂量60mg/d),共6周,然后逐渐减量,每2周减量2.5mg～5mg,总疗程为9～12个月。

激素治疗的副作用:长期使用糖皮质激素易发生感染或诱发结核灶的活动,代谢紊乱,消化性溃疡,精神欣快,生长迟缓,还可出现白内障、无菌性股骨头坏死,急性肾上腺皮质功能不全、戒断综合征等。

（2）非频复发肾病复发的治疗：积极寻找复发诱因，积极控制感染，少数患儿控制感染后可自发缓解。采用足量泼尼松每日2mg/kg重新诱导缓解，然后逐渐减量。患儿在巩固维持阶段患上呼吸道感染时可改隔日口服激素治疗为同剂量每日口服，降低复发率。

（3）频复发和激素依赖性肾病的治疗：可采用拖尾疗法，或在感染时增加激素维持量，或应用提高肾上腺皮质激素受体水平的药物，或更换肾上腺皮质激素种类来降低复发率，也可加用免疫抑制剂治疗。

（4）激素耐药型肾病综合征的治疗：可考虑大剂量甲基泼尼松龙冲击治疗，增加免疫抑制剂。

4. 免疫抑制剂治疗　主要用于NS频繁复发、激素依赖、激素耐药或激素治疗出现严重副作用者。在小剂量激素隔日顿服时可选择使用。

（1）环磷酰胺（CTX）：作为首选免疫抑制剂，剂量为8～12mg/(kg·d)静脉冲击疗法，每2周连用2d，总剂量≤200mg/kg，或每月1次静注，500mg/(m²·次)，共6次。

（2）环孢素A（CsA）：3～7mg/(kg·d)或100～150mg/(m²·d)，调整剂量使血药浓度维持在80～120ng/ml，疗程1～2年。对连续长时间使用CsA患儿进行有规律监测，包括对使用2年以上的患儿进行肾活检明确有无肾毒性的组织学证据，如果患儿血肌酐水平较基础值增高30%，应减少CsA的用量或停药。

（3）霉酚酸酯（MMF）：20～30mg/(kg·d)或800～1200mg/m²，分两次口服（最大剂量1g，每天2次），疗程12～24个月。

（4）他克莫司（FK506）：0.10～0.15mg/(kg·d)，维持血药浓度5～10μg/L，疗程12～24个月。

（5）利妥昔布（RTX）：375mg/(m²·次)，每周1次，用1～4次。对上述治疗无反应、副作用严重的SDNS患儿，RTX能有效地诱导完全缓解，减少复发次数，能完全清除CD19细胞6个月或更长，与其他免疫抑制剂合用有更好的疗效。

5. 重视辅助治疗

（1）免疫调节剂：左旋咪唑可作为激素辅助治疗，适用于常伴感染的FRNS和SDNS。剂量：2.5mg/kg，隔日服用12～24个月。根据病情需要亦可用丙种免疫球蛋白。

（2）抗凝治疗：低蛋白血症、高脂血症及长期使用激素后易合并高凝状态，甚或形成血栓，可使用肝素钠或低分子肝素钠抗凝，双嘧达莫抗血小板聚集，血栓形成时可联合使用华法林。对于D-二聚体升高者可使用尿激酶。

（3）血管紧张素转化酶抑制剂（ACEI）和（或）血管紧张素受体拮抗剂（ARB）是重要的辅助治疗药物，不仅可控制高血压，而且可降低蛋白尿和维持肾功能，有助于延缓终末期肾脏疾病的进展。

（4）补充钙剂及维生素D制剂：肾病患者由于本身钙的流失增加及激素的副作用，应注意补充钙剂及维生素D制剂，必要时可应用骨化醇。

六、中西医结合诊疗思路

目前国内外治疗仍以泼尼松为主，多采用加大激素用量和延长激素疗程，或联合应用免疫抑制剂的方法，虽能缓解部分病例和降低复发率，但激素和免疫抑制剂的严重毒副作用的发生率亦随之上升和加重。而临床上中药配合西药治疗可明显减少激素和免疫抑制剂的毒副作用,提高机体对激素的敏感性,从而提高缓解率,且中药能提高机体的免疫功能,减少感染的发病率,从而降低复发率。临床多采取病证结合、分期论治的方法,在辨病和西药治疗的基础上,根据水肿程度、激素用量、尿蛋白变化等情况进行分期论治。激素诱导期临床常表现为肝肾阴虚,阴虚火旺。激素撤减期,常表现为食欲下降或食后饱胀等脾肾气虚症状。激素停药期,患者阳虚症状明显。本阶段多数患儿病情稳定,少有症状,部分病人因大量外源性激素对下丘脑 - 垂体 - 肾上腺皮质轴的长期反馈性抑制,致使肾上腺皮质处于抑制性萎缩状态,皮质醇分泌减少甚至停止,一旦激素减少或停用,极易引起肾病复发。临床采用调理阴阳,补偏救弊的方法,重在补益脾肾,以防邪侵病复。此外,还可结合病理进行中医辨证,在西药治疗的基础上辨病组方和辨证组方,或对症组方和用经验组方等,临床常常取得较好的疗效。

七、预防与康复

1. 感染是引起肾病反复复发的主要原因,若有呼吸道感染(特别是扁桃体炎)、皮肤疮疖痒疹、龋齿或尿路感染等病灶应及时处理。

2. 注意增强体质,适当体育锻炼,但勿剧烈活动。

第五节　单纯性血尿

凡尿液中红细胞数量超过正常者,即称为血尿(hematuria)。引起血尿的原因很多,可见于全身性和泌尿系统疾病。对于临床无明确的全身性、泌尿系疾病及其症状(如水肿、高血压、肾功能减退等)者,称为单纯性血尿。与"无症状血尿""孤立性血尿"含义相似。

血尿分为肉眼血尿和镜下血尿。前者指肉眼能见的尿液呈血样或带有凝血块者,每升尿液中出血量超过 0.5ml 即可呈现肉眼血尿;后者仅在显微镜下见到红细胞。

本病多属于中医学"尿血""血证"范畴。中医古籍所讲的尿血应指肉眼血尿,而现代中医学尿血应包括镜下血尿和肉眼血尿。

一、病因病理

(一)中医病因病机

单纯型血尿的病因分为外感和内伤,外感多见感受风热、湿热之邪,内伤多为阴虚、气虚。血瘀也为常见致病因素。

本病病位主要在肾及膀胱。主要病机为邪热蕴结于肾及膀胱,伤及血络或由气虚不摄,血不归经所致。风热之邪入侵,下迫膀胱,灼伤脉络;外感或内生湿热,湿热互结,蕴结下焦,脉络受损,血渗膀胱;小儿素体阴虚或热病伤及肾阴,肾阴亏虚,相火妄动,灼伤脉络;素体脾虚,或久病伤气,肾气不足,气虚统摄无权,血不归经,下渗水道而发为尿血。

此外,离经之血留而为瘀,或阻滞气机,致气滞血瘀,瘀血阻络,血不循经,导致病情迁延难愈。

（二）西医病因病理

1. 病因　血尿的病因比较复杂，全身性疾病或泌尿系统疾病等各种因素引起的肾小球基底膜完整性受损，通透性增加，或肾小球毛细血管腔内压增高、尿道黏膜损伤、全身凝血机制障碍等均可导致血尿，但单纯性血尿病因往往并不明确。

2. 发病机制　血尿的原因不同，其发病机制也不同。

根据尿中红细胞形态不同将血尿分为肾小球性血尿、非肾小球性血尿。前者为多形型，红细胞形态不同、大小不一；后者多为均一型，红细胞形态和正常血液中红细胞相似，大小一致。

（1）多形型血尿：产生的机制有三种假说：①肾小球机械挤压学说：血液流经肾小球毛细血管襻时，由于血流压力作用致使红细胞从血管内径管壁挤压入包曼氏囊腔，致使红细胞变形所致；②肾小管内环境对红细胞影响：其内环境对红细胞内 pH 值及膜成分的影响导致红细胞变形；③肾小管襻渗量梯度作用学说：红细胞在髓襻一系列渗量变化的影响下，形态发生变化。

（2）均一型血尿：主要是肾小球以下部位和泌尿通路上毛细血管破裂的出血所致，因此其红细胞形态与正常血液的红细胞非常相似，大小一致成均一性。

3. 病理　单纯性血尿临床病因确定非常困难，但部分经肾脏病理检查的患儿其病理类型可见系膜增生性肾炎、肾小球基膜变薄、Alport 综合征、膜增生肾炎、IgA 肾病、微小病变和膜性肾病等。有资料显示我国单纯性血尿以系膜增生性病变为多见。

二、主要临床表现

（一）主要症状与体征

单纯性血尿临床有两种表现形式。一种为持续性镜下血尿，一般无明显症状，多于体检或其他疾病行尿检时发现尿中有红细胞。另外一种是反复发作的肉眼血尿，多于感染或剧烈活动后出现，肉眼血尿消失后尿常规检查正常或有镜下血尿，两次发作间期不等。上述两种形式的血尿患者临床均无水肿、高血压、肾功能不全等改变。少数可伴有腹痛或腰痛症状。

（二）并发症

单纯性血尿临床一般很少出现严重的并发症。

三、辅助检查

1. 尿液检查

（1）尿常规：可见数量不等的红细胞。若同时伴有尿蛋白＞（＋＋）时，多提示病变在肾小球。出现红细胞管型多为肾实质病变。

（2）尿红细胞形态检查：此项检查是鉴别肾小球性血尿和非肾小球性血尿的重要检查。目前国内外均采用相差显微镜及扫描电镜进行，国内许多单位采用普通光镜油镜观察尿沉渣中的红细胞形态。常用评价标准为：严重变形红细胞（环状、芽胞、穿孔）＞30% 以上称为肾小球性血尿，有资料认为变形红细胞超过 80% 也可认为肾小球性血尿。

2. 肾活检　一般认为，此类患者多数预后较好，病理上多为非特异轻微改变，一般不需肾穿刺检查，定期随访即可。如血尿逐渐加重，或病程中出现蛋白尿，或病程超过 1 年,尿红细胞形态提示为肾小球性血尿者,应考虑有慢性肾脏疾病的可能,应行肾穿刺以明确病理诊断。

四、诊断及鉴别诊断

(一)诊断要点

1. 血尿的诊断标准

(1)镜下血尿:①离心尿沉渣镜检红细胞≥3 个 /HP 或者非离心尿沉渣镜检红细胞≥1 个 /HP;②尿 Addis 计数红细胞 >50 万 /12 小时,并 3 次以上。

(2)肉眼血尿:尿液呈"洗肉水""浓茶色"等,尿沉渣镜检红细胞(++++)或满视野。尿液的颜色与酸碱度有关,中性或弱碱性尿颜色鲜红或呈洗肉水样,酸性尿呈浓茶样或烟灰水样。

2. 单纯性血尿的诊断 首先需符合血尿诊断标准,同时需要除外能引起血尿的其他常见疾患,对于病因尚不能明确的患儿诊断为单纯性血尿。无症状孤立性血尿(不伴蛋白尿)者可诊断为单纯性血尿。在非肾小球性血尿患者中除外高尿钙、肿瘤、感染、结石等常见疾病后,应考虑本症的可能。

(二)鉴别诊断

单纯性血尿为症状性诊断,诊断前应排除以下疾病(表 9-5)。

表 9-5 单纯性血尿的鉴别诊断

肾小球性疾病	非肾小球性疾病
①原发性肾小球疾病,如急性肾小球肾炎、IgA 肾病等	①来源于肾小球以下泌尿系统,常见泌尿系感染、泌尿系结石、特发性高钙尿症、左肾静脉压迫综合征、先天性尿路畸形、药物性血尿、肿瘤、外伤及异物、肾静脉血栓等
②继发性肾小球疾病,如狼疮性肾炎、紫癜性肾炎、乙型肝炎病毒相关性肾炎等	
③遗传性肾小球疾病,如遗传性肾炎(Alport 综合征)、薄基底膜肾病(家族性良性血尿)	②全身疾病引起的出血,如血小板减少性紫癜、血友病等
④剧烈运动后一过性血尿	

五、临床治疗

本病目前西医无特殊治疗方案,中医辨证论治是主要的治疗方法。

(一)中医治疗

1. 中医辨证思路 单纯性血尿临床辨证时应注意"急则治其标,缓则治其本",针对病因,首辨虚实,实证区分风热、湿热,虚证区分阴虚、气虚。另外需注意瘀血轻重。对于病程较短,尿色鲜红或深黄,舌红苔黄者,多为实证、热证;对于病程较长,尿血缠绵不愈,小便清长者一般为虚证。

2. 治疗原则 以凉血止血为主要治疗原则。根据辨证分别给予清热、凉血、利湿、益气、滋阴、活血等治法。

3. 辨证施治

(1)下焦湿热

[证候] 病程短,尿色鲜红或深黄,小便频数短涩,尿道有灼热感,滴沥不爽,或

小便浑浊,可伴见发热,口渴,腰部酸痛,少腹作胀,大便秘结,舌质红,苔黄腻,脉滑数。

[治法]　清热利湿,凉血止血。

[方药]　小蓟饮子加减。

发热者,加金银花、连翘、柴胡;腹痛,纳呆者,加薏苡仁、滑石;尿血量多者,加地榆炭、藕节。

(2)风热伤络

[证候]　病程短,尿血鲜红或尿色深黄,常伴有发热,无汗或汗出不畅,鼻塞流涕、咽痒咳嗽、咳痰黄稠,咽喉疼痛,舌红,苔薄黄,脉浮数。

[治法]　疏风清热,凉血止血。

[方药]　连翘败毒散加减。

咳嗽者,加鱼腥草、款冬花、杏仁;尿血甚者,加小蓟、白茅根;血瘀明显者,加丹参、三七;发热者,加生石膏、葛根;咽喉肿痛者,加薄荷、板蓝根、玄参。

(3)阴虚火旺

[证候]　病程迁延,尿血反复或镜下血尿持续不消,色鲜红,或淡红,伴见五心烦热,形体消瘦,腰膝酸软,颧红潮热,头晕目眩,耳鸣心悸,舌红,苔少,脉细数。

[治法]　滋阴清热,凉血止血。

[方药]　知柏地黄丸加减。

尿血甚者,加三七粉、侧柏炭、墨旱莲;腰膝酸软明显者,加杜仲、桑寄生;口干甚者,加麦冬、玄参、石斛;低热颧红,盗汗者,加地骨皮、黄芩、鳖甲。

(4)脾不统血

[证候]　久病尿血,色淡红,面黄无华,食少纳呆,体倦乏力,脘腹痞满,大便溏泄,或兼齿衄、肌衄、便血,舌质淡,苔薄,脉细弱。

[治法]　补中健脾,益气摄血。

[方药]　归脾汤加减。

纳少便溏者,加山药、薏苡仁、炒麦芽;气虚下陷伴有少腹坠胀者,可加升麻、柴胡;血尿明显者,加仙鹤草、白及;血虚者,加用四物汤。

(5)肾气不固

[证候]　尿血迁延,时轻时重,小便频数清长,夜尿频多,神疲乏力,头晕耳鸣,腰膝酸软,畏寒怯冷,手足不温,便溏或五更泻,舌质淡,苔薄白,脉沉细无力。

[治法]　补肾益气,固摄止血。

[方药]　无比山药丸加减。

尿血量多者,加藕节、阿胶;夜尿多者,加益智仁、桑螵蛸;若兼有肾阳虚的表现,如畏寒怯冷、手足不温,可加用肾气丸。

(6)瘀血内阻

[证候]　持续尿血,反复不愈,尿色紫黯,或尿液夹有瘀块,伴小腹刺痛拒按,或可触及包块,或时有低热,面色晦暗,舌质黯或有瘀点瘀斑,苔薄,脉细涩。

[治法]　活血化瘀,理气止血。

[方药]　血府逐瘀汤加减。

尿血量多者,加茜草、侧柏叶、紫草;瘀血日久化热者,加黄连、栀子、牡丹皮;少腹癥积者,加丹参、莪术。

4．中医其他疗法

（1）临床常用中成药：①血尿胶囊：功能清热利湿，凉血止血，用于下焦湿热证；②百令胶囊：功能补肺肾，益精气，用于肾气不固证。

（2）针灸疗法：①针刺足三里、隐白、关元为主穴，配穴脾俞、膈俞、肾俞、三阴交，取1～3穴，1日1次，留针15分钟，治疗脾不统血证；②针刺行间、中极、劳宫为主穴，配穴阴陵泉、小肠俞，治疗下焦湿热证。

（二）西医治疗

本病目前无针对性西医治疗方案，临床主要任务是寻找引起血尿的原因。对于血尿较重并有肾脏病理支持者，可根据肾脏病理结果选用治疗药物（具体用药见相关疾病）。对于血尿较轻者，一般不选择太多的西医治疗。

六、中西医结合诊疗思路

单纯性血尿是小儿泌尿系统常见疾病，其临床病情程度轻重虽然有一定区别，但预后一般较好。对于血尿较重并有肾脏病理支持者，可根据肾脏病理结果选用对应药物。对于血尿较轻者，可仅选择中医药治疗，根据辨证应用清热、凉血、利湿、益气、滋阴、活血等方法遣方用药。

七、预防与康复

1．患病期间注意休息，避免剧烈活动，避免使用加重血尿的药物，预防继发感染。

2．多饮水，勤排尿，保持尿路清洁；调畅情志；加强锻炼，增强体质，避免感冒，清淡饮食等。

3．无论血尿轻重，均应定期进行尿检，有血尿家族史的患儿应随访观察。

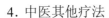 病案分析

　　陈某，男，10岁，就诊时尿常规示蛋白（－），潜血（＋），尿沉渣红细胞＋/HP。纳可眠安，小便短赤，大便偏干，舌红苔少，脉细数。本病属中医"尿血"范畴，辨证属阴虚火旺，治疗以滋阴清热，凉血止血。方药如下：生地黄15g，牡丹皮10g，丹参15g，墨旱莲15g，赤芍15g，三七3g，小蓟15g，茜草15g，乌梅10g，水牛角30g（先煎），甘草10g。14剂，每日1剂，水煎分早晚两次温服。

　　分析：本病辨证属阴虚火旺，方用生地黄，清热养阴，凉血止血为君药；墨旱莲凉血止血，益阴补肾；牡丹皮、丹参清热凉血，活血散瘀，共为臣药；三七既可活血散瘀，又善止血，止血而不留瘀，小蓟凉血止血，清热散瘀，茜草既能凉血止血，又能化瘀止血，为血热夹瘀所致出血之要药，共为佐药；甘草一味，既可清热解毒，又可益气补中，缓急止痛，调和诸药药性，为使药。九味药物相合，共奏清热养阴，活血化瘀，凉血止血之功。配加乌梅之酸，可敛浮热，养阴生津，可助水牛角凉血分之热，是丁樱教授惯用的对药之一。

（摘自《河南省名中医学术经验荟萃》）

第六节　急性肾衰竭

急性肾衰竭（acute renal failure，ARF）简称急性肾衰，是由多种原因引起的临床综合征，主要特点为肾脏生理功能急剧下降，甚至丧失，导致代谢产物堆积，血尿素氮及血肌酐迅速升高，并引起水、电解质紊乱及急性尿毒症症状。临床以少尿，甚至尿闭，恶心、呕吐为主要表现。近些年，由于透析疗法的早期应用，病死率明显下降。

根据急性肾衰竭的主要临床表现，中医学多归属于"癃闭""关格"的范畴。

一、病因病理

（一）中医病因病机

急性肾衰的病因分为外因和内因。外因多为感受六淫疫毒、意外伤害、中毒咬伤等，内因多见于饮食情志所伤、失血失液等，最终形成湿热、热毒、瘀浊，或形成液脱、津伤。

本病病位主要在肾，五脏六腑均可殃及，与肺、脾、三焦、膀胱关系密切。病机关键为肾脏受损，肾之气化功能失常，水湿浊邪不能排出体外而发病。病理性质属标实本虚。外感风热、湿热之邪，风热上壅于肺，肺失清肃，水道不通，水毒内闭；湿热中遏于脾，正气不得升降，水不能下渗膀胱；浊邪下阻于肾，开合失司发为本病。或中毒咬伤，温邪热毒入里，致热郁血瘀，瘀热壅阻下焦，血结水阻，湿浊停聚而发病。失血失液，阴津耗竭，水化无源而致癃闭。

病程早期多为实证。病至后期，脏腑之气受损，邪毒伤及气阴，甚者伤阳。常见气阴两虚、肾阴亏虚或阴阳两虚。若脏腑之气不能恢复，则湿浊愈盛，病情迁延，病情危笃。

（二）西医病因病理

1. 病因　急性肾衰的原因一般分为肾前性、肾实质性和肾后性。

（1）肾前性：任何引起血容量减少，导致肾血流量急剧下降的原因均可导致肾前性肾衰。如新生儿的失血、感染性腹泻、呕吐、脱水、休克、大出血、烧伤等。

（2）肾实质性：是儿科最常见的肾衰原因。常见有三类：①肾小球疾患：急性链球菌感染后肾炎、急进性肾炎、紫癜性肾炎、溶血尿毒综合征等；②肾小管疾患：如手术、大出血、休克持续时间较长导致肾脏缺血，发生肾小管上皮坏死；中毒性病变：氨基糖苷类抗生素、重金属（汞剂、砷剂）、磺胺及大量造影剂等毒性物质直接作用于肾脏，导致肾小管坏死；③急性肾间质疾患：急性间质性肾炎、急性肾盂肾炎、药物过敏等。

（3）肾后性：尿路梗阻（输尿管结石梗阻最为常见）、先天性尿路畸形、双侧输尿管连接部狭窄、肾结石、肿瘤压迫输尿管等。

2. 发病机制　急性肾衰竭的发病机制尚不十分清楚，认为是多种因素作用的结果。目前常见的有三种学说。

（1）肾血流减少学说：任何原因引起血管内有效循环量减少，使肾血流减少，肾小球滤过率降低，肾小管内压降低，原尿生成减少，流速减慢，肾小管对尿素氮、水及钠的重吸收增加，致血尿素氮升高，尿量减少。肾脏缺血，使肾素 - 血管紧张素、儿茶酚胺、前列腺素分泌增加，加重肾内小动脉收缩，肾血流进一步减少，加重肾衰。

（2）肾小管损伤学说：肾缺血或中毒均可引起肾小管损伤，小管内液反漏入间质，致肾间质水肿压迫肾小管周围毛细血管，使管腔变窄，血流减少，肾损害加重；另一方面，变性、坏死的肾小管上皮细胞，脱落入管腔内，与蛋白质共同形成管型，阻塞肾小管，使肾小球有效滤过率降低，从而引起少尿。

（3）缺血再灌注肾损伤学说：肾缺血再灌注后局部产生大量氧自由基，使细胞损伤继续加重，肾小管的可逆性损伤发展为不可逆性损伤，加重肾衰。

3．病理　病因及病情严重度不同，肾脏病理表现差异也大。常见几种类型：①广泛肾小管坏死；②急性肾小管间质病变，此型最多见；③间质性肾炎。

二、主要临床表现

1．尿量的变化　在少尿期，尿量急剧减少（学龄儿童＜400ml/24h、学龄前儿童＜300ml/24h，婴幼儿＜200ml/24h），甚至无尿（＜100ml/24h），此期病因不同持续时间也不同，一般持续7～14天；当尿量逐渐增加，即进入多尿期，每日尿量可多达3000～5000ml或更多，多尿期维持时间约5～10天，部分可维持2周；恢复期尿量逐渐恢复正常，少数留有不同程度肾功能损害或转为慢性。非少尿型急性肾衰竭尿量减少不明显。

2．消化道症状　常见食欲不振，恶心呕吐，腹胀便秘等。

3．精神症状　可见精神不振，烦躁不安，嗜睡，意识模糊等。

4．呼吸道症状　呼吸深大，呼气可有尿臭味，或胸闷气急。

5．全身症状　可见面色苍白，软弱无力等，多数病人有不同程度的腰部胀痛、酸痛症状，而流行性出血热所致者可出现皮肤发红，或伴出血。

三、辅助检查

1．尿液检查　除尿量的变化外，尿液分析有助于鉴别诊断。肾前性ARF尿沉渣可正常，尿蛋白量较少；肾性ARF有较多的颗粒管型、细胞管型及脱落上皮细胞，可有血尿及大量蛋白尿；如果尿中白细胞或白细胞管型增多，并有较多的嗜酸性粒细胞，提示肾间质损害。另外需关注尿比重、尿渗透压、尿钠的排泄量、尿肌酐及尿素氮的变化。

2．血检查　血生化常见"三高三低"（高钾、高镁、高磷和低钙、低钠、低氯），血清尿素氮（BUN）及肌酐（Cr）可作为肾功能的监测指标。肾前性ARF时血BUN、Cr上升不成比例，血BUN/Cr达20∶1以上。肾性ARF，血BUN、Cr同步上升，比例维持正常。

3．影像学检查　腹部平片、彩超、静脉肾盂造影、放射性核素、血管造影、CT及磁共振等对肾脏大小形态、功能、诊断及鉴别诊断都有一定意义。

4．肾活检　ARF并非肾穿刺禁忌，对病因不明、临床表现不典型、诊断不明确者应在充分准备下尽早肾穿刺。

四、诊断及鉴别诊断

（一）诊断要点

急性起病，有相应的原发病因，既往无肾脏病史，有进行性少尿或无尿、氮质血

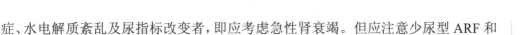

症、水电解质紊乱及尿指标改变者,即应考虑急性肾衰竭。但应注意少尿型 ARF 和不典型病例的诊断。

（二）鉴别诊断

临床上首先要区分肾前性、肾性、肾后性。

1. 肾前性和肾性 ARF 的鉴别　肾前性 ARF 常有皮肤干燥、脱水及血压下降；肾性 ARF 多有肾中毒及肾实质病变,如水肿、血压升高等（表9-6）。

表9-6　肾性和肾前性肾衰临床表现及实验室检查鉴别表

		肾性	肾前性
症状与体征	脱水征	无或有	有
	血压	正常或偏高	低
	眼	不凹	凹
血检查	Hb	低或正常	高
	BUN	升高	一般正常或偏高
	血钾	偏高	正常或偏高
	中心静脉压	正常或偏高	低
尿检查	常规	蛋白＋管型	基本正常
	比重	1010	＞1020
尿诊断指标	尿钠	40mmol/L	＜20mmol/L
	尿渗透压	＜350mOso/L	＞500mOso/L
	尿/血渗透压	＜1.2	＞1.5
	排泄钠分数	＞3	＜3
	肾衰指数	＞1	＜1
	自由水	＞0	＜-25

2. 肾后性 ARF　一般有如下特点：①有导致尿路梗阻的原发病如结石、肿瘤、血块等；②可有尿闭或突然尿量骤增,无尿时膀胱胀满；③尿路有异常改变,如 B 超示肾脏增大,输尿管扩张或畸形。

五、临床治疗

本病为危急重症,临床应积极采取治疗措施。西医治疗原则是祛除病因,积极治疗原发病,减轻症状,改善肾功能,防治并发症。中医治疗原则为祛邪扶正,根据疾病不同的分期辨证治疗。

（一）中医治疗

1. 中医辨证思路　本病在少尿期多以邪实为主,应区分湿毒、热毒、瘀毒,也有津伤液脱的虚证；若见发热,头身疼痛,恶心,呕吐者,多为湿热毒邪；若见高热,神昏,谵语,衄血,斑疹紫黑,舌绛多为温热毒邪；外伤引起者多为瘀毒内阻；吐泻失血者多为津亏气脱。多尿期以脏腑亏虚为主,应区分气虚、阳虚、阴虚,可兼有余邪未清。

2. 治疗原则　治疗原则为祛邪扶正。应区分少尿期和多尿期,少尿期以泄浊开闭为主,分别给予解毒泄浊、清热活血、活血祛瘀,少数津伤液脱者应益气回阳；多尿期以益气补肾为主。

3. 辨证施治

（1）少尿期

1）邪毒内闭

[证候]　尿少，甚至尿闭，或发热不退，头痛身痛，烦躁不安，或神昏嗜睡，恶心呕吐，口干欲饮，舌质红，苔厚腻，脉滑数。

[治法]　通腑泄浊，解毒开闭。

[方药]　温胆汤合五苓散加减。

大便不通者，加厚朴、枳实；伴有阳虚证者，可加制附子、生姜、白芍。

2）热毒瘀滞

[证候]　尿点滴而出，或尿闭、尿血，或高热，神昏，谵语，衄血，斑疹紫黑或鲜红，舌质绛，苔黄焦或芒刺遍起，脉细数。

[治法]　清热解毒，活血化瘀。

[方药]　清瘟败毒饮加减。

神昏者，加石菖蒲、郁金；昏迷惊厥者，加用安宫牛黄丸或紫雪丹，水溶化后鼻饲。

3）瘀毒内阻

[证候]　严重外伤及挤压伤之后出现血尿、尿少、尿闭、瘀斑累累，全身疼痛，恶心呕吐，舌质瘀紫，苔腻，脉涩。

[治法]　活血祛瘀，通腑泄毒。

[方药]　桃红四物汤加减。

恶心呕吐者，加法半夏、竹茹、陈皮；有血尿者，加茜草根、大蓟、小蓟。

4）津亏气脱

[证候]　大汗大泻，大失血后，尿少或无尿，面色苍白，唇黑甲青，汗出肢冷，或喘咳急促，舌淡或淡白，脉微细欲绝。

[治法]　益气生津，回阳固脱。

[方药]　参附汤合生脉饮加减。

瘀血明显者，加桃仁、红花；血虚者，加当归、熟地黄。

（2）多尿期

1）气阴两虚

[证候]　全身疲乏，尿多清长，咽干思饮，舌红少津，脉细。

[治法]　益气养阴。

[方药]　参芪地黄汤加减。

尿多甚或尿不自禁者，加益智仁、桑螵蛸、升麻；恶心，纳呆，口中黏腻者，加黄连、枳实、竹茹、法半夏；手足不温，腰酸怕冷者，加制附子、太子参。

2）肾阴亏损

[证候]　尿多不禁，神疲乏力，腰酸肢软，形体消瘦，口干欲饮，舌红，苔少，脉细数。

[治法]　滋阴补肾。

[方药]　麦味地黄丸加味。

潮热盗汗者，加墨旱莲、五味子；如伴有形寒肢冷，腰酸困倦者，为阴阳两虚，可加用制附子、生姜、巴戟天。

4．中医其他疗法

（1）中成药：百令胶囊，功能补肺肾，益精气，适用于急性肾衰各型。

（2）灌肠法：灌肠方：生大黄 15～30g，制附子 9g，牡蛎 30g。常配合清热解毒之六月雪、蒲公英、白头翁、穿心莲。煎汤 100～200ml 做保留灌肠，每日 1～2 次，3～7 天为 1 个疗程。适用于少尿期各证型患者。

（3）针法：①少尿期：体针取穴，中极、膀胱俞、阴陵泉；耳针取穴，肾、交感、内分泌；②多尿期：体针取穴，气海透中极、肾俞、大椎、三阴交、关元、足三里；耳针取穴，肾、膀胱、三焦、内分泌。

（4）灸法：先灸气海、天枢等穴，各 3～7 壮。

（二）西医治疗

本病的治疗重点在于对症治疗。对于已经确定的急性肾衰，应按以下方法处理。

1．少尿期

（1）严格控制水分入量，"量出为入"。每日液量 ＝ 尿量 ＋ 不显性失水 － 食物代谢和组织分解所产生的内生水。不显性失水按 $400ml/(m^2 \cdot d)$ 计算，儿童 $10ml/(kg \cdot d)$ 计算。不显性失水用不含钠液体。内生水按 $100ml/(m^2 \cdot d)$ 计算。异常丢失包括呕吐、腹泻、胃肠引流等可用 1/4～1/2 张液体。并应每日进行评估。

（2）热量和蛋白质入量：早期只给碳水化合物，供给葡萄糖 $3～5mg/(kg \cdot d)$，减少机体自身蛋白质分解和酮体产生。情况好转能口服时可给低蛋白、低盐、低钾和低磷食物。蛋白质应限制在 $0.5～1.0g/(kg \cdot d)$ 为宜，且应以优质蛋白为主，如鸡蛋、肉类、奶类蛋白等。

（3）高钾血症的治疗：血钾 ＞6.5mmol/L 为危险界限，应积极处理。

可根据情况选择碳酸氢钠、葡萄糖酸钙、高渗葡萄糖和胰岛素、阳离子交换树脂、透析等治疗方法。

（4）根据情况给予纠正低钠血症、低钙血症、代谢性酸中毒，控制高血压、心力衰竭及肺水肿。

2．多尿期治疗

（1）低钾血症矫治：尿量增多，钾从尿内排出易致低钾，可给钾 2～3mmol/(kg·d) 口服，如低钾明显可静脉补充。

（2）水和钠的补充：由于利尿使水分大量丢失可致脱水，应注意补充水分，但如尿量过多应适当限制水入量至正常尿量的 1/2～1/3 为宜，补液过多会延长多尿期。

3．控制感染　如有感染，可选择敏感抗生素，但应注意保护肾脏功能。

4．透析治疗　早期透析可降低死亡率，根据具体情况可选用血透或腹透。透析指征为：

（1）血生化指标：BUN ＞28.56mmol/L；Cr ＞530.4mol/L；血钾 ＞6.5mmol/L 或心电图有高钾表现；CO_2CP ＜12mmol/L。

（2）有明显尿毒症症状，少尿 2～3 天，频繁呕吐，有周围神经或精神症状者。

（3）有明显水钠潴留表现。

（4）化学毒物或药物中毒。

六、中西医结合诊疗思路

急性肾衰竭病情较重，应以西医治疗为主并配合中医辨证治疗。可依据少尿期、多尿期的不同特点分期治疗，选择合适的治疗方案。少尿期应控制水分摄入，提供所需热量，维持体内水、电解质的平衡，多尿期应适量补充水、电解质维持稳态，控制感染，中医辨治可参考各期不同证型的治疗原则遣方用药。

七、预防与康复

1. 及早发现导致急性肾衰的危险因素，如外伤、烧伤、严重感染等，并迅速祛除，是防止发生急性肾衰的关键。急性期要卧床休息，给予低蛋白、高热量、高维生素饮食。高血钾时应严格限制瘦牛肉、橘子、香蕉等含钾量高的食物。

2. 本病的预后与病因、治疗措施的及时与否密切相关。肾前性肾衰如治疗适当多可恢复，肾性急性肾衰病儿中以急性肾小球肾炎预后最好，急进性肾炎预后差。早期采用透析疗法可提高本病的存活率。

▣▶ 知识拓展

急性肾损伤（acute kidney injury，AKI）是指不超过 3 个月的肾脏功能或结构方面的异常，包括血、尿、组织检测或影像学方面的肾损伤标志物的异常。

其诊断标准为：肾功能突然减退（在 48 小时内）。目前定义为血肌酐升高绝对值≥0.3mg/dl（26.5μmol/L）；或较基础值升高≥50%（增至 1.5 倍）；或尿量减少（尿量 <0.5ml/(kg·h，时间超过 6 小时）。

AKI 的分期：

1. 急性肾损伤 1 期（危险期）：血清肌酐升高 >26.4μmol/L 或超过基线值 50%；或者尿量 <0.5ml/(kg·h)，持续 >6 小时。

2. 急性肾损伤 2 期（损伤期）：血清肌酐升高至基线值的 200%～300%；或者尿量 <0.5ml/(kg·h)，持续 >12 小时。

3. 急性肾损伤 3 期（衰竭期）：血清肌酐升高至基线值的 300% 以上或在血清肌酐 >352μmol/L 基础上急性增加 44mg/dl；或者尿量 <0.3ml/(kg·h) 持续 >24 小时或无尿持续 >12 小时。

◀ 病案分析

病案：罗某，女性，12 岁。肾病综合征 1 年半未愈，以高度浮肿、大量蛋白尿为主诉入院。入院后采用中西医结合治疗，中药以五皮饮加萹蓄、猪苓、滑石，连续治疗 2 个月后，浮肿、腹水消失，唯蛋白尿有增无减，(+++)～(++++)。患儿精神食欲尚可，但面色淡白，大便偏干，舌质红无苔，脉沉弦细数。治宜补肾以固其本。处方：大熟地 15 克，怀山药 18 克，山茱萸 9 克，茯苓 9 克，泽泻 9 克，玉竹 9 克，旱莲草 9 克，枸杞 9 克，黄精 9 克。服上药 1 个月后，面色红润，仍无浮肿，多次尿常规检查红细胞(-)，尿蛋白(-)。守原方续用 1 个多月后复诊，尿常规检查红细胞(-)，尿蛋白(-)。

分析：患儿病初以高度浮肿、大量蛋白尿为主，治以健脾行气，利湿消肿；浮肿消退后以肾虚不固为主，治以健脾益肾为主。肾病的病机为本虚标实，本虚以脾肾虚为主，标实以水湿困脾为主。故本病治疗上采取急则治标，缓则治本的原则，肿甚时健脾行气，利湿消肿为主，方选五皮饮加味；肿消后则以健脾益肾为主，方选六味地黄汤合二至丸加减。方证相符，疗效显著。

（摘录自徐振纲．何世英儿科医案．宁夏：宁夏人民出版社，1979：123-124．）

学习小结

1. 学习内容

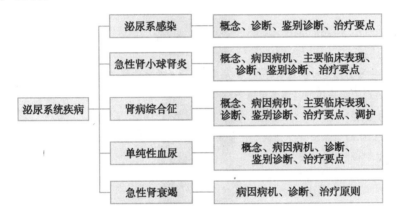

2. 学习方法

本章要结合泌尿系基础知识重点理解急性肾小球肾炎、肾病综合征、泌尿道感染、单纯性血尿及急性肾衰竭等五种疾病的西医诊断要点以及中医辨证论治。

（郑　健　任献青）

复习思考题

1. 试述小儿泌尿系感染常见的临床表现有哪些。
2. 试述小儿急性肾小球肾炎的诊断要点。
3. 试述中医肺、脾、肾三脏在小儿原发性肾病综合征发病中的作用机制。
4. 试述小儿原发性肾病综合征的临床表现及主要并发症。
5. 镜下血尿的标准是什么？
6. 确诊单纯性血尿应排除哪些疾病？
7. 急性肾衰竭早期透析疗法的指征是什么？
8. 急性肾衰热竭毒瘀滞证的临床证候、治法和主方是什么？

造血系统疾病

第一节　小儿造血系统生理病理及血象特点

一、小儿造血特点

小儿造血可分为胚胎期造血和生后造血。

1. 胚胎期造血　造血首先在卵黄囊的血岛出现，然后是肝、脾、胸腺、淋巴结等髓外造血器官，最后转移至骨髓，因而形成三个不同的造血期。

（1）中胚叶造血期：胚胎第10～14天3周开始在卵黄囊形成许多血岛，血岛的内部细胞形成原始的血细胞，血岛外周的细胞分化为血管内皮细胞。胚胎8周后，血岛开始退化，原始的红细胞逐渐减少，至胚胎12～15周消失。

（2）肝脾造血期：胚胎中期以肝脏造血为主。自胚胎第6～8周开始，肝出现活动的造血组织。肝造血时主要产生有核红细胞，也可产生少量粒细胞和巨核细胞，至胎儿期6个月后肝造血逐渐减退，约至出生时停止。

脾脏于胎儿8周左右可生成红细胞、粒细胞，至12周时出现淋巴细胞和单核细胞，至胎儿5个月时制造红细胞和粒细胞的活动减少，并逐渐消失，而造淋巴细胞的功能可维持终身。

胸腺是中枢淋巴器官，6～7周人胚胎已出现胸腺，并开始生成淋巴细胞，来源于卵黄囊、肝脏或骨髓的淋巴干细胞在胸腺中诱导分化为前T细胞，并迁移至周围淋巴组织中增殖并发育为T淋巴细胞，这种功能维持终生。胚胎期胸腺还可以生成少量的红细胞和粒细胞，但持续时间甚短。

自胚胎 11 周,淋巴结开始生成淋巴细胞。从此,淋巴结成为终生产生淋巴细胞和浆细胞的器官。胎儿期淋巴结亦具有短时间的红系造血功能。

(3)骨髓造血期:自胎儿 4 个月开始,骨髓出现造血活动,并迅速成为主要的造血器官。至胎儿 30 周,骨髓中粒、红及巨核细胞等系统的增生都已很活跃。直至出生 2～5 周后成为唯一的造血场所。

2.生后造血

(1)骨髓造血:生后骨髓是生成红细胞、粒细胞和巨核细胞的主要器官,同时也生成淋巴细胞和单核细胞。在生后几年内,所有的骨髓均为红髓;5～7 岁开始,于长骨中出现脂肪细胞(黄髓)。随着年龄的增长,部分红髓逐渐为黄髓所代替。至 18 岁时红髓仅分布于脊柱、胸骨、肋骨、肩胛骨、颅骨、骨盆以及肱骨、股骨的近端。但当造血需要增加时,黄髓可以转变为红髓,重新发挥造血功能。小儿在出生后几年缺少黄髓,故造血的代偿潜力甚少,如果需要增加造血,就会出现髓外造血。

(2)骨髓外造血:在正常情况下,出生 2 个月以后骨髓外造血停止(除淋巴细胞与吞噬细胞外)。当婴幼儿遇到各种感染、溶血、贫血、骨髓受异常细胞侵犯及骨髓纤维化等情况时,因骨髓造血储备力小,其肝、脾、淋巴结可以随时适应需要,回复到胎儿时期的造血状态。此时肝、脾和淋巴结肿大,周围血象出现有核红细胞和幼稚中性粒细胞。这是小儿造血器官的一种特殊反应,称为"骨髓外造血"。当病因祛除后,又可恢复正常的骨髓造血。

二、小儿血象特点

各年龄期小儿的血象不同。

1.红细胞数和血红蛋白量 红细胞的生成受红细胞生成素的特异性调节,组织缺氧可刺激红细胞生成素的生成。由于胎儿期组织氧含量低,故红细胞数和血红蛋白量较高,出生时红细胞数为 $5.0 \times 10^{12}/L$～$7.00 \times 10^{12}/L$,血红蛋白量约 $150～220g/L$,未成熟儿可稍低。生后 6～12 小时因不显性失水,血液浓缩,红细胞数往往比出生时稍高。随着肺呼吸的建立,血氧含量增加,红细胞生成素合成明显减少,骨髓暂时性造血功能降低,另外胎儿红细胞寿命较短,且破坏较多(生理性溶血),加之婴儿生长发育迅速,血循环量迅速增加等因素,红细胞数和血红蛋白量逐渐降低;至 2～3 个月时达最低水平,红细胞数降至 $3.0 \times 10^{12}/L$,血红蛋白量降至 $100g/L$ 左右,出现轻度贫血,称为"生理性贫血"。

网织红细胞数在出生 3 天内为 4%～6%;于生后 4～7 天迅速下降至 0.5%～1.5%;4～6 周上升至 2%～8%;5 个月以后降至与成人相同 1%～1.5%。

2.白细胞数与分类 初生时白细胞总数为 $15 \times 10^9/L$～$20 \times 10^9/L$,生后数小时增加,至 24 小时达高峰,然后逐渐下降,1 周时平均为 $12 \times 10^9/L$;婴儿期白细胞数维持在 $10 \times 10^9/L$ 左右;学龄期后接近成人水平。

白细胞分类主要是中性粒细胞与淋巴细胞比例的变化。出生时中性粒细胞约占 65%,淋巴细胞约占 35%。随着白细胞总数的下降,中性粒细胞比例也相应下降,生后 4～6 天时两者比例约相等;以后淋巴细胞约占 60%,中性粒细胞约占 35%,至 4～6 岁时两者又相等;7 岁后白细胞分类与成人相似。新生儿外周血液中也可出现少量幼稚中性粒细胞,但在数日内即消失。

3．血小板数　血小板计数与成人相同，为 $150 \times 10^9/L \sim 250 \times 10^9/L$。

4．血红蛋白的种类　在胚胎、胎儿、儿童和成人的红细胞内，正常情况下有6种不同的血红蛋白分子，它们分别由不同肽链组成。胚胎期的血红蛋白为 Gower1、Gower2 和 Portland，在胚胎12周时消失，并为胎儿血红蛋白（HbF）所代替，随着成人血红蛋白 HbA 合成逐渐增加，生后 HbF 迅速又为 HbA 所代替。成人的 HbA 约占 0.95，HbF 不超过 0.02。

5．血容量　小儿血容量相对较成人多，新生儿血容量约占体重的 10%，平均 300ml；儿童血容量占体重的 8%～10%；成人血容量占体重的 6%～8%。

三、中医学对血的功能及生成的认识

1．中医学对血的生理功能的认识　血的生理功能包括两个方面，其一是濡养滋润全身脏腑组织，《难经·二十二难》将血的这一作用概括为"血主濡之"。全身各部分无一不是在血的濡养作用下发挥其生理功能的。《素问·五藏生成》篇曰："肝受血而能视，足受血而能步，掌受血而能握，指受血而能摄。"其二是神志活动的主要物质基础，《灵枢·平人绝谷》篇曰："血脉和利，精神乃居。"《灵枢·营卫生会》曰："血者，神气也。"血液供给充足，神志活动正常。

2．血的生成、循行与脏腑的关系

（1）心主血脉：《素问·阴阳应象大论》篇曰："心主血"，"在体为脉，在脏为心"。全身的血液，依赖心气的推动，通过经脉而输送到全身，发挥其濡养作用。心气的推动是否正常，在血液循环中起着十分重要的作用。

（2）肺朝百脉：心气的推动是血液运行的基本动力，而血的运行，依赖气的推动，随着气的升降而运行至全身。肺主一身之气而司呼吸，调节着全身的气机，辅助心脏推动和调节血液的运行。

（3）脾为气血生化之源：《灵枢·决气》曰："中焦受气取汁，变化而赤，是谓血"，故脾胃为气血生化之源。若中焦脾胃虚弱，不能运化水谷精微，化源不足，往往导致血虚。脾主统血，五脏六腑之血全赖脾气统摄，脾气健旺，气血旺盛，则气之固摄作用健全，而血液不会溢出脉外。

（4）肝主藏血：肝具有贮藏血液和调节血量的功能。根据人体动静的不同情况，调节脉管中的血液流量，使脉中循环血量维持在一个恒定水平上。此外，通过肝的疏泄功能调畅气机，对血液通畅的循行起着作用。《素问·调经论》曰："肝者，其充在筋，以生血气"，所以肝脏也有造血功能。

（5）肾藏精，精血同源：《素问·生气通天论》曰："骨髓坚固，气血皆从"，说明血的生成来源于骨髓。又"肾主骨，生髓"，肾在血的生成中主要有两方面的作用：一是肾中精气化生元气，促进脾胃化生水谷精微，进而奉心化赤为血；二是肾藏精，精与血可以互化，即血可养精，精可化血，即古之所谓"精血同源"之说。

血液正常的循行需要两种力量：即推动力和固摄力。推动力是血液循行的动力，体现在心的主血脉功能、肺的助心行血功能及肝的疏泄功能方面；另一方面是固摄的力量，它是保障血液不致外溢的因素，体现在脾统血和肝藏血的功能方面，这两种力量的协调平衡维持着血液的正常循行。若推动力量不足，则可出现血液流速缓慢，出现滞涩、血瘀等改变；若固摄力量不足，则可出现血液外溢，导致出血。综上所述，血液循环是在心、肺、肝、脾等脏腑相互配合下进行的,因此,其中任何一个脏腑生理功能失调,都会引起血行失常。

第二节　小儿贫血总论

贫血(anemia)是指外周血中单位容积内的红细胞数、血红蛋白量或红细胞压积低于正常。根据世界卫生组织资料,血红蛋白的低限值在6个月～6岁者为110g/L;6～14岁为120g/L;海拔每增高1000米,血红蛋白升高约4%;低于此值者称为贫血。6个月以下的婴儿由于生理性贫血等因素血红蛋白值变化较大,我国小儿血液学组(1989年)暂定贫血的诊断标准(以海平面计):生后10天内新生儿血红蛋白<145g/L;1～4个月时<90g/L;4～6个月时<100g/L。

一、贫血的分类

1. 程度分类　根据检测外周血血红蛋白含量可分为四度:①轻度:血红蛋白在90～120g/L;②中度:血红蛋白在60～90g/L;③重度:血红蛋白在30～60g/L;④极重度:血红蛋白<30g/L。新生儿血红蛋白在120～144g/L者为轻度,90～120g/L为中度,60～90g/L为重度,<60g/L者为极重度。

2. 形态分类　根据红细胞平均容积(MCV)、红细胞平均血红蛋白量(MCH)和红细胞平均血红蛋白浓度(MCHC)将贫血分为4类,具体见表10-1。

表10-1　贫血的细胞形态分类

	CV(fl)	MCH(pg)	MCHC(%)
正常值	80～94	28～32	32～38
大细胞性	>94	>32	32～38
正细胞性	80～94	28～32	32～38
单纯小细胞性	<80	<28	32～38
小细胞低色素性	<80	<28	<32

3. 病因分类　造成贫血的主要原因是红细胞的生成与破坏两者失去平衡,故大体可分为3类,即红细胞或血红蛋白生成不足性贫血(营养性贫血、再生障碍性贫血等)、溶血性贫血(遗传性球形红细胞增多症、葡萄糖-6-磷酸脱氢酶缺陷、地中海贫血等)和失血性贫血。

二、主要临床表现

1. 一般表现　皮肤、黏膜苍白为突出表现。
2. 造血器官反应　肝脾和淋巴结肿大,外周血中可出现有核红细胞、幼稚粒细胞。
3. 伴随症状　呼吸加速,心率加快等循环和呼吸系统症状;食欲减退,恶心腹胀,便秘等消化系统症状;精神不振,注意力不集中,情绪激动等神经系统症状。

三、诊断

贫血的诊断应包括两个方面:查明贫血的原因或原发病,了解贫血的程度和类型。贫血的病因诊断是最重要的,明确贫血的原因是合理和有效治疗的基础。祛除病因对治愈贫血、防止复发及做好预防工作都有重要意义。在病因诊断未明确时不应乱投药物,否则会增加诊断上的困难,反而延误病情。

贫血的诊断步骤如下:

1. 详细询问病史　仔细询问患儿的发病年龄、病程经过及伴随症状;了解患儿的喂养方法及饮食情况;询问患儿的过去史,包括与引起贫血有关的寄生虫病、消化系统疾病、慢性肾病、慢性炎症性疾病等,了解有无家族遗传史。

2. 体格检查　检查时要注意患儿的生长发育营养状况;皮肤、黏膜、指甲、毛发状况。除一般贫血征象外,要特别注意有无黄疸,淋巴结及肝、脾肿大,骨骼压痛等。

3. 实验室检查

(1)周围血细胞检查:除血细胞计数外,最基本的血液学检查应包括:① MCV 和 MCHC 的测定;②网织红细胞计数;③外周血涂片检查,仔细观察红细胞、白细胞和血小板形态方面的改变,注意有无异常细胞。

(2)骨髓检查:骨髓检查对某些贫血的诊断有一定的意义。通常采用骨髓穿刺物涂片检查,必要时需做骨髓活检。骨髓检查必须包括铁染色,以确诊或排除缺铁性贫血和铁粒幼细胞贫血等。

(3)其他检查:如各种溶血性贫血试验(抗人球蛋白试验、酸溶血试验、血红蛋白电泳等)、血清铁和铁蛋白测定等。应根据个别病例的具体情况而决定。另外,尿液检查、肝肾功能测定、大便隐血试验及寄生虫虫卵检查以及肺部 X 线检查等对贫血的病因诊断均很重要。

第三节　营养性缺铁性贫血

营养性缺铁性贫血(nutritional iron deficiency anemia, NIDA)是由于体内铁缺乏,使血红蛋白合成减少,临床以小细胞低色素性贫血、血清铁蛋白减少和铁剂治疗有效为特点的贫血症。生后 6 个月~2 岁小儿发病率高,严重危害小儿健康,是我国重点防治的小儿常见病之一。

本病属中医"血虚""萎黄""黄肿病""疳证""虚劳"等范畴。

铁的代谢如下:

1. 人体铁元素的含量及其分布　正常人体内的含铁总量随着年龄、体重、性别和血红蛋白水平的不同而异。体内总铁量正常成人男性约为 50mg/kg,女性约为 35mg/kg,新生儿约为 75mg/kg。总铁量中 64% 用于合成血红蛋白,3.2% 用于合成肌红蛋白,32% 以铁蛋白及含铁血黄素形式贮存于骨髓、肝和脾内,0.8% 存在于含铁酶内和以运铁形式存在于血浆中。

2. 铁的来源　铁主要有两方面来源。其一,从食物中摄取铁。食物中的铁分为血红素铁和非血红素铁。动物性食物(如瘦肉、血)含铁高且为血红素铁,吸收率达 10%~25%;植物性食物中大豆含铁较高,但属非血红素铁,吸收率低,吸收率为 1.7%~7.9%。其二,红细胞释放的铁。体内红细胞衰老或被破坏所释放的血红蛋白铁,几乎可全部被再利用。

3. 铁的吸收和运转　食物中的铁主要以 Fe^{2+} 形式在十二指肠和空肠上段被吸收。

进入肠黏膜细胞的 Fe^{2+} 被氧化成 Fe^{3+},其中一部分与细胞中的去铁蛋白结合,形成铁蛋白,暂时保存于肠黏膜细胞中;另一部分 Fe^{3+} 与细胞质中载体蛋白结合后移出细胞外,进入血液与血浆中的转铁蛋白结合,随血液循环将铁运送到需铁和储铁的组织。

正常情况下,血浆中的转铁蛋白仅 1/3 与铁结合,此结合的铁称为血清铁(serum iron,SI);其余 2/3 的转铁蛋白仍具有与铁结合能力,在体外加入一定量的铁可使其成饱和状态,所加的铁量称为未饱和铁结合力。血清铁与未饱和铁结合力之和称为血清总铁结合力(total iron binding capacity,TIBC)。血清铁在总铁结合力中所占的百分比称为转铁蛋白饱和度(transferrin saturation,TS)。

4. 铁的利用、储存与排泄　铁到达骨髓造血组织后即进入幼红细胞,在线粒体中与原卟啉结合形成血红素,血红素与珠蛋白结合形成血红蛋白。此外,铁还在肌红蛋白的合成中和某些含铁酶中被利用。在体内未被利用的铁以铁蛋白及含铁血黄素的形式储存。在机体需要铁时,通过酶的还原作用,使铁蛋白中的 Fe^{3+} 转化成 Fe^{2+} 释放,然后被氧化酶氧化成 Fe^{3+},再与转铁蛋白结合后被转运到需铁的组织。正常情况下每日仅有极少量的铁排出体外。约 2/3 随脱落的肠黏膜细胞、红细胞和胆汁由肠道排出,其他经肾脏、汗腺和表皮细胞脱落丢失。

5. 胎儿和儿童期铁代谢特点　胎儿通过胎盘从母体获得铁,孕后期的 3 个月获铁量最多,足够其生后 4～5 个月内之用。另外,由于生后的"生理性溶血"释放的铁增多,"生理性贫血"需铁相对减少,使婴儿早期不易发生缺铁。6 个月～2 岁,由于生长发育快,而乳制品中铁含量较低,此期小儿缺铁性贫血发生率较高。

一、病因病理

(一)中医病因病机

本病病因有先天和后天之分。先天责之于禀赋不足。胎儿的生长发育,全赖母体气血的供养。若孕母素体虚弱,或孕期失于调摄,饮食摄入不足或偏食挑食,或疾病影响、药物克伐等,皆可影响胎儿的生长发育,致使胎儿精髓不足,气血内亏而发病。后天则有喂养不当和疾病耗气伤血之分。小儿生机蓬勃,发育迅速,所需营养物质相对较多,但脾常不足,运化功能薄弱。若饮食不节,恣食肥甘生冷,饥饱无常,损伤脾胃,或母乳不足,未能及时添加辅食,又或长期偏食、少食、挑食等,皆可致气血生化乏源,而形成贫血。小儿脏腑娇嫩,形气未充,不耐邪气侵扰,疾病克伐。如若患大病久病,或病后失调,或长期少量失血,又或感染诸虫等,伤及脾、肾、心、肝,气血化生不足,也可形成贫血。

病位主要在脾胃,若病情进一步进展,常可由脾胃涉及心、肝、肾等其他脏腑。脾胃虚损,纳化不及,则气血无以化生。气血亏虚,脏腑失荣而疾病丛生。血不养心,心神失养,可出现心脾两虚证候;病情久延,血不化精,精血亏虚,肝肾失养,则出现肝肾阴虚证候;若阴损及阳,阳气衰微,火不暖土,则可呈现脾肾阳虚之候。

(二)西医病因病理

1. 病因　引起小儿缺铁的常见原因有:①先天储铁不足:由于孕母严重缺铁导致胎儿从母体获铁减少,导致铁储备不足;②铁摄入量不足:乳制品含铁少,未及时添加含铁丰富食物所致;③生长发育迅速,对铁需要量增加:主要发生在 5 个月～1岁间;④肠道吸收障碍:主要见于慢性腹泻患儿;⑤铁的丢失过多:主要见于长期慢性失血的疾病,如钩虫病、肠息肉等。

2. 发病机制　铁是合成血红蛋白的原料,当体内缺铁时,血红素的合成减少,红细胞内血红蛋白含量不足,细胞质较少,细胞变小;而缺铁对细胞的分裂、增殖影响较小,故红细胞数量减少的程度不如血红蛋白减少明显,从而形成小细胞低色素性贫血。缺铁还可影响肌红蛋白的合成,引起体内含铁酶的活性减低,以致细胞呼吸发生障碍,影响组织器官的功能,因而临床可出现胃肠道、循环和神经等非血液系统的功能障碍。此外,缺铁还可引起细胞免疫功能降低,对感染的易感性增高。

二、主要临床表现

1. 一般表现　皮肤黏膜逐渐苍白,以唇、口腔及甲床等处明显。易疲乏,不爱活动。年长儿可诉头晕、眼前发黑、耳鸣等。

2. 髓外造血表现　由于髓外造血,肝、脾可轻度肿大;年龄愈小、病程愈久、贫血愈重,肝脾肿大愈明显。

3. 非造血系统症状

(1) 消化系统症状:食欲减退、少数有异食癖(如嗜食泥土、墙皮、煤渣)等,可有呕吐、腹泻,可出现口腔炎、舌炎或舌乳头萎缩;重者可出现萎缩性胃炎或吸收不良综合征。

(2) 神经系统症状:表现为烦躁不安或萎靡不振,精神不集中、记忆力减退,智力多数低于同龄儿。

(3) 心血管系统症状:明显贫血时心率增快,严重者心脏扩大甚至发生心力衰竭。

(4) 其他:因细胞免疫功能降低,常合并感染。可因上皮组织异常而出现反甲。

三、辅助检查

1. 外周血象

(1) 小细胞低色素性贫血:血红蛋白(Hb)降低,符合 WHO 儿童贫血诊断标准,即 6 个月～6 岁 <110g/L; 6～14 岁 <120g/L。网织红细胞数正常或轻度减少。白细胞、血小板一般无改变。外周血涂片可见红细胞大小不等,以小细胞为多,中央淡染区扩大。

(2) 外周血红细胞呈小细胞低色素性改变:平均红细胞容积(MCV)<80fl,平均红细胞血红蛋白含量(MCH)<27pg,平均红细胞血红蛋白浓度(MCHC)<310g/L。

2. 骨髓象　有核红细胞增生活跃,粒红比例正常或红系增多,红系以中幼红细胞增多明显,各期红细胞胞体均小,胞浆少,染色偏蓝,胞浆成熟程度落后于胞核。

3. 铁代谢检查

(1) 血清铁蛋白(serum ferritin, SF):SF 值可较敏感地反映体内贮存铁的情况。>3 个月的患儿若 SF<12μg/L 时,提示缺铁。

(2) 血清铁(SI)、总铁结合力(TIBC)和转铁蛋白饱和度(TS):这三项检查反映血浆中铁含量,通常在缺铁后期(表现明显小细胞低色素性贫血)才出现异常。表现为 SI 减低,<10.7μmol/L(60μg/dl)有意义;TIBC 增加,>62.7μmol/L(350μg/dl)有意义;TS 明显下降,<15% 有诊断意义。

(3) 红细胞游离原卟啉(free erythrocyte protoporphyrin, FEP):缺铁时,FEP 不能完全与铁结合成血红素,血红素合成减少,又反馈使 FEP 合成增多。当 FEP>0.9μmol/L

（500μg/dl）时，提示细胞内缺铁。

（4）血清转铁蛋白：用于临床观察骨髓增生状况和治疗反应。

4. 骨髓可染铁 骨髓涂片用普鲁士蓝染色镜检，细胞外铁减少。观察红细胞内铁粒细胞数，如<15%，提示贮存铁减少（细胞内铁减少），这是一项反映体内贮存铁的敏感而可靠的指标。

四、诊断及鉴别诊断

（一）诊断要点

根据喂养史、临床表现和血象特点，一般可做出初步诊断。进一步做有关铁代谢的生化检查有确切意义，必要时可做骨髓检查。用铁剂治疗有效可证实诊断。

（二）鉴别诊断

营养巨幼细胞性贫血、再生障碍性贫血等均可表现出贫血症状，根据临床特点和实验室检查加以鉴别（表10-2）。

表10-2 营养性缺铁性贫血的鉴别诊断

疾病	鉴别
营养性巨幼细胞性贫血	是由于缺乏维生素 B_{12} 或叶酸，使细胞分裂、增殖的速度明显减慢的大细胞性贫血。临床主要表现为贫血，有神经精神症状，红细胞的胞体变大，骨髓中出现巨幼红细胞。用维生素 B_{12} 和（或）叶酸治疗有效
再生障碍性贫血	是由多种原因引起的骨髓造血功能低下或衰竭导致的一种全血细胞减少综合征，临床以贫血、出血、感染等为特征。外周血象呈全血细胞减少，网织红细胞减少。骨髓象多部位增生减低，三系造血细胞明显减少，非造血细胞增多

五、临床治疗

西医主要是祛除病因和补充铁剂；中医治疗为调理脾胃，补益气血。轻度贫血时，应以合理喂养为主；中度以上贫血时，采用补充铁剂治疗，同时配合中医辨证施治，既可以减轻铁剂的不良反应，又能促进铁的吸收。

（一）中医治疗

1. 中医辨证思路 本病以脏腑辨证为主，兼用气血阴阳辨证。以虚证为多，按"形之不足，温之以气；精之不足，补之以味"的原则，运用调理脾胃，阴阳双补之法，使阳生阴长，精血互生。临证时首先辨明病因，根据脏腑、气血和阴阳虚损的主次，抓住病机，分清轻重缓急辨证施治。

2. 治疗原则 本病由脏腑虚损所致，尤以脾胃虚弱最为多见，故以健脾助运，益气养血为治疗总原则。

3. 辨证施治

（1）脾胃虚弱

［证候］ 面色萎黄无华，唇淡不泽，指甲苍白，长期食欲不振，神疲乏力，形体消瘦，大便不调，舌淡苔白，脉细无力，指纹淡红。

［治法］ 健运脾胃，益气养血。

[方药]　六君子汤加减。

食欲不振者,加山楂、谷麦芽、鸡内金;便秘者,加柏子仁、火麻仁;便溏、食物不化者,加干姜、扁豆、山药;腹胀者,加枳壳、木香。

(2)心脾两虚

[证候]　面色萎黄或苍白,唇甲淡白,发黄枯燥,容易脱落,心悸气短,头晕目眩,夜寐欠安,语声低弱,精神萎靡,注意力不集中,食欲不振,舌淡红,苔薄白,脉细弱,指纹淡红。

[治法]　补脾养心,益气生血。

[方药]　归脾汤加减。

血虚明显者,加鸡血藤、白芍;食少便溏,腹胀明显者,去当归、白芍、熟地黄,加苍术、陈皮、砂仁;心慌、便秘者,加柏子仁、酸枣仁。

(3)肝肾阴虚

[证候]　头晕目涩,面色苍白,肌肤不泽,毛发枯黄,爪甲易脆,四肢震颤抽动,两颧潮红,潮热盗汗,发育迟缓,舌红,苔少或光剥,脉弦数或细数。

[治法]　滋养肝肾,益精生血。

[方药]　左归丸加减。

潮热盗汗者,加地骨皮、鳖甲、白薇;智力发育迟缓者,加紫河车;眼目干涩者,加石斛、夜明砂、羊肝;四肢震颤者,加沙苑子、白芍、钩藤、地龙。

(4)脾肾阳虚

[证候]　面白虚浮,唇舌爪甲苍白,精神萎靡不振,发育迟缓,囟门迟闭,方颅,鸡胸,毛发稀疏,畏寒肢冷,纳谷不馨,或有大便溏泄,舌淡苔白,脉沉细无力,指纹淡。

[治法]　温补脾肾,益精养血。

[方药]　右归丸加减。

畏寒肢冷者,加熟附子、桂枝;囟门晚闭者,加龟甲、牡蛎、龙骨;发稀者,加党参、当归;大便溏泄者,加益智仁;下肢浮肿,加茯苓、猪苓。

4.中医其他疗法

(1)临床常用中成药:①小儿生血糖浆:功能健脾养胃,补血生津,用于贫血各证;②健脾生血颗粒:功能健脾和胃,养血安神,用于脾胃虚弱证、心脾两虚证;③归脾丸:功能益气健脾,养血安神,用于心脾两虚证。

(2)推拿疗法:补脾经,推三关,补心经,分手阴阳,运内八卦,揉足三里,摩腹,揉血海,捏脊。每日推拿1次,10次为1个疗程,每个疗程后休息3～5天继续治疗。

(3)中药外治法:党参、白术、茯苓、黄芪、丹参、陈皮、丁香、肉桂、莱菔子等,制成药膏,敷贴穴位可选血海、足三里、三阴交、气海、神阙等。每次选贴单侧4个穴位,隔3天换药1次,连贴10周,共敷药20次。具有益气养血生血的作用。

(二)西医治疗

1.一般治疗　加强护理,避免感染,合理喂养,给予富含铁的食物,注意休息。

2.祛除病因　对喂养不当者,应指导其科学喂养;对一些慢性失血性疾病,如钩虫病等,应及时治疗。

3.铁剂治疗

(1)口服铁剂:应采用亚铁制剂口服补铁,利于铁的吸收。多种亚铁制剂可供选择,应根据供应等情况决定采用何种制剂,但应按元素铁计算补铁剂量,即每日补充元素铁 4～6mg/kg,分 3 次,餐间服用。可同时口服维生素 C 促进铁吸收。牛奶、茶、咖啡及抗酸药等与铁剂同服均可影响铁的吸收。

（2）注射铁剂：对口服不耐受或胃肠道疾病影响铁的吸收时,可用注射铁剂,常用的有右旋糖酐铁复合物,深部肌内注射或静脉注射。注射铁剂较容易发生不良反应,甚至可发生过敏性反应,故应慎用。

铁剂治疗有效者于 2～3 天后网织红细胞即见升高,5～7 天达高峰,2～3 周后下降至正常;治疗约 2 周后,血红蛋白相应增加,临床症状亦随之好转。血红蛋白达正常水平后应继续服用铁剂 2 个月左右再停药,以补足铁的贮存量。如 3 周内血红蛋白上升不足 20g/L,应注意寻找原因。

4. 输红细胞　一般不必输红细胞,适应证：①贫血严重,尤其并发心力衰竭者。Hb 在 30g/L 以下者,应采用等量换血方法；Hb 在 30g～60g/L 者,可输注 4～6ml/kg 浓缩红细胞；Hb 在 60g/L 以上,不必输红细胞。②合并感染者。③急需外科手术者。

六、中西医结合诊疗思路

1. 儿童营养性缺铁性贫血用铁剂治疗,但采用铁剂治疗,常出现胃肠道不适、食欲不振等消化道症状,从而影响铁等营养物质的吸收。促进胃肠对铁的吸收,维持机体自身的供铁平衡,才能从根本上治愈小儿营养性缺铁性贫血。

2. 中医认为：脾胃为气血生化之源,气机升降之枢纽,在服用铁剂同时,采用"运脾法"使脾胃的运化功能正常,促进小儿对铁剂的吸收,有效防治小儿营养性缺铁性贫血。

3. 运脾的理念包括：芳香化湿醒脾、消食导滞理脾、理气破气畅中、益气温中健脾。

七、预防与康复

1. 提倡母乳喂养,及时添加辅食。
2. 养成良好的饮食习惯,合理配置饮食结构,纠正偏食、挑食、吃零食等不良习惯。
3. 贫血患儿要预防感冒,注意寒暖调摄。重度贫血应避免剧烈运动,注意休息。
4. 宜摄入易于消化、营养丰富的饮食,多吃含铁丰富且铁吸收率高的食品,如肝、瘦肉、鱼等。

 病案分析

病案：黄某,女,3 岁半。因 5 个月来反复感冒,胃纳差,大便溏,面色萎黄,精神不振,唇淡少华,盗汗,而来我院门诊治疗。查血红蛋白 82g/L,血红细胞 3.7×10^{12}/L,舌淡、苔薄白,脉细弱。中医辨证为脾胃虚弱之血虚证。拟方：党参 9g,茯苓 5g,炒白术 9g,炙甘草 3g,陈皮 3g,山药 12g,鸡内金 9g,炒扁豆 9g,焦山楂 9g,焦神曲 9g,谷麦芽各 9g。每日 1 剂,水煎服。服上方 14 剂后,胃口渐开,再以原方去神曲、谷麦芽、焦山楂,加黄芪、当归、白芍各 9g,鸡血藤 30g,隔日 1 剂。10 剂后面色转润,精神渐振,盗汗止。前后服药 2 个月,口唇面色已转红润。血红蛋白 110g/L,血红细胞 4×10^{12}/L,体质增强,2 个月中未曾有过感冒。追踪 1 年,血红蛋白维持在 120g/L 左右,血红细胞亦在 4×10^{12}/L 以上。

分析：小儿肺脏娇嫩，脾常不足。本证患儿肺脾俱虚。卫外不固，反复感冒，脾胃虚弱，运化失健，气血精微化生不足，不能溉养全身，治当健脾益气，予异功散加味。方中党参甘温益气补中为主，脾喜燥恶湿，脾虚不运则每易生湿，辅以白术健脾燥湿，茯苓健脾渗湿，扁豆健脾化湿，加之山药平补脾胃，鸡内金健胃消积，陈皮健脾理气，更以鸡血藤补血行血，甘草甘温和中。全方温而不燥，补而不腻，有健运脾胃，益气生血之功。若食欲不振，加炒神曲 6g、炒山楂 9g、炒麦芽 12g；若脾胃虚寒，肢冷，腹痛喜按，完谷不化，加干姜 3g、吴茱萸 3g；若积滞化热，见口臭、日晡潮热、手足心热、苔厚腻，去鸡血藤、山药，加槟榔 6g、山楂 9g、胡黄连 3g；若有虫积，酌加槟榔 9g、榧子 12g、使君子 9g 等。

（许华，宋述财.黎炳南治疗小儿缺铁性贫血经验 [J]. 中医杂志，2003，9：657-658.）

第四节　免疫性血小板减少性紫癜

免疫性血小板减少性紫癜（idiopathic thrombocytopenic purpura，ITP）是小儿最常见的出血性疾病。其临床特点为皮肤、黏膜自发性出血，血小板减少，骨髓巨核细胞数正常或增多，出血时间延长和血块收缩不良。在各年龄期均可发生，一般多见于2～8 岁的小儿。临床上常分急性型与慢性型，小儿以急性型较多见，约占 85%，其预后相对比成人为好。

本病属中医"血证""肌衄""紫斑"和"虚劳"等范畴。

一、病因病理

（一）中医病因病机

本病外因为感受风、热、燥、火、疫毒诸邪，内因为脏腑气血虚损，使邪热内伏营血，致血液离经外溢。

急性期多因外感热毒诸邪，热毒入侵，内扰营血，灼伤血络，迫血妄行，溢于脉外，出现皮肤黏膜紫癜或伴其他血证，多属实证。慢性者多为气虚、阴虚。脾气虚则不能统摄血液，以致血不循经，溢于脉络之外，渗于皮肤之间；若阴虚火旺则虚火灼伤脉络，血溢脉外。本病出血后，血不归经，血流脉外，离经之血常导致瘀血内阻，使出血加重，或反复出血，则为虚实夹杂之证。

（二）西医病因病理

1. 病因　ITP 的发病原因尚未完全阐明，一般认为与病毒感染有关，少数发生在疫苗接种之后。因多数患儿在发病前 1～3 周有病毒感染史，如上呼吸道感染、风疹、麻疹、水痘、传染性单核细胞增多症、病毒性肝炎和巨细胞病毒感染症等。

2. 发病机制　目前认为病毒感染引起急性 ITP 不是由于病毒的直接作用，而是由于免疫机制，可能有两种形式。①机体在病毒感染后，血循环中病毒抗原与病毒抗体形成免疫复合物，非特异性地吸附在血小板上，使血小板受损；②病毒感染后产生血小板相关抗体（PAIgG），PAIgG 与血小板膜发生交叉反应，使血小板损伤而被单核-巨噬细胞系统吞噬和破坏。PAIgG 的含量与血小板呈负相关：即 PAIgG 愈高，血小板数愈低，但也有少数患儿的 PAIgG 含量不增高。因血小板和巨核细胞有共同抗原性，抗血小板抗体同样作用于骨髓中的巨核细胞，导致巨核细胞成熟障碍，使血小板进一步减少。

脾脏是产生血小板抗体及清除和破坏血小板的主要场所。血小板破坏加速和生成减少致血小板总数降低是导致出血的主要原因。

二、主要临床表现

1. 急性型 约占80%，好发于婴幼儿时期，春季发病率较高，以往无出血病史。病前1～3周或同时伴有病毒感染。起病急，以自发性皮肤和（或）黏膜出血为突出表现，瘀点、瘀斑呈针尖至米粒大，遍布全身，而以四肢多见。常见鼻衄、牙龈出血，呕血、便血少见，偶见肉眼血尿。青春期女孩可有月经过多。重者可有面色苍白、贫血和循环衰竭，偶见失血性休克。颅内出血者约占1%，表现为颅内高压症状，如头痛、呕吐、嗜睡或躁动、昏迷、抽搐。85%～90%的患者于1～6个月内自然痊愈。

2. 慢性型 约占20%，多见于学龄前及学龄期儿童，病前多无病毒感染史，约10%的病人由急性型转化而来。大多数患儿起病缓慢，出血症状较轻，出血部位限于皮肤、黏膜，很少有内脏出血，脾脏可轻度肿大。出血症状及血小板减少时轻时重，或发作与缓解交替。但最终有30%～50%的病例自然痊愈。

三、辅助检查

1. 外周血检查 血小板计数<100×10⁹/L，出血轻重与血小板数量有关。急性型血小板计数一般在 $50 \times 10^9/L$ 以下，易有出血倾向；低于 $20 \times 10^9/L$ 时，出血明显；低于 $10 \times 10^9/L$ 则出血严重。慢性型多为 $30 \times 10^9/L \sim 80 \times 10^9/L$。出血时间延长，在3分钟以上，血块收缩不良。

2. 骨髓象 急性型巨核细胞数正常或轻度增多；慢性型巨核细胞显著增多。均可见幼稚巨核细胞增加，核分叶减少，且常有空泡形成，颗粒减少和胞浆少等现象，产生血小板的巨核细胞明显减少，具有成熟巨核细胞而不能释放血小板的特点。

3. 血小板抗体测定（PAIgG） 含量明显增高，但并非是ITP的特异性改变，其他免疫性疾病亦可增高；若同时测定PAIgM和PAIgA，以及测定结合在血小板表面的糖蛋白、血小板内抗GPⅡb/Ⅲa的自身抗体可提高临床诊断的敏感性和特异性。

四、诊断及鉴别诊断

（一）诊断要点

1. 诊断标准（参考中华医学会儿科学分会血液学组2013年5月修订《ITP诊疗建议》）

（1）至少2次血常规检测仅PLT计数<100×10⁹/L，血细胞形态无异常。

（2）皮肤出血点、瘀斑和（或）黏膜、脏器出血等临床表现。

（3）一般无脾脏肿大。

（4）须排除其他继发性血小板减少症，如低增生性白血病、以血小板减少为首发血液学异常的再生障碍性贫血、遗传性血小板减少症、继发于其他免疫性疾病，以及感染和药物因素等。

2. 分型

（1）新诊断ITP（newly diagnosed ITP）：是指血小板减少持续时间<3个月。

（2）持续性 ITP（persistent ITP）：是指血小板减少持续时间在 3～12 个月。

（3）慢性 ITP（Chronic ITP）：是指血小板减少持续时间 >12 个月。

（二）鉴别诊断

本病应与过敏性紫癜、再生障碍性贫血等疾病鉴别（表 10-3）。

表 10-3　免疫性血小板减少性紫癜的鉴别诊断

疾病	鉴别
过敏性紫癜	紫癜多见于下肢伸侧、臀部皮肤，为出血性斑丘疹，呈对称分布，伸侧面多于屈侧面，血小板并不减少。常伴有荨麻疹及不同程度的关节痛和腹痛
再生障碍性贫血	以贫血为主要表现，除出血及血小板减少外，呈全血减低现象，红细胞、白细胞总数及中性粒细胞多减少，网织红细胞不高。骨髓系统生血功能减低，三系造血细胞均减少，巨核细胞减少或极难查见

五、临床治疗

对于急性期出血严重者，应采用包括限制活动、糖皮质激素、输注血小板等治疗措施及中西医结合疗法。慢性期则在中医辨证论治基础上酌情选用糖皮质激素、免疫抑制剂等西医治疗。

（一）中医治疗

1. 中医辨证思路　本病的辨证以八纲辨证为主，兼用脏腑辨证。根据起病的缓急和临床不同的证候，分清实证、虚证、虚实夹杂证。

2. 治疗原则　急性型多属实证，常为外感邪热，治疗宜采用清热解毒、凉血止血之法；慢性型多属虚证，大多因脏腑虚损所致，治疗宜采用益气健脾，养血摄血之法；兼有瘀血者，配合活血化瘀法；久病伤阴者，应用滋阴清热之法。

3. 辨证施治

1）血热伤络

[证候]　起病急骤，皮肤出现瘀斑瘀点，色红鲜明，伴有齿衄鼻衄，偶有尿血，面红目赤，心烦口渴，便秘尿少，舌红，苔黄，脉数。

[治法]　清热解毒，凉血止血。

[方药]　犀角地黄汤加减。方中犀角用水牛角代（后同）。

发热烦渴喜饮者，加羚羊角粉、生石膏、知母；便秘者，加生大黄；瘀点成片者，加紫草、侧柏炭；尿血者，加小蓟、白茅根、仙鹤草；便血者，加三七粉、地榆。

2）气不摄血

[证候]　皮肤、黏膜瘀斑瘀点反复发作，色青紫而黯淡，伴鼻衄齿衄，神疲乏力，面色萎黄或苍白无华，食欲不振，大便溏泄，头晕心悸，舌淡红，苔薄，脉细弱。

[治法]　益气健脾，摄血养血。

[方药]　归脾汤加减。

出血不止者，加云南白药、白及、蒲黄炭；纳呆便溏者，去酸枣仁、龙眼肉，加焦山楂、谷麦芽、陈皮、山药。

3）阴虚火旺

[证候]　皮肤黏膜散在瘀点瘀斑，下肢尤甚，时发时止，颜色鲜红，伴齿衄、鼻衄

或尿血,低热盗汗,手足心热,心烦颧红,口干咽燥,舌红少苔,脉细数。

[治法]　滋阴清热,凉血宁络。

[方药]　大补阴丸合茜根散加减。

虚火内炽、发热明显者,加青蒿、地骨皮、鳖甲;盗汗明显者,加地骨皮、煅龙骨、煅牡蛎;齿衄、鼻出血明显者,加焦栀子、白茅根、仙鹤草。

4)气滞血瘀

[证候]　病程缠绵,出血反复不止,皮肤紫癜色黯,面色晦暗,舌黯红或紫或边有紫斑,苔薄白,脉细涩。

[治法]　活血化瘀,理气止血。

[方药]　桃仁汤加减。

气虚者,加党参、黄芪;尿血者,加白茅根、大蓟、小蓟;瘀斑久不消者,加三七粉或云南白药。

4. 中医其他疗法

(1) 临床常用中成药:①宁血糖浆:功能补气止血,用于气不摄血证;②云南白药:功能活血止血,用于鼻出血、齿衄、便血。

(2) 中药外治法:栀子末少许塞两侧鼻孔,用于紫癜伴鼻出血者。

(二)西医治疗

1. 一般疗法　①适当限制活动,避免外伤;②有或疑有细菌感染者,酌情使用抗感染治疗;③避免应用影响血小板功能的药物,如阿司匹林等;④慎重预防接种。

2. 肾上腺糖皮质激素　该类药是 ITP 的一线治疗药物。常用泼尼松,剂量从 1.5～2mg/(kg•d)开始(最大不超过 60mg/d),分次口服,血小板≥100×10^9/L 后稳定 1～2 周,逐渐减量直至停药,一般疗程 4 周。

3. 静脉输注免疫球蛋白(IVIG)　常用剂量 400mg/(kg•d),使用 3～5 天;或 0.8～1.0g/(kg•d),用 1 天或连用 2 天,必要时可以重复。

4. 静脉输注抗 -D 免疫球蛋白　此药用于 Rh(D)阳性的患儿,提升血小板作用明显。用药后可见轻度血管外溶血。常用剂量 50～75μg/(kg•d),用 1～3 天。

5. 脾切除术　鉴于儿童患者的特殊性,应严格掌握适应证,尽可能推迟切脾时间。在脾切除前,必须对 ITP 的诊断重新评价,骨髓巨核细胞数量增多者方可考虑脾切除术。

脾切除指证可参考以下指标:①经以上正规治疗,仍有危及生命的严重出血或急需外科手术者;②病程＞1 年,年龄＞5 岁,且有反复严重出血,药物治疗无效或依赖大剂量糖皮质激素维持(＞30mg/d);③病程＞3 年,PLT 持续＜30×10^9/L,有活动性出血,年龄＞10 岁,药物治疗无效者;④有使用糖皮质激素的禁忌证。

6. 紧急治疗　若发生危及生命的出血,应积极输注浓缩血小板制剂以达迅速止血的目的。同时选用甲基泼尼松龙冲击治疗 10～30mg/(kg•d)共用 3 天,和(或)静脉输注丙种球蛋白 1g/(kg•d)连用 2 天,以保证输注的血小板不被过早破坏。

六、中西医结合诊疗思路

1. ITP 儿童 80% 是急性期,大多与病毒感染有关,急性期西医治疗同时,应用疏风清热解毒之品,缓解症状,清除诱发原因,中医中药具有良好的抗病毒作用。

2. ITP 容易复发或成慢性阶段,病后的中药调理,益气健脾,养血活血,提高机体免疫功能是十分有效的。

七、预防与康复

1. 积极参加锻炼,增强体质,提高抗病能力。

2. 积极寻找引起本病的各种原因,防治各种感染性疾病。

3. 急性期或出血量多时,卧床休息,限制患儿活动,消除紧张情绪。

4. 大出血者,应绝对卧床休息。

5. 避免外伤和跌仆碰撞,防止创伤和颅内出血。

学习小结

1. 学习内容

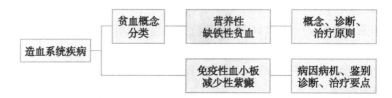

2. 学习方法

本章重点学习掌握小儿贫血的概念及营养性缺铁性贫血、免疫性血小板减少性紫癜。对于营养性缺铁性贫血、免疫性血小板减少性紫癜病因病机、临床表现、相关鉴别诊断、治疗要点要有一定的了解。

(姜之炎)

复习思考题

1. 试述血的生成、循行与五脏的关系。

2. 小儿贫血的分类大致有几种?具体内容是什么?

3. 小儿缺铁的常见原因是什么?

4. 试述中医治疗营养性缺铁性贫血的治疗原则。

5. 试述免疫性血小板减少性紫癜与过敏性紫癜的鉴别。

第十一章

神经系统疾病

学习目的

通过学习小儿神经系统生理病理特点，癫痫、吉兰 - 巴雷综合征及脑性瘫痪等疾病，为神经系统疾病的临床奠定基础。

学习要点

癫痫、吉兰 - 巴雷综合征、脑性瘫痪的概念、诊断及辨证治疗原则。

第一节 小儿神经系统生理病理特点

一、小儿神经系统解剖生理病理特点

小儿神经系统发育早，速度快。胎儿期10～18周是神经元增殖的旺盛时期，28周是神经传导系统的发育时期，中枢神经系统由胚胎时期的神经管形成，周围神经系统的发育主要来自神经嵴。新生儿的脑平均重量约为370g，相当于体重的1/8～1/9，6个月时约700g，1岁时约900g，7岁时接近成人脑重（1500g）。新生儿大脑皮层已具有6层结构，有主要的沟回，但较成人浅；皮质较薄，细胞分化不成熟，树突与轴突少而短，但神经细胞数与成人相同；以后的生长变化主要是细胞体积增大、树突增多、髓鞘形成和功能的日趋完善。3岁时细胞分化基本成熟，8岁时接近成人。新生儿的脑干在功能上已成熟，维持着呼吸、循环、吞咽等生命中枢功能。小脑在生后6个月达生长高峰，1岁小脑外颗粒层细胞仍继续增殖，生后15个月，小脑发育接近成人。脊髓在出生时重2～6g，已具备功能，2岁时构造接近成人。脊髓下端在新生儿期位于第二腰椎下缘，4岁时上移至第一腰椎（腰椎穿刺选择部位时要注意年龄）。正常小儿出生后即有觅食、吸吮、吞咽、拥抱、握持等反射，其中部分无条件反射随年龄增长而消失。某些病理反射可视为生理现象，如3～4个月内凯尔尼格征阳性，2岁以内巴宾斯基征阳性。

婴幼儿时期，神经纤维外层髓鞘的形成时间相对较晚，且在神经系统各部位均不相同。锥体束2岁完成髓鞘化；脊髓神经3岁完成；皮层的髓鞘化最晚。外界刺激引起的神经冲动传导速度慢，易于泛化，不易在大脑皮层内形成明显的兴奋灶。出生时

脑皮层及新纹状体发育尚未成熟，活动主要由皮层下中枢调节，因此动作多缓慢，且肌张力高。后随脑实质逐渐发育成熟，转变为主要由大脑皮层调节。出生时皮质细胞的发育遵循由内向外的规律，如致病因素影响了神经细胞的增殖、移行、凋亡等过程，会导致脑发育畸形。脑在生长发育时期，对营养和氧的需求量大，在基础状态下，小儿脑的耗氧量为全身的 50%（成人仅为 20%），长期营养不良或处于缺氧状态，均可引起脑发育落后。

二、正常小儿的暂时性生理反射

1. 觅食反射　轻触婴儿口角或面颊部，头转向刺激侧，唇噘起。生后即有，4～7个月消失。

2. 吸吮反射　用干净的橡皮奶头或小指尖放入婴儿口内，引起口唇及舌的吸吮动作。生后即有，4～7个月消失。

3. 握持反射　用手指从尺侧进入婴儿手心，手指屈曲握住检查者的手指。生后即有，2～3个月后消失。

4. 拥抱反射　小儿仰卧，拉住其双手使肩部略微离开检查台面（头未离开台面）时，突然将手抽出，表现为上肢先伸直、外展，再屈曲内收，呈拥抱状，有时伴啼哭。生后即有，4～5个月后消失。

5. 颈肢反射　小儿仰卧，将其头转向一侧 90°，表现为与颜面同侧的上下肢伸直，对侧上下肢屈曲。生后即有，3～4个月消失。

6. 交叉伸展反射　小儿仰卧，握住其一侧膝部使下肢伸直，按压或敲打此侧足底，可见到对侧下肢屈曲、内收，然后伸直，应注意两侧动作是否对称。新生儿期有此反射，2个月后减弱，6个月后仍存在则为异常。

第二节　癫　痫

癫痫（epilepsy）是由多种原因引起的一种发作性脑功能障碍疾病，其特征是脑内神经元群反复发作性过度放电引起的突发性、一过性脑功能失常，临床出现运动、感觉、行为、知觉或意识方面的功能障碍。其表现与放电的部位、范围及强度有关，较为复杂，具有发作突然、持续短暂、恢复较快的特点，但可呈持续状态。

西医学癫痫病的涵盖范围非常广泛，表现形式多种多样，有些类型除意识障碍外，可伴有幻觉、错觉、精神异常、记忆障碍等；有些类型无意识丧失，仅表现躯体局部抽搐、感觉异常，甚至周期性、反复的头痛、腹痛等症状。本章节所讨论的中医学定义的癫痫病，是其中的一个类型，即全身强直 - 阵挛性发作。

一、病因病理

（一）中医病因病机

病因有先天与后天之分，先天之因主要为胎中受惊，孕期调护失宜，后天之因不外乎顽痰内伏、暴受惊恐、惊风频发、颅脑外伤等。

外感疫疠邪毒，热极化火，火盛动风，风火相煽，可发痫证。癫痫频作，未得根除，风邪与伏痰相搏，进而闭塞经络，扰乱神明。痰之所生，常因小儿脾常不足，内伤积滞,水聚为痰,痰阻经络,上逆窍道,阻滞脏腑气机升降之路,清阳被蒙,窍闭神匿。儿在母腹之中,动静莫不随母,若母惊于外,则胎感于内。小儿神气怯弱,元气未充,乍见异物,猝闻异声,不慎跌仆,暴受惊恐,可致气机逆乱,痰随气逆,蒙蔽清窍,阻滞经络。外伤致络脉受损,血溢于外,瘀血停积,脑窍不通,故精明失主,昏乱不知人,筋脉失养,抽搐顿作。以上种种,风、痰、惊、瘀为患,皆可致痫。

（二）西医病因

1. 遗传因素　遗传易感性,在小儿癫痫发病中起着重要作用。大量研究显示,癫痫性素质是常染色体显性遗传,在5～15岁外显率最高。

2. 获得性因素　①脑部疾患:中枢神经系统感染(如脑炎、脑膜炎、结核瘤、脑脓肿等)、脑发育畸形、脑水肿、脑肿瘤、颅脑外伤、脑血管畸形、脑血管炎等;②缺氧性疾病:窒息、休克、心肺疾患、严重贫血、惊厥性脑损伤等;③代谢紊乱:先天性代谢异常,水、电解质紊乱,肝性、肾性脑病,维生素缺乏症和依赖症等;④重金属、药物、食物、一氧化碳等造成的中毒性脑病。

3. 促发因素　部分癫痫发作可有明显的诱因,如发热、过度换气、睡眠、情感、饥饿或过饱,以及视觉刺激、听觉刺激、前庭刺激、触觉或本体觉刺激等。

二、主要临床表现

（一）主要症状及体征

以突然仆倒,昏不识人,口吐涎沫,两目上视,肢体抽搐,惊掣啼叫,喉中发出异声,片刻即醒,醒后如常为特征。主要表现为意识障碍和全身抽搐。典型发作可分为三期:强直期、阵挛期和惊厥后期。发作时意识突然丧失,全身肌肉强直收缩,也可在尖叫后突然跌倒,呼吸暂停、面色发绀、双目上视、瞳孔散大、四肢躯干强直,甚至呈现角弓反张状态;持续数秒至数十秒后进入阵挛期,全身节律性抽搐,持续数十秒或更长时间逐渐停止,停止后可伴有尿失禁;发作后常表现为头痛、嗜睡、乏力,甚至在完全清醒前可出现自动症,称之为发作后状态。

（二）癫痫发作的特点

癫痫发作可分为部分发作与全身发作两大类。具有以下特点:①发作性,即突然发作;②阵发性,发作时间短暂;③重复性,即反复发作。

（三）癫痫发作时的脑电图特征

强直期脑电图表现为每秒10次或10次以上的快活动,频率渐慢,波幅渐高;阵挛期除高幅棘波外,间断出现慢波;发作间期可出现慢棘波、多棘慢波或尖慢波。

三、辅助检查

1. 脑电图　是诊断癫痫和确定其发作类型的客观指标,如果出现棘波、尖波、棘慢波、尖慢波、多棘慢波等痫性放电波,对癫痫的诊断具有重要意义。但有接近40%患儿癫痫发作期间脑电图正常,必要时可进行动态脑电图或视频脑电图检查。

2. 影像学检查　凡具有局灶性症状体征者、抗癫痫治疗效果不佳者、病情进行性恶化或伴有颅内压增高者,均应进行CT或MRI检查,可以发现脑结构异常,以明确病因。单光子发射断层扫描(SPECT)和正电子发射断层扫描(PET)可检测脑血流量和代谢率,有利于病灶位置的确定。

笔记

四、诊断及鉴别诊断

（一）诊断要点

（1）全面（身）性发作时突然昏倒，项背强直，四肢抽搐；或仅两目瞪视，呼之不应，或头部下垂，肢软无力。

（2）部分性发作时可见多种形式，如口、眼、手等局部抽搐而无突然昏倒，或幻视，或呕吐，多汗，或言语障碍，或无意识的动作等。

（3）起病急骤，醒后如常人，反复发作。

（4）多有家族史，每因惊恐、劳累、情志过激等诱发。

（5）发作前常有眩晕、胸闷等先兆。

（6）脑电图检查有阳性表现，必要时可进行 CT、MRI 检查以明确病因。

（二）鉴别诊断

癫痫可与多种疾病相鉴别，如高热惊厥、晕厥、屏气发作、抽动障碍等（表11-1）。

表 11-1　癫痫的鉴别诊断

疾病	鉴别
高热惊厥	多发生于外感热病中，高热初起，6个月至3岁小儿容易发生，随年龄增大，发病明显减少，多数只发作一次，惊厥停止后，精神如常，脑电图检查正常
晕厥	急性广泛性脑供血不足而导致的短暂意识丧失状态。大多发生于立位时，有头晕、眼花、面色苍白、腹部不适等前驱症状，缓慢倒下，伴有面色苍白，血压降低，脉搏慢弱，无呼吸暂停，极少见抽搐。脑电图主要为慢波，恢复后正常
屏气发作	又称呼吸暂停症。多有诱因，性格偏激任性，可有家族史。哭喊后呼吸暂停（呼气相），面色青紫或苍白，短暂意识丧失，可有角弓反张、强直抽搐或尿失禁。恢复呼吸后意识清醒。脑电图正常。多于6个月~2岁起病，后逐渐减少，大多5岁前停止发作，并不在睡眠中发生
抽动障碍	局部肌肉或肌群突然、快速、不自主的反复收缩，可伴有异常发声。多从反复眨眼开始，呈波浪式进展，逐步发展至颈、肩、四肢及全身。不影响智力，无神经系统异常体征，可有脑电图异常，但多无特异性，无痫性放电波

五、临床治疗

采用中西医结合治疗为主的综合疗法，控制发作，祛除病因。强调早期、长期规范化用药，抗癫痫药物用药剂量个体化。西医治疗效果不佳，或不能耐受抗癫痫药的患儿，采用中医辨证论治为主的综合疗法。

（一）中医治疗

1. 中医辨证思路

（1）辨病因：病因多由惊、风、痰、瘀所引发。惊痫发病前常有受惊病史，发作时多伴有惊叫、恐惧等精神症状；风痫多由外感发热诱发，发作时抽搐症状明显，或伴有发热；痰痫发作以神识异常为主，常有失神，摔倒，手中持物坠落等；瘀血痫常有明显的颅脑外伤史，头部疼痛位置或抽搐部位、动态较为固定。

（2）辨虚实：实证责之于惊、风、痰、瘀等病理因素。虚证病史较长，病证以脾虚

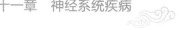

痰盛、脾肾两虚为主。脾虚痰盛者,表现癫痫反复发作,面色少华,神疲乏力,纳差便溏;脾肾两虚者,常伴智力迟钝,腰膝酸软,四肢不温等症。

2．治疗原则　实证以治标为主,着重豁痰息风,镇惊开窍。惊痫者,治以镇惊安神;痰痫者,治以豁痰开窍;风痫者,治以息风止痉;瘀血痫者,治以化瘀通窍。虚证以治本为重,或健脾化痰,或补益脾肾。癫痫持续状态应采用中西药配合积极抢救。

3．辨证施治

（1）惊痫

[证候]　多因受惊吓而起病,发作时惊叫,吐舌,急啼,神志恍惚,面色时红时白,惊惕不安,如人将捕之状,四肢抽搐,夜卧不宁,舌淡红,苔白,脉弦滑,乍大乍小,或指纹色青。

[治法]　镇惊安神。

[方药]　镇惊丸加减。

发作频繁者,加蜈蚣、全蝎、僵蚕、白芍;夜间哭闹者,加灵磁石、琥珀;反复发作,损伤气阴,偏于气虚者,加太子参、白术;偏于阴虚者,加生地黄、龟板、黄精。

方中朱砂用量需慎重,一般入药为丸,必要时可每日 0.5～1g(冲服),服药时间应控制在 1 个月之内。全蝎、蜈蚣、僵蚕等动物类药物,以研末冲服为宜。

（2）痰痫

[证候]　发作时痰涎壅盛,喉间痰鸣,神志恍惚,状如痴呆,或失神,瞪目直视,或仆倒于地,手足抽搐不甚明显,肢体麻木、疼痛,或头痛、腹痛、呕吐,骤发骤止,日久不愈,舌苔白腻,脉弦滑,或指纹紫滞。

[治法]　豁痰开窍。

[方药]　涤痰汤加减。

眨眼、点头,发作频繁者,加天竺黄、琥珀、莲子心;头痛者,加菊花、天麻;肢体疼痛者,加威灵仙、鸡血藤。

（3）风痫

[证候]　发作时突然仆倒,神志丧失,颈项及全身强直,继而四肢抽搐,两目上视或斜视,牙关紧闭,口吐白沫,口唇及面部色青,舌苔白,脉弦滑,或指纹红滞。

[治法]　息风止痉。

[方药]　定痫丸加减。

抽搐频繁者,加青礞石、生铁落;伴高热者,加生石膏、黄芩、连翘;大便秘结者,加大黄、芒硝;烦躁不安者,加黄连、竹叶;久治不愈,出现肝肾阴虚,虚风内动之象,加白芍、龟板、当归、生地黄。

（4）瘀血痫

[证候]　常有明显的产伤或脑外伤病史,发作时头晕眩仆,神识不清,单侧或双侧肢体抽搐,抽搐部位及动态较为固定,头痛,大便干硬如羊屎,舌红少苔或见瘀点,脉涩,或指纹沉滞。

[治法]　化瘀通窍。

[方药]　通窍活血汤加减。

抽搐较重者,加全蝎、地龙;头痛剧烈、肌肤枯燥色紫者,加三七、阿胶、丹参、五灵脂;大便秘结者,加火麻仁、芦荟;血瘀伤阴者,加生地黄、白芍、当归。

181

（5）脾虚痰盛

[证候]　发作频繁或反复发作，神疲乏力，面色无华，时作眩晕，食欲欠佳，大便稀薄，舌质淡，苔薄腻，脉濡缓，或指纹淡。

[治法]　健脾化痰。

[方药]　六君子汤加味。

抽搐明显者，加僵蚕、全蝎；大便稀薄者，加山药、扁豆、藿香；纳呆食少者，加焦三仙、砂仁。

（6）脾肾两虚

[证候]　发病年久，屡发不止，瘛疭抖动，神疲乏力，少气懒言，时有眩晕，智力迟钝，腰膝酸软，四肢不温，睡眠不宁，大便溏薄，舌质淡，舌苔白，脉沉细无力，或指纹淡。

[治法]　补益脾肾。

[方药]　河车八味丸加减。

抽搐频繁者，加鳖甲、白芍滋阴；智力迟钝者，加益智仁、石菖蒲；便稀溏者，加炮姜、扁豆。

4. 中医其他疗法

（1）临床常用中成药：①琥珀抱龙丸：功能镇惊安神，用于惊痫；②羊痫疯丸：功能清热化痰、镇惊安神，用于痰痫。

（2）针灸疗法：①体针：实证取穴，人中、十宣、内关、涌泉，针刺，用泻法；虚证取穴大椎、神门、心俞、丰隆、合谷，针刺，平补平泻法；并灸百会、手三里、足三里，隔日1次；癫痫持续状态，针刺取穴：内关、人中、风府、大椎、后溪、申脉；或长强、鸠尾、阳陵泉、筋缩；或头维透率谷、百会透强间。②耳针：取脑点、神门、心、脑干、皮质下、肝、肾，每次2～4穴，强刺激，留针20～30分钟。

（二）西医治疗

1. 药物治疗的原则　①以控制发作为目的，兼顾去除病因。②明确诊断后应尽早给予抗癫痫药物，对首次发病者，可暂缓给药，但应密切观察。③根据发作类型，参考药物不良反应、患者依从性，正确选用抗癫痫药物。④尽量采用单药治疗，难治性癫痫，特别是多发作类型者也可联合用药。⑤用药应从小剂量开始，逐渐增加，直至达到有效血药浓度或临床控制发作。⑥视药物半衰期，保证规律服药，疗程一般保持在控制发作后2～4年。⑦停药前一般要有3～6个月，甚至1年的缓慢减量过程。⑧治疗过程中，尤其是用药初期，定期检查血、尿常规，肝肾功能、血药浓度监测等，以观察疗效和药物毒副作用。

2. 癫痫持续状态的治疗　指癫痫发作持续30分钟以上，或反复发作连续30分钟以上，发作间期意识不恢复者。①快速控制惊厥：首选安定类药物，如地西泮、氯硝西泮或劳拉西泮。地西泮每次用量0.3～0.5mg/kg，最大不超过10mg，幼儿1次不超过5mg，静脉注入速度每分钟1mg，大多5分钟内生效。必要时20分钟后可重复使用，24小时内可用2～4次。注射过程中若惊厥控制，剩余药液则不再注入。安定类药物可抑制呼吸，对已用过苯巴比妥的患儿尤应注意。②维持生命功能，防治并发症，包括保持呼吸道通畅，吸氧，积极防治高热、脑水肿、酸中毒、电解质紊乱、呼吸及循环衰竭等。③积极寻找病因，针对病因进行治疗。④发作控制后，立即开始长期、合理的抗癫痫药物治疗。

3．手术治疗　适用于规范药物治疗无效或疗效不佳、频繁发作影响日常生活的患者。主要方法有癫痫灶切除、胼胝体切开术、病变半球切除术等。

六、中西医结合诊疗思路

癫痫由于存在发作形式、频度上的差异，导致病情表现轻重不一，因此在治疗过程中平衡标本虚实、合理选择中西医治疗手段、兼顾临床疗效和生活质量是很重要的问题。

1．对于癫痫首次发作（癫痫持续状态除外）、抗癫痫药物接受困难的患儿，首选中医辨证论治为主的综合治疗。

2．单纯使用中医治疗控制癫痫发作效果不理想的情况下，应用西药抗癫痫类药物比中药具有更强的镇静、抗癫痫作用。但同时又有长时间使用后敏感性下降、产生耐药，副作用明显的缺点。中药在调节机体阴阳平衡、改善认知功能损害的同时，配合抗癫痫类药物可以有效提升西药敏感性，减少耐药的发生。

3．癫痫急性发作时、癫痫持续状态的急救，应以尽快速控制发作为目的，选用西药抗癫痫治疗。难治性癫痫，必要时需要抗癫痫药物的联合用药，在此基础上配合中药、针灸、穴位埋线、头皮针等治疗。

七、预防与康复

1．加强孕期保健，慎防产伤、外伤。

2．积极治疗惊风诸疾，防止后遗症。

3．避免和控制发作诱因，如高热、紧张、劳累、惊吓及不良的声、光、触刺激等。

4．强化卫生宣教，使家长、学校和社会正确认识癫痫，帮助患儿树立信心，坚持正规治疗。合理安排患儿的学习、生活，尽可能避免诱发因素刺激，注意安全，防止疾病突然发作导致意外伤害。

5．对于癫痫持续状态的患儿要采取严密的监护措施，维持正常的呼吸、循环、血压、体温，并避免发生缺氧、缺血性脑损伤。

病案分析

病案：患儿，女，4岁。癫痫病史3年余。神疲形瘦，面黄纳呆，夜寐不安，舌质淡、舌苔薄白，脉沉弱。证属脾虚痰阻，风痰上逆之痫证，治以健脾祛痰，镇惊息风。处方：党参10g，云苓10g，半夏10g，菖蒲10g，胆星10g，橘红6g，青果10g，羌活6g，川芎6g，天麻10g，六曲10g，铁落花30g（先煎），琥珀0.5g（冲）。

分析：癫痫其病机主要责之于痰，方中党参、云苓、半夏、菖蒲、天麻健脾化痰，息风止痉；铁落花、琥珀重镇安神；川芎为血中气药，增强顺气豁痰之效；十二经中，唯足太阳膀胱经入颅络脑，以羌活引经报使，并配参、苓，生发脾胃之气。

（摘自《李少川儿科经验集》）

第三节　吉兰 - 巴雷综合征

吉兰 - 巴雷综合征（Guillain-Barre syndrome，GBS），又称急性感染性多发性神经根神经炎，是一种急性周围神经系统疾病。临床主要表现为肢体对称性、弛缓性麻痹及感觉障碍，以脊柱运动神经受累为主，多呈上行性进展，常合并颅神经麻痹。严重者可以出现呼吸肌麻痹，甚至危及生命。四季均可发病，北方以夏秋季居多；任何年龄均见，但以儿童和青年为主；男性略多，发病率约每年 0.6～1.9/10 万人；具有可逆性及自限性，大多预后良好。

属中医"痿病"范畴。

一、病因病理

（一）中医病因病机

感受湿热邪毒为其主要外因，少数为寒湿所致。内因为先天禀赋不足，脏气虚弱等。病变部位在于筋脉肌肉；邪伤脏气，筋脉失养为其主要病机。

夏秋季节天暑下逼，地湿上腾，最易感受湿热病邪，湿酿化热，伤及筋膜，可成为痿。温毒蕴肺，燔灼津液，肺热叶焦，不能输布精微以润泽五脏；湿热浸淫经脉，营卫运行受阻，气血运行不畅，筋脉肌肉失于滋养，则弛纵不收。

后期湿浊壅滞，加之小儿脾常不足，中气受损，受纳、运化功能失常，生化乏源，无以濡养，可致肌肉瘦削，关节不利；进一步发展，则脾虚累及肝肾，肝肾亏虚，则髓枯筋痿；日久瘀血停滞络脉，新血不生，经气运行不畅，脉道不利，肢体痿废。以上皆为五脏精气耗伤，津液亏损，筋脉失养，肌肉弛纵，不能束骨，最终导致肢体软弱无力，消瘦枯萎。

（二）西医病因病理

1. 病因　本病的确切病因尚不完全清楚，但从不同角度提示是一种免疫介导的疾病。诱因主要是呼吸道感染和（或）胃肠道感染，如人类疱疹病毒（EB 病毒、巨细胞病毒）、空肠弯曲杆菌以及肺炎支原体等，其中最常见的为空肠弯曲杆菌。

2. 发病机制　本病可能系病原体与周围神经发生交叉免疫，导致周围神经免疫性损伤，破坏神经结构或引起功能改变而发病。

3. 病理及分型　典型的病理改变为急性炎性脱髓鞘性多发性神经炎（AIDP），是周围神经根、神经干的急性、多灶性、节段性髓鞘脱失，崩解的髓鞘被巨噬细胞吞噬，发生神经节和神经内膜水肿，多灶性炎细胞浸润等改变。运动神经轴突的 Wallerian 变性，伴有轻微的髓鞘脱失和炎性反应，称为急性运动轴索神经病（AMAN），其与空肠弯曲菌的感染有密切关系。如果轴突的 Wallerian 变性同时波及运动和感觉神经纤维，则称为急性运动感觉轴索神经病（AMSAN）。如周围神经的电生理检查异常，传导速度延迟，髓鞘和轴索同时受损，以眼肌麻痹、共济失调和腱反射消失三联征为特征，则称为 Miller-Fisher 综合征。

二、主要临床表现

约 55% 的患儿起病前 1～2 周有前驱病毒感染史，呈急性或亚急性起病。85% 的患儿 1～2 周内达到病情高峰,2～3 周后开始恢复。少数患儿 1～3 天即可发展至疾病高峰,也有的患儿 2 周后病情仍有进展。

1. 运动障碍　突出表现为进行性肌无力,往往先有肌肉不适、疼痛,继而肌无力,多下肢首发,呈对称性、弛缓性、上行性麻痹进展。少数呈下行性麻痹,先有颅神经受累,然后涉及上肢及下肢。腱反射减弱或消失,受累部位肌肉萎缩。肌力恢复的顺序与进展相反,自上而下,下肢最后恢复。

2. 呼吸肌麻痹　约半数以上患儿出现轻重不同的呼吸肌麻痹,表现为呼吸表浅、咳嗽无力、声音微弱。

3. 颅神经麻痹　病情严重者可见颅神经麻痹,患儿出现吞咽困难,进食时呛咳。

4. 感觉障碍　一般只在发病初期短暂一过性出现,程度较轻,多在肢体远端,主要表现神经根痛和皮肤过敏,肢体痛、痒、麻及呈手套样、袜套样感觉异常等。可因抗拒神经根牵涉性疼痛出现颈抵抗,直腿抬高试验(Lasegue 征)阳性。

5. 自主神经障碍　多汗、肢冷、皮肤潮红、心率增快,甚至出现心律不齐、期前收缩、血压不稳、便秘、一过性尿潴留等。

三、辅助检查

1. 脑脊液检查　脑脊液压力大多正常;白细胞数正常;蛋白量逐渐增高,多数患儿呈蛋白 - 细胞分离现象,病程 2～3 周达高峰,为本病特征之一,之后逐渐下降;糖含量正常,细菌培养阴性。

2. 神经传导功能测试　神经传导电生理改变与 GBS 的型别有关。AIDP 型主要呈现运动和感觉神经传导速度明显减慢,F 波的潜伏期延长;AMAN 型主要呈现运动神经反应电位波幅显著减低;AMASN 则同时有运动和感觉神经电位波幅减低,传导速度基本正常。

3. 血液生化检查　血清肌酸激酶可轻度升高。

四、诊断及鉴别诊断

(一)诊断要点

有前驱症状,急性或亚急性起病,进行性对称性弛缓性麻痹,神经传导功能异常,脑脊液呈蛋白细胞分离现象。具备以上特征,即可确立诊断。

(二)鉴别诊断

与引起麻痹症状的脊髓灰质炎、急性脊髓炎、脊髓肿瘤及低钾性周期性麻痹等疾病鉴别(表 11-2)。

表 11-2　吉兰 - 巴雷综合征的鉴别诊断

疾病	鉴别
脊髓灰质炎	多表现发热后伴急性不对称性弛缓性麻痹,脑脊液中可有白细胞增多,蛋白多正常,急性期粪便病毒分离阳性,恢复期血清脊髓灰质炎抗体比急性期增高 4 倍或以上
急性脊髓炎	早期常见发热,伴背部及腿部疼痛;脊髓休克期有典型的迟缓性瘫痪、肌张力低下、感觉障碍平面及括约肌功能障碍;脊髓休克期后,出现痉挛性瘫痪,肌张力增高、腱反射亢进及病理反射阳性。急性期周围神经传导功能正常,脊髓 MRI 检查有助于诊断

笔记

续表

疾病	鉴别
脊髓肿瘤	多一侧间歇性神经根性疼痛,不对称性运动神经元性瘫痪;有感觉及直肠、膀胱功能障碍,神经影像学检查可确诊
低血钾性周期性麻痹	近端为主的弛缓性麻痹,严重者会呼吸困难,腱反射减弱,无感觉障碍,脑脊液正常,血钾低,心音低钝,U波和ST-T改变。钾治疗后很快恢复

五、临床治疗

急性期特别是呼吸肌麻痹时,以西医急救治疗为主,同时可配合中药,使患儿度过危险期;恢复期采用中药、针灸、推拿和功能训练等方法,促进患儿康复。

(一)中医治疗

1. 中医辨证思路　本病重在辨脏腑、虚实。发热、咳嗽、咽痛,病位在肺;四肢痿软、肌肉瘦削、纳呆便溏,病在脾胃;下肢痿软无力,甚则不能站立,咽干目眩,病在肝肾。急性期多实,为湿热阻络、肺热津伤;恢复期多虚,主要责之于脾胃虚弱、肝肾亏虚;久病入络,瘀血停滞,亦可见虚中夹实。

2. 治疗原则　疾病初起以实证为主,治宜祛邪和络;随病情进展,正气耗伤,逐渐转变为虚证,治疗以扶正补益;虚实夹杂者,应在补法的基础上,配合清解余邪,化瘀通络。

3. 辨证施治

(1)肺热津伤

[证候]　发热后,肢体痿软,或胸部束带感,甚或吞咽困难,皮肤干燥,心烦口渴,呛咳少痰,咽喉不利,溲黄便秘,舌红苔黄,脉细数。

[治法]　清热润燥,养阴生津。

[方药]　清燥救肺汤加减。

若身热未退,口渴有汗者,可重用石膏,加知母、金银花、连翘;大便干结者,加生地、玄参、黄芪。

(2)湿热浸淫

[证候]　肢体逐渐出现困重,痿弱无力,以下肢为重,兼见浮肿,麻木不仁,胸脘痞闷,小便赤涩热痛,舌红苔黄腻,脉滑数或濡数。

[治法]　清热利湿,通利筋脉。

[方药]　加味二妙散加减。

肢体麻木疼痛者,加防己、桑枝、秦艽;热邪偏盛者,加忍冬藤、连翘、赤小豆、蒲公英。

(3)寒湿阻滞

[证候]　突然四肢软瘫,多上行性瘫,或四肢麻木,面色晦滞,手足发凉,甚则肢冷汗出,吞咽困难,喉间痰鸣,呼吸气促,唇甲青紫,舌质淡,苔薄白,脉沉迟或沉伏。

[治法]　助阳祛寒,温肾健脾。

[方药]　麻黄附子细辛汤合参术汤加味。

呼吸困难,四肢厥冷,阳气欲脱者,去麻黄、细辛,重用人参、附子,加干姜、黄芪。

（4）脾胃虚弱

[证候]　急性期过后，肢体仍痿软无力，甚则肌肉萎缩，神倦气短，面色少华，纳呆腹胀，大便溏薄，舌淡苔白，脉沉细或弱。

[治法]　补中益气，健脾升清。

[方药]　补中益气汤加减。

肢痹不仁者，加桂枝、红花、鸡血藤；下肢微肿者，加泽泻、木瓜。

（5）肝肾亏虚

[证候]　迁延日久，肢体痿软不用，骨肉瘦削，腰脊酸软，头晕耳鸣，或有二便失禁，舌红少苔或无苔，脉细数。

[治法]　补益肝肾，滋阴清热。

[方药]　虎潜丸加减。

肢体麻木废用者，加川芎、红花、怀牛膝。

（6）瘀阻脉络证

[证候]　体质虚弱，四肢痿弱，肌肉瘦削，肌肤甲错，麻木不仁，时有拘挛疼痛，舌质紫黯或有瘀点、瘀斑，脉细涩。

[治法]　活血散瘀，益气养营。

[方药]　补阳还五汤合圣愈汤加减。

手足麻木者，加橘络、木瓜；若肌肤甲错，形体消瘦，为瘀血久留，可用圣愈汤送服大黄䗪虫丸。

4. 中医其他疗法

（1）针灸：①湿热浸淫：针刺大椎、腰阳关、命门、曲池、合谷、手三里、足三里、三阴交、麻痹水平上下的华佗夹脊穴；吞咽不利，语言困难者加天柱、廉泉，呼吸困难者加膻中、尺泽，用强刺激泻法，不留针。华佗夹脊穴与督脉经腧穴的针感要求向胸胁部、腰骶部放射。②脾胃虚弱：针刺脾俞、胃俞、命门、足三里、解溪、曲池、合谷、两侧华佗夹脊穴，食欲不振、腹胀便秘加中脘、天枢，用补法或平补平泻法，可于针后加温灸。③肝肾亏虚：针刺肝俞、肾俞、腰阳关、命门、足三里、三阴交、太溪、曲池、合谷；低热盗汗加复溜、阴郄，手足下垂加外关、养老、悬钟、解溪；脊背穴位用中刺激补法，四肢穴位用补法，加温灸。④梅花针叩打法：以梅花针叩打阳明经脉，配合患部穴位，用于瘫痪后期手足下垂、肌腱挛缩者。

（2）推拿：下肢拿昆仑、承山，揉承扶、伏兔、殷门部肌筋，点腰阳关、足三里、环跳、委中、犊鼻、内庭、解溪等穴，搓揉股肌来回数遍。上肢拿肩井，揉捏臂臑、手三里、合谷部肌筋，点肩髃、曲池等穴，搓揉臂肌数遍。

（二）西医治疗

1. 一般治疗　加强支持、护理，及时对症处理坠积性肺炎、心律失常、血栓性静脉炎等各种并发症。

2. 丙种球蛋白治疗和血浆置换　大剂量短程静脉滴注免疫球蛋白，已被证实有效，应在出现呼吸肌麻痹前尽早实施。血浆置换也可缩短病程。

3. 呼吸肌麻痹的处理　及时有效地治疗呼吸肌麻痹，是降低该病死亡率的关键。对出现明显呼吸困难，咳嗽无力，特别是吸氧后仍有低氧血症者，应及时行气管切开术，用呼吸机辅助呼吸。此外按时拍背吸痰，以防发生肺不张、肺炎。

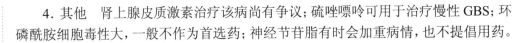

4．其他　肾上腺皮质激素治疗该病尚有争议；硫唑嘌呤可用于治疗慢性 GBS；环磷酰胺细胞毒性大，一般不作为首选药；神经节苷脂有时会加重病情，也不提倡用药。

六、中西医结合诊疗思路

诊断是本病的关键，结合病史，发病季节，神经体征，特别是脑脊液检查可迅速确立诊断。西医优势在于迅速抑制异常的免疫反应及周围神经炎性损伤；中医运用综合针灸、推拿、外治等疗法可加快弛缓性麻痹的恢复及减少后遗症。因此，临床治疗将西医抑制异常免疫反应的长处与中医在综合治疗、康复等方面的优势相结合。

七、预防与康复

1．增强体质，抵御外邪侵袭，对预防本病有着积极的意义。

2．提倡患儿适当运动，病轻者可自行锻炼，病重者可由他人协助进行患肢的功能锻炼，预防肌肉萎缩，促进功能恢复。

3．呛咳，吞咽、呼吸困难者，应注意观察，勤翻身拍背，避免出现意外。

4．瘫痪者要保证饮食营养，注意肢体保暖，保持肢体功能体位，并按摩患肢，进行适度功能锻炼。

第四节　脑性瘫痪

脑性瘫痪（cerebral palsy，CP）是指受孕开始至婴儿期非进行性脑损伤和发育缺陷所致的综合征，主要表现为运动障碍及姿势异常，可伴有智力低下、惊厥发作、行为异常、听力障碍、视力障碍等。

根据脑瘫临床症状和体征，属于中医"五迟""五软""五硬"等范畴。

一、病因病理

（一）中医病因病机

本病主要致病原因为先天禀赋不足，后天失养而致。肾主藏精，主骨生髓，而脑为髓海，髓之所养，主在肾。肝主藏血，在体合筋，筋束骨而运动枢利；若先天禀赋不足，肝肾亏损，或后天失养，气血虚弱，而致肾精亏虚，肝血不足，气血亏虚，则脑髓失充，筋骨失养，而出现五迟、五软之症。

此证病位主在肝肾，涉及心脾，多属虚证，多因先天禀赋不足，产前孕母将养失宜，损及胎儿，导致小儿先天肾精不充，脑髓失养，或产时及产后因素导致瘀血、痰浊阻于脑络，而致脑髓失其所用。主要表现为肝肾亏虚、脾肾两亏、肝强脾弱和痰瘀阻滞等证型。

（二）西医病因病理

1．病因　许多围生期的危险因素被认为与脑瘫的发生有关。

（1）出生前因素：母亲妊娠期各种异常情况均可导致本病，如宫内感染、宫内发育迟缓、毒物接触、多胎妊娠及脑发育畸形等。

（2）出生时因素：主要包括缺氧窒息及机械损伤。

（3）出生后因素：早产和低出生体重是引起脑瘫的重要原因，核黄疸、中枢神经系统感染也是造成脑瘫的原因之一。

虽然引起脑瘫病因很多，但仍有约 1/4 患儿找不到病因。

2. 病理 脑性瘫痪的基本病理变化为大脑皮层神经细胞变性坏死、纤维化，导致大脑的传导功能失常。大脑皮层出现不同程度萎缩、脑回变窄、脑沟增宽、脑室扩大等表现。显微镜下可见皮层各层次的神经细胞数目减少、层次紊乱、变性、胶质细胞增生。

二、主要临床表现

脑性瘫痪临床表现多种多样，常见运动发育落后、瘫痪肢体主动运动减少，肌张力异常，姿势异常、反射异常等。

临床可按运动障碍性质及瘫痪累及部位做出不同分类：

（一）按运动障碍性质可分为

1. 痉挛型 最常见，约占全部病例 50%～60%，因锥体束受累，表现为肌张力增高，腱反射亢进，病理反射阳性。临床上多表现为肘、腕关节屈曲，拇指内收，手握紧呈拳状，下肢站立，足尖着地，行走时双腿交叉呈剪刀步态。

2. 不随意运动型 主要病变在锥体外系，表现为全身肢体的不随意运动增多，表现为手足徐动，舞蹈样动作，肌张力不全，震颤等。

3. 肌张力低下型 本型常为婴幼儿脑瘫的过渡形式，临床主要表现为肌张力低下，自主运动很少，关节活动范围增大，瘫痪肢体松软，但腱反射存在。

4. 共济失调型 多由小脑损伤引起，表现为步态不稳、摇晃，走路时两足间距加宽，平衡功能障碍，上肢有意向性震颤，可见眼球震颤，肌张力低下，肌肉的收缩调节能力障碍等。

5. 强直型 全身肌张力显著增高，四肢呈僵硬状态，锥体外系受损。

6. 混合型 在患儿身上同时具有两种类型或两种类型以上脑瘫的特点。临床上最多见于痉挛型与不随意运动型相混合。

（二）按瘫痪部位可分为以下几种情况。

1. 四肢瘫 四肢及躯干均受累，上、下肢严重程度相似。

2. 双瘫 四肢受累，上肢轻，下肢重。

3. 偏瘫 半侧肢体受累。

4. 截瘫 双下肢受累，躯干及上肢正常。

5. 单瘫 单个肢体受累，少见。

6. 三肢瘫 三个肢体受累，少见。

三、辅助检查

1. 神经影像学检查 包括磁共振成像技术（MRI）、计算机断层扫描（CT）等。可见脑萎缩、脑室扩大、脑实质密度减低的病灶等。

2. 神经电生理检查 脑电图可以了解是否合并癫痫，肌电图可区分肌源性与神经源性疾病，诱发电位对判断有无听视觉障碍有参考意义。

四、诊断及鉴别诊断

（一）诊断要点

1. 非进行性的脑损伤引起的脑性瘫痪（简称脑瘫）。

2. 症状在婴儿期出现。

3. 引起运动障碍的病变部位在脑部。

4. 有时合并智力障碍、癫痫、感知觉障碍及其他异常。

5. 除外进行性疾病所致的中枢性运动障碍及正常小儿暂时性的运动发育迟缓。

（二）鉴别诊断

本病需与婴儿脊髓性进行性肌萎缩、脑蛋白营养不良及先天性肌张力不全鉴别（表 11-3）。

表 11-3　脑性瘫痪的鉴别诊断

疾病	鉴别
婴儿脊髓性进行性肌萎缩	为常染色体隐性遗传病，出生时一般情况尚可，患儿智力正常，大多数患儿于 3～6 个月后出现对称性肌无力，肌张力低下，腱反射减低或消失等。病程呈进行性，无力情况逐渐加重，脊髓 MRI 和肌电图可协助诊断
脑蛋白营养不良	为常染色体隐性遗传性疾病，1～2 岁发病前运动发育正常。发病后，症状呈进行性加重，表现为步态不稳，语言障碍，视神经萎缩，最终呈去大脑强直
先天性肌张力不全	属先天性肌迟缓综合征中的一种较为良性的类型，出生后婴儿期即有大多数肌张力减弱、肌无力等表现，近端重于远端，但腱反射消失，无智能障碍，也无不自主运动和其他锥体束损害征

五、临床治疗

本病重视早期康复治疗，中医辨证、推拿、针灸与西医运动疗法、作业疗法、语言训练等相结合，纠正异常姿势，促进正常运动发育。

（一）中医治疗

1. 中医辨证要点　此病多因先天禀赋不足，后天失养所致，多属虚证。辨证多从肝脾肾三脏着手，以肾精亏虚，肝血不足，脾失健运为主要证型进行辨证。但随着病情的变化，亦可出现虚实夹杂之证。

2. 治疗原则　治疗以补肾、柔肝、健脾为主，病久而有气血虚惫之候者，则佐以益气养血。重视早期康复治疗，特别是出生后 3～9 个月的阶段内采取中西医综合康复疗法。另外，可配合推拿、针灸等治疗方法。

3. 辨证施治

（1）肝肾亏虚

[证候]　肢体不自主运动，关节活动不灵，手足徐动或震颤，动作不协调，或语言不利，或失听失明，或失聪，舌淡，苔薄白，脉细软或指纹淡。

[治法]　滋补肝肾，强筋健骨。

[方药]　六味地黄丸合虎潜丸加减。

失明者，加桑椹、沙苑子或羊肝食疗；失语者，加远志、郁金、石菖蒲。

（2）脾肾两亏

[证候]　头项软弱，不能抬举，口软唇弛，吸吮或咀嚼困难，肌肉松软无力，按压失于弹性，面白，舌淡，苔薄白，脉沉无力或指纹色淡。

[治法]　健脾补肾，生肌壮骨。

［方药］　补中益气汤合补肾地黄丸加减。

哭声无力者，加人参或太子参；口干者，加石斛、玉竹；大便秘结者，加当归、火麻仁。

（3）肝强脾弱

［证候］　肢体强直拘挛，强硬失用，烦躁易怒，遇到外界刺激后加重，食少纳呆，肌肉瘦削，舌质胖大或瘦薄，舌苔少或白腻，脉沉弱或细，指纹色暗。

［治法］　柔肝健脾，益气养血。

［方药］　六君子汤合舒筋汤加减。

肢体强直者，加黄精、当归、白芍；食欲欠佳者，加陈皮、焦山楂、鸡内金。

（4）痰瘀阻络

［证候］　自出生之后反应迟钝，智力低下，肌肤甲错，毛发枯槁，口流痰涎，吞咽困难，关节强硬，肌肉软弱，动作不自主，或有癫痫发作，舌质紫黯，苔白腻，脉沉涩或指纹暗滞。

［治法］　涤痰开窍，活血通络。

［方药］　通窍活血汤合二陈汤加减。

肢体强直者，加当归、鸡血藤；抽搐者，加龙骨、牡蛎、天麻、钩藤。

4.中医其他疗法

（1）针灸疗法：智力低下，取百会、四神聪、智三针；语言障碍，取通里、廉泉、金津、玉液；颈项软瘫，取天柱、大椎、列缺；流涎取上廉泉、地仓；上肢瘫取肩髃、曲池、手三里、三间；下肢瘫取环跳、足三里、阳陵泉、悬钟；腰部软瘫取肾俞、腰阳关；根据肢体瘫痪部位不同，分别针刺华佗夹脊穴的不同节段。肌力低下患儿，针刺后加艾灸。

（2）推拿疗法：采取按、揉、捏、拿等手法作用于患肢。肌张力较高时手法宜轻柔；肌力较低时手法宜重。应用摇、扳、拔伸等手法改善肌腱的挛缩，使患肢尽量恢复于功能位。在推拿过程中配以点按穴位进行治疗。

（3）中药外治法：将黄芪、当归、川芎、鸡血藤、红花、伸筋草等药加水煮沸，将药液倒入浴盆中，待温度适当时，用药液浸洗患肢，每次浸洗20分钟，每日1次。

（二）西医治疗

1.运动疗法　主要是通过运动功能训练来促进运动及功能发育，控制异常运动模式，纠正异常姿势，以达到康复的目的。临床上常用Bobath、Vojta及上田法等方法。

2.作业疗法　通过选择的作业活动，改善上肢活动能力，恢复各种精细协调动作及手部运动的灵巧性，调节手眼协调及感知、认知功能。

3.语言训练　进行语言发育迟滞和运动性构音障碍训练，提高语言能力和交流能力。

4.物理疗法　物理疗法是利用自然界中及人工制造的各种物理因子作用于人体，以治疗和预防疾病。人工物理因子有电疗、光疗、磁疗、超短波疗法、温热疗法、激光疗法、水疗、生物反馈疗法等，对患儿的康复能起辅助治疗作用。

5.药物治疗　目前尚未发现治疗脑瘫的特效药物，年龄较小的患儿，可根据情况适当给予营养神经类药物，如脑活素、胞磷胆碱，但不宜长期应用。临床上常用A型肉毒毒素肌内注射治疗痉挛型脑瘫患儿，可引起较持久的肌肉松弛作用。对合并症状如癫痫者可应用抗癫痫药物。

6.手术治疗　对于病情较重、肌张力较高的患儿，经综合康复训练效果不明显者，可选择应用手术治疗，手术包括肌腱手术、神经手术、骨关节手术等，但手术治疗后同样需要进行大强度的功能训练。

另外尚有矫形器疗法、音乐文体疗法、感觉综合疗法等。

六、中西医结合诊疗思路

1.中药治疗多运用补肝肾，健脾胃之方剂，如六味地黄丸、补中益气汤等，亦可采用食疗方法，多食用枸杞、山萸肉、山药、党参、动物肝脏等食品。

2.西医治疗强调早期发现，早期治疗，以促进正常运动发育，抑制异常运动和姿势，利用各种有益手段对患儿进行全面、多样化的综合治疗，除针对运动障碍进行治疗外，同时对合并的语言障碍、智力低下、癫痫、行为异常进行干预。

3.脑瘫的康复是长期过程，注重医生指导和家庭训练相结合，采取针灸和推拿按摩疗法进行长期康复。

七、预防与康复

1.禁止近亲结婚，婚前进行健康检查。

2.妊娠期间，保证充足营养，防止外伤；避免接触有毒物质，放射线照射；防止妊娠中毒症、流产、早产以及感染性疾病；筛查遗传病。

3.分娩时注意产程变化，防止新生儿窒息、缺血缺氧性脑病的发生；密切观察新生儿黄疸，必要时进行光疗和换血，防止核黄疸。出生后做好新生儿护理工作，防止感染、脑外伤。

4.对脾胃亏虚的患儿应少食多餐，采用捏脊疗法或按摩中脘、内关、足三里等穴，以增强脾胃功能。

学习小结

1. 学习内容

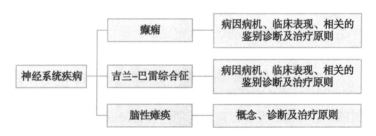

2. 学习方法

本章要结合神经系统基础知识重点理解癫痫、吉兰-巴雷综合征、脑性瘫痪的概念、诊断及治疗原则。

（魏剑平　张葆青　王　燕）

复习思考题

1.试述中西医对癫痫认识的区别与联系。

2. 试述吉兰 - 巴雷综合征的病因病机。

3. 试述吉兰 - 巴雷综合征的中医辨治。

4. 简述痿病的病因病机。

5. 脑瘫的中医辨证要点是什么？

6. 试述脑性瘫痪的诊断要点。

第十二章

小儿常见心理障碍

📖 学习目的

通过学习注意缺陷与多动障碍、抽动障碍等相关知识，为小儿常见心理障碍的诊断和治疗奠定基础。

学习要点

注意缺陷与多动障碍、抽动障碍的病因病机、诊断、鉴别诊断、中西医结合诊疗思路和原则。

第一节 注意缺陷与多动障碍

注意缺陷与多动障碍（attention deficit hyperactivity disorder，ADHD）又称"轻微脑功能障碍综合征""儿童多动综合征"等，是儿童期常见的一种行为异常性疾患。以与年龄不相符的注意力涣散、情绪不稳、活动过多、自控能力差为主要临床特征，可伴有认知障碍和学习困难，智力正常或基本正常。好发年龄为6~14岁，男女比例为（4~9）：1，国内发病率为1.3%~8.6%。绝大多数患儿到青春期可逐渐好转而痊愈，但部分病例可延续到成年，故通常需要长期接受治疗。

本病相当于中医学中的"脏躁""健忘""失聪"等范畴。

一、病因病理

（一）中医病因病机

先天禀赋不足、后天调护不当、产伤外伤、情志失调及生长发育影响等均可导致小儿阴阳失于平衡，发为本病。

各种因素导致小儿阴阳平衡失调，阳动有余，阴静不足是本病的主要发病机制。阴虚为本，阳亢、痰浊、瘀血为标，属本虚标实之证。本病病位主要在心、肝、脾、肾。心为君主之官，"神明出焉"，若心之气阴不足，心失所养，可致神志飞扬不定，精神涣散，健忘迟钝等；肝主升发之气，若肝阴不足，肝阳偏亢，则冲动任性，性情执拗；肾为"作强之官，伎巧出焉"，肾气不足，髓海不充则动作笨拙、学习困难；脾性静，藏意，若脾虚失养则静谧不足，可见兴趣多变，言语冒失，健忘等症；脾虚肝旺，动静不能互制，又加重多动与冲动之症。

（二）西医病因病理

本病确切的病因及发病机制比较复杂，至今尚无定论，研究指向是由遗传、神经系统解剖异常、神经生理因素、神经生化代谢异常、免疫、环境及社会心理等多因素协同作用造成的一种临床综合征。

1.病因

（1）遗传因素：家系调查及双生子研究发现，患儿的血缘兄妹中患多动症的明显高于非血缘者。单卵双生子的同病率较高，表明本病有遗传倾向，但目前具体遗传改变及遗传方式不详。

（2）神经生化因素：儿茶酚胺通路的异常与本病发病有关，研究提示，多巴胺是涉及的主要介质，5-羟色胺（5-HT）、去甲肾上腺（NE）、兴奋性氨基酸（Glu、ASP）和抑制性氨基酸（GABA，Gly）、内啡肽等也与之相关。

（3）神经生理因素：许多研究证实，中枢神经系统（主要是前额叶）的成熟延迟或大脑皮质的觉醒不足是引发本病的因素，这与患儿症状随年龄增长而逐渐减轻的特征相吻合。

（4）环境因素：有研究认为，食物过敏、食品添加剂、水杨酸盐类以及轻度铅中毒均会引起小儿的活动过多；不良的社会、家庭环境和教育方式对本病亦有一定的影响，各种不良精神刺激、情绪紧张均可增加本病的发病。

此外，母亲在怀孕期间吸烟、酗酒、接触某些药物、疾病、惊厥、感染或X线暴露、抑郁、重大生活事件以及早产、产伤、窒息、中毒、创伤、药物等均能增加儿童ADHD的风险。

2.发病机制　一般认为，多动患儿易被影响的脑功能区域是前叶的多巴胺通路，用药可使基底节和中脑的血流增加，使运动区的血流减少而达到治疗目的；此外，多动患儿的神经内分泌与正常儿童相比亦有区别；其对刺激表现为觉醒水平不足，且他们的社会阈值比正常儿童高，导致其不易接受正性或负性强化等。这些神经生理、内分泌以及心理学因素共同影响多动的形成。

二、主要临床表现

1.活动过度　多数患儿自幼即表现过度活动，至学龄前期和学龄期症状更趋明显。

2.注意力不集中　主动注意功能明显减弱，学龄前及学龄期注意力难以集中，听不清或者记不住老师布置的作业，做任何事情都不能善始善终。

3.情绪不稳、冲动任性　缺乏自制能力，易激惹，对愉快或不愉快的事情常出现过度反应，做事不顾后果等。

4.学习困难　尽管本病患儿大多智力正常或接近正常，但因多动、注意力不集中常给学习带来一定的困难。

此外，本病尚可出现如对立违抗障碍、品行障碍、焦虑障碍、心境障碍、特定的学习障碍等共患病，部分患儿合并抽动障碍。

三、辅助检查

目前尚无特异性辅助检查，脑电图、脑诱发电位、智能测试、影像学检查等对鉴别诊断有一定帮助，但不能作为本病的诊断依据。

四、诊断及鉴别诊断

（一）诊断标准

参考美国《精神疾病诊断和统计手册》第 5 版（DSM-Ⅴ）诊断标准（表 12-1）。

表 12-1　注意缺陷与多动障碍诊断标准

A. 一种持续的注意缺陷和/或多动-冲动的模式，干扰了正常的功能和发育，以下列（1）和/或（2）为特征：

（1）**注意分散**：下述症状中至少有 **6** 项，持续 **6** 个月以上且达到与发育阶段不适应和不一致的程度；年龄较大的青少年和成人（**17** 岁以上）至少需要符合下列症状中的 **5** 项。

　a. 在完成作业、工作或其他活动中，常粗心大意，不注意细节，发生错误

　b. 在完成任务或游戏活动的时候经常很难保持注意力集中

　c. 别人与他说话时，常像没听见一样，尽管并没有任何明显干扰他的东西存在

　d. 很难按照指令与要求行事，导致不能完成家庭作业、家务或其他工作任务

　e. 常常难以安排好任务或活动，如难以管理资料、物品及时间，工作凌乱、没有条理

　f. 常常回避、不喜欢、不愿意或做那些需要持续脑力的事情（如家庭作业）

　g. 常常遗失作业或活动所需的物品（例如玩具、铅笔、书本、钥匙、工具、眼镜和手机等）

　h. 常常因外界刺激而分散注意力

　i. 常常在日常活动中忘记事情，年长儿或成人则会忘记回电话、付账单或赴约会等

（2）**多动/冲动**：以下症状中至少有 **6** 项，持续 **6** 个月以上，且达到与发育阶段不适应和不一致的程度。年龄较大的青少年和成人（**17** 岁以上）至少需要符合下列症状中的 **5** 项。

　a. 经常坐不住，手脚动个不停或者在座位上扭来扭去

　b. 在教室内或在其他应该坐好的场合，常常离开座位

　c. 经常在一些不适合的场合跑来跑去或爬上爬下，年长儿或成人可能仅有坐立不安的主观感觉

　d. 经常无法安静地玩耍或从事休闲活动

　e. 经常活动不停，好像"被发动机驱动着"一样，不能保持安静或感到不舒服

　f. 常常讲话过多

　g. 他人的问话还未完结时抢先回答，如在交谈中抢话头，不能等待按顺序发言

　h. 经常难以按顺序排队等待

　i. 常常打断或干扰他人的谈话或游戏，未经别人允许，就开始使用他人物品

B. 注意缺陷、多动-冲动的症状在 **12** 岁以前就已存在。

C. 有些注意缺陷、多动-冲动的症状存在于两种或以上的场合（例如学校和家里）。

D. 有明确的证据显示症状干扰或降低了社交、学业和职业功能的质量。

E. 排除精神分裂症或其他精神障碍，也不能用其他精神障碍来更好地解释（如焦虑障碍、分离障碍、人格障碍、物质中毒或戒断等）。

（二）鉴别诊断

本病需与正常顽皮儿童、精神发育迟缓及抽动障碍鉴别（表 12-2）。

表 12-2　注意缺陷与多动障碍的鉴别诊断

疾病	鉴别
正常顽皮儿童	主要以主动注意力和是否能自我制约为鉴别点，正常儿童多数时间能集中精力，在集体中可遵守纪律，自我约束
精神发育迟滞	有明显的智力低下（IQ<70）、语言和运动发育落后，可能有相应的遗传病史，中枢兴奋剂疗效不及 ADHD 显著，少有 ADHD 的其他特征
抽动障碍	以运动性抽动和发声性抽动为主，其多动是因肌肉抽动引起

五、临床治疗

轻症及学龄儿童应采取支持性心理疗法、合理教育、认知行为治疗和社会技能训练等，同时予以中医辨证治疗；重症可同时配合西药治疗。

（一）中医治疗

1. 中医辨证思路　本病以八纲辨证为主，结合脏腑辨证，以明确病位。首辨阴阳：阴静不足者，症见主动注意、自控力差，情绪不稳；阳亢躁动者，症见动作过多，冲动任性，急躁易怒。次辨脏腑：在心者，注意力不集中，情绪不稳定，多梦烦躁；在肝者，易于冲动、发怒，伴有秽语等；在脾者，兴趣多变，做事有始无终，记忆力差；在肾者，学习成绩差，记忆力欠佳，或有遗尿，腰酸乏力等。

2. 治疗原则　以调和阴阳为主。实则泻之，虚则补之，虚实夹杂者治以攻补兼施，标本兼顾。

3. 辨证施治

（1）肾虚肝亢

[证候]　多动难静，急躁易怒，冲动任性，动作笨拙，遇事善忘，五心烦热，记忆力欠佳，或学习成绩低下，或有遗尿，舌红少津，苔少，脉弦细数。

[治法]　滋阴潜阳，宁神益智。

[方药]　杞菊地黄丸加减。

健忘者，加五味子、石菖蒲、远志、益智仁；急躁易怒者，加龙胆草、栀子、白芍；盗汗者，加浮小麦、龙骨、牡蛎。

（2）心脾两虚

[证候]　神思涣散，倦怠健忘，做事有始无终，动作散漫无目的，多梦易惊，或食欲不振，面色萎黄，舌淡苔白，脉虚细弱。

[治法]　健脾益气，养心安神。

[方药]　养心汤合甘麦大枣汤加减。

小动作多、汗多者，加益智仁、龙骨、牡蛎；健忘笨拙、舌苔厚腻者，加半夏、陈皮、石菖蒲。

（3）痰火内扰

[证候]　多动多语，冲动任性，急躁易怒，兴趣多变，注意力不集中，懊恼不眠，目赤口苦，小便黄赤，大便秘结，舌质红，苔黄腻，脉滑数。

[治法]　清热涤痰，安神定志。

[方药]　黄连温胆汤加减。

胸闷呕恶者，加苍术、厚朴、麦芽、苏梗；大便秘结者，加枳实、决明子；烦躁易怒者，加龙胆草、黄芩、石决明。

（4）脾虚肝旺

[证候]　注意力涣散，兴趣多变，急躁易怒，言语冒失，多动多语，烦躁不宁，睡眠不实，便溏或便秘，舌淡红，苔薄白，脉弦细。

[治法]　健脾疏肝，宁心安神。

[方药]　逍遥散加减。

烦躁易怒者，加生石决明、钩藤、栀子；睡眠不安者，加琥珀、酸枣仁、珍珠母。

197

4．中医其他疗法

（1）临床常用中成药：①静灵口服液：功能滋阴潜阳，宁神益智，用于肾虚肝亢证；②小儿智力糖浆：功能调补阴阳，开窍益智，用于肾虚肝亢证；③人参归脾丸：功能益气补血，健脾养心，用于心脾两虚证。

（2）针灸疗法：①体针：主穴取内关、太冲、大椎、曲池，配穴取百会、四神聪、大陵、安眠、心俞、神庭、膻中、照海。捻转进针，用泻法，不留针，每日1次；②耳针：取心、神门、交感、脑点，浅刺不留针，1日1次，也可用王不留行籽压穴，取穴同上。

（3）推拿疗法：补脾经，揉内关、神门，按揉百会、足三里，揉心俞、肾俞、命门，捏脊，擦督脉、膀胱经侧线。

（二）西医治疗

药物治疗是目前ADHD治疗的主要方法，此外对患儿进行认知行为、疏泄疗法、感觉统合训练及合理管理教育等行为治疗。

1．药物治疗

（1）哌甲酯（利他林）：每次0.1～0.6mg/kg，有效剂量因人而异，每次最大量不宜超过20mg，每日总量不超过30mg。单独用药中午可加服早晨的半量，下午3时以后不应服药，以免影响睡眠。应避免大剂量长时间用药。

（2）苯异妥因（匹莫林）：开始剂量为早餐时服10mg，1周后药效不明显可递增至20mg。单独用药每日1次，最大剂量不超过60mg。与哌甲酯合用时二药均应相应减少。

（3）可乐定：适宜ADHD伴有抽动障碍的患儿，可与哌甲酯合用。开始剂量为0.05mg/d，以后缓慢加量至每天0.15～0.3mg，分3次服。需定时监测血压。

（4）其他：丙咪嗪适用于合并有焦虑和抑郁的患儿。新研制的药物安非布他酮、去甲替林等治疗ADHD也有一定疗效。

2．心理治疗　包括家庭治疗、认知疗法及行为治疗，多采用正性鼓励等支持性心理治疗方法。

六、中西医结合诊疗思路

ADHD采用西医诊断标准，西药治疗起效较快，且药物治疗机理较明确，可以在必要时（如考试前）短期应用。中医药对本病治法多样，不仅能改善核心症状，对影响患儿生活质量的一些伴随症状，如纳少、眠差等也有不同程度的疗效，非常符合本病长期治疗的需要。痰火内扰或阴虚阳亢，治疗宜清热涤痰或滋阴降火；心脾两虚或肾阴亏虚、脑髓充养不足，治疗以补益为主，或养心安神，或健脾益气，或补肾填精。

七、预防与康复

1．孕妇应保持心情愉快，营养均衡，避免早产、难产及新生儿窒息。

2．注意防止小儿脑外伤、中毒及中枢神经系统感染。

3．父母要注意自身素质修养，避免家暴；培养儿童良好的生活、学习习惯。

4．关心、体谅患儿，不可急躁、歧视、体罚孩子，也勿迁就、溺爱、放任自流，稍有进步，应给予表扬及鼓励。

5．注意管理，谨防攻击性、破坏性及危险性行为发生，避免意外事故发生。

6. 保证患儿合理营养, 少吃零食, 不挑食、偏食, 避免食用有兴奋性和刺激性的饮料和食物。

第二节　抽动障碍

抽动障碍(tic disorders, TD), 亦称多发性抽动症(multiple tics, MT)及抽动-秽语综合征(Tourrette syndrome, TS), 主要表现为反复的、不自主的、快速的一个部位或多部位肌群运动抽动或发声抽动, 甚至语言猥秽。并常伴有情绪障碍及多动、强迫等行为障碍。本病发病无季节性, 起病年龄约 2～12 岁, 总发病率为 0.05%～3%, 近几年发病率有上升趋势, 男女之比约(3～5):1。病程持续时间较长, 可自行缓解或加重, 患儿智力一般不受影响。

中医古代文献中无本病的记载, 根据临床表现, 可归于"肝风证""抽搐""瘛疭""痉风""梅核气""郁证"等范畴。

一、病因病理

(一)中医病因病机

本病多与先天禀赋不足、感受外邪、情志失调、饮食所伤及紧张劳倦等因素有关。病位主要在肝, 与心、脾、肾密切相关。脾虚痰聚, 肝风内动为其基本病机。属性有虚实之分, 病初风火痰湿多实, 病久易虚或虚实夹杂。小儿体属纯阳, 肝常有余, 肝主疏泄, 性喜条达, 体阴而用阳, 通于春气。无论何因素, 影响肝的功能, 均可引动肝风而致抽动。若情志不调, 或劳倦所伤, 致肝失调畅, 郁久化火, 引动肝风; 风盛生痰, 风痰鼓动, 上扰清窍, 流窜经络, 则见皱眉、眨眼、摇头、耸肩、肢体颤动等症; 肝风痰火交炽, 上扰心神, 则见抽动、烦躁、呼叫, 甚则秽语不由自主; 感受外邪, 肺气被郁, 外风引动内风, 上扰清窍则瞬目抬眉, 发于口鼻则呃呃有异声; 小儿脾常不足, 饮食内伤, 或久病体虚, 脾失健运, 痰浊内生, 痰阻心窍, 心神被蒙, 则脾气乖戾、噘嘴、喉发异声; 脾虚肝旺, 肝气横逆则见腹部抽动, 肌肉瞤动; 小儿心气怯弱, 易受惊扰, 神不守舍, 则见挤眉弄眼、睡眠不安; 素体真阴不足, 或久病及肾, 肾阴亏虚, 水不涵木, 虚风内动, 夹痰上扰, 闭阻咽喉, 则喉发异声, 流涎摇头肢搐。

(二)西医病因病理

本病的病因及发病机制比较复杂, 目前尚无定论, 研究指向为遗传、免疫、神经生化代谢异常、环境及社会心理等多因素相互作用引起的发育性病症。

1. 遗传因素　研究发现单卵双生子同病率较高, 另外患儿一、二级亲属中患病较正常人群多见, 故认为遗传因素在本病的发病中起重要作用。确切遗传方式仍不清楚, 有常染色体显性遗传伴外显不全、主基因传递效应以及多基因遗传模式等学说。

2. 神经生化因素　经典研究认为, 本病主要病理部位可能在纹状体多巴胺系统的靶细胞受体, 发病机制可能为多巴胺活动过度或突触后多巴胺受体超敏; 此外也与5-羟色胺、去甲肾上腺、氨基酸、γ-氨基丁酸、内啡肽等功能失调有关, 涉及多个神经系统和不同神经递质。

3. 神经解剖　近年发现, 患儿存在中枢神经系统发育缺陷和解剖异常, 病变主要在基底节、额叶皮质和胼胝体、扣带回、纹状体、海马、丘脑等部位。

4. 免疫因素　近年研究证实，约11%的患儿在感染链球菌6周后，会出现抽动症状明显加重的现象，故认为某些病原体感染或感染后炎症反应可能也参与了本病的发病。

5. 社会心理因素　患儿不同程度的人格障碍、精神创伤（家庭、社会）、精神压力过大（如学习压力、工作任务等）、情绪波动、疲劳与兴奋（如剧烈体育活动、长时间电脑游戏或看电视等）、过度惊吓等均可诱发或加重抽动。

二、主要临床表现

（一）主要表现为运动性抽动和发声抽动

1. 运动性抽动　本病早期主要临床症状之一。常由眼、面部开始，表现为突然、快速、多变、难以控制、反复发生、无节律的抽动。简单运动性抽动，有眨眼、挤眉、噘嘴、作怪相、摇头、耸肩、甩臂、搓指、握拳、挺胸、扭腰、收腹、踮脚、抖腿、步态异常等；复杂运动性抽动，多表现为稍慢似有目的的动作行为，如冲动性触摸东西、弯腰、后仰、下蹲、屈膝、走路旋转、猥亵动作等。抽动可因情绪激动、紧张而加重，睡眠及全神贯注于某种活动时，抽搐明显减少。

2. 发声抽动　分为简单发声和复杂发声。简单发声为清嗓、清鼻腔声，呈爆破音、呼噜音、咳嗽、喷鼻声、气喘声等；舌肌抽动则发出"咂舌""咔嗒""嘘""吱""嘎"声。复杂发声则出现重复语言、模仿语言、唠叨甚至秽语等。

（二）临床上分为三种类型

1. 短暂性抽动障碍　又称抽动症或一过性抽动障碍，表现为简单的运动抽动或简单的发声抽动。本型症状较轻，病程不超过1年。

2. 慢性运动或发声抽动障碍　是指临床表现符合抽动障碍的一般特征，可以有简单运动性抽动和复杂运动抽动，或仅仅出现发声抽动。病程往往超过1年。

3. Tourette综合征　又称抽动-秽语综合征。发声抽动与运动抽动同时存在，往往在最不适合的地点和场合，以罕见的抑扬顿挫、无理方式、大声地表达猥亵语言。另外约有半数的患儿出现共鸣，最常见的形式是模仿他人的语言、习惯等。

本病还常伴有行为紊乱，轻者躁动不安、过分敏感、易激惹或行为退缩，重则呈现难以摆脱的强迫行为、注意力不集中、破坏行为及学习困难等。但患儿智力正常，体格及神经系统检查未见异常。

三、辅助检查

无特异性辅助检查，脑电图、头颅CT或MRI等检查的价值在于排除脑部其他器质性病变。

四、诊断及鉴别诊断

（一）诊断标准

（参考美国《精神疾病诊断和统计手册》第5版（DSM-V）诊断标准）

1. 具有多种运动抽动和一种或多种发声性抽动，但不一定同时存在，表现为突然的、快速的、反复性的、非节律性的、刻板的动作或发声。

2. 可每天发作或有间歇，病程持续或间歇发作超过1年，在此期间，其无抽动的间歇期持续时间不超过 3 个月。

3．上述症状可引起明显的不安，影响社交、就业和其他重要领域的活动。

4．发病于 18 岁前。

5．上述症状不是直接由某些药物（如可卡因）或其他疾病（如亨廷顿舞蹈病、病毒感染后脑炎）引起。

（二）鉴别诊断

需与风湿性舞蹈病及肌阵挛鉴别（表 12-3）。

表 12-3 抽动障碍的鉴别诊断

疾病	鉴别
风湿性舞蹈病	6 岁以后多见，女孩居多，是风湿热主要表现之一。表现为四肢较大幅度、无目的、不规则的舞蹈样动作，生活常不能自理，常伴肌力及肌张力减低，无发声抽动或秽语症状，常伴有风湿性感染的体征和阳性化验结果，抗风湿治疗有效
肌阵挛	是癫痫发作的一个类型，或是脑高度节律异常疾病的表现，具有发作性，往往是一组肌群突然抽动，患儿可表现为突然的前倾和后倒，肢体或屈或伸，每次持续时间短暂，常伴意识障碍。脑电图高度节律异常，抗癫痫药物有效

五、临床治疗

对于暂时性抽动或轻、中度患儿无明显精神行为障碍者，可中医辨证治疗为主，同时配合心理治疗；对于症状严重、病程较长，影响学习和工作者，可采取中西医结合并行精神、行为干预的综合治疗措施。另外，对单纯中药、西药治疗效果不佳者，亦可考虑中西医协同治疗。

（一）中医治疗

1．中医辨证思路　以八纲辨证为主，结合脏腑辨证，分清阴阳，辨清虚实及所累及脏腑。就阴阳辨证而言，多具有阴静守不足，阳浮亢有余，阴阳失济的特点；就虚实辨证而言，起病较急、病程较短、抽动频繁有力者，属实，多由肝郁化火，或痰火扰心所致；而起病较缓、病程较长、抽动无力、时作时止者，属虚或虚实夹杂，常由脾虚，或阴虚所致。

2．治疗原则　以平肝息风为基本法则。气郁化火者，宜清肝泻火，息风定搐；脾虚痰聚者，宜健脾化痰，平肝息风；阴虚风动者，宜滋阴潜阳，柔肝息风。

3．辨证施治

（1）气郁化火

［证候］　皱眉眨眼，张口噘嘴，摇头耸肩，发作较频繁，抽动有力，或口出异声秽语，可伴烦躁易怒，唇红耳赤，大便秘结等症，舌红苔黄，脉弦数。

［治法］　清肝泻火，息风定搐。

［方药］　清肝达郁汤加减。

肝火旺者，加龙胆草、夏枯草；便秘者，加槟榔、枳实；喉有异声，加桔梗、半夏；秽语浊言、喜怒无常，兼见痰火交炽者，加黄连、黄芩、青礞石。

（2）脾虚痰聚

［证候］　喉鼻吭吭有声，耸鼻皱眉，咧嘴噘唇，肢体动摇，脾气乖戾，发作无常，多

伴面黄肉弛,精神不振,纳呆胸闷,夜卧不安等症,舌质淡,苔白或腻,脉沉滑或沉缓。

[治法]　健脾化痰,平肝息风。

[方药]　十味温胆汤加减。

痰热化火者,加黄连、黄芩、栀子、瓜蒌皮;纳呆厌食者,加神曲、麦芽、藿香;抽动明显者,加白芍、钩藤、僵蚕。

(3)阴虚风动

[证候]　性情急躁,口出秽语,挤眉眨眼,耸肩摇头,肢体震颤,睡眠不安,多见面白形瘦,两颧潮红,五心烦热,大便干结,舌质红嫩,舌苔光剥,脉细数。

[治法]　滋阴潜阳,柔肝息风。

[方药]　大定风珠加减。

心神不宁,惊悸不安者,加茯神、远志、酸枣仁;喉发异声,声音嘶哑者,加桑白皮、沙参、桔梗;唇淡头昏,目涩瞪眼,血虚失养者,加何首乌、谷精草、沙苑子、天麻。

4.中医其他疗法

(1)临床常用中成药:①当归龙荟丸:功能清肝泻火通便,用于气郁化火证;②琥珀抱龙丸:功能清热化痰,镇静安神,用于脾虚痰聚之痰热证;③杞菊地黄丸:功能滋肾养肝,用于阴虚风动证。

(2)针灸疗法:①体针:主穴取太冲、风池、百会;配穴取印堂、迎香、地仓、内关、丰隆、神门;②耳针:取皮质下、神门、心、肝、肾,每次2～3穴,耳穴埋针。

(3)推拿疗法:推脾土,揉脾土、五指节,运内八卦,分阴阳,推上三关,揉涌泉、足三里。

(二)西医治疗

采用药物治疗和心理治疗相结合的治疗原则。

1.药物治疗

(1)氟哌啶醇:为传统的多巴胺受体阻滞剂。通常从0.25～1mg开始,分2～3次服用,根据临床表现每4～7天增加0.25～0.5mg,直至症状完全控制为止。一般每天总量为1.5～4mg,最大剂量不超过8mg。常见不良反应有嗜睡、乏力、便秘、心动过速、排尿困难及锥体外系症状等。

(2)硫必利:为较和缓的多巴胺能受体阻滞剂。口服开始剂量为每次50mg,每日2～3次,最高剂量不超过每日300mg。可有头晕、乏力、嗜睡、胃肠道不适等不良反应。其他如盐酸利培酮、盐酸氟西汀、氯硝西泮、肌苷等对本病亦有一定控制作用。此外,合并其他精神障碍的患儿可采用相应的如抗抑郁、抗强迫等疗法。

2.心理治疗　包括家庭治疗、认知疗法及行为治疗。目的在于让患儿及家长调整家庭关系,了解疾病的性质、症状及波动的原因,消除人际关系和环境中可能对症状的产生或维持有不良作用的因素,减轻患儿因抽动症状所激发的焦虑和抑郁情绪。此外还应合理安排患儿日常的作息时间和活动内容,避免过度紧张和疲劳。

六、中西医结合治疗诊疗思路

本病诊断多采用西医诊断。中西医治疗小儿多发性抽动症各有所长,西医治疗多能快速控制症状,但是多存在如嗜睡、流涎、震颤等不同程度的不良反应;中医中药在改善抽动症状方面与西药作用类似,但在改善诸如易怒、纳呆、夜卧不安、便秘腹胀等中医证候方面,有西药不可比拟的长处,且不良反应较少。因此,探索中西医结合治疗本病的结合点便是非常好的研究方向。

七、预防与康复

1. 注意围产期保健,孕妇应保持心情舒畅,生活规律,营养均衡,避免造成胎儿发育异常的可能因素。

2. 培养儿童良好的生活习惯,减轻儿童学习负担和精神压力。给予安慰和鼓励,避免精神刺激。

3. 饮食宜清淡,不进食兴奋性、刺激性的饮料和食物。

学习小结

1. 学习内容

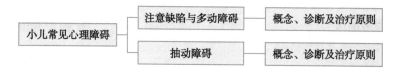

2. 学习方法

本章要结合美国《精神疾病诊断和统计手册》来诊断注意缺陷与多动障碍,明确该病患儿智力正常或基本正常。对于抽动障碍,要注意肝、脾、肾三脏不足为本病之本。本章两病辨证均应八纲辨证结合脏腑辨证,并对心理治疗有一定的了解。

(张葆青)

复习思考题

1. 试述注意缺陷与多动障碍的中医病机。
2. 注意缺陷与多动障碍的临床表现有哪些?
3. 试述抽动障碍的辨证施治。

第十三章

内分泌系统疾病

学习目的

通过学习小儿内分泌系统生理病理特点、儿童期糖尿病、性早熟内容，为儿科内分泌系统疾病的临床诊疗奠定基础。

学习要点

儿童期糖尿病、性早熟的概念、中医病因病机、临床表现、诊断、鉴别诊断及中西医治疗要点。

第一节 小儿内分泌系统生理病理特点

人体内分泌系统的主要生理功能是调节体液和物质代谢、脏器功能、生长发育、生殖与衰老等生理活动，维持人体内环境的相对稳定，以适应复杂的环境变化。传统的内分泌腺体包括脑垂体、松果体、甲状腺、甲状旁腺、胸腺、胰腺的胰岛、肾上腺和性腺等。内分泌系统主要是通过激素和相关物质的作用，来促进和协调人体生长、发育、性成熟和生殖等生命过程。

激素是内分泌系统调节机体生理代谢活动的化学信使，它们由各种内分泌细胞合成、贮存和释放，在细胞之间传递信息。根据激素的化学本质，可以将其分为蛋白质和非蛋白质两大类：前者包括了蛋白、肽和多肽类激素，如下丘脑和垂体所分泌的各种激素、胰岛素、胰高血糖素、甲状旁腺素和降钙素等；后者则包括类固醇激素（孕酮、皮质类固醇、维生素 D 等）、氨基酸衍生物激素（5- 羟色胺、多巴胺、甲状腺素等）和脂肪酸衍生物（前列腺素、血栓素）等。

经典的内分泌是指激素释放入血循环，并转运至相应的靶细胞发挥其生物学效应，它是与外分泌（将分泌物释放到体外或体腔中）相对而言的。现代广义的内分泌概念是指激素既能以传统的内分泌方式起作用，也能以旁分泌、并列分泌、自分泌、腔分泌、胞内分泌、神经分泌和神经内分泌等方式发挥作用。一种内分泌细胞可以产生几种激素，同一种激素也可由不同部位的内分泌细胞产生。在正常的生理状态时，内分泌系统中各内分泌激素之间，在下丘脑 - 垂体 - 靶腺轴反馈环的调节下，可通过协同或拮抗作用，在体内相互影响，形成动态平衡。

人体的内分泌系统与神经、免疫系统有着紧密的联系,共同构成网络系统,信息交流广泛,以调控机体内各种脏器功能,使之保持协调稳定。下丘脑既是中枢神经系统的一个重要组成部分,又是内分泌系统的中枢,一些具有内分泌功能的神经细胞集中在下丘脑的视上核、室旁核、腹正中核及附近区域,其分泌的肽类激素亦称神经激素,可直接作用于靶器官或靶细胞,或通过垂体分泌间接调控机体的生理代谢过程。

免疫系统是由可在全身血管或淋巴管内移动的免疫细胞传递信息,其产生传递信息的物质——细胞因子,即免疫系统的激素。细胞因子既作用于神经系统也作用于内分泌系统,如白细胞介素 IL-1β 作用于神经系统可引起睡眠和发热,作用于内分泌系统可激活下丘脑促皮质激素释放激素(CRH)-垂体促皮质激素(ACTH)-肾上腺轴。许多激素也可以介导免疫功能,如糖皮质激素抑制免疫功能等。

小儿内分泌疾病一般可分为六类:①下丘脑-垂体疾病;②甲状腺疾病;③甲状旁腺疾病;④肾上腺疾病;⑤性腺疾病;⑥儿童期糖尿病。其中,性早熟、先天性甲状腺功能低下所致克汀病、垂体发育不良或功能障碍所致造成的矮小症、甲状腺功能亢进、先天性肾上腺皮质增生症、库欣综合征、糖尿病等,是小儿时期常见的内分泌代谢疾病。

小儿的内分泌系统与小儿其他系统一样,也处于不断的发育成熟和完善之中,内分泌系统的异常除影响小儿的代谢外,也会影响到小儿的生长发育及组织分化,可造成小儿机体形态、功能的改变及性发育的异常等。小儿时期内分泌疾病与成人期比较,有自己的特点。如甲状腺功能不足,在成人引起黏液性水肿和生理功能低下,在小儿更会影响生长发育。有些遗传因素造成的内分泌疾病,出生后即存在生化代谢紊乱和激素功能障碍,如不能及早诊断和治疗,会严重影响体格和智能发育,造成残疾甚至夭折。

小儿先天禀赋于父母的先天之精,有赖于肾精的填髓与充养。肾藏精,寓元阴元阳,肾主骨生髓,主生殖发育。若患儿先天不足,肾精不充可致五脏不坚,筋骨不强,影响小儿的生长发育,则可出现五迟、五软、身材矮小等病证。小儿发育虽多源于肾亏、脾虚,但与心肝亦有一定关联。肝藏血、心主血脉,若肝血亏虚、筋骨失养;或心血不足,脑髓失充,亦可影响小儿生长发育。

第二节　儿童期糖尿病

糖尿病(diabetes mellitus)是一种以葡萄糖代谢失常为主的疾病,由于胰岛素缺乏或不足可引起糖类、脂肪、水、电解质等一系列物质的代谢紊乱。儿童时期的糖尿病是指 15 岁以下发生的糖尿病。儿童时期的原发性糖尿病以 1 型糖尿病为主,但随着儿童肥胖增多,儿童 2 型糖尿病与成人一样有不断增多的趋势。

相当于中医"消渴"范畴。本节重点讲述 1 型糖尿病。

一、病因病理

(一)中医病因病机

脏气虚弱是发病的内因,若兼感受外邪,饮食失节,情志失调,劳倦内伤等诸多影响,易致患儿燥热内盛,阴液亏耗。病变可涉及上、中、下三焦,病位则主要在肺、胃、脾、肾。

消渴的病机以阴虚为本,燥热为标。肺居上焦,主治节,输布津液,燥热伤肺,肺津不布则口渴;治节无权,津液不能敷布而直趋下行,清浊不分而直下膀胱,致小便频多或有膏脂而甜;脾胃同居中焦,脾胃受燥热所伤,则消谷善饥而多食,胃火上炎而口渴多饮;久病脾虚,升降失职,精华与糟粕皆下趋而溺,致多溺而尿甜。肾居下焦,为水火之脏,肾阴亏损则虚火内生,上灼心肺则烦渴多饮,中灼脾胃则消谷善饥。肾气亏损,气化失常,开合失司,固摄失权,致尿频量多。

消渴日久病势迁延,虚实兼杂,变证丛生。肝肾阴亏,耳目失养则耳聋目翳;阴虚内热、肺脾两虚可兼见骨蒸劳热;燥热内结,蕴毒成脓可发疮疡、痈疽;痰湿内阻,蒙蔽清窍而神识昏蒙。

（二）西医病因病理

1. 病因　1型糖尿病是一种在遗传基础上由环境等因素激发的自身免疫性疾病。本病病因复杂,遗传、免疫、环境等因素在发病过程中都起着重要作用。

（1）遗传因素:1型糖尿病是受多基因调控的由T细胞介导的自身免疫性疾病。多种基因与糖尿病的发病有关,人类白细胞抗原复合体基因(IDDM1)和胰岛素基因(IDDM2)是研究最多的两个易感基因。

（2）免疫因素:各种诱因造成患儿某种免疫调节机制失调,引起直接针对胰岛β细胞的自身反应性T细胞活化、增殖,进入炎性/免疫性阶段,损伤胰岛β细胞致病。

（3）环境因素:与1型糖尿病的关系最为复杂。其中饮食因素占重要地位。1型糖尿病易感者的发病与婴儿期过早断母乳、进食牛乳有关。病毒感染在1型糖尿病发病过程中也起着重要作用,某些病毒(如流行性腮腺炎病毒、风疹病毒等)可通过多种机制触发胰岛β细胞的损伤;此外,精神紧张和接触某些有毒化学物质可能也与1型糖尿病的发病有关。

2. 发病机制　1型糖尿病的发生是免疫反应的失调控所致,多有遗传倾向,这些个体拥有特定的易感性基因或缺乏一些保护性的基因,疾病是否出现决定于基因及环境因素对免疫反应的综合影响。

在1型糖尿病发病初期,由病毒、化学毒物等导致少量β细胞损伤,释放胰岛自身抗原,触发机体针对胰岛自身抗原的免疫反应,在白细胞介素-1β、肿瘤坏死因子-α、γ干扰素及其他炎症介质联合作用下,β细胞Fas蛋白表达增加,可被表达Fas配体的细胞诱导凋亡,而胰岛α细胞和σ细胞缺乏Fas,β细胞上则有选择性地表达Fas,故使β细胞具有特异性的易损性而被杀伤致病。

3. 病理　可见胰岛β细胞数量明显减少,一般在临床发病早期即已有80%～90%的β细胞遭受破坏,胰岛呈现纤维化和萎缩,有大量淋巴细胞浸润。而分泌胰高糖素的α细胞和其他细胞则表现为相对增生现象。

糖尿病患儿由于胰岛素缺乏或不足,葡萄糖在血中积聚造成高血糖,当血糖高过9.0mmol/L(160mg/dl)时(小儿肾阈值),肾小球滤出的葡萄糖过多,超过了肾小管重吸收的能力,因而产生糖尿。由于葡萄糖作为能量的来源受到障碍,因此蛋白质大量分解以供能量需要,同时脂肪亦大量分解,脂肪代谢障碍,中间产物不能进入三羧酸循环,使血中β羟丁酸、乙酰乙酸、丙酮等的产生超过肝脏代谢能力而在血中堆积,最后产生酮症。酮体排出的同时,排出阳离子如 Na^+、K^+、NH_4^+,从而加重水、电解质紊乱。如治疗不及时,可因酸中毒、细胞外液高渗状态引起的脑细胞脱水及脑细胞不能充分利用氧等因素,引起一系列神经系统症状甚至昏迷。

二、主要临床表现

(一)主要症状及体征

1型糖尿病起病较急,约1/3患儿于起病前有上呼吸道感染、胃肠炎、尿路感染或皮肤感染等病史,患儿多饮、多尿、多食、易饥和明显消瘦较成人明显,称之为"三多一少",患儿可变得不活泼、倦怠无力。婴幼儿多饮多尿常不易发现,但易发生脱水和酸中毒。年幼儿在自己控制小便后又出现遗尿,常为糖尿病的早期表现。约20%的患儿有轻度酮症,有些在发生酮症酸中毒时才得以确诊。

早期患儿体型多比较瘦长,病程较久的糖尿病患儿若血糖控制不良,可影响生长发育致身体矮小,肝脏常因脂肪沉着而肿大,性成熟较延迟,后期可能出现糖尿病视网膜病、糖尿病肾病等微血管病变等。

(二)并发症

酮症酸中毒患儿常因急性感染、过食、诊断延误或突然中断胰岛素治疗等因素诱发。常先有嗜睡、恶心、呕吐、腹痛、周身痛等。患儿皮肤黏膜干燥,呼吸深长,口唇殷红,口中呼出气有酮味,皮肤弹性差,眼眶凹陷,严重者血压下降,体温不升,神志不清,甚至昏迷。血气分析显示不同程度的代谢性酸中毒,血和尿中酮体明显增高。

三、辅助检查

1. 血糖 血糖增高,患儿随机检测血糖≥11.1mmol/L(≥200mg/dl);空腹血糖≥7.0mmol/L(空腹至少8小时)。

2. 糖化血红蛋白(HbA1c) 是血中葡萄糖与血红蛋白呈非酶化结合的产物,其半寿期与红细胞相同,可以反映过去6～12周血糖的平均水平,与糖尿病控制及微血管并发症相关,正常为4%～6%。

3. 葡萄糖耐量试验(OGTT)或馒头餐试验 用于无明显症状、尿糖偶尔阳性,血糖正常或稍高的患儿,1型糖尿病基本不需要OGTT试验诊断。经典的OGTT较繁琐,较大年龄患儿可用馒头餐试验替代,即75g面粉制作的馒头代替OGTT中所用的葡萄糖,然后检测空腹和餐后2小时葡萄糖、胰岛素和C肽,必要时加测30分钟、60分钟的样本。

4. 胰岛素与C肽测定 1型糖尿病C肽降低,治疗前血胰岛素水平也低。2型糖尿病C肽正常,胰岛素水平正常或偏高。

5. 尿糖 定性一般阳性,可间接反映糖尿病患者的血糖控制情况。家庭无法检测血糖时可定时测定尿糖,但尿糖波动滞后于血糖。

6. 自身抗体检测 如胰岛细胞自身抗体(ICA)、谷氨酸脱羧酶(GAD)、和胰岛素自身抗体(IAA)等,主要用于诊断分型,但并非必需。

四、诊断及鉴别诊断

(一)诊断要点

1. 空腹血糖≥7.0mmol/L(126mg/dl),并有糖尿病症状。

2. 随机血糖≥11.1mmol/L（200mg/dl）。

3. 糖耐量试验中 2 小时血糖≥11.1mmol/L（200mg/dl）。

凡符合上述任何一条即可诊断为糖尿病。儿童 1 型糖尿病一旦出现临床症状、尿糖阳性、空腹血糖达 7.0mmol/L 以上和随机血糖在 11.1mmol/L 以上，一般不需做糖耐量实验就能确诊。糖化血红蛋白均增高、胰岛素和 C 肽水平降低，1 型糖尿病患儿血清 ICA、GAD 及 IAA 可呈阳性。

（二）鉴别诊断

典型病例"三多一少"症状明显，诊断并不困难。但本病仍需要与其他还原糖尿症、非糖尿病性葡萄糖尿、婴儿暂时性糖尿等相鉴别（表 13-1）。

表 13-1　糖尿病的鉴别诊断

疾病	鉴别
其他还原糖尿症	无三多症状，尿液中果糖和戊糖等其他还原糖可使斑氏试液呈色，可用葡萄糖氧化酶法检测尿液以帮助鉴别
非糖尿病性葡萄糖尿症	Fanconi 综合征、肾小管酸中毒、胱氨酸尿症或重症重金属中毒等患儿都可发生糖尿，主要依靠空腹血糖测定，必要时可进行糖耐量试验
婴儿暂时性糖尿	可能与婴儿胰岛 β 细胞功能发育不成熟有关，多在出生后 6 周内发病，可见发热、呕吐、体重不增、脱水等。血糖增高，尿糖及酮体阳性。经对症补液及给予小剂量胰岛素即可恢复，患儿应进行葡萄糖耐量试验并定期随访

五、临床治疗

1 型糖尿病是终身的内分泌性代谢性疾病，应采取胰岛素治疗为主的综合治疗措施，同时配合饮食管理、适当运动和精神心理治疗。中医治疗以清热生津、益气养阴为原则，常作为辅助手段。

（一）中医治疗

1. 中医辨证思路　本病主要根据体质的阴阳偏盛偏衰、病程的长短和临床证候，采用八纲辨证结合脏腑辨证。病初多阴虚燥热，实证、热证多见，亦可虚实并见；病情迁延，则由阴津亏虚发展为阴阳两虚，甚至虚阳浮越；消渴久病不愈或失治误治，虚实错杂，肝肾亏虚，血脉脏腑受损，变证丛生。

2. 治疗原则　糖尿病多按消渴辨证，阴虚为主、燥热为标。儿童糖尿病以实证为主，也有虚实夹杂，多急性起病，分别采用清热润肺、清胃泄热，同时结合临床兼用养阴保津、益气健脾、滋阴补肾等加减。

3. 辨证施治

（1）肺热津伤

[证候]　口渴多饮，随饮随渴，舌燥咽干，尿频量多，舌尖红，苔薄黄少津，脉洪数或细数。

[治法]　清热润肺，生津止渴。

[方药]　玉女煎加减。

若烦渴不止，小便频数，脉数乏力者为气阴两伤，加人参、黄芪，重用麦冬、天花粉、知母。

（2）胃热炽盛

[证候] 多食善饥，口渴多饮，形体消瘦，大便燥结，小便频数，舌红，苔黄，脉细数。

[治法] 清胃泄热，养阴保津。

[方药] 白虎加人参汤合增液汤加减。

大便秘结，舌红起刺者，可加黄连、栀子，注意慎用攻下之品如大黄、番泻叶以免伤正气。

（3）脾胃气虚

[证候] 病程较久，渴饮不多，面色萎黄，倦怠乏力，饥不能食或稍饥则馁，或能食与便溏并见，舌淡，脉弱。

[治法] 益气健脾，生津止渴。

[方药] 七味白术散加减。

气虚日久，中气下陷者，可加黄芪、升麻。

（4）肾阴亏损

[证候] 尿频量多，浊如脂膏，口干舌燥，或渴而多饮，五心烦热，头昏乏力，腰膝酸软，形体消瘦，舌红，苔少，脉细数。

[治法] 滋阴补肾，生津清热。

[方药] 六味地黄丸加减。

阴虚火旺而烦躁，五心烦热，盗汗，失眠者，可加知母、黄柏。

4．中医其他疗法

（1）临床常用中成药：六味地黄丸：功能滋阴补肾，用于肾阴亏损者。

（2）单味药：玉米须煎汤代茶，每日30g；南瓜粉：每日30g，连服1～3个月；枸杞子：每日6～12g佐餐；可用于糖尿病患儿食疗。

（3）耳针疗法：取内分泌、胰、肾、三焦、神门、肺、胃。用王不留行籽埋压，外以胶布固定，每5日换药一次，7次为1个疗程。

（二）西医治疗

1．治疗目标 ①降低血糖，消除糖尿，使餐前和餐后血糖尽可能维持在基本正常的水平，HbA1c＜8%；②保证患儿正常的生长发育；③综合治疗，定期筛查并发症并及时诊治其他同患疾病。

2．治疗原则 ①合理应用胰岛素；②饮食管理；③运动锻炼；④自我监测血糖；⑤糖尿病知识教育和心理支持。

3．胰岛素制剂及常用治疗方案

1型糖尿病患儿必须用胰岛素治疗。目前所用胰岛素从作用时间上分为短效、中效和长效三类。各类制剂作用时间见表13-2。

表13-2 胰岛素的种类和作用时间

胰岛素种类	开始作用时间（小时）	作用最强时间（小时）	维持时间（小时）
短效（RI）	0.5	3～4	6～8
中效（NPH）	1.5～2	4～12	18～24
长效（PZI）	3～4	14～20	24～36

（1）胰岛素的常用治疗方案：①简易方案（每日 2 次注射）：短效（RI）与中效（NPH）胰岛素混合剂（1∶2）早餐前使用 2/3，晚餐前使用 1/3 左右；②每日 3 次注射方案：早餐前使用短效（RI）与中效（NPH）胰岛素混合剂，午餐前使用短效（RI），晚餐前或睡前使用短效（RI）与中效（NPH）胰岛素混合剂。近年来，还发展出基础 - 餐前大剂量方案、多次注射强化方案、持续皮下胰岛素泵等多种方案。

（2）胰岛素治疗中的不良反应：低血糖、慢性胰岛素过量、慢性胰岛素不足均为胰岛素治疗中经常出现的不良反应，处理不及时对患儿健康有较大危害，需及时辨别处理。

4. 酮症酸中毒的治疗　①纠正脱水、酸中毒及电解质紊乱。②应用胰岛素。③控制感染：酮症酸中毒时，应采用有效的抗生素，控制可能存在的感染灶。

5. 饮食指导和营养管理　1 型糖尿病的饮食治疗是为了使血糖能控制在要求达到的范围内，必须与胰岛素治疗同步进行。①热量需要：应满足儿童生长发育和日常生活的需要，每日总热量 kcal（千卡）= 1000 +［年龄 ×（70～100）］，对年幼儿宜偏高；②食物的成分：碳水化合物 55%～60%、蛋白质 15%～20%、脂肪 20%～25%，脂肪宜用含不饱和脂肪酸的植物油，蛋白质宜选用动物蛋白；③热量分配：全日热量分三大餐和三次点心，早餐为热量的 2/10，午餐和晚餐各 3/10，上午和下午的餐间点心各 0.5/10，睡前点心为 1/10。

6. 运动　当胰岛素用量适当时，运动可以增加糖尿病患儿对胰岛素的敏感性，使胰岛素、进食和强化锻炼三者结合。运动前应减少胰岛素的用量或运动前后适当加餐，防止发生低血糖。

7. 糖尿病的教育和监控　①糖尿病教育：对患儿家长及患儿普及糖尿病相关知识可更好地控制糖尿病的症状，减少糖尿病对患儿危害及对生长发育的不良影响；②糖尿病监控：血糖测定，每天应常规四次测量血糖（三餐前及临睡前），每周测 1 次凌晨 2～3 时血糖；糖化血红蛋白测定：每 3～4 个月检测一次；尿微量白蛋白排泄率测定：每年检测 1～2 次。

六、中西医结合诊疗思路

儿童糖尿病与成人不同，临床以 1 型糖尿病为主，发病年龄小，发病急，进展快。症状多典型，若不及时予以胰岛素治疗，则生命危殆，故必须及时验血验尿诊断，及时应用胰岛素作为基础治疗。临床尤须辨识重症变证及幼小年龄症状不典型者，若患儿面红、头疼、烦躁、恶心呕吐、厌食、唇舌樱红而干、呼吸加深而快、呼吸有烂苹果味，甚至嗜睡、神昏，多为消渴重症变证，即糖尿病酮症酸中毒，需及时抢救。此类患儿多由外邪感染诱发加重，阴津极度耗失，阴不敛阳，虚阳浮越，痰火昏蒙清窍，甚者阴竭阳亡，生命危殆。

本病辨证多分为上消、中消、下消，以肺燥、胃热、肾虚辨证论治。实际临床往往三多证候同时并见，仅程度上轻重不同而已。除药物治疗外，饮食指导、营养搭配，适当运动十分重要，小儿家长尤需训练有素，并协助医务人员指导患儿的饮食起居，系统的糖尿病知识教育和规范糖尿病管理，是所有医务人员，家长、患儿作为一个团队需要长期努力的目标。

七、预防与康复

1. 注重患儿及家长的心理辅导与教育。每天定时测定尿糖及血糖、注射胰岛素，坚持规范治疗，懂得早期发现低血糖及酮症酸中毒，减少心理负担。

2. 合理安排饮食及规则的生活起居。

3. 平时要注意适当锻炼身体，增强体质，避免反复感染。

第三节 性 早 熟

性早熟（precocious puberty）是指儿童青春期特征提早出现的一类生长发育异常的内分泌疾病，一般国际上把女孩 8 岁以前、男孩 9 岁以前出现性发育征象，归为性早熟。性发育开始的正常年龄在不同的种族之间可以有一定的差异。性早熟是小儿临床最常见的内分泌疾病之一，儿童性早熟的发病率，由于不同国家、种族及地区间的生长发育资料评估的差异，在 0.6%～1.7% 左右。性早熟的发生率女孩明显高于男孩，其中，中枢性性早熟（真性性早熟）的发生率男孩与女孩比率约为 1/23 至 1/5。

性早熟在古代医学文献中无相应记载。古医籍中对"乳疬"的描述似包括女童乳房发育的部分表现。

一、病因病理

（一）中医病因病机

性早熟的病因包括内因和外因两方面。其内因体质禀赋于父母，父母之阴虚内热偏颇体质，常遗传至患儿。外因责之或过食膏粱厚味、血肉有情之品，或长期接触或食用及误食污染类激素之食物、补品、药品，过培肾气，肾元精气过早充盛，阴阳失衡，气余化火，相火过旺，"天癸"早至。

性早熟之发病，以体质偏颇，易致肾阴阳失调，肾阴不足不能制阳，相火偏亢，阴虚火旺，性征提前，天癸早至；乳房、阴部皆属足厥阴肝经所过，故人体正常的发育、性腺的成熟、相火过旺，"天癸"的期至，与肝有关。小儿"肝常有余"，部分小儿偏阳盛体质，肾虚肝亢，水不涵木，烦躁易怒，湿热熏蒸于上，则面部痤疮；湿热下注，则带下增多。

（二）西医病因病理

1. **病因** 按下丘脑 - 垂体 - 性腺轴功能是否发动分为两大类：中枢性性早熟（促性腺激素释放激素 GnRH 依赖性、即真性性早熟，简称 CPP）和外周性性早熟（非 GnRH 依赖性、假性性早熟，简称 CIPP）。以前的第三类不完全性性早熟（部分性性早熟）现在归为中枢性性早熟的变异（表 13-3）。

2. **发病机制** 青春期的生理发育和性器官成熟受下丘脑 - 垂体 - 性腺轴（HPGA）的调控。青春期前，儿童的 HPGA 轴功能处于较低水平。青春期发动后，下丘脑脉冲样分泌 GnRH，刺激腺垂体分泌促性腺激素（Gn），即卵泡刺激素（FSH）和黄体生成素（LH），从而促进卵巢和睾丸发育，分泌雌二醇（E_2）和睾酮（T）。

中枢性性早熟的发病机制较复杂，其与神经内分泌功能密切相关。中枢性性早熟往往 HPGA 轴提前发动、功能亢进，可导致生殖能力提前出现。由于某些因素的影

表 13-3　性早熟的病因和分类

中枢性性早熟	外周性性早熟
1. 特发性（体质性） 2. 中枢神经系统病变 　　颅内肿瘤 　　脑炎、结核性脑膜炎 　　脑外伤 　　原发性甲低 3. 外周性性早熟转化 4. 不完全性性早熟 　　单纯性乳房早发育 　　单纯性阴毛早现 　　孤立性早潮	1. 同性性早熟 　　女孩：卵巢囊肿、肿瘤、肾上腺、异位分泌 HCG 肿瘤 　　　　　McCune-Albright 综合征 　　　　　外源性雌激素摄入 　　男孩：先天性肾上腺皮质增生症 　　　　　肾上腺皮质、睾丸间质细胞 　　　　　异位分泌 HCG 肿瘤 　　　　　外源性雄激素接触 2. 异性性早熟 　　女孩：先天性肾上腺皮质增生症 　　　　　外源性雄激素摄入 　　　　（男性性征）分泌雄激素的肾上腺 　　　　　皮质或卵巢肿瘤 　　男孩：分泌雌激素的肾上腺皮质、睾丸肿瘤 　　　　（女性性征）异位分泌 HCG 肿瘤 　　　　　外源性雌激素接触

响，可使下丘脑神经抑制性因子与兴奋性因子之间的平衡失调，这种神经内分泌的功能失调，导致人体正常青春发育启动的自稳调控机制紊乱，下丘脑 - 垂体 - 性腺轴被提前整体激活，GnRH 脉冲释放明显增强而致病。其中原因不明者，称为特发性（体质性）性早熟。少数继发性性早熟患儿可由于中枢器质性病变如脑炎，下丘脑、垂体等部位肿瘤等引起；原发性甲状腺功能患儿减低若未及时替代治疗，使垂体激素分泌的负反馈调节异常，TSH 和促性腺激素过量分泌也会导致中枢性性早熟。遗传因素可能与性早熟的发病有一定关系，而环境地理因素（营养、社会、经济）等变化，如环境内分泌干扰物（类激素）污染对人类相关激素受体敏感性的影响以及对性腺发育成熟的干扰，可能与特发性性早熟发病增多有关。

外周性性早熟也可由多种病因引起，虽有性激素升高和性征的出现，但患儿垂体分泌的促性腺激素不增高，即 HPGA 轴并未启动，反而受到体内存在的性激素的负反馈抑制。部分病人可呈异性性早熟。

不完全性性早熟可能属中枢性性早熟的变异状态，主要包括单纯乳房早发育和单纯性阴毛早现。有研究认为单纯乳房早发育可能是患儿下丘脑 GnRH 神经元在成熟过程活性一过性变化引起，也有认为是患儿乳房组织对雌激素的敏感性较高，而卵泡一过性分泌雌激素或接触、进食被雌激素污染的食物所致。单纯性阴毛早现则可能由于患儿外周组织对雄激素敏感度过强所致。

二、主要临床表现

主要症状与体征

1. 中枢性性早熟　患儿性征发育顺序与正常发育一致。部分患儿性征发育明显提前并且加速，临床称为快速进展型性早熟。女孩可先有乳房发育，扪及乳核，可有触痛，继而大小阴唇发育，阴道分泌物增多及阴毛生长，然后月经来潮和腋毛出现。月经初潮开始多为不规则阴道出血，亦无排卵，以后逐渐过渡到规则的周期性月经。

男孩则开始出现睾丸增大（≥4ml），逐渐阴茎增长增粗，出现勃起，成熟时可有排精，并有阴毛、痤疮、变声。过早发育可引起患儿体格发育、身高蹿长，骨骼生长加速，骨龄提前，骨骺可提前融合，故可造成部分患儿终身身高落后。临床绝大多数女孩为特发性性早熟。颅内肿瘤引起者早期仅表现为性早熟，后期才可见头痛、呕吐等颅内占位病变表现，若表现视觉损伤、视野缺损和其他神经系统症状常提示颅内器质性病变。部分原发性甲减的患儿虽有女孩乳房发育、男孩睾丸增大，但生长发育仍缓慢，骨龄与其他中枢性早熟不同，多延迟。

部分性性早熟现多归属于中枢性性早熟的变异而不单独列为一类。其中单纯性乳房早发育以女孩多见，大多发病于 4 岁以前。仅表现为乳房增大，但无乳头、乳晕增大或色素沉着，更不伴有其他性发育征象，无生长加速现象。病程往往有自限性，多数发展缓慢，可于数月至年余内回缩，但也有部分发展为中枢性性早熟。单纯性阴毛早现男女均可发病，多见于女孩，好发于 6 岁左右，除阴毛外也可伴有腋毛发育，但无其他副性征出现，无性腺发育，亦无男性化表现。

2. 外周性性早熟　病因各异，临床表现多样。

（1）摄入或接触外源性激素如误服避孕药及含性激素的食品或保健品的男、女孩，可出现乳房发育，女孩呈乳晕及小阴唇有色素沉着，阴道分泌物增多，甚至有不规则阴道出血，但停止摄入后，上述征象会逐渐自行消失。

（2）先天性肾上腺皮质增生症：男孩引起同性性早熟，但睾丸不增大，女性为异性性早熟（假两性畸形）伴原发性闭经。但若男性患儿用皮质激素替代治疗过晚或治疗不足，长期高浓度的肾上腺雄激素会导致骨骼和下丘脑中心快速成熟，发展为中枢性性早熟。

（3）多发性骨纤维发育不良伴性早熟（McCune-Albright 综合征）：绝大多数发病为女性，除性早熟外，还伴有单侧或双侧多发性的骨纤维结构不良（X 线摄片可见），同侧肢体皮肤有片状的棕褐色色素沉着（牛奶咖啡斑），可伴有多种内分泌腺的异常。

三、辅助检查

1. 骨龄（BA）　手（一般为左手）和腕部 X 线摄片，评定骨龄是了解患儿生长潜力（预测成年身高）的一个可靠手段。

2. 超声检查　盆腔超声波测量女孩的卵巢容积、结构，子宫与宫颈的比例、长度、容积和子宫内膜的厚度等有助于判断女孩性腺发育的程度。腹部超声还可帮助了解睾丸和肾上腺病变。

3. MRI 与 CT 检查　对所有中枢性性早熟男孩、年龄过小（≤6 岁）发病或体检中有神经系统体征的女孩均应进行 MRI 扫描排除中枢病变。CT 可协助诊断腹腔肿瘤或伴肾上腺等病变。

4. 激素测定　测定基础水平 FSH、LH、E_2 和睾酮（T）有一定的临床意义，必要时需要测定经 GnRH 激发后的相关激素水平，以供鉴别中枢和外周性性早熟。性激素分泌有显著的年龄特点，其水平与发育程度显著相关。性早熟患儿性激素水平较同龄儿显著升高，伴性腺肿瘤者升高更明显。血清 17 羟孕酮（17-OHP）及尿 17 酮类固醇升高提示先天性肾上腺皮质增生可能。血 T_3、T_4、TSH 测定有助于判断有无原发性甲状腺功能减低。

四、诊断及鉴别诊断

（一）诊断要点

性早熟的诊断标准参照：中华人民共和国卫生部发布的《性早熟诊疗指南（试行）》（2010 卫办医政发（195）号），以及中华中医药学会儿科分会《中医儿科常见病诊疗指南》中"性早熟（ZYYH/T270-2012）"。

性早熟的诊断包括 3 个步骤，首先要按定义确定是否为性早熟；其次是判断性早熟是否属于中枢性或外周性；第三是寻找病因。特发性性早熟的诊断则需要排除其他原因所致的性早熟，特别是与中枢神经系统、肾上腺、性腺、肝脏的肿瘤鉴别。

第二性征提前出现是所有性早熟的必备条件，然后结合骨龄、B 超测定子宫、卵巢的大小，性激素检测等辅助手段协助诊断。

（二）鉴别诊断

临床上中枢性性早熟需要与外周性性早熟、器质性性早熟进行鉴别（表 13-4）。

表 13-4　性早熟的鉴别诊断

疾病	鉴别
外周性性早熟	中枢性性早熟与外周性性早熟的区别关键在于有否下丘脑 - 垂体 - 性腺轴的启动，GnRH 兴奋试验有助鉴别，一般临床上，中枢性性早熟性征出现程序与正常青春期发育顺序相符合，只是时间明显提前，外周性性早熟则只是出现某些单独的性征表现，并不符合正常青春期的男女孩性征出现顺序
器质性性早熟	相对于无明显继发性病因的功能性、原发性或体质性性早熟，中枢性性早熟和器质性性早熟鉴别诊断首先均需排除各种疾病原因继发的性早熟。临床可通过详细询问病史、体检及辅助检查手段排除中枢和身体其他部位占位性病变、基因突变以及其他疾病继发或并发的器质性性早熟表现

五、临床治疗

本病由于病因不同，治疗方法也不同。对部分性早熟、外源性激素引起的假性性早熟及特发性真性性早熟早期或轻症可采用中医辨证治疗为主。对特发性真性性早熟重症或后期，采用中西医结合治疗，可控制和延缓性成熟速度。

（一）中医治疗

1. 中医辨证思路　本病辨证主要为脏腑辨证结合虚实辨证。虚者为肾阴不足，肾阳偏亢；实者或因肝经郁热，肝郁化火；或因脾虚痰湿，气滞血瘀，累及肾之阴阳平衡失调而发病。真性性早熟者患儿多长期营养过剩，过食膏粱厚味，或体禀阴虚内热体质，肝肾阴虚，相火妄动，或夹痰、或夹湿、或夹火、或夹瘀，多为虚实夹杂或为实证。

2. 治疗原则　滋肾泻肝为治疗总则。虚者由于肾阴虚为本，以致肝阴虚，阴虚则相火偏旺，以滋阴补肾、清泻相火为主；实者肝郁化火，以疏肝解郁、清肝泻火为主，兼夹湿热内蕴实证，需佐清热燥湿、化痰散结。

3. 辨证施治

（1）阴虚火旺

[证候]　女孩乳房发育或伴其他性征及内外生殖器发育，甚者月经来潮；男孩

214

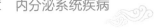

睾丸增大（≥4ml），或伴喉结突出，变声，或有遗精。或伴有怕热、盗汗、五心烦热、便秘、舌红或尖红少苔，脉细数。

［治法］　滋阴补肾，降泄虚火。

［方药］　知柏地黄丸（汤）或大补阴丸加减。

五心烦热者，加莲子心；盗汗者，加地骨皮、玄参；阴道分泌物多者，加椿根白皮。

（2）肝经郁热

［证候］　男女性征发育同阴虚火旺型，或伴胸闷不舒、乳房胀痛、心烦易怒、口臭、痤疮、便秘、舌红苔黄或黄腻，脉弦数或弦细数。

［治法］　滋阴降火，疏肝解郁。

［方药］　知柏地黄丸合丹栀逍遥散。

乳房胀痛明显者，加香附、郁金；带下色黄量多者，加黄柏；口臭者，酌加黄连。形体偏肥胖，胸闷叹息，肢体困重，口中黏腻，可合用二陈汤。

4. 中医其他疗法

（1）临床常用中成药：①知柏地黄丸：功能滋阴清热，适用于阴虚火旺型轻症；②大补阴丸：功能滋阴降火，适用于阴虚火旺型轻症；③逍遥丸：功能疏肝健脾，适用于肝经郁热型轻症。

（2）耳穴贴压法：取交感、内分泌、肾、肝、神门、脾。先将耳廓用 75% 酒精消毒，以探棒找阳性反应点，然后将带有王不留行的胶布贴于阳性反应点处，手指按压，使耳廓有发热胀感。每日按压 5 次，每次 5 分钟，1 周换贴 1 次，两耳交替。用于阴虚火旺证、肝郁化火轻证。

（二）西医治疗

性早熟病因不同，治疗方法也不同。理想的性早熟治疗目标应是：①祛除病因；②控制或延缓性成熟速度，抑制性激素引起的骨骺提前成熟，防止骨骺早闭；③预防与治疗性早熟相关的精神心理与社会问题。

1. 病因治疗　器质性性早熟如肿瘤引起应根据情况手术摘除或者进行放疗、化疗及特异性药物治疗，如先天性甲状腺功能低下伴发性早熟可予甲状腺激素制剂纠正等。

2. 药物治疗　促性腺激素释放激素类似物（GnRHa）是目前最理想的治疗真性性早熟的药物，以往也有采用孕酮类激素治疗，但目前已经很少应用。

（1）促性腺激素释放激素类似物（GnRHa）：此类药物系长效合成激素，由于生物活性较天然显著提高，可导致受体降调节，竞争性抑制自身分泌的 GnRH，减少垂体促性腺激素的分泌。按 50～100μg/kg 体重给药，每 4 周皮下或肌内注射 1 次。本药除控制性征外，可以有效延缓患儿骨骺的愈合，尽早治疗可以改善患儿最终身高，部分患儿注射 GnRHa 后出现的生长减速，需加用生长激素治疗。

（2）性激素：其机制是通过大剂量性激素反馈抑制下丘脑垂体激素分泌。甲地孕酮，6～8mg/d，每日分次服，出现疗效后减量。缺点是长期用可致垂体 ACTH 分泌受抑制，且单独用仅能控制性征，不能延缓骨骺愈合，临床使用较少。

六、中西医结合诊疗思路

由于性早熟的治疗疗程较长，需要根据在疾病发展不同阶段采用不同的治疗方案，并需要注意中西医治疗方案有无副反应，随时进行适当调整。

1. 中医治疗性早熟讲究辨病结合辨证。对于临床多数真性性早熟早期，轻型或缓慢变化型，可采用单独中医辨证治疗方案并随访；对于少数患儿属于中枢性性早熟重型或快速进展型适用促性腺激素释放激素类似物（GnRHa）治疗。

2. 中医药治疗儿童性早熟对于发病早期及临床占多数的非快速进展型疗效较好。但是对于临床上病情较重，骨龄超前明显的快速进展型的性早熟则不如西药促性腺激素释放激素拟似剂 GnRHa 作用强大。但长期应用 GnRHa，对于患儿生长轴、甲状腺轴有一定的抑制，同时影响部分患儿的体内脂肪代谢，可致肥胖。故这部分患儿可根据中医辨证属于痰湿或痰热体质予相应中医辨证加减辅助治疗。

3. 对于部分长期使用 GnRHa 治疗，停药后青春期发育恢复不理想者，可根据患儿体质予益肾填精、填补肝肾、活血调经灵活加减，恢复患儿青春期正常月经周期。

七、预防与康复

1. 儿童和青少年的生长发育期要注重营养均衡搭配，调整体质偏颇主要采用食补，不偏食、荤素搭配、饮食新鲜、少吃油炸快餐等"垃圾食品"，避免营养过甚。儿童不宜随便进补，并尽量避免接触含有性激素成分的化妆品、药品等。

2. 父母在儿童面前注意言行举止，科学引导儿童学习和娱乐的兴趣，引导儿童和青少年解除对性发育的神秘感，适当限制媒体中不适于儿童的性相关内容。

3. 及时进行早熟儿童的青春期教育和心理辅导，防止出现精神心理疾病。

📖 病案分析

病案：杨某，女，7 岁，哮喘调理服用含胎盘、鹿角片中药 3 剂后，双侧乳房增大触痛，喜荤少素，五心烦热，汗多，盗汗，烦躁易怒，大便干结，查体左侧乳核 2.5cm×2.5cm，右侧乳核 2.8cm×2.8cm，乳房 Tanner Ⅲ 期，双侧乳晕色素无沉着，舌质红，苔薄黄，脉弦略数。腹部 B 超：子宫：25.0mm×9.7mm×12.9mm，左卵巢：22.5mm×8.8mm×11.8mm，最大卵泡：5.8mm；右卵巢：22.2mm×9.0mm×12.0mm，最大卵泡：4.2mm。GnRH 激发试验：LH/FSH：1.5/2.8＜0.6，E_2：15pg/ml；证属性早熟（性早熟，肾阴虚，肝火旺证），治法以滋肾清肝为主；方药：生地 15g，知母 10g，黄柏 10g，山药 15g，茯苓 9g，泽泻 9g，丹皮 6g，焦栀子 3g，白芍 15g，柴胡 9g，白术 10g，甘草 3g。上方服用 7 剂，乳核缩小，疼痛缓解，前方加郁金 9g、枳壳 6g，再服 7 剂，乳核平。

分析：小儿乃稚阴稚阳之体，阳常有余，阴常不足，若过食血肉有情之品，过培肾气，气有余便是火，阴阳失衡，无以制火，相火早炎；肝肾同源，肾阴不足，水不涵木，肝气拂郁，失其疏泄，郁而化火，上扰肝络，均可早熟。故在滋阴降火基础上，需结合疏肝解郁，肝肾同调，才能正本清源，阴阳平衡。先生临证推崇钱乙六味地黄丸调补肝肾阴阳，灵活加减治疗早熟奏效。

（摘自《上海名老中医学术经验精粹·时毓民》）

笔记

学习小结

1. 学习内容

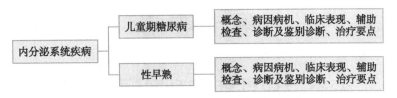

2. 学习方法

本章要结合内分泌系统基础知识重点理解儿童期糖尿病、性早熟的概念、临床表现、辅助检查、诊断及治疗要点。

（俞　建）

复习思考题

1. 简述经典内分泌与广义的内分泌概念异同。
2. 简述儿童糖尿病的诊断标准。
3. 简述性早熟的中医病因病机。
4. 试述儿童中枢性性早熟的病因。

笔记

第十四章

变态反应性疾病及风湿性疾病

> **学习目的**
>
> 通过学习变应性鼻炎、支气管哮喘、风湿热、过敏性紫癜、幼年特发性关节炎及川崎病，为临床诊断和治疗奠定基础。
>
> **学习要点**
>
> 变应性鼻炎、支气管哮喘、风湿热、过敏性紫癜及川崎病的病因病机，诊断及鉴别诊断，中西医诊疗思路和方法。

第一节　变应性鼻炎

变应性鼻炎（allergic rhinitis，AR）是变态反应性鼻炎的简称，一般又称过敏性鼻炎，是指易感患儿接触变应原后导致主要由特异性免疫球蛋白 E（IgE）介导的鼻腔黏膜非感染性炎性疾病。可引起多种临床并发症，是鼻炎中最常见的类型，约占全部鼻炎的 2/5，可常年发作，也可于花粉季节发病，更可因气候突变、接触粉尘、不洁气体等刺激而发病。近年来发病率有逐年增高的趋势。

属于中医学"鼻鼽"范畴。病名首见于《素问·脉解》。

一、病因病理

（一）中医病因病机

本病的病因分内因和外因两类。外因与感受风邪、寒邪或异气有关；内因责之于肺气虚，卫表不固，腠理疏松，风邪乘虚而入，或肺经郁热，上犯鼻窍，正邪相搏，肺气通调不利，津液停聚，鼻窍壅塞，遂至喷嚏、流清涕。

病位主要在鼻，与肺脾肾相关。病理机制为脏腑虚损，正气不足，腠理疏松，卫表不固，外邪或异气侵袭，寒邪束于皮毛，阳气无从泄越，向上而出为嚏。肺气虚寒，卫表不固，则腠理疏松，乘虚而入；脾为后天之本，化生不足，鼻窍失养，外邪或异气从口鼻侵袭；肾阳不足，则摄纳无权，气不归元，温煦失职，腠理、鼻窍失于温煦；肺经素有郁热，肃降失职，邪热上犯鼻窍，邪聚鼻窍，邪正相搏，肺气不宣，津液骤停，致喷嚏、流鼻涕、鼻塞等，发为鼻鼽。

笔记

（二）西医病因病理

1. 病因 不同年龄的小儿发病原因有所不同。1 岁以内最常见的变应原是来自于室内的尘螨，温血动物的皮屑、毛发、唾液和尿，禽类动物的羽毛和食物。幼儿期食物可引起本病，以鸡蛋和牛奶最常见。学龄前期可以是花粉。此外，一些刺激物包括香水、烟、油漆、除臭剂以及空气污染物也可以诱发。

2. 发病机制 属鼻黏膜的 I 型变态反应，空气中的吸入性颗粒进入鼻腔后，吸附于鼻黏膜表面，刺激机体使机体释放产生 IgE。IgE 形成后吸附于鼻黏膜浅层和表面的嗜碱性细胞、肥大细胞上，使机体处于致敏状态。当再次接触同一过敏物质后，则该物质与 IgE 结合，激活嗜碱性细胞内的酶，释放出组胺、慢反应物质等介质，而引起一系列症状。

3. 病理 鼻黏膜血管扩张、组织间隙水肿，小血管扩张，黏膜上皮杯状细胞增生，也可看到腺体扩张。黏膜中有较多嗜酸细胞、淋巴细胞、单核细胞和浆细胞浸润，若用甲苯胺蓝染色，则可见黏膜组织中有较多肥大细胞，黏膜浅层有较多嗜碱性细胞。

4. 分类方式

（1）按变应原种类分类：分为季节性、常年性变应性鼻炎。

（2）按症状发作时间分类：分为间歇性和持续性变应性鼻炎。

（3）按疾病严重程度分类：分为轻度和中 - 重度变应性鼻炎。

二、主要临床表现

（一）主要症状及体征

主要症状为阵发性喷嚏、清水样涕、鼻痒和鼻塞。可伴有眼部症状，包括眼痒、流泪、眼红和灼热感等，多见于花粉过敏患者。如果致病因素以室内变应原（尘螨、蟑螂、动物皮屑等）为主，症状多为常年发作。发作时鼻部检查可见双侧鼻黏膜苍白、肿胀，下鼻甲水肿，鼻腔有多量水样分泌物。眼部体征主要为结膜充血、水肿，有时可见乳头样反应。伴有哮喘、湿疹或特应性皮炎的患者有相应的肺部、皮肤表现。

（二）儿童出现的特殊体征

1. "变应性敬礼"（allergicsalute） 为缓解鼻痒和使鼻腔通畅而用手掌或手指向上揉鼻的动作；

2. "变应性暗影"（allergic shiner） 指患儿下眼睑肿胀导致静脉回流障碍而出现的下睑暗影；

3. "变应性皱褶"（allergic crease） 指患儿经常向上揉搓鼻尖而在外鼻皮肤表面出现的横行皱纹。

（三）并发症

本病可伴发支气管哮喘、变应性结膜炎、慢性鼻 - 鼻窦炎、上气道咳嗽综合征、分泌性中耳炎及阻塞性睡眠呼吸暂停低通气综合征。

三、辅助检查

1. 皮肤试验 变应原皮肤试验是确定 IgE 介导的 I 型变态反应的重要检查手段，称为变应原体内检测，主要方法包括皮肤点刺试验和皮内试验。

2. 血液检查

（1）血清总 IgE 检测：由于变应性疾病、寄生虫感染以及其他一些因素（如种族）均可使体内总 IgE 水平增加，故测定血清总 IgE 对变态反应筛查的预测价值低，不能作为 AR 的诊断依据。

（2）血清特异性 IgE 检测：即变应原体外检测，适用于任何年龄的患者，不受皮肤条件的限制。

3. 鼻激发试验　将吸附有变应原溶液（激发剂）的滤纸片贴于下鼻甲，或使用定量泵将激发剂喷雾于鼻腔，变应原浓度逐步增加，10 倍为一个上升梯度，直至出现阳性反应。变应原浓度的级别越低，表示鼻黏膜反应性越大，对该变应原致敏的敏感程度越高。记录激发试验后产生的症状，并可结合客观检查结果（鼻分泌物的量、鼻阻力或气流的变化等）进行综合评价。

4. 其他检查　包括鼻分泌物涂片、鼻灌洗液中特异性 IgE 测定等。

四、诊断及鉴别诊断

（一）诊断要点

1. 仔细询问病史，将本病与其他慢性鼻疾患相区别。

2. 症状　打喷嚏、清水样涕、鼻痒和鼻塞等症状出现 2 个或以上，每天症状持续或累计在 1 小时以上，可伴有眼痒、流泪和眼红等眼部症状；

3. 体征　常见鼻黏膜苍白、水肿，鼻腔水样分泌物；

4. 血清 IgE 检测　在儿童或 1 岁以下小儿，总 IgE 稍有升高就提示很可能具有变态反应性或寄生虫感染，特异性 IgE 检测，对明确病因具有一定作用。

5. 皮肤实验　是明确病因的一个安全而简单的方法，且检测结果快，很有实用价值。

经上述检查后仍不能明确诊断，可进行眼结膜和黏膜激发实验。

（二）鉴别诊断

本病可与血管运动性鼻炎、感染性鼻炎、药物性鼻炎等相鉴别（表 14-1）。

表 14-1　变应性鼻炎的鉴别诊断

疾病	鉴别
血管运动性鼻炎	又称特发性鼻炎，发病机制不明，可能与鼻黏膜自主神经功能障碍有关。诱发因素包括冷空气、强烈气味、烟草烟雾、挥发性有机物、摄入乙醇饮料、体育运动、强烈的情感反应等。主要症状是发作性喷嚏、大量清涕。变应原检测阴性，嗜酸粒细胞数正常
感染性鼻炎	由病毒或细菌感染引起，病程短，一般为 7~10 天。鼻部症状与 AR 类似，常伴有发热、头痛、乏力、四肢酸痛等全身不适症状。变应原检测阴性，嗜酸粒细胞数正常。急性细菌感染者，外周血白细胞总数及中性粒细胞数增加
药物性鼻炎	鼻腔长期使用减充血剂所致，主要症状为鼻塞。下鼻甲充血、肥大、弹性差，可呈结节状，减充血剂收缩效果差。变应原检测阴性，嗜酸粒细胞数正常

五、临床治疗

变应性鼻炎的治疗包括环境控制、药物治疗、免疫治疗和健康教育。

（一）中医治疗

1.中医辨证思路　本病辨证主要为辨寒热、虚实与脏腑。可以从鼻涕颜色、鼻黏膜色泽等进行辨证。清涕、鼻黏膜色淡为寒证、虚证；浊涕、鼻黏膜充血为热证、实证。

2.治疗原则　本病治疗多从肺、脾、肾三脏入手，分辨寒热虚实而随证施治，如虚实夹杂、寒热并存者，应注意兼顾。发作期当宣通鼻窍治其标，间歇期应补虚以固其本，坚持较长时期的规范治疗。

3.辨证施治

（1）肺气虚寒

[证候]　鼻痒，喷嚏频频突发，流清涕，鼻塞，嗅觉减退，畏风怕冷，自汗，气短懒言，语声低怯，面色苍白，或见咳嗽痰稀，鼻黏膜淡红或苍白，下鼻甲肿大，鼻道水样分泌物。舌质偏淡或淡红，苔薄白，脉虚弱，指纹淡紫。

[治法]　温肺散寒，益气固表。

[方药]　温肺止流丹加减。

鼻痒甚者，加蝉蜕、乌梅；喷嚏多者，加蒺藜、五味子；流涕多者，加苍术、鱼脑石；畏风寒者，加炙麻黄、干姜；多汗加煅龙骨、煅牡蛎。

（2）肺经伏热

[证候]　鼻痒，喷嚏频频突发，流清涕或黏稠涕，鼻塞，嗅觉减退，可伴有咳嗽、咽痒、口干烦热，或见鼻衄，鼻黏膜偏红，鼻甲肿胀，鼻腔干燥。咽红，舌质红，苔黄，脉数，指纹紫滞。

[治法]　清宣肺气，通利鼻窍。

[方药]　辛夷清肺饮加减。

鼻痒喷嚏者，加蒺藜、徐长卿；咽红肿者，加金银花、败酱草；鼻流浊涕者，加黛蛤散、苍术；鼻流脓涕者，加胆南星、鱼腥草、龙胆草；咽痒者，加蝉蜕、牛蒡子；咳嗽者，加桔梗、前胡；鼻干无涕者，去石膏、知母，加南沙参、黄精、乌梅、五味子。

（3）脾气虚弱

[证候]　鼻痒，喷嚏频发，流清涕，鼻塞，嗅觉减退，面色萎黄，食少纳呆，消瘦，腹胀，大便溏薄，四肢倦怠乏力，鼻黏膜淡红或苍白，下鼻甲肿大，鼻道水样分泌物。舌淡胖，苔薄白，脉弱，指纹淡紫。

[治法]　益气健脾，升阳通窍。

[方药]　补中益气汤加减。

大便溏薄者，加苍术、益智仁；畏风恶寒者，加桂枝、川芎；清涕如水量多者，加苍术、干姜；脘腹饱胀者，加砂仁、木香；食欲不振者，加焦山楂、炒谷芽；多汗者，加碧桃干、浮小麦。

（4）肾阳不足

[证候]　鼻痒，喷嚏频频突发，流清涕，鼻塞，嗅觉减退，面色苍白，形寒肢冷，腰膝酸软，神疲倦怠，小便清长，鼻黏膜苍白，鼻道水样分泌物。舌质淡，苔白，脉沉细，指纹淡紫。

[治法]　温补肾阳，通利鼻窍。

[方药]　金匮肾气丸加减。

大便溏薄者，加肉豆蔻、补骨脂；小便清长者，加益智仁、乌药；鼻痒多嚏者，加乌梅、五味子；清涕长流者，加苍术、桂枝；畏风易感者，加炙黄芪、白术、防风；多汗者，加煅龙骨、煅牡蛎。

4. 中医其他疗法

(1) 临床常用中成药：①辛芩颗粒：功能益气固表，祛风通窍，用于肺气虚寒证；②通窍鼻炎颗粒（片）：功能散风消炎，宣通鼻窍，用于肺气虚寒证；③辛夷鼻炎丸：功能祛风清热解毒，用于肺经伏热证。

(2) 体针：选迎香、印堂、风池、风府、合谷等为主穴，以上星、足三里、禾髎、肺俞、脾俞、肾俞、三阴交等为配穴。每次主穴、配穴各选1～2穴，用补法，留针20分钟。

(3) 中药敷贴法：选用白芥子、细辛、辛夷、甘遂、冰片等药物研粉，生姜汁调成膏状，敷贴于大椎、迎香、肺俞等穴位。

(4) 灸法：用督灸在患儿督脉的上星、神庭、囟会、前顶穴灸治，每次2～4小时，每日1次，4天为1个疗程，治疗3～4个疗程，每个疗程之间停1天。

(5) 耳穴贴压：选神门、内分泌、内鼻、肺、脾、肾、肾上腺、皮质下等穴，王不留行子贴压，两耳交替，每次取3～5穴。

(二) 西医治疗

1. 避免接触变应原　常见的过敏原，如：屋尘螨、宠物、蟑螂、花粉、霉菌等。常采用的措施包括：控制湿度、定期清洗床品、使用空气过滤系统、有病史的家庭避免饲养宠物等。

2. 物理治疗　蒸气吸入和盐水喷雾，可使鼻充血暂时减轻和增加气流。盐水可稀释黏性分泌物。

3. 药物治疗　包括口服或鼻用抗组胺药物、鼻用糖皮质激素、白三烯调节剂、鼻用减充血剂等。

(1) 抗组胺药：推荐口服或鼻用第二代或新型H1抗组胺药（如氯雷他定、西替利嗪），疗程一般不少于2周。5岁以下推荐使用糖浆制剂，5岁以上可口服片剂。

(2) 鼻用糖皮质激素：具有显著的局部抗炎作用，是治疗中 - 重度持续性AR的首选药物，常用药物有丙酸氟替卡松、布地奈德、糠酸莫米松等。

(3) 白三烯调节剂：半胱氨酰白三烯是变应性疾病发生和发展过程中重要的脂质介质，在 I 型超敏反应中起关键作用。白三烯调节剂分为白三烯受体拮抗剂和白三烯合成抑制剂，如孟鲁司特、扎鲁司特，可明显改善鼻部症状。

(4) 减充血剂：鼻用减充血剂可以减轻鼻塞症状，起效快。AR患儿鼻塞严重时可适当应用低浓度的鼻用减充血剂，推荐使用羟甲唑啉类、赛洛唑啉类儿童制剂，禁用含有萘甲唑啉的制剂。长期使用会导致药物性鼻炎，建议连续使用不超过7天。

4. 手术治疗　手术不能改变变态反应状态，不是AR的根治方法。但针对腺样体和（或）扁桃体肥大的手术可以改善鼻塞、打鼾等症状，从而改善鼻腔引流，对AR的治疗有益。

六、中西医结合诊疗思路

1. 变应性鼻炎是小儿变态反应性疾病。一旦诊断明确，根据病程长短、病情轻重，中医中药治疗具有良好的疗效。临床治疗要分清病性虚实寒热，分脏腑辨治。

2. 病情严重时，可在辨证施治的基础上与西医治疗方法相结合，提高临床疗效。

西药常用药包括抗组胺药、白三烯调节剂、减充血剂、皮质类固醇等。亦可应用生理海盐水鼻腔雾化等，以增强临床疗效。

七、预防与康复

1. 锻炼身体，增强免疫能力，防止受凉。

2. 注意室内卫生，经常除尘去霉，勤晒被褥，避免与宠物接触。

3. 注意观察，寻找诱发因素，若有发现，应尽量避免。在寒冷、扬花季节出门戴口罩，减少和避免各种尘埃、花粉的刺激；避免接触或进食易引起机体过敏之物，如鱼虾、海鲜、羽毛、兽毛、蚕丝等，忌辛辣刺激食物。

4. 按揉迎香穴 100 遍，每日 1 次。

 病案分析

　　病案：张某，女，7 岁。1990 年 8 月 3 日就诊。2 年来鼻病常有发作，一年 2～3 次，多于春秋发病。每次发作均较突然，尤以晨起为多。症见：鼻痒，甚则咽亦不适，鼻塞有时流涕，或有喷嚏，重时出现咳嗽。发作约经 1 个月方可缓解。近 3 天加重就诊。查体：形体不足营养差，精神状态尚好。面色黄褐、唇干淡、鼻孔少红而干、少量清涕。咽干不红。舌苔薄白、舌质淡。脉沉缓。尘螨试验阳性。诊治：过敏性鼻炎。辨证：鼻鼽，乃气虚风袭所致鼻卫失和，而见鼻痒，鼻气不利等症象。治用益气疏风，通利鼻窍之法。处方：黄芪 10g，白术 5g，当归 5g，防风 5g，辛夷 5g，五味子 5g，细辛 1g，蝉蜕 5g，僵蚕 5g，苍耳子 5g，百合 10g，石菖蒲 5g，甘草 3g。水煎服。用药 4 天症状减轻，鼻气通畅，治疗 8 天而愈。

　　分析：过敏性鼻炎，与中医的鼻鼽证相似。早在《素问·气交变大论》提到"咳而鼽""鼽嚏"及《素问·五常政大论》的"嚏咳鼽衄"等均讲到"鼽"。鼽者指鼻塞、流清涕、痒而言，后有鼻鼽及鼽鼻之谓，强调本病起病急又与咳嗽，衄血等有关。本病发作与风密切相关。方中防风、僵蚕、蝉蜕、苍耳子等均属风剂，治风药又有脱敏作用。黄芪、当归等重在扶正益气。细辛、辛夷、苍耳子又是传统的疗鼻药物。应用本方治疗过敏性鼻炎的实践，提示本病之治用标本兼顾之法确有显著疗效。

（摘自王烈《婴童病案》）

第二节　支气管哮喘

　　支气管哮喘（bronchial asthma）简称哮喘，是一种以慢性气道炎症和气道高反应性为特征的异质性疾病，以反复发作的喘息、咳嗽、气促、胸闷为主要临床表现，常在夜间和（或）凌晨发作或加剧。呼吸道症状的具体表现形式和严重程度具有随时间而变化的特点，并常伴有可变的呼气气流受限。哮喘始发于任何年龄，但大多数始于婴幼儿，以秋冬季多见，寒冷地区多于温暖地区。轻中度哮喘患儿预后较好，有严重激素依赖者约 95% 转为成人哮喘。

　　本病属中医文献的"哮喘""哮证""齁喘"等范畴，"哮"指声响言，"喘"指气息言，哮必兼喘，故通称哮喘。

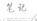

一、病因病理

（一）中医病因病机

哮喘发病分为内因及外因。内因系素体肺、脾、肾三脏不足，痰饮留伏于肺络；外因系感受外邪，接触异物、异味，嗜食咸酸，情绪变化以及劳倦过度等。

小儿因先天禀赋不足，或后天调护失养，或病后体弱，导致肺、脾、肾三脏不足。肺虚则卫外不固，易为外邪所侵，邪阻肺络，肺气不利，失于输布，凝液为痰；脾虚则运化失司，聚湿为痰，上贮于肺；肾虚则不能蒸化水液，亦使水湿蕴积成痰。因此，肺、脾、肾三脏虚损，与痰饮留伏有密切的关系，是发病的内在因素。

哮喘发作，必有留伏痰饮受外因而引发。发作时痰随气升，气因痰阻，相互搏结，阻塞气道，以致呼吸困难，气息喘促。若痰气交阻肺气闭阻则可致气滞血瘀，心血瘀阻，出现口唇、指端发绀。如邪盛正衰，阳气外脱则出现面色苍白，头额冷汗，肢冷脉微等喘脱的危象。因感邪的不同，体质的差异，哮喘又有寒热虚实的区别和转化。若系外感风寒，内伤生冷，引动伏痰，则为寒性哮喘；若感受风热，夹痰内阻，痰热蕴肺，则为热性哮喘；若肺络痰热未清，又感风寒，可见寒热夹杂；若体质虚弱，外邪夹痰伏留肺络，又可成为虚实夹杂的证候。

哮喘反复发作，则致肺气耗损，寒痰伤及脾肾之阳，痰热耗伤肺肾之阴，故在缓解期可出现肺、脾、肾三脏的虚损之象。

（二）西医病因病理

1. 病因　诱发哮喘发作的常见危险因素如下：

（1）吸入过敏原（室内的尘螨、动物毛屑及排泄物、蟑螂、真菌，室外的花粉、真菌等）。

（2）食物过敏原（牛奶、鱼、虾、鸡蛋和花生等）。

（3）呼吸道感染（尤其是病毒及支原体感染）。

（4）强烈的情绪变化。

（5）运动和过度通气。

（6）冷空气。

（7）药物（如阿司匹林等）。

（8）职业粉尘及气体。

2. 发病机制　本病的发病机制复杂，尚未完全清楚，与免疫因素，神经、精神及内分泌因素，遗传学背景和神经信号通路密切相关。

（1）免疫因素：气道慢性炎症是哮喘的本质。哮喘的免疫学发病机制为：Ⅰ型树突状细胞（DCI）成熟障碍，分泌白细胞介素（IL）-12不足，使Th0不能向Th1细胞分化；在IL-4诱导下，DCⅡ促进Th0细胞向Th2发育，导致Th1/Th2细胞功能失衡。Th2细胞促进B细胞产生大量IgE和分泌炎症细胞因子，刺激其他细胞产生一系列炎症介质，最终诱发速发型变态反应和慢性气道炎症。

（2）神经、精神及内分泌因素：哮喘患儿β肾上腺素能受体功能低下和迷走神经张力亢进或同时伴有α肾上腺素能神经反应性增强，从而发生气道高反应性。在气道的自主神经系统中，存在非肾上腺素能非胆碱能（NANC）神经系统，该系统又分为抑制性NANC神经系统（i-NANC）及兴奋性NANC神经系统（e-NANC），两者平衡失调,可引起支气管平滑肌收缩。

部分患儿哮喘发作与情绪有关,约 2/3 的哮喘患儿于青春期症状完全消失。于月经期、妊娠期和患甲状腺功能亢进时症状加重,均提示哮喘发病可能与内分泌功能紊乱有关,发病机制不明。

(3)遗传学背景:哮喘为多基因的遗传性疾病,患儿及其家庭成员患过敏性疾病者明显高于正常人群。

(4)神经信号通路:哮喘患儿体内丝裂素活化蛋白激酶(MAPK)等神经信号通路的细胞因子、黏附因子和炎症介质等,参与气道炎症和气道重塑。

3.病理 哮喘死亡患儿的肺组织呈肺气肿,大、小气道内填满黏液栓。黏液栓由黏液、血清蛋白、炎症细胞和细胞碎片组成。显微镜显示支气管和毛细支气管上皮细胞脱落,管壁嗜酸性细胞和单核细胞浸润,血管扩张和微血管渗漏,基底膜增厚,平滑肌增生肥厚,杯状细胞和黏膜下腺体增生。

气流受阻是哮喘病理生理改变的核心,急性支气管痉挛、气道壁炎性肿胀、慢性黏液栓形成和气道壁重塑是引起气流受阻的主要原因。

二、主要临床表现

咳嗽和喘息呈阵发性发作,以夜间及清晨为重。发作前可有胸闷、打喷嚏、鼻塞、流涕和鼻痒、咽痒、眼痒和流泪等。发作时表现为阵发性刺激性干咳,气喘可逐渐加剧,患儿自觉气短,呼吸困难,出现呼气相延长伴有喘鸣。重者表现为喘憋加重,端坐呼吸,恐惧不安,大汗淋漓,面色青灰。查体可见桶状胸、三凹征;肺部听诊两肺可闻及呼气性高音调哮鸣音或伴其他干性啰音,严重者两肺呼吸音及哮鸣音减低,甚至不能闻及。

三、辅助检查

1.肺功能测定 肺通气功能检测是诊断哮喘的重要手段,也是评估哮喘病情严重程度和控制水平的重要依据。多适用于 5 岁以上病儿。主要用 1 秒用力呼气容积 / 用力肺活量(FEV$_1$/FVC)及呼气峰流速(PEF)两种方法测定是否存在气流受限及其程度。

2.影像学检查 胸部 X 线检查,发作期患儿正常或呈间质性改变,可有肺气肿或肺不张;缓解期大多正常。胸片 X 线和 CT 用于鉴别诊断和发现有无并发症。

3.过敏状态检测 多种吸入性或食物性过敏原致敏是儿童哮喘的主要危险因素。因此,对于所有反复喘息怀疑哮喘的儿童,均推荐进行变应原皮肤点刺试验或血清变应原特异性 IgE 测定,以了解患儿的过敏状态,协助哮喘诊断。此外,外周血嗜酸性粒细胞分类计数对过敏状态的评估有一定价值。

4.气道炎症指标检测 诱导痰嗜酸性粒细胞分类计数和呼出气一氧化氮水平等检查方法在儿童诊断及病情监测中发挥一定的作用。

四、诊断及鉴别诊断

(一)诊断标准(中华医学会儿科学分会呼吸学组 2016 年修订)

1.儿童哮喘诊断标准

(1)反复喘息、咳嗽、气促、胸闷,多与接触变应原、冷空气、物理、化学性刺激、呼吸道感染、运动以及过度通气（如大笑和哭闹）等有关，常在夜间和（或）凌晨发作或加剧。

（2）发作时双肺可闻及散在或弥漫性，以呼气相为主的哮鸣音，呼气相延长。

（3）上述症状和体征经抗哮喘治疗有效，或自行缓解。

（4）除外其他疾病所引起的喘息、咳嗽、气促和胸闷。

（5）临床表现不典型者（如无明显喘息或哮鸣音），应至少具备以下1项：

1）证实存在可逆性气流受限：①支气管舒张试验阳性：吸入速效 β_2 受体激动剂（如沙丁胺醇压力定量气雾剂 $200\sim400\mu g$）后15分钟第一秒用力呼气量（FEV_1）增加≥12%；②抗炎治疗后肺通气功能改善：给予吸入糖皮质激素和（或）抗白三烯药物治疗4～8周，FEV_1 增加≥12%。

2）支气管激发试验阳性。

3）最大呼气峰流量（PEF）日间变异率（连续监测2周）≥13%。

符合第（1）～（4）条或第（4）、（5）条者，可诊断为哮喘。

2. 咳嗽变异性哮喘（CVA）的诊断

（1）咳嗽持续 >4 周，常在运动、夜间和（或）凌晨发作或加重，以干咳为主，不伴有喘息。

（2）临床上无感染征象，或经较长时间抗生素治疗无效。

（3）抗哮喘药物诊断性治疗有效。

（4）排除其他原因引起的慢性咳嗽。

（5）支气管激发试验阳性和（或）PEF 日间变异率（连续监测2周）≥13%。

（6）个人或一、二级亲属过敏性疾病史，或变应原检测阳性。

以上第（1）～（4）条为诊断基本条件。

（二）鉴别诊断

本病应与毛细支气管炎、呼吸道异物等疾病相鉴别（表14-2）。

表 14-2　支气管哮喘的鉴别诊断

疾病	鉴别
毛细支气管炎	多由呼吸道合胞病毒及副流感病毒所致，多见于2～6个月婴儿，血清病毒抗体检测或咽拭分离有助于诊断
呼吸道异物	有异物吸入史，剧烈呛咳，胸部X线检查、支气管镜检可有助于确诊

五、临床治疗

采用长期、持续、规范和个体化的治疗原则。发作期抗炎、平喘，以便快速缓解症状。对轻、中度患者，采用规范的中西医结合治疗。重度或哮喘持续状态则以西医急救治疗为主，同时配合回阳固脱、宣肺平喘等中药治疗。缓解期应坚持长期中医扶正固本等综合疗法以控制症状、炎症，降低气道高反应性，避免触发因素等。

（一）中医治疗

1. 中医辨证思路

（1）辨发作期、迁延期和缓解期：咳嗽喘促、喉间哮鸣为发作期；咳嗽有痰，动则气喘为迁延期；缓解期以正虚为主，气短多汗，易于感冒为气虚；形寒肢冷面白，动则心悸为阳虚；消瘦盗汗，面色潮红为阴虚。

（2）发作期重点辨寒热：根据喉间痰鸣声，面、唇、咽的颜色，舌脉结合大便、小便分别辨证。若咳嗽气紧，喉间痰声低沉，咳白色泡沫痰，形寒肢冷，大便溏薄，唇、舌、咽色淡，苔白，属寒证；若喉间痰声高亢，咳黄色泡沫痰，大便干燥，面、唇、咽、舌红，脉数者，属热证。

（3）迁延期重点辨脏腑：属虚实夹杂证，若自汗出，面色淡白，反复感冒诱发者，属肺气虚；若咳嗽痰多，食少便溏，面色少华，属脾气虚，临床可见肺脾气虚证。若动则气短，尿床或夜尿增多，生长发育迟缓，属肾气虚。

（4）缓解期辨脏腑及气阴阳：本期咳喘已平，气短多汗，易于感冒为气虚，多归肺脾；形寒肢冷面白，动则心悸为阳虚，多归脾肾；消瘦盗汗，面色潮红为阴虚，多归肺肾。

（5）辨轻重险逆和诱发因素：发时哮鸣呼吸困难，短期内即逐渐平复，其证多轻。哮喘久发不已，咳嗽喘鸣气促，不能平卧，则属重证。若哮发急剧，张口抬肩，面色青灰，面目浮肿，肢静身冷，则为险逆之候。诱发因素常可通过详细的病史询问或进行一些必要检查，如过敏原筛查试验来进行辨别。

2. 治疗原则　发作期以邪实为主，治疗当攻邪为急，分寒热虚实，随证施治；缓解期以正虚为主，治当扶正为主，调其脏腑功能；若虚中有实，虚实夹杂，则宜扶正祛邪，标本兼顾。

3. 辨证施治

（1）发作期

1）寒性哮喘

［证候］　咳嗽气促，喉间哮鸣，咳痰清稀，鼻流清涕，鼻塞喷嚏，形寒无汗，面白肢冷，小便清长，大便溏薄，咽不红，舌质淡，苔白，脉浮紧，指纹红。

［治法］　温肺散寒，化痰定喘。

［方药］　小青龙汤加减。

咳嗽甚者，加紫菀、款冬花、旋覆花；哮吼甚者，加射干、地龙；喘促甚者，加赭石；若表寒不甚，寒饮阻肺者，可用射干麻黄汤加减。

2）热性哮喘

［证候］　咳嗽喘促，声高息涌，喉间痰吼哮鸣，咳痰黄稠，发热面赤，烦躁口渴，大便干结，小便黄少，咽红，舌质红，苔黄或黄腻，脉滑数，指纹紫。

［治法］　清肺化痰，止咳平喘。

［方药］　麻杏石甘汤加减。

喘急者，加地龙、僵蚕；痰多者，加胆南星、竹沥；咳甚者，加炙百部、款冬花；热重者，选加栀子、鱼腥草、黄芩；便秘者，加瓜蒌仁、大黄；若表证不著，喘息咳嗽，痰鸣，痰色微黄，可选用定喘汤加减。

3）外寒内热

［证候］　喘促气急，咳嗽哮鸣，鼻塞喷嚏，流清涕，或恶寒发热，咳痰黏稠色黄，口渴，小便黄赤，大便干结，咽红，舌质红，苔薄白或薄黄，脉滑数或浮紧，指纹浮红或沉紫。

［治法］　解表清里，止咳定喘。

227

[方药]　大青龙汤加减。

热重者，加栀子、鱼腥草、虎杖；咳嗽重者，加桑白皮、前胡、紫菀；喘促甚者，加射干、桑白皮；痰热重者，加地龙、黛蛤散、竹沥。

（2）迁延期

1）风痰内蕴，肺脾气虚

[证候]　咳喘减而未平，动则气喘，面色少华，易于出汗，平素易感，晨起及吹风后易作喷嚏、流涕、神疲纳呆，大便稀溏，舌质淡，苔薄白或白腻，脉细弱，指纹淡滞。

[治法]　祛风化痰，补益肺脾。

[方药]　二陈汤合人参五味子汤加减。

喘鸣时作者，加炙麻黄、葶苈子；喷嚏频作者，加辛荑、苍耳子；汗多者，加碧桃干、浮小麦；痰多色黄者，加浙贝母、胆南星；纳呆者，加焦山楂、焦六神曲；便溏者，加炒扁豆、山药。

2）风痰内蕴，肾气亏虚

[证候]　气喘、喉间哮鸣久作未止，动则喘甚，喘促胸满，咳嗽，喉中痰鸣，痰多质稀、色白、易咯，面色欠华，畏寒肢冷，神疲纳呆，小便清长，舌质淡，苔薄白或白腻，脉细弱或沉迟，指纹淡滞。

[治法]　泻肺祛痰，补肾纳气。

[方药]　偏于上盛者用苏子降气汤加减。偏于下虚者用都气丸合射干麻黄汤加减。

动则气短难续者，加胡桃肉、紫石英、诃子、蛤蚧；畏寒肢冷者，加制附片、淫羊藿；畏寒腹满者，加椒目、厚朴；痰多色白，屡吐不绝者，加白果、芡实；发热咯痰黄稠者，加黄芩、冬瓜子、虎杖。

（3）缓解期

1）肺脾气虚

[证候]　面白少华，气短自汗，咳嗽无力，神疲懒言，形瘦纳差，大便溏薄，易于感冒，舌质淡，苔薄白，脉细软，指纹淡。

[治法]　补肺固表，健脾益气。

[方药]　人参五味子汤合玉屏风散加减。

汗多者，加煅龙骨、煅牡蛎；食纳减少者，加砂仁、山楂；便溏者，加山药、白扁豆。

2）脾肾阳虚

[证候]　面色苍白，形寒肢冷，动则喘促咳嗽，气短心悸，脚软无力，腹胀纳差，大便溏泄，小便频多，舌质淡，苔薄白，脉细弱，指纹淡。

[治法]　温补脾肾，固摄纳气。

[方药]　金匮肾气丸加减。

虚喘明显者，加蛤蚧、冬虫夏草；咳甚者，加款冬花、紫菀；夜尿多者，加益智仁、菟丝子、补骨脂。

3）肺肾阴虚

[证候]　面色潮红，夜间盗汗，消瘦气短，手足心热，干咳少痰，喘促乏力，舌质红，苔花剥，脉细数，指纹淡红。

[治法]　养阴清热，敛肺补肾。

[方药]　麦味地黄丸加减。

盗汗甚者，加知母、黄柏；呛咳不爽者，加百部、款冬花；潮热者，加鳖甲、地骨皮。

4．中医其他疗法

（1）临床常用中成药：①小青龙口服液：功能解表化饮，止咳平喘，用于寒性哮喘；②小儿咳喘灵颗粒：功能宣肺清热，止咳祛痰，用于热性哮喘；③玉屏风颗粒：功能益气固表止汗，用于肺脾气虚者。

（2）针灸疗法：发作期取定喘、天突、内关，针刺，1日1次。缓解期取大椎、肺俞、足三里、肾俞、关元、脾俞，每日取3～4穴，轻刺加灸，隔日1次。

（3）贴敷疗法：《张氏医通》方白芥子30g、延胡索30g、甘遂15g、细辛15g，共研末，分成3份，每隔10天使用1份，用时取药末1份，加生姜汁调稠如硬币大，分别敷于两侧百劳、肺俞、膏肓穴上，贴2～4小时揭去，时间为每年夏天的初伏、中伏、末伏3次，连用3年。

（4）推拿疗法：先用推法，依次横推胸腹部（以华盖、膻中为重点），腰背部（自上而下，以肺俞、膈俞、命门为重点），脊柱及其两侧。接着按肺俞、膈俞。此法适用于哮喘缓解期，每1～2日1次，10次为1个疗程。

（二）西医治疗

1．哮喘常用药物及方法

（1）糖皮质激素类：可根据病情选择口服或静脉途径给药。药物及剂量：①口服：泼尼松或泼尼松龙1～2mg/（kg·d），疗程3～5天。②静脉：注射甲泼尼龙1～2mg/（kg·次）或琥珀酸氢化可的松5～10mg/（kg·次），根据病情可间隔4～8h重复使用。③吸入：可选用雾化吸入布地奈德悬液1mg/次，或丙酸倍氯米松混悬液0.8mg/次，每6～8小时1次。

（2）β_2受体激动剂：临床最有效、应用最广的支气管扩张剂。吸入速效β_2受体激动剂是治疗儿童哮喘急性发作的一线药物。雾化吸入为首选，药物及剂量：雾化吸入沙丁胺醇或特布他林，体重≤20kg，每次2.5mg；体重>20kg，每次5mg，维持4～6小时。严重哮喘发作第1小时可每20分钟1次，以后根据治疗反应逐渐延长给药间隔，根据病情每1～4小时重复吸入治疗。

（3）抗胆碱能药物：异丙托溴铵雾化吸入，药效较β_2受体激动剂弱，但长期应用不易产生耐药，不良反应少。

（4）茶碱类药物：可解除支气管痉挛，还有抗炎、兴奋呼吸中枢和呼吸肌等作用，是常用的平喘药物。常用的口服药物有氨茶碱和控释型茶碱。氨茶碱的有效浓度与中毒浓度很接近，宜做血药浓度监测。

（5）硫酸镁：有助于危重哮喘症状的缓解，安全性良好。不良反应包括一过性面色潮红、恶心等，通常在药物输注时发生。如过量可静注10%葡萄糖酸钙拮抗。

（6）白三烯受体调节剂：是新一代非糖皮质激素类抗炎药物。常用药物如孟鲁斯特钠（顺尔宁）。

2．哮喘持续状态的治疗　保持患儿安静，必要时可用水合氯醛灌肠，给予吸氧，补充液体和纠正酸中毒。尽早使用糖皮质激素，可静脉注射甲基泼尼松龙。静脉滴注氨茶碱，β_2受体激动剂吸入或静脉给药以缓解支气管痉挛。同时发生下呼吸道细菌感染则选用对病原体敏感的抗生素。经合理联合治疗，但症状持续加重，出现呼吸衰竭征象时，应及时给予辅助机械通气治疗。

六、中西医结合诊疗思路

哮喘是儿童时期最常见的慢性气道疾病，反复发作，应尽早开始控制治疗。急性发作期应快速缓解症状，如平喘、抗炎治疗；慢性持续期和临床缓解期要防止症状加重和预防复发，如避免触发因素、抗炎、降低气道高反应性、防止气道重塑，并做好自我管理。注重药物治疗和非药物治疗相结合，不可忽视非药物治疗如哮喘防治教育、变应原回避、患儿心理问题的处理、生命质量的提高、药物经济学等诸方面在哮喘长期管理中的作用。

1. 明确中医药防治哮喘的适应证、确切疗效，除监测临床症状体征变化外，引入免疫球蛋白、肺功能、一氧化氮检测等指标，科学客观的评价应用中医药的作用。发作期采用中医综合治疗，包括口服、静滴、外敷、雾化吸入、针灸推拿等综合措施，提高疗效。

2. 对哮喘典型重度发作患者，口服中药汤剂困难者，可采用膏药外敷、中药保留灌肠等治疗手段，积极开发中药新剂型，并采用中西医结合治疗，缩短病程、提高疗效，防止病程迁延反复。

3. 重视中医药辨证分期论治在减少哮喘病复发方面发挥的积极作用，开展哮喘康复治疗，发挥中医药外治疗法优势，优化耳针、推拿、中药外敷等方案。宣教哮喘缓解期巩固治疗的重要性，定期回访，跟踪治疗。

七、预防与康复

1. 宣传哮喘防治知识，提高公众对哮喘的认识，本着"医生精治，患儿细防"原则，提高预防和管理哮喘水平。

2. 针对家族中具有过敏体质的遗传基因，应采取筛查饮食环境等早期干预措施。

3. 注重生活饮食调理。适寒温，防外感，禁忌过敏物。

4. 重视精神调摄。积极指导患儿及其家长对本病有正确的、较全面的理解，减轻精神压力，增强战胜疾病的信心；避免精神刺激和过度劳累。

病案分析

病案：王某，男，6岁。反复喘息2年，近2日感冒而犯。诊时咳嗽，气喘、黄痰，日夜皆作，尤以睡前喘时喉间哮鸣明显。低热，纳差，夜卧不宁，大便干结，小便黄。查体：体温37.3℃，神烦气急，面赤唇干，咽红肿，舌红，舌苔黄厚，脉数有力。诊为支气管哮喘，发作期，热型。患儿平素易喘，体内伏痰，外感风热，夹痰内阻，痰气交阻，相互搏结，阻塞气道，以致呼吸困难，气息喘促。痰热蕴肺，肺气不畅，则咳嗽，咳黄痰。肺热下移大肠，故大便干结。治以清肺解毒，止咳平喘。方药如下：紫苏子10克，前胡10克，麻黄3克，射干10克，地龙10克，白屈菜10克，杏仁3克，枳实10克，重楼10克，僵蚕10克，黄芩10克，服药四剂，喘促缓解，无哮鸣，偶咳，有痰，继以止咳化痰药物口服。

分析：本例属哮喘发作期，热性哮喘。方用苏子、射干、麻黄、前胡宣通开肺、降气平喘；地龙、僵蚕、白屈菜开肺解痉，黄芩、枳实清热泻肺；杏仁、重楼止咳利咽。方中一宣一降，一解一泻，共奏止哮平喘之效。白屈菜为王烈教授治疗咳喘病常用药物。

本方系王烈治疗小儿哮喘的有效方剂之一。认为小儿哮喘发作时以"气滞、血瘀、痰阻"为病理改变。该方在止哮平喘的同时，体现了活血化瘀的学术思想，瘀去气可行，壅可散，痰自化，哮喘可治。

（摘自王烈《婴童哮论》）

 知识链接

GINA方案

全球哮喘防治创议（Global Initiative for Asthma，GINA）由世界卫生组织和美国国立卫生院心肺血液研究所组织全球哮喘和防治领域的专家共同制定，目的在于增进卫生工作者、公共卫生行政部门和普通公众对哮喘的认识，通过全世界的共同努力，提高预防和管理哮喘的水平。

GINA重要事件发展回顾：1993年GINA专家组成立；1995年发表GINA系列丛书；1998年修订，对哮喘根据严重程度进行分类；2002开始每年内容更新；2006年基于2005年的大量临床研究对内容进行重大更新。主要内容包括，如哮喘是一种慢性气道炎症性疾病，需要长期维持治疗；应当根据哮喘的严重程度和控制水平采取适当的分级或降级治疗；哮喘的管理需要建立患者和医生的合作关系，需要对患者及其家庭进行不懈的教育等。

2002年至今，GINA内容逐年更新，GINA委员会将不断提高临床医师对哮喘的认识，引领我们走在哮喘诊治领域的最前沿。

 知识拓展

哮喘的分期与分级

《儿童支气管哮喘诊断与防治指南》[中华医学会儿科学分会呼吸学组《中华儿科杂志》编辑委员会（2016年修订）]对哮喘的分期与分级如下：

（一）分期

哮喘可分为三期：急性发作期、慢性持续期和临床缓解期。急性发作期是指突然发生喘息、咳嗽、气促、胸闷等症状，或原有症状急剧加重；慢性持续期是指近3个月内不同频度和（或）不同程度地出现过喘息、咳嗽、气促、胸闷等症状；临床缓解期系指经过治疗或未经治疗症状、体征消失，肺功能恢复到急性发作前水平，并维持3个月以上。

（二）分级

哮喘的分级包括哮喘控制水平分级、病情严重程度分级和急性发作严重度分级。

1. 控制水平的分级　包括对目前哮喘症状控制水平的评估和未来危险因素评估。依据哮喘症状控制水平，分为良好控制、部分控制和未控制。以哮喘控制水平为主导的哮喘长期治疗方案可使患儿得到更充分的治疗，大多数患儿可达到哮喘临床控制。

2. 病情严重程度的分级　该分级应依据达到哮喘控制所需的治疗级别进行回顾性评估分级，通常在控制药物规范治疗数月后进行评估，一般分为轻度持续哮喘、中度持续哮喘和重度持续哮喘。

3. 哮喘急性发作严重度分级　哮喘急性发作常表现为进行性加重的过程，以呼气流量降低为其特征，常因接触变应原、刺激物或呼吸道感染诱发。

第三节　过敏性紫癜

过敏性紫癜（anaphylactoid purpura）又称亨 - 舒综合征（Henoch-Schonlein syndrome，Henoch-Schonleinpurpura，HSP），是儿童时期最常见的以小血管炎为主要病变的系统性血管炎。临床以血小板不减少性皮肤紫癜、关节肿痛、腹痛、便血、血尿和蛋白尿为特征。本病多发生于学龄前及学龄期儿童，男多于女，一年四季均可发病，以秋冬季发病较多，近年发病率有增高趋势。

本病属于中医学"紫癜""血证""肌衄""葡萄疫""紫癜风"等范畴。

一、病因病理

（一）中医病因病机

病因分为外因、内因两大类。外因与感受外邪有关，内因与饮食失节、瘀血阻滞、久病气血亏虚等因素有关。

小儿为稚阴稚阳之体，脾常不足，气血未充，卫外不固，外感时令之邪或饮食不节，邪热内生，热伤血络，迫血妄行，血不循经，泛溢肌肤则为紫癜；内伤胃肠血络，中焦气血阻遏，而见腹痛、呕血、便血；下注膀胱则见尿血；瘀热阻滞四肢经络，则为关节肿痛。离经之血不能速散，可形成瘀血。先天禀赋不足或疾病迁延日久，耗气伤阴，气虚则统摄无权，气不摄血，血行不循常道而外溢肌肤，重则吐衄便血；阴虚火炎，血随火动，渗于脉外，可致紫癜反复发作。

总之，本病多为内有伏热兼感时邪而发病，邪热入血，迫血妄行，血不循经，热盛伤络是其主要病机。早期多为风热伤络，血热妄行，以阳证、热证、实证居多；病久由实转虚，或素体亏虚为主者，则多见虚证，或虚实并见。与心、肺、脾有密切关系，也可涉及肝、肾。

（二）西医病因病理

1. 病因　迄今仍未完全明确，可能与感染（细菌、病毒、寄生虫等）、食物（牛奶、鸡蛋、鱼虾等）、药物（抗生素、磺胺类、解热镇痛剂等）、花粉、昆虫及预防接种、寒冷等因素有关。因发病有家族、种族倾向，表明可能与遗传有关。

2. 发病机制　近年发现该病存在广泛的免疫学异常。血清 IgA 含量升高，循环免疫复合物尤以 IgA 循环免疫复合物明显增高。皮肤、肠道和肾小球血管壁有 IgA、补体 C3、纤维蛋白沉积。上述免疫学改变提示本病可能系 IgA 免疫复合物疾病。

3. 病理　为广泛的全身性小血管炎，以毛细血管为主，亦可波及小静脉和小动脉。血管周围可见中性粒细胞、嗜酸性粒细胞、淋巴细胞浸润和浆液性渗出。病灶中亦可见散在核碎片和不同程度的红细胞渗出。内皮细胞肿胀，可有血栓形成。严重者可成坏死性小动脉炎。血管通透性改变可引起皮下组织、黏膜、内脏器官水肿及出血。皮肤、胃肠道、关节周围、肾脏最常受累，偶亦累及身体其他部位。肾脏的病理变化轻重不一，多为局灶性肾小球病变，重者为增殖性肾炎伴新月体形成。免疫荧光检查发现系膜区 IgA 沉积，为本病的特征。

笔记

二、主要临床表现

一般急性起病，大多以皮肤紫癜为首发症状。部分病例以腹痛、关节炎或肾脏症状首先出现，起病前1～3周常有上呼吸道感染史。

1. **皮肤症状** 反复出现皮肤紫癜为本病特征。皮疹多见于四肢、臀部，尤以下肢伸侧及膝、踝关节附近最多，呈对称分布，分批出现。皮疹大小、形态不一，初起呈红色斑丘疹，渐成为出血性丘疹，高出皮面，压之不褪色，数日后转为紫色，继而呈棕褐色而消退。有时可融合或中心呈出血性坏死。一般4～6周后皮疹消退，部分病例间隔数周、数月后又复发。除紫癜性皮疹外，部分病例常同时合并荨麻疹及头顶、手背或足背出现血管神经性水肿，可称之为巨大荨麻疹。

2. **胃肠道症状** 约见于2/3病例。由血管炎引起的肠壁水肿、出血、坏死或穿孔是产生肠道症状及严重并发症的主要原因。一般以阵发性剧烈腹痛为主，常位于脐周或下部，有压痛但很少有反跳痛，可伴呕吐。部分病例出现轻重不等的便血，少数患者可并发肠套叠、肠梗阻甚至肠穿孔。

3. **关节症状** 约1/3病例可出现膝、踝等大关节肿痛，活动受限，常为一过性，多在数日内消失而不留关节畸形。

4. **肾脏症状** 30%～50%患儿出现肾脏损害的临床表现。多在皮疹出现后2～4周出现，也可出现于皮疹消退后或疾病静止期。症状轻重不一，多数患儿出现血尿和蛋白尿，少数重症患儿伴浮肿及高血压，为紫癜性肾炎。少数呈肾病综合征表现。肾脏病变轻重与预后关系密切，多数病儿肾脏病变能完全恢复，少数发展为慢性肾炎，偶有发生急性肾衰竭，甚至可并发尿毒症。

5. **其他表现** 中枢神经系统病变是本病潜在的危险之一，偶可发生颅内出血、惊厥、昏迷、失语等。

三、辅助检查

1. **外周血检查** 白细胞正常或增加，嗜酸性粒细胞可增加；血小板计数、出凝血时间、血块收缩试验均正常。

2. **血沉** 正常或增快。部分病例毛细血管脆性试验阳性。

3. **尿常规** 肾脏受累时可出现镜下血尿及蛋白尿，重症可有肉眼血尿。

4. **粪常规** 有消化道症状者，大便潜血试验可呈阳性。

5. **免疫学检查** 可有C反应蛋白升高，抗"O"抗体效价增高。约半数病人IgA水平升高，IgG、IgM水平升高或正常。抗核抗体及类风湿因子常阴性。

6. **其他** 腹部超声检查有利于早期诊断肠套叠，头颅MRI对有中枢神经系统症状患儿可予确诊，肾穿刺适于肾脏症状较重和病情迁延者。

四、诊断及鉴别诊断

(一)诊断要点

1. 典型皮肤紫癜，可合并荨麻疹及血管神经性水肿。腹痛、呕吐、便血，大关节肿痛。合并肾脏改变可有血尿和蛋白尿，重症可伴浮肿、高血压及蛋白尿。其他表现包括头痛、颅内出血、惊厥、昏迷、失语等。

2. 实验室检查　血小板计数及出血、凝血实验正常。

（二）鉴别诊断

过敏性紫癜因临床表现不同,可与免疫性血小板减少性紫癜、脑膜炎双球菌菌血症、急性阑尾炎等多种疾病相鉴别（表14-3）。

表14-3　过敏性紫癜的鉴别诊断

疾病	鉴别
免疫性血小板减少性紫癜	皮肤、黏膜可见出血点及瘀斑,不高出皮肤,分布在全身各处,血小板计数减少,出血时间延长,骨髓中成熟巨核细胞减少
脑膜炎双球菌菌血症	两者均可出现紫癜样皮疹,但脑膜炎双球菌血症的皮疹一开始即为瘀斑,其中心部位可有坏死。起病急骤,持续高热、神昏、抽搐、血培养阳性
急性阑尾炎	儿童期出现急性腹痛者,要考虑过敏性紫癜与急性阑尾炎的可能。急性阑尾炎腹痛常先于发热,腹痛的部位以右下腹为主,呈持续性,有固定压痛点、反跳痛及腹肌紧张,无皮肤紫癜

五、临床治疗

目前西医无特异性治疗方法,主要采取支持和对症治疗。中医以解毒凉血化瘀为原则,根据病情辨证施治。

（一）中医治疗

1. 中医辨证思路　首先根据起病、病程、紫癜颜色等辨虚实。起病急,病程短,紫癜颜色鲜明者多属实;起病缓,病情反复,病程缠绵,紫癜颜色较淡者多属虚。其次要注意判断病情轻重。凡出血量少者为轻症;出血严重伴大量便血、血尿、明显蛋白尿,或头痛、抽搐等均为重症。

2. 治疗原则　针对本病的毒、热、瘀,其治疗大法应为解毒凉血化瘀。风热伤络,宜祛风清热,凉血安络;湿热痹阻,宜清热祛湿,活血通络;胃肠积热,宜泻火解毒,清胃化斑;血分热盛,宜清热解毒,凉血化瘀;恢复期气阴亏虚,常用益气摄血、滋阴凉血之法。紫癜为离经之血,皆属瘀血,故要重视凉血化瘀法的应用。

3. 辨证施治

（1）风热伤络

[证候]　紫癜见于下半身,以下肢伸侧和臀部为多,呈对称性,颜色鲜红,呈丘疹或红斑,大小形态不一,可融合成片,或有痒感,伴发热,微恶风寒,咳嗽,咽红,或见关节痛,腹痛,便血,尿血,舌质红,苔薄黄,脉浮数。

[治法]　祛风清热,凉血安络。

[方药]　银翘散加减。

皮肤瘙痒者,加地肤子、蝉蜕;尿血者,加白茅根、小蓟、茜草;关节痛者,加秦艽、防己、牛膝;腹痛者,加木香、延胡索。

（2）血热妄行

[证候]　起病急骤,壮热面赤,咽干,心烦,渴喜冷饮,皮肤瘀斑瘀点密集或成片,伴鼻衄、齿衄,大便干燥,小便黄赤,舌质红绛,苔黄燥,脉弦数。

[治法]　清热解毒,凉血化瘀。

[方药] 犀角地黄汤加减（犀角现用水牛角代）。

皮肤紫癜多者，加藕节炭、地榆炭、三七粉（吞）；鼻衄量多者，加炒栀子、白茅根；尿血者，加大蓟、小蓟、白茅根；便血者，加地榆炭、槐花；腹中痛者，加白芍、甘草。

（3）湿热痹阻

[证候] 皮肤紫癜多见于关节周围，尤以膝踝关节为主，关节肿胀灼痛，影响肢体活动，偶见腹痛、尿血，舌质红，苔黄腻，脉滑数或弦数。

[治法] 清热祛湿，活血通络。

[方药] 四妙丸加减。

关节肿痛、活动受限者，加赤芍、鸡血藤、忍冬藤；尿血者，加小蓟、石韦；腹痛较著者，则可配以芍药甘草汤。

（4）胃肠积热

[证候] 瘀斑遍布，下肢多见，腹痛阵作，口臭纳呆，腹胀便秘，或伴齿龈出血，便血，舌质红，苔黄或黄腻，脉滑数。

[治法] 泻火解毒，清胃化斑。

[方药] 葛根黄芩黄连汤合小承气汤加减。

便血者，加槐花炭、地榆炭；腹痛甚者，加白芍、丹参、延胡索；热毒盛者，加大青叶、焦栀子；出血较多者，可加水牛角、牡丹皮。

（5）气不摄血

[证候] 病程较长，紫癜反复发作，隐约散在，色泽淡紫，腹痛绵绵，神疲倦怠，面白少华，食少纳呆，头晕心悸，舌质淡，苔薄白，脉细无力。

[治法] 健脾益气，养血摄血。

[方药] 归脾汤加减。

出血不止者，加鸡血藤、血余炭、阿胶；纳差者，加炒谷芽、苍术、神曲；腹痛便血者，加防风炭、生地榆。

（6）阴虚火旺

[证候] 起病缓慢，时发时隐，或紫癜已退，仍有腰背酸软，五心烦热，潮热盗汗，口干咽燥，头晕耳鸣，尿血，便血，舌质红，苔少，脉细数。

[治法] 滋阴降火，凉血止血。

[方药] 大补阴丸加减。

尿血色红者，可另吞服琥珀粉、三七粉；肾阴亏虚者，加枸杞子、山茱萸、墨旱莲、女贞子。

4. 中医其他疗法

（1）临床常用中成药：①荷叶丸：功能凉血止血，用于血热妄行证；②归脾丸：功能益气健脾，养血安神，用于气不摄血证。

（2）针灸疗法：主穴：曲池、足三里。配穴：合谷、血海。先刺主穴，效果不好加刺配穴。有腹痛加刺三阴交、太冲、内关。

（二）西医治疗

1. 一般治疗 目前尚无特效疗法，卧床休息，积极寻找和去除致敏因素，控制感染，补充维生素C。

2. 对症治疗 有荨麻疹或血管神经性水肿时，应用抗组胺药物和钙剂；腹痛时应用阿托品等解痉剂；消化道出血时应禁食，可静脉滴注西咪替丁每日 20～40mg/kg，必要时输血治疗。

3. 肾上腺皮质激素　急性期应用可缓解腹痛和关节痛，但不能预防肾脏损害的发生，亦不能影响预后。可用泼尼松每日 1～2mg/kg，分次口服，或用地塞米松、甲泼尼龙静脉滴注，症状缓解后即可停用。若并发肾炎且经激素治疗无效者，可联合环磷酰胺、雷公藤多苷片等免疫抑制剂治疗。

4. 抗凝治疗　阿司匹林每日 3～5mg/kg，每日 1 次口服；双嘧达莫（潘生丁）每日 2～3mg/kg，分次口服。可阻止血小板聚集和血栓形成，改善微循环。选用肝素每日 0.5～1mg/kg，可降低紫癜性肾炎的发生。

六、中西医结合诊疗思路

过敏性紫癜是小儿临床疑难杂病。患者临床表现个体差异大，病情轻重程度不一，治疗要分清轻重缓急，选择适宜的治疗方法。

1. 对于过敏性紫癜以皮疹为主要表现的患者，口服中药为主要治法，对于皮疹反复不愈，可考虑在口服中药的基础上，酌情给予免疫抑制剂治疗，以免病情迁延不愈或逐渐加重。

2. 过敏性紫癜胃肠道症状严重患者，如持续性或慢性腹痛、呕血或血便，可给予糖皮质激素治疗，必要时使用免疫抑制剂，并配合中医外治疗法，提高腹痛缓解率，降低外科并发症发病风险。

3. 过敏性紫癜患儿肾脏受累程度决定患儿的远期预后，以血尿为主要表现的患儿，多采用清热凉血、滋阴降火、益气固摄等治法；以蛋白尿为主要表现的患儿，采用分清泌浊、益气固摄、补肾固精等治法。应尽可能早期行肾活检，以免延误病情，错过治疗最佳时机。

七、预防与康复

1. 积极参加体育活动，增强体质，提高抗病能力。

2. 清除慢性感染灶，积极治疗上呼吸道感染。

3. 注意寻找引起本病的各种原因，去除过敏原。

4. 发病期间饮食宜清淡，忌食虾蟹、肥甘厚腻及辛辣之品，适当增加富含维生素 C 的食物。

5. 急性期或出血量多时，宜卧床休息，限制活动，密切观察，对症处理。

 病案分析

病案：张某，男，8 岁。双下肢紫斑 5 天。患儿起病前 5 天自觉咽喉肿痛，周身痛，发热，自服感冒药病情不见缓解，继而双下肢见瘀斑，微痒，膝关节酸痛，腹痛，食少，尿血。查体：双侧扁桃体Ⅱ度肿大，咽后壁黏膜充血，心肺正常。腹部中度压痛，四肢伸侧见密集的黄豆粒大瘀斑，膝关节肿。舌质淡红，舌苔薄黄，脉数。尿常规：尿蛋白(+)，红细胞(++)，管型 0～2/HP。血常规、尿素氮、血肌酐均在正常范围，双肾 B 超未见异常。辨为毒邪内侵，血热妄行，血不循经，溢于脉外。治宜解毒清热，凉血化斑。处方：重楼、赤芍、紫草、虎杖、射干、白鲜皮、白茅根、牡丹皮各 10g,水牛角 15g,每日 1 剂,日 3 次服,服 10 剂。二诊:诸症减轻,但仍尿检蛋白(+),红细胞(+),无管型,伴口干。上方去重楼、射干,加女贞子、茜草各 10g。服药 14 剂。复查尿常规正常。又给予前方加黄芪 10g,治疗 1 周,复查各项指标均正常,随访 1 年未见复发。

分析:过敏性紫癜旧时归血液系统疾病,后分属变态过敏反应疾病,今又列在风湿性疾病之中,可累及肾脏致迁延不愈。中医以毒、热、血、瘀、虚五字论治,大多取效。疾病初期,多辨为热毒炽盛,迫血妄行,外溢肌肤,故见皮肤紫癜。药用重楼、虎杖与射干配伍,清热解毒,散瘀止痛;赤芍,清热凉血,散瘀止痛;紫草,清热凉血,活血解毒,透疹消斑;白鲜皮,清热燥湿,祛风解毒;白茅根、茜草,凉血止血,清热利尿;水牛角清热,凉血,解毒。诸药合用,清热、解毒、凉血,病情稳定后以益气之药如黄芪扶正防病反复。

(摘自《婴童翼集》)

第四节 风 湿 热

风湿热(rheumatic fever,RF)是继发于 A 族 β 溶血性链球菌性咽峡炎的迟发免疫性炎症反应。临床表现以关节炎和心脏炎为主,可伴有发热、皮疹、皮下小结、舞蹈病等。心脏炎是本病最严重的表现,可危害儿童生命和健康。本病发病年龄多在 5~15 岁,3 岁以下少见。一年四季均可发病,冬春多见。

属于中医学"心痹""痹病""历节"范畴。

一、病因病理

(一)中医病因病机

风湿热内因主要为体质虚弱,卫外不固;外因则责之于风、寒、湿、热之邪。

若外感风寒湿邪,或邪气郁久化热,邪阻经络,气血瘀阻,经脉失养,而成痹证。邪留肌腠之间可见环形红斑;凝于肌筋可见皮下小结;阴虚风动则手足舞蹈,挤眉弄眼。若正虚邪恋,损伤气血,心脉瘀阻,不能荣养,阴损及阳,心脾阳虚,失于温化则心悸怔忡,浮肿尿少,手足不温。

(二)西医病因病理

1. 病因 A 族 β 溶血性链球菌是本病的主要病因。影响本病发生的因素有:①链球菌在咽峡部存在的时间;②特殊的致风湿热 A 族溶血性链球菌株;③患儿的遗传学背景。

2. 发病机制 尚未明确,认为与以下因素的相互作用有关:A 族溶血性链球菌及其产物的抗原性,链球菌抗原与抗链球菌抗体可形成循环免疫复合物,沉积于人体关节滑膜、心肌、心瓣膜,激活补体成分产生炎性病变;易感组织器官的免疫反应;宿主的免疫遗传易感性。

3. 病理

(1)急性渗出期:受累部位如心脏、关节、皮肤等结缔组织变性和水肿,淋巴细胞和浆细胞浸润;心包膜纤维素性渗出;关节腔内浆液性渗出。

(2)增生期:主要发生于心肌和心内膜,特点为形成风湿小体。风湿小体好发部位为关节处皮下组织和腱鞘,形成皮下小结,是诊断风湿热的病理依据。

(3)硬化期:风湿小体中央变性和坏死物质被吸收,炎症细胞减少,纤维组织增生和瘢痕形成,心瓣膜增厚形成瘢痕,二尖瓣最常受累。

此外,大脑皮质、小脑、基底核可见到散在的非特异性细胞变性和小血管壁透明变性。

二、主要临床表现

(一)主要症状及体征

发病前 1~5 周有咽炎、扁桃体炎、感冒等短期发热或猩红热等病史。一般症状包括发热、头痛、精神不振、疲倦、食欲减退、面色苍白、多汗、鼻出血、腹痛等,继而出现典型症状和体征。

1. 心脏炎　一般在病初 2 周内发生,几乎所有病例的心脏均有不同程度的受累。风湿性心脏炎包括心肌炎、心内膜炎及心包炎。

(1)心肌炎:心率加快,与体温升高不成比例;心尖区心音低钝;心电图出现病理性改变;心脏增大。

(2)心内膜炎:二尖瓣最常受累,主动脉瓣次之。听诊可闻及杂音,恢复期可减轻或消失,反复发作可形成瓣膜永久性病变。

(3)心包炎:重症患儿可见,多与心肌炎及心内膜炎同时并存,表现心包积液,出现呼吸困难、奇脉、心包摩擦音等。

2. 关节炎　以游走性和多发性为特点,主要累及膝、踝、肘、腕等大关节,可先后发病。表现为局部关节红、肿、热、痛,活动受限。急性发作期多不超过 4 周,一般不留畸形。

3. 舞蹈病　起病缓慢,表现为全身或部分肌肉不自主、无目的的痉挛运动,以四肢动作最多,不能持物,不能解结纽扣,书写困难,还可出现伸舌歪嘴、挤眉弄眼、耸肩缩颈、语言障碍、细微动作不协调等。在兴奋或注意力集中时加剧,入睡后消失。以 8~12 岁女孩多见,可单独存在或与其他风湿热症状并存。

4. 皮肤病变

(1)皮下小结:多与心脏炎并存。表现为直径 0.5~1cm 的坚硬、无痛、圆形结节,与皮肤无粘连,主要分布于肘、腕、膝、踝等关节的伸侧腱鞘附着处,或枕部、前额头皮以及胸、腰椎棘突的突起部位。一般经 2~4 周自然消失。

(2)环形红斑:较少见,多见于四肢关节的屈侧面和躯干部,呈环形或半环形的淡色红斑,边缘稍隆起,无痛感及痒感,环内肤色正常。呈一过性,或时隐时现呈迁延性,可持续数周。

(二)并发症

除上述外,还可见风湿性肺炎、风湿性胸膜炎、风湿性肾炎,及中枢神经系统受累等表现。

三、辅助检查

1. 链球菌感染　根据咽拭子培养仅 1/3 患儿可发现 A 族 β 溶血性链球菌;链球菌感染后 1 周后血清 ASO 滴度上升,持续 2~3 个月后开始下降。同时测定抗脱氧核糖核酸酶 B、抗链球菌激酶、抗透明质酸酶阳性率可提高到 95%。这些抗体增高只能说明近期有过链球菌感染，提示风湿热可能。

2. 风湿热活动期指标　白细胞计数及中性粒细胞增多、C 反应蛋白阳性、血沉增快、α_2 球蛋白和黏蛋白增高等，但仅能反映疾病的活动情况，对疾病诊断并无特异性。

四、诊断及鉴别诊断

（一）诊断要点

参照 1992 年修订的 Jones 风湿热诊断标准，结合病史、症状、体征和实验室检查结果进行综合分析。在确定有链球菌感染的前提下，有两项主要表现或一项主要表现加两项次要表现，即可做出诊断。但应注意不典型风湿热和轻症病例，应综合分析判断，必要时追踪观察，以免漏诊和误诊（表 14-4）。

表 14-4　风湿热的诊断标准

主要表现	次要表现	链球菌感染依据
心脏炎	发热	咽拭子培养阳性
多关节炎	关节痛	快速链球菌抗原试验阳性
舞蹈病	风湿热既往史	抗链球菌抗体滴度升高
环形红斑	血沉增高、CRP 阳性	近期猩红热病史
皮下小结	P-R 间期延长	

注：主要表现为关节炎者，关节痛不再作为次要表现；主要表现为心脏炎者，P-R 间期延长不再作为次要表现。

（二）鉴别诊断

本病需与幼年特发性关节炎、感染性心内膜炎相鉴别（表 14-5）。

表 14-5　风湿热的鉴别诊断

疾病	鉴别
幼年特发性关节炎	多于 3 岁以下起病，常侵犯指（趾）小关节，很少呈游走性，反复发作后遗留关节畸形。病程长者 X 线骨关节摄片可见关节面破坏，关节间隙变窄和邻近骨骼骨质疏松
感染性心内膜炎	多表现为贫血、脾大、皮肤瘀斑或其他栓塞症状，血培养阳性，超声心动图可看到心瓣膜或心内膜有赘生物

五、临床治疗

中医主张早期以攻邪为主，治以清热解毒，同时配合针灸、推拿等综合治疗；西医提倡早期应用抗生素，同时合理应用抗风湿药及肾上腺皮质激素以减轻机体的非特异性炎症。

（一）中医治疗

1. 中医辨证思路　本病辨证首辨虚实，再辨病邪性质。一般病初多见实证，久病迁延则以虚证多见。风邪盛则关节疼痛游走不定；寒邪盛则疼痛剧烈，遇寒更甚，得热则减；湿邪盛则肢体酸痛重着，沉痛不移；如邪从热化，则关节红肿热痛明显，且发热不退。

2. 治疗原则　急性期以邪实为主，治以祛风散寒、利湿清热等法；恢复期以虚为主,治当补脾养心,益气活血。

3．辨证施治

(1)湿热阻络

[证候]　关节肿痛,局部灼热,发热恶风,汗出不解,口渴欲饮,可有鼻衄,皮肤红斑,小便黄赤,大便秘结,舌质红,苔黄厚腻,脉滑数。

[治法]　清热利湿,祛风通络。

[方药]　宣痹汤加减。

热重者,加生石膏、黄芩、板蓝根;关节肿胀者,加威灵仙、牛膝、丝瓜络;关节痛剧者,加乳香、没药、延胡索;皮肤红斑者,加牡丹皮、紫草;口渴者,加麦冬、石斛;鼻衄者,加鲜仙鹤草、白茅根。

(2)寒湿阻络

[证候]　关节酸痛,局部不红,遇寒加剧,得温痛减,气短乏力,心悸怔忡,舌质淡,苔白腻,脉濡缓。

[治法]　散寒除湿,养血祛风。

[方药]　蠲痹汤合独活寄生汤加减。

关节肿胀者,加防己、木瓜、苍术;肌肤麻木不仁者,加海桐皮、豨莶草;疼痛剧烈者,加制附片。

(3)风湿淫心

[证候]　发热不退,头重身困,心悸气短,疲乏无力,纳呆泛恶,舌质淡,苔腻,脉濡滑。

[治法]　祛风除湿,通络宁心。

[方药]　大秦艽汤加减。

心悸肢冷者,加桂枝、白芍、郁金;纳呆泛恶者,加法半夏、焦山楂。

(4)心脾阳虚

[证候]　心悸怔忡,动则气短,难以平卧,面色无华,浮肿尿少,手足不温,舌质淡胖,苔薄白,脉结代。

[治法]　温阳利水。

[方药]　真武汤合金匮肾气丸加减。

喘息不得卧,自汗出者,加人参、五味子、煅牡蛎、煅龙骨等;心悸甚者,加人参、麦冬、炙甘草。

(5)气虚血瘀

[证候]　病程日久,神疲乏力,心悸气短,动则尤甚,面色晦暗,唇甲发绀,形体瘦弱,舌质紫黯,苔薄,脉细弱或结代。

[治法]　养血活血,益气通脉。

[方药]　补阳还五汤加减。

纳呆食少,疲乏无力甚者,加党参、茯苓、白术;咳喘甚而有黏痰者,加紫苏子、杏仁、白芥子、法半夏;咳嗽咯血甚者,加三七。

4．中医其他疗法

(1)临床常用中成药:四妙丸:功能清热利湿,通筋利痹,用于湿热阻络证。

(2)针灸疗法:①针刺治疗:关节痛常用穴位为肩髃、曲池、外关、后溪、环跳、阳

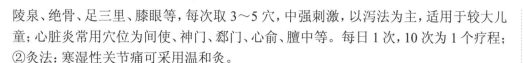

陵泉、绝骨、足三里、膝眼等,每次取 3～5 穴,中强刺激,以泻法为主,适用于较大儿童;心脏炎常用穴位为间使、神门、郄门、心俞、膻中等。每日 1 次,10 次为 1 个疗程;②灸法:寒湿性关节痛可采用温和灸。

(3)推拿疗法:发热重清天河水、开天门、推坎宫;上肢关节痛揉肩井、推三关、揉一窝风;下肢关节痛按揉足三里、掐膝眼、揉昆仑、拿委中。每日 1 次,10 次为 1 个疗程。

(二)西医治疗

1. 清除链球菌感染 应用青霉素肌注或静脉滴注 10～14 天;青霉素过敏者可改用其他有效抗生素如大环内酯类药物(阿奇霉素、红霉素等)。

2. 抗风湿治疗 以应用阿司匹林和肾上腺皮质激素为主。心脏炎者宜早期使用肾上腺皮质激素,泼尼松每日 2mg/kg,重症可静脉滴注甲基泼尼松龙。在停用激素前 1 周,加用阿司匹林治疗继用 6～12 周,以防激素停药反跳。一般急性风湿热病例,特别是不合并心脏炎的患儿,可采用阿司匹林治疗,剂量为每日 80～100mg/kg,每日总量不超过 3～4g,2 周后逐渐减量,疗程 4～8 周。

(三)其他治疗

有充血性心力衰竭时除吸氧外,及时给予大剂量静脉注射糖皮质激素,可给予利尿剂和血管扩张剂,有心脏炎合并心衰者慎用洋地黄制剂,并注意限制液体入量,纠正电解质紊乱。舞蹈病可用苯巴比妥、地西泮等镇静剂。关节肿痛时应予制动。

六、中西医结合诊疗思路

合理应用中西医结合治疗,可明显提高临床疗效,减少对心脏、关节的损害。

1. 西医治疗提倡早期应用抗生素,清除链球菌感染;中医可服用宣痹汤等中药汤剂以清热利湿,缓急止痛。

2. 西药抗风湿治疗,合理应用激素和水杨酸制剂,减少对关节、心脏的损害。可同时服用大秦艽汤、补阳还五汤等,益心气、活血化瘀中药对受损的心脏有明显的保护作用。在风湿性心脏炎急症、重证治疗中,目前广泛应用的中药针剂复方丹参注射液、黄芪注射液、参麦注射液等,均具有增强心肌抗病能力和改善免疫功能的作用。

七、预防与康复

1. 改善生活环境,注意卫生,加强锻炼,增强体质,减少链球菌咽峡炎的发生。

2. 早期诊断和治疗链球菌咽峡炎是预防本病的关键。一旦确诊,应及早清除咽部的链球菌。

3. 确诊风湿热后,应长期使用抗生素预防链球菌感染,时间一般不得少于 5 年,最好持续至 25 岁;有风湿性心脏病者,宜作终身药物预防。

4. 风湿热或风湿性心脏病患儿,当拔牙或行其他手术时,术前、术后应用抗生素以预防感染性心内膜炎。

第五节 幼年特发性关节炎

幼年特发性关节炎(juvenile idiopathic arthritis, JIA)是儿童时期常见的风湿性疾病,以慢性关节炎为主要特征,伴全身多系统受累,也是小儿致残和失明的首要原因。

本病于16岁以前发病，1～3岁高发，女童多见，多数预后良好。

属于中医"温病""痹病""尪痹"等范畴。

一、病因病理

（一）中医病因病机

本病内因主要为胎禀不足，脏腑虚弱，气血亏虚，卫外不固；外因为感受风、寒、湿、热之邪。外邪乘虚侵袭人体，寒湿凝滞关节，气血运行不畅，则关节肿痛，遇寒加重，形成寒痹。若素体阳气偏亢，外邪易从热化，或风、寒、湿邪流注经络关节日久不愈，郁而化热，致关节灼热红肿疼痛，形成热痹。

若外邪化热生火，热毒内传，充斥表里，气营两燔，可致高热弛张，甚至烦躁谵语。痹病日久，瘀血内生，津凝成痰，痰瘀互结致关节僵硬变形；若寒邪伤阳，或热邪伤阴，或耗损气血，引起经络、筋骨、关节失养，不荣而痛，僵硬变形，屈伸受限。日久致内脏虚损，精血不足，筋骨失养，久而关节变形。

（二）西医病因病理

1. 病因　尚不清楚，可能与免疫遗传的易感性和外源性因素有关。推测外源性因素为感染、外伤、环境或心理刺激。

（1）感染因素：细菌（链球菌、耶尔森菌、志贺菌、空肠弯曲菌和沙门菌属等）、病毒（微小病毒B19、风疹病毒、EB病毒、柯萨奇病毒和腺病毒等）、支原体和衣原体感染与本病发生有关。

（2）遗传因素：一些特殊的人类白细胞抗原（HLA）的亚型在不同程度上与本病的易感性有关。

（3）免疫学因素：①部分病例血清中存在类风湿因子（RF）和抗核抗体（ANA）等自身抗体；②关节滑膜液中有IgG包涵体和类风湿因子的吞噬细胞；③多数患儿的血清IgG、IgM和IgA上升；④外周血CD_4^+T细胞克隆扩增；⑤血清炎症性细胞因子明显增高。这些免疫调节异常的因素与JIA的发病相关。

2. 发病机制　在感染及环境因素影响下，易感个体出现体液免疫和细胞免疫异常，关节局部炎细胞浸润，补体活化及自身抗体形成，自身抗体与抗原形成免疫复合物沉积于组织而出现病理改变。

3. 病理　关节病变以慢性非化脓性滑膜炎为主要特征，早期呈充血水肿、血管内皮细胞增生、淋巴细胞和浆细胞浸润，可引起软骨、关节面粘连，最后关节强直或变形。类风湿性皮疹病理为皮下组织的毛细血管周围有炎细胞浸润。累及眼部时为虹膜睫状体的肉芽肿样浸润。

二、主要临床表现

1. 全身型幼年特发性关节炎　起病急，伴有明显全身症状。弛张型高热，骤升骤降，可伴寒战和全身中毒症状。发热可持续数周至数月，自然缓解后常复发。皮疹于发热时出现，随着体温升降而出现或消退，呈淡红色斑丘疹，可融合成片，以胸部和四肢近端多见。关节痛或关节炎常在发热时加剧，热退后缓解，膝关节最常受累。肝脾和淋巴结常有不同程度肿大，少数可见胸膜炎、心包炎或神经系统症状。

2. 少关节型幼年特发性关节炎　女孩多见，在发病最初6个月内有1～4个关节受累。膝、踝、肘或腕等大关节好发，常为非对称性，虽反复发作，但很少致残。最常见关节外表现为虹膜睫状体炎。

3. 多关节型幼年特发性关节炎（RF 阴性）　起病隐匿，可同时累及大小关节，受累关节≥5 个，RF 阴性。晨僵是本型的特点，颈椎及下颌关节常易累及。多数患儿最终可缓解或仅存轻微慢性病变。

4. 多关节型幼年特发性关节炎（RF 阳性）　渐进性、对称性的多关节受累，多累及手部小关节，受累关节≥5 个，RF 阳性。通常表现为 30 个以上的关节受累，症状较 RF 阴性组重，最终约半数以上可发生关节强直变形，还可出现类风湿结节。

5. 银屑病性关节炎　兼有关节炎和银屑病，或关节炎兼具以下至少 2 条者：①指（趾）炎；②指甲异常（2 个以上指甲凹陷或指甲松动）；③一级亲属有银屑病史。关节炎多为非对称性分布，大小关节均可受累。典型症状为指（趾）炎，足趾较手指及远端指间关节更为显著。

6. 与附着点炎症相关的关节炎　典型表现为 6 岁以上男童起病，以骶髂关节、脊柱和四肢大关节的慢性炎症为主。显著特点是附着点炎（肌腱或韧带与骨骼的连接点），髌骨下韧带、跟骨肌腱、跖腱膜最常受累。表现为关节肿痛和活动受限，部分患儿有夜间痛。

7. 未分化的幼年特发性关节炎　指不完全符合任何一型关节炎的诊断标准或剔除标准，或同时符合一型以上关节炎诊断标准致无法归类者。

三、辅助检查

1. 血常规　急性期可有轻、中度贫血，全身型 JIA 白细胞数可明显增多。

2. 炎症反应的证据　活动期血沉明显增快，多关节型和全身型患儿 CRP、IL-1、IL-6 等增高。

3. 自身抗体

（1）类风湿因子（RF）：阳性提示严重关节病变及类风湿结节。阴性中约 75% 患儿能检出隐匿型 RF，且与疾病活动性相关。

（2）抗核抗体（ANA）：约 40% 患儿 ANA 阳性。

4. 关节液分析和滑膜组织学检查　可鉴别化脓性和结核性关节炎、类肉瘤病、滑膜肿瘤等。

5. X 线检查　早期表现为关节附近软组织肿胀、骨质稀疏和骨膜炎。后期可出现关节面骨破坏，以手腕关节多见。

6. CT、MRI 及超声波图像检测　均有助于发现骨关节损害。

四、诊断及鉴别诊断

（一）诊断要点

主要依靠临床表现，采用排除诊断法。16 岁以下儿童不明原因关节肿胀，持续 6 周以上者，可考虑拟诊为幼年特发性关节炎，但必须排除下列鉴别诊断中的疾病。

（二）鉴别诊断

本病应与具有高热、皮疹等全身症状者，具有关节受累，腰、骶部疼痛表现的相关疾病相鉴别（表 14-6）。

表 14-6　幼年特发性关节炎的鉴别诊断

主要症状	疾病鉴别
高热、皮疹等全身症状为主	应与全身感染（如败血症、结核和病毒感染）、恶性病（如白血病、淋巴瘤及恶性网状细胞增多症以及其他恶性肿瘤等）
关节受累为主	应与风湿热、化脓性关节炎、关节结核、创伤性关节炎等鉴别。还与其他风湿性疾病合并关节炎相鉴别，如系统性红斑性狼疮、过敏性紫癜、川崎病
腰、骶部疼痛	应与脊髓肿瘤、腰椎感染、椎间盘病变、先天性髋关节病变以及溃疡性结肠炎、局限性小肠炎、银屑病和瑞特综合征合并脊柱炎相鉴别

五、临床治疗

本病多采用中西医结合治疗。西医主张早期采用综合疗法。中医采用辨证施治，同时配合针灸、中药外洗等方法。

（一）中医治疗

1. 中医辨证思路　主要为辨病邪性质和辨虚实。肢体关节疼痛呈游走不定者属风盛；疼痛较剧，遇寒则甚，得热则缓者属寒盛；重着而痛，手足沉重，肌肤麻木者属湿盛；红肿热痛，筋脉拘急者属热盛。新病多实，久病多虚。实者发病较急，痛势剧，脉实有力；虚者病程较长，疼痛绵绵，痛势较缓，脉虚无力。本病后期多虚实夹杂，应辨明虚实，分清主次。

2. 治疗原则　初起实证多见，治疗应以祛邪为先，治以清热、利湿、散寒等法。病久可致血瘀，配以活血化瘀之品。久病耗伤气血，损及肝肾，故治疗当以扶正为主，或扶正祛邪并用。

3. 辨证施治

（1）湿热流注

［症候］　起病较急，多伴发热，手足小关节红肿灼痛，关节屈伸不利，自汗烦渴，眼干泪少，大便干结，舌质红，苔薄黄，脉滑数。

［治法］　清热利湿，祛瘀通络。

［方药］　清络饮加减。

关节肿痛较剧者，加秦艽、威灵仙、海风藤、延胡索；大关节受累，肌肉萎缩，舌紫黯者，加木瓜、乌梢蛇、全蝎、桃仁。

（2）气营两燔

［症候］　高热弛张，斑疹显现，面红目赤，汗多渴饮，烦躁谵语，关节疼痛，舌质红绛，舌苔黄，脉洪数。

［治法］　清气泄热，凉营化斑。

［方药］　清瘟败毒饮加减。

热重者，加金银花、连翘、龙胆；便干者，加大黄；汗出、口渴者，加石斛、天花粉；下肢肿痛，小便短赤者，加海桐皮、防己。

（3）寒湿郁滞

［症候］　起病稍缓，体温正常或低热，形寒肢冷，关节拘急疼痛，患处不红不热，得暖痛减，遇寒加重，晨僵，舌质淡，苔白滑，脉沉细。

［治法］　温经散寒，活血通络。

[方药]　乌头汤加减。

寒盛者,加细辛;湿盛者,加苍术、薏苡仁;风盛者,加海风藤、乌梢蛇;关节腔有积液者,加白芥子,重用麻黄;关节肿大变形者,加当归、红花、乳香、没药。

(4)痰瘀痹阻

[症候]　痹病日久,关节漫肿,僵硬变形,活动不便,痛有定处,或痛如针刺,口燥,舌质紫黯,或有瘀斑,苔白腻,脉涩或弦滑。

[治法]　化痰行瘀,蠲痹通络。

[方药]　双合汤加减。

痰浊滞留,皮下有结节者,加胆南星、天竺黄;瘀血明显,关节刺痛、固定,舌质紫黯,脉涩者可加莪术、三七、土鳖虫;疼痛不已者,加穿山甲、白花蛇、全蝎、蜈蚣、地龙。

(5)肝肾亏虚

[症候]　反复发作关节疼痛,拘挛不利,局部轻度灼热红肿,伴头晕目眩,舌干口燥,手足心热,腰膝酸软,舌红少苔,脉细数。

[治法]　滋补肝肾,养血通络。

[方药]　独活寄生汤加减。

气虚者,加黄芪;关节不利者,加桑枝、地龙、白僵蚕。

4.中医其他疗法

(1)临床常用中成药:尪痹颗粒:功能补肝肾,强筋骨,祛风湿,通经络,用于肝肾不足,风湿阻络所致尪痹。

(2)针灸疗法:下肢关节肿痛者,取穴环跳、足三里、阳陵泉、昆仑,平补平泻法;上肢关节肿痛者,取穴合谷、外关、曲池,平补平泻法,每日1次,一般留针时间以10~15分钟为宜。

(3)中药外治法:海风藤、海桐皮、两面针、桂枝、红花、透骨草各30g,水煎后熏洗关节处,每次20~30分钟,每日1~2次。用于关节肿痛者。

(二)西医治疗

1.非甾体类抗炎药　如果用药4周无效时,换用另一种非甾体类抗炎药可能会有效,但要避免两种抗炎药同时应用。最常用为布洛芬,30~40mg/(kg·d),每日3~4次(≤2400mg/d)。其他如萘普生、美洛昔康等可选用。

2.改善病情　抗风湿药因为这类药物出现临床疗效所需时间较长,故又称慢作用抗风湿药,及早使用本组药物,可以控制患儿病情进展,羟氯喹剂量为每日5~6mg/kg,总量不超过0.25g/d,分1~2次服用,疗程3个月至1年。

3.肾上腺皮质激素　激素只能缓解症状,但不能阻止关节破坏,应严格掌握其适应证。如非甾体类抗炎药治疗无效的全身型可加泼尼松0.5~1mg/(kg·d)(≤40mg/d),顿服或分次服用。

4.免疫抑制剂　常用药有甲氨蝶呤,剂量为每周10~15mg/m² 口服,如口服效果不好或出现恶心、呕吐或转氨酶增高,可改为皮下注射,对多关节型安全有效。其他可选用硫唑嘌呤、环磷酰胺,需定期查血常规和肝功能。

5.其他药物　大剂量丙种球蛋白治疗难治性全身型幼年特发性关节炎的疗效尚未能得到确认。抗肿瘤坏死因子-α单克隆抗体对多关节型幼年特发性关节炎有一定疗效。

六、中西医结合诊疗思路

西医学认为幼年特发性关节炎是自身免疫性疾病，因本病进展迅速，故需早期使用调节免疫剂防治病情发展。近年来认为早期联合应用抗风湿药，可控制病情加重。临床诊治本病，结合中医辨治能有效缓解症状，减少西药不良反应，提高患儿生活质量，减少致残率。

中医在特色用药方面，一是运用藤类药，有祛风除湿、行气活血，通络引经之功，如青风藤和忍冬藤；二是运用虫类药，搜风剔络，通络止痛，如乌梢蛇、地龙、僵蚕等；三是特殊药的使用，如穿山龙有扶正气、祛风湿、通血脉、蠲痹着之功，现代药理证实对细胞免疫和体液免疫具有调节作用。还有报道中药提纯制剂白芍总苷治疗幼年特发性关节炎有一定疗效。

七、预防与康复

1. 注意防寒、防潮和保暖。阴雨寒湿天气可在疼痛处加用护套。
2. 营养均衡，少食辛辣刺激食物。
3. 采用医疗体育、理疗等措施可减轻关节强直和软组织挛缩。注意功能锻炼，确保肢体功能。
4. 注重心理治疗，克服自卑心理，增强自信心，使其身心得以健康成长。

第六节　皮肤黏膜淋巴结综合征

皮肤黏膜淋巴结综合征（mucocutaneous lymphnode syndrome，MCLS）又称川崎病（Kawasaki disease，KD），是一种以全身血管炎变为主要病理的急性发热出疹性疾病，以发热、皮疹、球结膜充血、口腔黏膜充血、草莓舌、手足红斑和硬性水肿以及颈部淋巴结肿大为主要临床表现。1967 年日本川崎富作医生首次对此病做了报道。本病的主要危害是冠状动脉扩张和冠状动脉瘤。一年四季均可发病，发病年龄以 5 岁以下婴幼儿为主，男孩多见。

本病属于中医"温病"范畴。

一、病因病理

（一）中医病因病机

本病病因为外感温热毒邪，犯于肺卫，蕴于肌腠，侵犯营血所致。温热毒邪从口鼻而入，初犯肺卫，蕴于肌腠，酿生发热；邪热上攻咽喉，可见咽红；热毒内迫营血，流注络脉，故手掌、足底潮红；毒入血分，充斥内外则出疹、球结膜充血；温毒之邪，易从火化，伤津耗液，故舌色深绛，状如草莓，唇红皲裂；后期热盛伤津，气血耗损，肢末失养，可见指（趾）端脱皮，甚至脱甲。本病变以侵犯营血为甚，病变脏腑以肺胃为主，可累及心肝肾诸脏。本病病机以温邪毒热炽盛、瘀血内阻为贯穿整个病程的基本特点。

（二）西医病因病理

1. 病因　尚未明确，可能与感染（立克次体、丙酸杆菌、葡萄球菌、链球菌、逆转录病毒、支原体感染）、免疫反应、遗传、药物、化学制剂、环境污染等有关。

2. 发病机制　尚不完全清楚，可能与下列因素有关：

（1）超抗原学说：异常的免疫激活是细菌或病毒以超抗原介导机制引起的。许多病原微生物都可以引起川崎病，如葡萄球菌肠毒素、链球菌红斑毒素、中毒性休克综合征毒素 -1 等在发病中起到超抗原的作用。

（2）热休克蛋白学说：细菌热休克蛋白 65（HSP65）与人类 HSP63 有高度同源性，川崎病患儿起病前可能有细菌感染过程，感染后细菌 HSP65 诱导使局限于血管组织的 HSP63 表达增高，通过抗原分子模拟机制，产生血管组织自身免疫损伤。

3. 病理　本病主要病变为全身血管炎，尤其是冠状动脉病变最严重。病理过程大致可分为四期：

第Ⅰ期：1～9 天，为微血管、小静脉炎，小动脉全层动脉炎以及中、大动脉周围炎；在心包、心肌间质及心内膜有中性粒细胞、嗜酸性粒细胞及淋巴细胞浸润。

第Ⅱ期：10～26 天，以中等动脉全层血管炎为主，主要累及冠状动脉。血管内膜、外膜及中膜均受炎性细胞浸润，血管弹力纤维和肌层断裂，可形成血栓和动脉瘤。

第Ⅲ期：27～60 天，动脉炎症逐渐消退，血栓和肉芽形成，纤维组织增生，导致冠状动脉部分或完全阻塞。

第Ⅳ期：数月至数年，血管的急性炎症病变大多消失，代之以冠状动脉血栓形成、内膜增厚、动脉瘤及瘢痕的形成。

二、主要临床表现

（一）主要症状及体征

常见持续性发热，体温多达 39℃以上，呈稽留热或弛张热，持续 7～14 天或更久，抗生素治疗无效；发热同时多出现双侧球结膜血管充血；多数患儿出现口唇潮红、草莓舌。发热 2～3 天出现弥漫性充血性斑丘疹、多形性红斑或猩红热样皮疹，多见于躯干部，约 1 周左右消退。部分患儿伴非化脓性一过性颈淋巴结肿胀，多单侧出现，稍有压痛。多数患儿出现手足硬性水肿和掌跖红斑，部分出现会阴部、肛周皮肤潮红和脱屑，并于卡介苗接种部位再现红斑或硬肿；恢复期指甲可见横沟纹，称 Beau 线。

（二）其他症状及体征

主要包括心脏损害，发生心肌炎、心包炎、心内膜炎和心功能减低的症状。患者脉搏加速，听诊时可闻及心动过速、奔马律、心音低钝。可发生瓣膜关闭不全及心力衰竭。

（三）并发症

包括心血管系统并发症、休克、巨噬细胞活化综合征等。

三、辅助检查

1. 血液学检查　外周血白细胞增高，以中性粒细胞为主，伴核左移。轻度贫血，血小板早期正常，第 2～3 周增多。血沉增快，C 反应蛋白、丙氨酸氨基转移酶（ALT）和天门冬氨酸氨基转移酶（AST）升高。

2. 免疫学检查　血清 IgG、IgM、IgA、IgE 和血循环免疫复合物升高。Th2 类细胞因子如 IL-6 明显增高，血清总补体和 C3 正常或增高。

3. 心电图　早期示窦性心动过速，非特异性 ST-T 变化；心包炎时可有广泛 ST

段抬高和低电压；心肌梗死时相应导联有 ST 段明显抬高，T 波倒置及异常 Q 波。

4．X 线胸部平片　可示肺部纹理增多、模糊或有片状阴影，心影可扩大。

5．超声心动图　急性期可见心包积液，左室内径增大，二尖瓣、主动脉瓣或三尖瓣反流；可有冠状动脉异常，如冠状动脉扩张（直径 > 3mm，≤4mm 为轻度；4～7mm 为中度）、冠状动脉瘤（≥8mm）和冠状动脉狭窄。

6．尿液及脑脊液检查　尿沉渣可见白细胞增多或轻度蛋白尿。脑脊液中也可出现以淋巴细胞为主的白细胞增多。

四、诊断及鉴别诊断

（一）诊断标准

采用日本川崎病研究班推荐的诊断标准（2002 年 2 月修订，第 5 版）。

1．发热持续 5 天以上（但包括经治疗后发热 <5 天者）。

2．双侧眼球结膜充血。

3．口腔表现：口唇潮红、草莓舌、口腔咽部黏膜弥漫性充血。

4．不定形皮疹。

5．四肢末端变化：（急性期）手足硬性水肿，掌跖及指趾端红斑；（恢复期）甲床皮肤移行处有膜状脱皮。

6．急性期出现非化脓性颈部淋巴结肿大。

以上 6 个主要症状中只要出现 5 个就可以诊断本病。如上述 6 个症状中只出现 4 个症状，但通过超声心动图或心血管造影检查证实了冠状动脉瘤（或扩张），可排除其他疾病，也可确诊为本病。

（二）鉴别诊断

本病需与猩红热、传染性单核细胞增多症等相鉴别（表 14-7）。

表 14-7　川崎病的鉴别诊断

疾病	鉴别
猩红热	病后 1～2 天出现皮疹，为粟粒状弥漫性均匀皮疹，疹间皮肤潮红，指（趾）肿胀不明显，有口周苍白圈、帕氏线、杨梅舌等特殊体征，青霉素治疗有效
传染性单核细胞增多症	持续发热、淋巴结肿大与川崎病有相似之处，但无球结膜充血及口腔黏膜改变，四肢末端无硬肿及脱皮。外周血白细胞分类以单核淋巴细胞为主，占 70%～90%，异常淋巴细胞达 10% 或以上者

五、临床治疗

本病采用中西医结合治疗。中医以清热解毒凉血为总的治疗原则，根据疾病的不同发展阶段辨证论治，活血化瘀法贯穿本病治疗之始终；西医主要采用对症、支持和抗凝治疗。

（一）中医治疗

1．中医辨证思路　本病主要是感受温热毒邪，侵犯营血所致，辨证时宜以卫气营血为纲，同时辨明虚实。早期邪热炽盛，多以实证为主；后期伤津耗气，多以虚热为主。临床上主要针对热程、皮疹颜色、口腔及黏膜病损分三阶段进行辨证。初期为卫气同病,中期为气营两燔,后期为气阴两伤,正虚邪恋。若疾病按卫气营血传变规律发展,是为顺证;若在疾病初期或后期快速进展为毒热侵心,心脉受损,或出现危候,是为逆证。本病有热势高、热程长、传变快的特点,热毒所致的心肌损害也是本病的重要病理改变,多伴有气滞血瘀,临证之时当详察细辨。

2.治疗原则 清热解毒,活血化瘀。病初佐辛凉透表,气营两燔时配合凉血、活血,热退宜益气养阴。

3.辨证施治

(1)卫气同病

[证候] 起病急骤,持续发热,不恶寒,口渴喜饮,目赤头痛,口咽潮红,面部躯干部初现皮疹,颈部臖核肿大,纳少,舌质红,苔薄白或薄黄,脉浮数。

[治法] 清热解毒,辛凉透表。

[方药] 银翘散合白虎汤加减。

目赤甚者,加菊花;颈部臖核肿大者,加浙贝母、僵蚕;口渴唇干者,加天花粉、麦冬。

(2)气营两燔

[证候] 壮热不已,身热夜甚,目赤唇红,草莓舌,斑疹鲜红,手足硬肿脱皮,舌质红,苔少,脉数。

[治法] 清气凉营,解毒化瘀。

[方药] 清瘟败毒饮加减。

咽喉肿痛者,加板蓝根、山豆根;大便秘结者,加大黄;皮疹鲜红密集者,加紫草、青黛。

(3)气阴两伤

[证候] 身热已退,疲乏少力,自汗盗汗,手足硬肿及红斑消退,指(趾)末端出现膜样脱皮,口渴喜饮,舌红少津,苔少,脉细数。部分患儿可见心悸、脉结代。

[治法] 益气养阴。

[方药] 沙参麦冬汤合生脉散加减。

纳呆者,加佩兰、山楂、神曲;低热不退者,加地骨皮、白薇;心悸、脉结代者,加黄芪、炙甘草、丹参。

4.中医其他疗法

临床常用中成药:①清开灵颗粒:功能清热解毒,化痰通络,醒神开窍,用于气营两燔证;②生脉饮口服液:功能益气养阴生津,用于气阴两伤证。

(二)西医治疗

1.一般治疗 积极防治各种感染性疾病,补充足够水分,保持口腔清洁,适度卧床休息。

2.药物治疗 主要是对症与支持疗法。

(1)阿司匹林:早期口服可减轻急性炎症过程。每日30~80mg/kg,分3~4次服用,连续14天,以后减至每日3~5mg/kg,顿服。如有冠状动脉病变时,应延长用药时间。

(2)静脉用丙种球蛋白:宜于发病早期(10天以内应用),静脉滴注丙种球蛋白1~2g/kg,于8~12小时缓慢输入。可迅速退热,预防冠状动脉病变的发生。

（3）糖皮质激素：一般建议只用于静脉用丙种球蛋白无反应性患儿的二线治疗。泼尼松剂量为每日 2mg/kg，用药 2～4 周。

3．其他治疗　包括抗血小板聚集，补充液体，控制心力衰竭，溶栓治疗，以及冠状动脉搭桥术等。

六、中西医结合诊疗思路

1．本病发病初期常有血小板升高及凝聚性增强的倾向，早期应用丙种球蛋白大剂量静脉滴注可明显减少冠状动脉病变的发生。可口服阿司匹林控制急性炎症，并配合活血化瘀的中药，如红花、丹参、益母草等，能减少血小板凝聚，降低血黏度。中西医结合治疗能有效减轻症状，控制病情，防止冠状动脉瘤的形成，有效缩短疗程。

2．对确诊病例或疑似病例需在发病 10 天内用大剂量丙种球蛋白静滴，可降低冠状动脉并发症发生率。因温病"存得一分阴液，便有一分生机之说"，用药切勿辛温升散及大剂量表散，以免伤阴。与阿司匹林合用以微汗出为度，若发汗较多，可少佐沙参、麦冬以滋阴生津。

七、预防与康复

1．合理喂养，适当进行户外活动，增强体质。

2．积极防治各种感染性疾病。密切注意病情变化，特别是及时发现并发症。

3．有冠状动脉扩张者需长期随访，每半年至少做 1 次超声心动图检查，直到冠状动脉扩张消失为止。

 病案分析

病案：席某，男，6 个月，因"发热 4 天，皮疹 1 天"入院。患儿 4 天前开始发热，曾服用红霉素等抗生素，效不显著，入院当天发现左颌下肿胀，皮肤出现皮疹，体温高达 42℃。查体：急性病容，烦躁不安，前囟稍凸，张力较高，全身皮肤散在充血性皮疹，形态大小不一，以背部较多，部分融合成片，双足背及外侧趾面有红斑，手掌面皮肤潮红，手背有不规则红斑及轻度硬肿，肛门周围及阴茎阴囊皮肤潮红，眼结膜充血，口唇鲜红皲裂，杨梅舌，口腔黏膜及咽部充血，扁桃体肿大Ⅱ°，无渗出，左颌下淋巴结约 2.5cm×2cm，压痛，舌苔黄腻，指纹浮紫达气关。西医诊断：川崎病。中医辨证为温毒发疹，气营两燔。以清热生津，解毒透疹为法，方宗白虎地黄汤加味：生石膏 25 克（先下），知母 5 克，生地 10 克，生甘草 3 克，天竺黄 5 克，元参 10 克，蝉衣 3 克，赤芍 10 克，黄连 1 克，山栀 2 克。3 剂，水煎服。服药后体温降至 37.2℃，二三诊均上方加减，9 剂后体温正常，皮疹及掌趾肿胀消退，指趾开始脱皮，眼结膜充血消退，继以养阴清热法善其后。

按：本例因感受温毒时邪，蒸腾肺胃，气营两燔甚为显著，亟当清热生津，解毒透疹，以希由营转气，邪从外达。故用生石膏、知母大清气分之热，元参、生地、赤芍清解营分之毒，黄连、山栀清心泻火，蝉衣宣肺透邪，天竺黄清热豁痰，生甘草解毒和中，迅即收到"清解未犯寒凉，养阴而不滋腻，透疹未伤津液"之效。

（摘自《刘弼臣用药心得十讲》）

学习小结

1. 学习内容

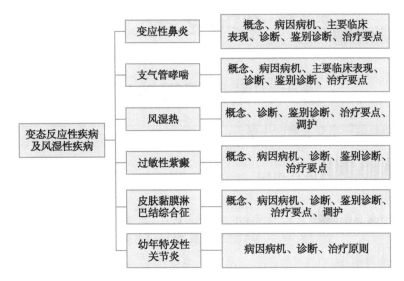

2. 学习方法

本章要结合免疫学基础知识重点理解变应性鼻炎、支气管哮喘、风湿热、川崎病、过敏性紫癜及幼年特发性关节炎等五种疾病的概念、主要临床表现。对于变应性鼻炎、支气管哮喘、风湿热、过敏性紫癜及幼年特发性关节炎的中、西医病因病机，临床表现、诊断、鉴别诊断及治疗要点要有一定的了解。

（孙丽平　王有鹏）

复习思考题

1. 试述诊断变应性鼻炎时应注意哪些症状和特征。
2. 试述素体肺脾肾不足与伏痰形成的关系。
3. 过敏性紫癜的皮疹有什么特点？
4. 过敏性紫癜患儿进行病情观察时应重视哪些问题？

第十五章

营养和营养障碍性疾病

 学习目的

通过学习三种营养性疾病，为营养性疾病的临床奠定基础。

学习要点

维生素 D 缺乏性佝偻病的病因、临床表现、诊断、治疗、预防；维生素 D 缺乏性手足搐搦症的诊断、鉴别诊断、急救处理；蛋白质 - 能量营养不良的中西医病因病机、临床表现、分度及治疗。

第一节 营养性维生素 D 缺乏病

维生素 D 缺乏性佝偻病

维生素 D 缺乏性佝偻病（rickets of vitamin D deficiency）是小儿体内维生素 D 不足致使钙磷代谢紊乱产生的一种以骨骼病变为特征的全身慢性营养障碍性疾病，以正在生长的长骨干骺端软骨不能正常钙化而致骨骺病变为其特征。本病主要见于 2 岁以内的婴幼儿。近年来，随着我国卫生保健水平的提高，维生素 D 缺乏性佝偻病的发病率逐年下降，重症佝偻病已大为减少。

古代中医文献中的"夜惊""汗证""疳证""五迟""五软""鸡胸""龟背"等病证均有与本病相关的论述，可参其辨证论治。

一、病因病理

（一）中医病因病机

小儿先天禀赋不足和后天失调为本病的主要发病原因。父母精血不足，体弱而孕；或其母受胎而多病，长期营养失调；或早产、高龄得子、多胎等因素；若生后小儿饮食失调而伤脾。小儿先天禀赋不足，加之出生后脾肾内亏，不能化生气血，气血虚弱，脏腑失其所养而致本病。另外，日照不足、体虚多病等也可导致脏腑功能失调而患本病。

本病的病机是脾肾两虚，病位主要在脾肾，常累及心、肝、肺。肾为先天之本，主骨生髓,齿为骨之余,故先天肾精气不足,则骨髓不充,骨失所养,出现颅骨软化、囟门迟闭、齿迟,甚至骨骼畸形等症状。脾为后天之本,气血生化之源,若喂养失宜,或饮食失调,则可导致脾失健运,水谷精微输布无权,久之全身脏腑失于濡养。如肺气不足,卫外不固,则多汗,易患外感;心气不足,心失所养则心神不安;脾虚肝失所制或肾虚则肝失涵养,肝阳内亢,阳失潜藏而出现烦躁、夜啼、夜惊、盗汗。因此,脾肾不足是本病的关键。

(二)西医病因病理

1. 病因

(1)日照不足:人体日照,维生素 D 就能内源生成而不会缺乏。但大多数地域的自然阳光紫外线不能通过普通玻璃,婴幼儿缺乏户外活动,大城市中高大建筑物可阻挡日光照射,大气污染会吸收部分紫外线,冬季日照短,紫外线照射少等,均容易造成维生素 D 缺乏。

(2)摄入不足:天然食物中维生素 D 含量少,不能满足需要,若缺乏户外活动,或不及时补充鱼肝油、蛋黄、肝泥等富含维生素 D 的辅食,亦易患佝偻病。

(3)生长过速:母孕期维生素 D 缺乏,早产、双胎婴儿体内维生素 D 储备不足,而出生后其生长速度快,需要量大,易发生维生素 D 缺乏性佝偻病。

(4)疾病因素:肝胆、肠道的慢性疾病会影响维生素 D 的吸收、利用;严重的肝、肾疾病亦可致维生素 D 羟化障碍、生成量不足而引起佝偻病。

(5)药物影响:长期服用苯妥英钠、苯巴比妥等治疗癫痫的药物,可加速维生素 D 和 25-(OH)D_3 分解为无活性的代谢产物;糖皮质激素能拮抗维生素 D 对钙的转运而导致佝偻病。

2. 发病机制　维生素 D 缺乏性佝偻病可以看成是机体为维持血钙水平而对骨骼造成的损害。维生素 D 缺乏造成肠道吸收钙、磷减少和低钙血症,以致甲状腺功能代偿性亢进,甲状旁腺分泌增加以动员骨钙释出使血清钙浓度维持在正常或接近正常的水平;但甲状旁腺同时也抑制肾小管重吸收磷,使尿磷排出增加,血磷降低,导致钙磷乘积下降,骨样组织因钙化过程发生障碍而局部堆积,成骨细胞代偿增生、碱性磷酸酶分泌增加,临床出现一系列佝偻病症状和血生化改变(图 15-1)。

3. 病理生理　维生素 D 缺乏时,钙磷浓度不足,骺软骨的正常生长和钙化受阻,破坏了软骨细胞增殖、分化和凋亡的正常程序,骨骺端骨样组织堆积,临时钙化带失去正常形态,成为参差不齐的阔带;骺段增厚,向两侧膨出,形成临床常见的肋骨"串珠"和"手镯""脚镯"等征。扁骨和长

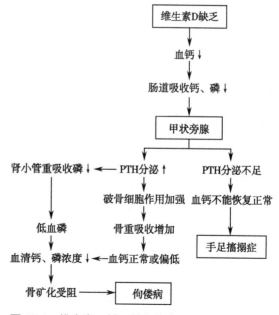

图 15-1　维生素 D 缺乏性佝偻病和手足搐搦症的发病机制

骨骨膜下的骨质也矿化不全,骨皮质被骨样组织代替,骨膜增厚,骨质疏松,容易受肌肉牵拉和重力影响而发生歪曲变形,甚至病理性骨折;颅骨骨化障碍表现为颅骨变薄和软化、颅骨骨样组织堆积出现"方颅"。

二、主要临床表现

多见于 3 个月至 2 岁的婴幼儿,主要表现为生长最快的部位的骨骼改变、肌肉松弛及神经兴奋性的改变。年龄不同,临床表现不同,佝偻病在临床上分期如下:

1. 初期　常见于 3～6 个月以内小婴儿,主要表现为神经兴奋性增高,如有烦躁、睡眠不安、易惊、夜啼、多汗等症,并可致枕部脱发而见枕秃。此期常无骨骼病变,血生化改变轻微,血清 25-(OH)D$_3$ 下降,血钙正常或略下降,血磷降低,碱性磷酸酶正常或稍高,骨骼 X 线摄片可无异常,或见临时钙化带稍模糊。

2. 激期　主要表现为骨骼变化和运动功能发育迟缓。

（1）骨骼改变:

1）头部:因颅骨外层变薄而见颅骨软化,主要见于 6 个月内的婴儿,用手压枕部或顶骨后方有压乒乓球感;8～9 个月以上的婴儿,顶骨与额骨双侧骨样组织增生可隆起成方颅、臀形颅;囟门较大且闭合延迟,严重者可迟至 2～3 岁;乳牙萌出迟,可迟至 10 个月,甚至 1 岁才出牙,牙釉质发育差,易患龋齿,甚至会影响恒齿钙化。

2）胸部:胸部畸形多见于 1 岁左右婴儿,肋骨与软骨交接处膨大成串珠状,重者可压迫肺脏;因肋骨变软,膈肌附着处牵拉形成郝氏沟及肋下缘外翻;胸骨及相邻肋骨向前突出形成"鸡胸",或胸骨下缘内陷形成漏斗胸。

3）四肢:各骨骺端膨大,腕、踝部最明显,成"手镯"及"脚镯"改变,多见于 6 个月以上的婴儿;因骨质软化,开始行走后,下肢骨不能支持体重而变弯,形成严重膝内翻（"O"型）或膝外翻（"X"型）,长骨可发生青枝骨折。

4）脊柱:患儿会坐或站立后,因韧带松弛可致脊柱后凸或侧弯畸形,严重者可伴有骨盆畸形,造成生长迟缓,女孩成年后怀孕可造成难产。

（2）肌肉改变:由于低血磷所致肌肉中糖代谢障碍,引起全身肌肉松弛、乏力、肌张力降低,坐、立、行等运动功能发育落后,腹肌张力低下,腹部膨隆如蛙腹。

重症患儿神经系统等运动功能发育落后,表情淡漠,语言发育落后,条件反射形成迟缓;免疫力低下,易合并感染及贫血。此期血生化及骨骼 X 线片明显改变。血清 25-(OH)D$_3$ 更加下降,血钙正常或下降,血磷下降,碱性磷酸酶明显升高,X 线显示骨骺端钙化带消失,呈杯口状、毛刷状改变,骨骺软骨带增宽。

3. 恢复期　经足量维生素 D 治疗后,临床症状和体征逐渐减轻、消失,血生化逐渐恢复正常,骨 X 线片出现不规则钙化线。

4. 后遗症期　多见于 2 岁以上儿童,临床症状消失,血生化和 X 线摄片正常,无需治疗。重度佝偻病可残留不同程度的骨骼畸形。

三、辅助检查

1. 血清 25-(OH)D$_3$ 检测　25-(OH)D$_3$ 是维生素 D$_3$ 在血浆中的主要存在形式,正常值是 25～125nmol/L（10～80μg/ml）,佝偻病早期血清 25-(OH)D$_3$ 即明显降低,当 <8μg/ml 时可诊断为维生素 D 缺乏症。

2.**血清钙磷乘积测定**　钙磷离子乘积在正常范围（＞40）时，骨矿化作用才能进行，佝偻病时，两者乘积（＜40）。

3.**血清碱性磷酸酶测定**　在佝偻病激期时增高明显，但血清碱性磷酸酶受众多因素，如低蛋白血症和锌缺乏等影响，故不作为判断维生素 D 营养状况的指标。

4.**X 线检查**　骨骼 X 线典型改变见于佝偻病激期，长骨片显示骨骺端钙化带消失，呈杯口状、毛刷状改变，骨骺软骨带增宽，骨质疏松，骨皮质变薄，可有骨干弯曲畸形或青枝骨折，骨折可无临床症状。

四、诊断及鉴别诊断

（一）诊断要点

根据维生素 D 摄入不足或日光照射不足病史，佝偻病的症状及体征，结合血生化和骨骼 X 线改变可进行诊断。早期表现为多汗、烦躁等神经兴奋性增高症状，缺乏特异性。血清 25-(OH)D_3 在早期可明显减低，是早期诊断较为可靠的指标。

（二）鉴别诊断

本病需与先天性甲状腺功能低下、软骨营养不良以及其他原因所致的佝偻病相鉴别（表 15-1）。

表 15-1　维生素 D 缺乏性佝偻病的鉴别诊断

疾病	鉴别
先天性甲状腺功能低下	生后 2～3 个月开始出现甲状腺功能不全表现，并随月龄增大症状日趋明显，如生长发育迟缓、体格明显短小、出牙迟、前囟大而闭合晚、腹胀等，与佝偻病相似，但患儿智能低下，有特殊面容，血清促甲状腺激素（TSH）、T_4 测定可资鉴别
软骨营养不良	本病患儿头大、前额突出、长骨骺端膨出、胸部串珠、腹大等与佝偻病相似，但四肢及手指短粗，五指齐平，腰椎前突，臀部后突。骨骼 X 线可见特征性改变，如长骨粗短弯曲，干骺端变宽，呈喇叭口状，但轮廓光整，部分骨骺可埋入扩大的干骺端中
其他病因所致的佝偻病	低血磷性抗维生素 D 佝偻病、远端肾小管性酸中毒、维生素 D 依赖性佝偻病、肾性佝偻病

五、临床治疗

西医以补充维生素 D 为主，旨在控制活动期症状，防止骨骼畸形；中医以调补脾肾为主，标本兼治。

（一）中医治疗

1.**中医辨证思路**　维生素 D 缺乏性佝偻病总属虚证，临床辨证多结合病情分期以脏腑辨证为主，按病情轻重及病变部位进行分型。早期表现为肺脾气虚，营卫不和；激期表现为脾虚肝旺，气血不和；后遗症期则多表现为肾虚骨弱，精血不足。

2.**治疗原则**　本病的治疗，当以调补脾肾为要。可根据脾肾亏损轻重，采用不同的治法。早期以脾胃虚弱为主，用健脾益气为主法；激期多属肾脾两亏，当予肾脾并补；恢复期、后遗症期以肾虚为主，当补肾填精，佐以健脾。本病在调理脾肾的同时，还要注意与补肺益气固表、平肝清心安神等治法的配合使用。

3. 辨证施治

（1）肺脾气虚

[证候]　多汗，乏力，烦躁，睡眠不安，夜惊，发稀枕秃，囟门迟闭，或形体虚胖，肌肉松软，纳呆，大便不实，或反复感冒，舌质淡红，苔薄白，指纹偏淡。

[治法]　健脾益肺，调和营卫。

[方药]　四君子汤合黄芪桂枝五物汤加减。

若多汗者，加煅龙骨、煅牡蛎、浮小麦；夜惊、睡眠不安者，加蝉蜕、煅龙骨、酸枣仁、合欢皮；大便不实者，加山药、扁豆。

（2）脾虚肝旺

[证候]　烦躁，夜啼不宁，惊惕不安，甚者抽搐，多汗，毛发稀疏，乏力，纳呆食少，囟门迟闭，出牙延迟，坐立行走无力，舌质淡，苔薄，指纹淡紫。

[治法]　健脾助运，平肝息风。

[方药]　益脾镇惊散加减。

若惊惕、夜啼不安者，加蝉蜕、煅龙骨；若烦躁、抽搐者，加煅牡蛎、钩藤；汗多者，加生黄芪、浮小麦、五味子、煅牡蛎、煅龙骨。

（3）肾精亏损

[证候]　有明显的骨骼改变，常见头颅方大畸形，肋骨串珠，"手镯""足镯"样病变，甚至鸡胸、龟背、"O"型或"X"型腿，脊柱畸形等，并伴有面白虚烦，多汗，四肢乏力，舌淡苔少，指纹色淡。

[治法]　健脾补肾，填精补髓。

[方药]　补肾地黄丸加减。

若骨骼改变明显者，可加龟甲、鳖甲、紫河车，磨粉吞服；若四肢不温，阳气虚者，加肉苁蓉、菟丝子；夜汗较多者，加煅龙骨、煅牡蛎、麻黄根、浮小麦。

4. 中医其他疗法

临床常用中成药：①龙牡壮骨颗粒：功能强筋壮骨，和胃健脾，用于脾虚肝旺证；②六味地黄丸：功能滋阴补肾，用于肾精亏损证。

（二）西医治疗

1. 维生素 D 制剂　一般采用口服疗法：剂量为每日 2000～4000IU（50～100μg），1 个月后改为每日 400IU（10μg）。

2. 钙剂　补充维生素 D 的同时服用钙剂，每日至少元素钙 200mg。

3. 其他　已有骨骼畸形的后遗症患儿应加强锻炼，可采用主动或被动运动的方法矫正。有严重骨骼畸形者可考虑手术矫治。

六、预防与康复

1. 充足的日光照射即可保证体内的 25-$(OH)_2D_3$ 浓度正常。因此，孕妇应经常户外活动，进食富含钙、磷的食物。妊娠后期为秋冬季的妇女宜适当补充维生素 D 每日 400～1000IU。

2. 处于生长发育高峰的婴儿应采取综合性预防措施，保证一定时间（逐渐达 1～2h/d）的户外活动和给予预防量的维生素 D 和钙剂并及时添加辅食。新生儿生后 2 周给予预防量维生素 D 每日 400IU，至 2 岁；夏季日光充足、户外活动多，可暂停服用或减量。早产儿、低出生体重儿或双胎生后每日应给予维生素 D 800～1000IU，3 个月后改为预防量。

维生素 D 缺乏性搐搦症

维生素 D 缺乏性手足搐搦症（tetany of vitamin D deficiency）又称佝偻性低钙惊厥，是由于维生素 D 缺乏而甲状旁腺不能代偿，以致血中钙离子降低，神经肌肉兴奋性增高，出现惊厥、手足肌肉抽搐或喉痉挛等症状，多见于 6 个月以内的婴儿。近年来由于广泛应用维生素 D 预防，发病已逐渐减少。

本病属于中医的"惊风"范畴。

一、病因病理

（一）中医病因病机

小儿先天禀赋不足和后天调护失宜为本病的主要发病原因。

父母精血不足，体质虚弱而孕，或母受胎而多病，或早产、多胎等因素，使小儿先天禀赋不足，出生后脾肾内亏，气血虚弱，筋脉失于濡养而发病。若后天喂养不当，调护失宜，或暴吐暴泄、久吐久泄，或他病妄用苦寒攻伐之法，可导致中焦受损，脾胃虚弱，中土既虚，则土虚木乘，肝亢风动；若吐泻日久，或误服寒凉，伐伤阳气，则可致脾肾阳虚，阴寒内盛，不能温煦经脉而致虚极生风之证；外感热病后耗伤阴液，肝肾阴虚，水不涵木，而致虚风内动。

总之，本病的病程较长，多属于虚证，病位主要在肝、脾、肾。其本为脾肾不足，标为肝亢有余。

（二）西医病因病理

本病的病因与维生素 D 缺乏性佝偻病相同，而血清钙离子降低则为其直接原因。当血清总钙量降至 1.75mmol/L（7mg/L）以下，或游离钙降至 1.0mmol/L（4mg/L）以下时，即可出现抽搐症状。血钙降低时，甲状旁腺受刺激而呈现继发性功能亢进，分泌较多的甲状旁腺素，使尿磷的排泄增加，并使骨骼脱钙而补充血钙不足，故当甲状旁腺代偿功能不足时，血钙不能维持正常水平则发病。

二、主要临床表现

主要表现为惊厥、手足搐搦和喉痉挛，同时伴有不同程度的佝偻病表现。

1. 惊厥　为最常见的发作形式。患儿常无发热或其他原因而突发的四肢抽动，两眼上窜，面肌震颤，可有神志不清，发作时间为数秒至数分钟左右，可反复发作。发作轻时仅有短暂的眼球上窜和面肌抽动，神志清楚。

2. 手足搐搦　常见于 6 个月以上的婴幼儿，突发性手足强直痉挛，双手腕部屈曲、手指伸直、拇指内收掌心；足部踝关节伸直，足趾同时向下弯曲。

3. 喉痉挛　婴儿多见，喉部肌肉及声门突发痉挛，呼吸困难，严重者可发生窒息、发绀、严重缺氧，甚至死亡。

4. 其他症状　往往有出汗、睡眠不安、易惊哭等神经兴奋症状。此外，在患儿不发作时可通过刺激神经肌肉引出以下体征：

（1）佛斯特氏征：以叩诊锤或手指尖轻击患儿颧弓与口角间的面颊部（第 7 颅神

经孔处)可引起眼睑和口角抽动者为阳性,新生儿期可呈假阳性。

(2)腓反射:以叩诊锤骤击膝下外侧腓神经处可引起向外侧收缩者即为腓反射阳性。

(3)陶瑟氏征(Trousseau's sign):以血压计袖带包裹上臂,使血压维持在收缩压和舒张压之间,5分钟之内该手出现痉挛状属阳性。

三、辅助检查

血清钙测定:总血钙<1.75mmol/L,,或离子钙<1.0mmol/L,应首先考虑本病。

四、诊断及鉴别诊断

(一)诊断要点

患儿突发无热惊厥,手足搐搦或喉痉挛等临床症状,呈反复发作,发作后神志清醒,无其他神经系统体征,同时有佝偻病表现。血清总钙<1.75mmol/L,或血清离子钙<1.0mmol/L。应首先考虑本病。

(二)鉴别诊断

本病需与低血糖症、低镁血症、原发性甲状旁腺功能减退症、婴儿痉挛症鉴别(表15-2)。

表15-2　维生素D缺乏性搐搦症的鉴别诊断

疾病	鉴别
低血糖症	常发生于清晨空腹时,有进食不足或腹泻病史,一般口服或静脉注射葡萄糖后抽搐立即停止,血糖常<2.2mmol/L。血钙正常
低镁血症	多见于新生儿,或牛乳喂养的小婴儿,常同时合并低钙血症,可出现烦躁、惊跳、阵发性屏气,甚至惊厥,血清镁常<0.85mmol/L
原发性甲状旁腺功能减退症	表现为间歇性惊厥或手足搐搦,间歇几天或数周发作1次。血磷升高>3.2mmol/L(10mg/dl),血钙降至1.75mmol/L(7mg/dl)以下,碱性磷酸酶正常或稍低;颅骨X线可见基底节钙化灶
婴儿痉挛症	表现为间歇性惊厥或手足搐搦,间歇几天或数周发作1次。血磷升高>3.2mmol/L(10mg/dl),血钙降至1.75mmol/L(7mg/dl)以下,碱性磷酸酶正常或稍低;颅骨X线可见基底节钙化灶

五、临床治疗

西医首先是急救,控制惊厥或喉痉挛等危急症状;其次是补钙,使血钙迅速上升,惊厥等症状不再出现;然后给予维生素D,使钙、磷代谢恢复正常,以根治本病。因本病多属于虚证,配合中医治疗以补益之法,重在培补元气,调理脾肾,平息肝风。

(一)中医治疗

1. 中医辨证思路　首辨缓急,本病以脾虚肝旺为主,病位在肝脾,总属虚风内动。

2. 治疗原则　惊厥发作时以息风为主,惊厥缓解后,以调和肝脾为法。

3. 辨证施治

(1)脾虚肝旺

[证候]　抽搐无力,时作时止,反复发作,精神不振,四肢欠温,面色微黄,不思

饮食,大便稀溏,或带青绿,舌质淡,苔白,指纹淡,显于气关。

[治法]　温中健脾,扶土抑木。

[方药]　缓肝理脾汤加减。

抽搐频发者,加龙骨、牡蛎;纳呆食少者,加焦山楂、砂仁;腹泻日久者,将干姜改为煨姜,加山楂炭、煨葛根;四肢厥冷者,可加附子、肉桂。

(2)脾肾阳虚

[证候]　精神萎靡,四肢蠕蠕震颤,伴有额汗不温,口鼻气冷,甚至面色灰滞,四肢厥冷,溲清便溏,舌质淡,苔薄白,指纹淡。

[治法]　温补脾肾,回阳救逆。

[方药]　固真汤合逐寒荡惊汤加减。

汗多不止者,加煅龙骨、煅牡蛎、五味子;震颤搐搦不停者,加蜈蚣、全蝎、乌梢蛇。

(3)肝肾阴亏

[证候]　震颤瘛疭,形容憔悴,精神萎靡,烦躁不安,低热,手足心热,自汗盗汗,便干尿黄,舌红绛,苔少乏津,指纹淡紫。

[治法]　育阴潜阳,滋水涵木。

[方药]　大定风珠加减。

低热潮热者,加地骨皮、银柴胡、青蒿;汗出较多者,加黄芪、浮小麦、麻黄根;抽搐不止者,加天麻、全蝎、乌梢蛇。

4.中医其他疗法　针灸疗法见第十八章第三节惊厥。

(二)西医治疗

1.急救处理

(1)止惊:可用10%的水合氯醛40～50mg/kg,保留灌肠;或地西泮缓慢静脉注射,每次0.1～0.3mg/kg,最大量不超10mg;或配合中医针灸治疗。

(2)吸氧:可加压给氧。

(3)通畅呼吸道:防止舌后坠,以保证呼吸道通畅,必要时行气管插管。

2.钙剂治疗　10%的葡萄糖酸钙1～2ml/kg加入5%～10%葡萄糖液10～20ml中,缓慢静脉注射(10分钟以上)或滴注,以防血钙骤升,导致心搏骤停。惊厥反复发作时,可6小时后重复1次,直至惊厥停止后改为口服钙剂,轻症手足搐搦患儿可用10%氯化钙加入糖水服用,每日3次,每次5～10ml,疗程1～2周。

3.维生素D治疗症状控制后,补充维生素D可参照本章"维生素D缺乏性佝偻病"。

六、预防与康复

1.本病预防与维生素D缺乏性佝偻病相同。

2.抽搐发作时,调护见第十八章第三节惊厥。

第二节　蛋白质 - 能量营养不良

蛋白质 - 能量营养不良(protein-energy malnutrition,PEM)是由于各种原因所致能量和(或)蛋白质缺乏的一种营养缺乏症,常伴有各种器官功能紊乱和其他营养素缺乏。多见于3岁以下婴幼儿,临床上常分为三个类型:如以能量供应不足为主,表现为体重明显减轻、皮下脂肪减少者称为消瘦型；如以蛋白质供应不足为主，表现为水肿者称为水肿型；介于两者之间者为消瘦 - 水肿型。

本病属于中医学中的"疳证"范畴。

一、病因病理

（一）中医病因病机

本病主要由于饮食失节，喂养不当，营养失调，疾病影响以及先天禀赋不足所引起。其病变部位主要在脾胃，随着病情发展演变可涉及五脏。

小儿神智未开，乳食不知自节，若喂养不当，乳食太过或不及，损伤脾胃；或小儿久病失于调治或误用攻伐，致脾胃受损，津液耗伤，气血亏损，肌肉消灼，形体羸瘦；或由于先天胎禀不足，脾胃功能薄弱，水谷精微摄入不足，脏腑肌肤失于濡养均可导致疳证。

若脾病及肝，肝失所养，肝阴不足，不能上承于目，而见视物不清，夜盲目翳者，谓之"眼疳"；脾病及心，心火上炎，而见口舌生疮者，称为"口疳"；脾虚不运，气不化水，水湿泛滥，则出现"疳肿胀"。

古人把疳证的病因病机概括为："疳者甘也"言其病因，是指小儿恣食肥甘厚腻，损伤脾胃，形成疳证；"疳者干也"言其病机、主证，气液干涸、干瘪羸瘦。根据疾病不同阶段的表现又可分为疳气、疳积、干疳。

（二）西医病因病理

1. 病因

（1）摄入不足：因小儿处于生长发育的阶段，若食物中蛋白质和能量摄入量长期不能满足机体生理需要和生长发育，常导致营养不良。

（2）消耗增加：长期发热，各种急、慢性疾病等均可致分解代谢增加、食物摄入减少及代谢障碍而致营养相对缺乏。另外，早产、多胎、先天不足等，如出生后未进行合理喂养也可进一步发展为宫外生长迟缓。

（3）消化吸收不良：如唇裂、腭裂、幽门梗阻等消化系统解剖或功能上异常，迁延性腹泻、过敏性肠炎、肠吸收不良综合征等均可引起食物消化吸收障碍。

2. 病理生理

（1）新陈代谢异常

1）蛋白质：蛋白质摄入不足或丢失过多使机体蛋白质代谢处于负氮平衡，其中以白蛋白下降最为明显。

2）碳水化合物：由于糖原储存不足或消耗过多，体内供给能量不足，血糖常降低。

3）脂肪：体内脂肪大量消耗致血清胆固醇浓度降低。浮肿型 PEM 体内脂肪消耗超过肝脏代谢能力，导致大量甘油三酯在肝脏累积，引起肝脏脂肪浸润及变性，肝细胞营养不良。

4）水、盐代谢：由于脂肪大量消耗，细胞外液相应增加。PEM 时 ATP 合成减少影响细胞膜上钠泵转运，引起钠水潴留，故细胞外液一般为低渗状态，尤其是胃肠功能紊乱时易出现低渗性脱水，并可有低钾、钙、镁血症及代谢性酸中毒。

5）体温调节：由于热量摄入不足，血糖降低，皮下脂肪较薄散热快，氧耗量、脉率和周围血循环量减少，体温偏低。

（2）各系统功能低下

1）消化系统：受累最为突出，肠壁变薄，黏膜皱襞减少甚至消失，上皮细胞及绒毛萎缩；胃肠道及酶分泌减少，酶活性降低，肠道蠕动功能减弱，易发生菌群失调，而致感染和腹泻。

2）循环系统：心肌收缩力减弱，心搏出量减少，血压偏低和脉搏细弱。

3）泌尿系统：肾小球和肾小管功能差而致肾小管重吸收功能、肾浓缩功能降低，尿量增多、尿比重下降。

4）神经系统：重度 PEM 时大脑总脂质、胆固醇、磷脂、神经节苷脂均减少，神经胶质细胞增殖及神经元生长和分化减慢，故影响树状突分枝、髓鞘形成和突触生成，严重者甚至可导致永久性运动功能和智力下降。

5）免疫功能：非特异性（如皮肤黏膜屏障功能、白细胞吞噬功能、补体功能）和非特异性功能均明显降低。患儿免疫球蛋白浓度降低，并可有 IgG2 和（或）IgG4 亚类缺陷；结核菌素试验（PPD 试验）或植物血凝素皮肤试验（PHA 试验）呈阴性等。由于 PEM 患儿免疫功能全面降低，易并发各种感染。

二、主要临床表现

（一）主要症状及体征

体重不增，继之体重下降，皮下脂肪和肌肉逐渐减少或消失，皮肤干燥、苍白、逐渐失去弹性。皮下脂肪层厚度是判断营养不良程度的重要指标之一。皮下脂肪减少的顺序为：最初是腹部，其次是躯干、臀部、四肢，最后是面颊。营养不良初期身高并无影响，久之可以引起身长不增。严重者面颊部脂肪垫消失、皮肤皱缩松弛、干瘪似"老头"，头发干枯，四肢挛缩，腹部如舟状。常伴有多脏器功能受损，甚至智力发育落后；食欲低下，体温低于正常，心率缓慢，心音低钝，呼吸浅表，全身肌张力低下；常出现便秘或饥饿性腹泻，大便量少、次频、带有黏液。蛋白质严重缺乏可以导致水肿型营养不良，多见于单纯碳水化合物喂养的婴幼儿，外表似"泥膏样"。水肿通常出现较早，因此体重下降并不明显。水肿出现的顺序：最初是内部脏器，其次是四肢、面部，严重者为全身性。常伴肝大，毛发稀疏、易脱落，颜色根据营养状况而变化。受刺激部位皮肤色素沉着，脱皮后色素可消失，也可蔓延至全身，常伴有舌乳头萎缩、念珠菌口腔炎。消瘦 - 水肿型营养不良临床表现介于上述两型之间。

（二）并发症

常有营养性贫血、微量营养素缺乏、感染、自发性低血糖等并发症出现。

三、辅助检查

水肿型营养不良较消瘦型营养不良血生化指标变化明显。

1. 血浆蛋白 血浆白蛋白浓度降低是最具特征性的改变，但由于其半衰期较长（19～20 天），轻 - 中度营养不良变化不大，故不够灵敏。维生素 A 结合蛋白（半衰期 10 小时）、前白蛋白（半衰期 1.9 天）、甲状腺素结合前蛋白（半衰期 2 天）和转铁蛋白（半衰期 8 天）等代谢周期较短的血浆蛋白质水平降低具有早期诊断价值。胰岛素样生长因子 1（IGF-1）水平反应灵敏，且不受肝功能的影响，是 PEM 早期诊断的灵敏可靠指标。

2. 血清氨基酸 血清必需氨基酸、牛磺酸、支链氨基酸水平明显降低，而非必需氨基酸变化不大。

3. 血清淀粉酶、脂肪酶、胆碱酯酶、转氨酶、碱性磷酸酶、胰酶和黄嘌呤氧化酶等活性均下降，甚至丧失，经治疗后可迅速恢复至正常。

4. 血脂、血胆固醇、微量元素及电解质水平均有不同程度的下降，血糖水平减低，但糖耐量曲线与糖尿病患儿相同。

四、诊断及鉴别诊断

（一）诊断要点

根据小儿的年龄、喂养史，临床上有体重下降、皮下脂肪减少、全身各系统功能紊乱及其他营养素缺乏的症状、体征及实验室检查，严重营养不良诊断一般不难。但轻症或早期营养不良患儿常易漏诊，需依靠精确的饮食史，定期生长检测和营养评估及较敏感实验指标，才能确定诊断。5 岁以下儿童营养不良的分型与分度如下。

1. 体重低下　体重低于同龄、同性别参照人群值的均值减 2 个标准差以下为体重低下。均值减在 2～3 个标准差为中度；低于均值减 3 个标准差为重度。该指标主要反映慢性或急性营养不良。

2. 生长迟缓　身长低于同龄、同性别参照人群值的均值减 2 个标准差为生长迟缓。均值减在 2～3 个标准差为中度；低于均值减 3 个标准差为重度。该指标主要反映过去或慢性长期营养不良。

3. 消瘦　体重低于同性别、同身高参照人群值的均值减 2 个标准差为消瘦。均值减在 2～3 个标准差为中度；低于均值减 3 个标准差为重度。该项指标主要反映近期、急性营养不良。

临床上凡符合上述一项指标即可诊断 PEM。

（二）鉴别诊断

本病需与生长激素缺乏症相鉴别，后者表现为匀称性身材矮小，身高、骨骼明显落后于同龄、同性别正常儿童，生长激素刺激实验（+），胰岛素样生长因子 1（IGF-1）和 IGFBP-3 测定水平明显低下。

五、临床治疗

本病宜采用中西医结合的综合治疗方法，提高疗效。西医采取祛除病因、补充营养、改善消化功能和治疗并发症等。中医采用随证施治之法。

（一）中医治疗

1. 中医辨证思路　本病主证应以八纲辨证为纲，重在辨清虚实；兼证宜以脏腑辨证为纲，以分清疳证所累及之脏腑。

2. 治疗原则　本病治疗原则以调理脾胃为主，通过调理脾胃，水谷精微得以消化、吸收、输布，营养全身。根据疳气、疳积、干疳的不同阶段而采取和、消、补的治法。出现兼证者，随证治之。

3. 辨证施治

（1）常证

1）疳气

［证候］　形体略瘦，面色萎黄，毛发稀疏，精神欠佳，性急易怒，不思饮食，舌质

略淡,苔薄微腻,脉细,指纹淡紫。

[治法] 调脾健运。

[方药] 资生健脾丸加减。

食欲不振者,去党参、白术、山药,加入鸡内金粉;能食善饥,啼哭不宁者,加胡黄连;大便溏者,加炮姜;大便干结者,加决明子、柏子仁。

2)疳积

[证候] 形体明显消瘦,四肢枯细,肚腹膨胀,甚则青筋暴怒,面色萎黄,毛发稀疏结穗,烦躁不宁,夜卧不宁,或见揉眉挖鼻,吮指龂齿,动作异常,食欲不振,或善食易饥,或嗜食异味,舌淡苔腻,脉沉细而滑,指纹紫滞。

[治法] 消积理脾。

[方药] 肥儿丸加减。

腹胀明显者,加枳实、大腹皮;烦躁不安,揉眉挖鼻者,加栀子、莲子心;大便秘结者,加火麻仁、郁李仁;多饮善饥者,加石斛、天花粉。

3)干疳

[证候] 形体极度消瘦,皮肤干瘪起皱,大肉已脱,皮包骨头,貌似老人,毛发干枯,面色㿠白,精神萎靡,啼哭无力,腹凹如舟,杳不思食,大便稀溏或便秘,舌淡嫩,苔少,脉细弱,指纹淡红。

[治法] 健脾益气生血。

[方药] 黄芪建中汤加减。

若出现面色苍白,呼吸微弱,四肢厥冷,脉细欲绝者,应急施独参汤或参附龙牡救逆汤以回阳救逆固脱,并配合西医抢救措施。

(2)兼证

1)眼疳

[证候] 两目干涩,畏光羞明,眼角赤烂,甚则黑睛浑浊,白翳遮睛或有夜盲等,指纹淡紫。

[治法] 养血柔肝,滋阴明目。

[方药] 石斛夜光丸加减。

2)口疳

[证候] 口舌生疮,甚或满口糜烂,秽臭难闻,面赤心烦,夜卧不宁,小便短黄,或吐舌、弄舌,舌质红,苔薄黄,脉细数,指纹紫滞。

[治法] 清心泻火,滋阴生津。

[方药] 泻心导赤散加减。

3)疳肿胀

[证候] 足踝浮肿,甚或颜面及全身浮肿,面色无华,神疲乏力,四肢欠温,小便短少,舌淡嫩,苔薄白,脉沉迟无力,指纹淡红。

[治法] 健脾温阳,利水消肿。

[方药] 防己黄芪汤合五苓散加减。

4.中医其他疗法

(1)临床常用中成药:肥儿丸:功能益气健脾,消疳化积,用于疳气证或疳积之轻证。

（2）针灸疗法：取合谷、曲池、中脘、气海、足三里、三阴交，配以脾俞、胃俞，每日1次，7日为1个疗程，用于疳气证。

（3）推拿疗法：补脾经，运八卦，揉板门、足三里、天枢，捏脊，用于疳气证；补脾经，清胃经、心经、肝经，掐揉四横纹，分手阴阳、腹阴阳，用于疳积证；补脾经、肾经，运八卦，揉足三里，用于干疳证。

（二）西医治疗

1. 处理危及生命的并发症　如严重腹泻、自发性低血糖、各种感染、电解质紊乱及各种维生素缺乏。严重贫血可少量多次成分输血，低蛋白血症可输白蛋白。

2. 祛除病因　在查明病因的基础上，积极治疗原发病。

3. 营养治疗

（1）调整饮食及补充营养物质：营养不良时，其基础代谢率和营养素需要量均降低，消化道也适应低营养的摄入，因此，在营养重建过程中，应根据营养不良的程度、消化能力逐渐增加热量和营养物质的供应量。

轻度营养不良可从每日250～330kJ（60～80kcal）/kg 开始，较快较早添加含蛋白质和高热量的食物；中度及重度营养不良可参考原来的饮食情况，从每日167～250kJ（40～60kcal）/kg 开始，并根据情况逐渐少量增加；当增加能量至满足追赶生长需要时，一般可达502～627kJ（120～150kcal）/kg。待体重接近正常后，再恢复至正常生理需要量。也可给予酪蛋白水解物、氨基酸混合液或要素饮食，以促进体重恢复。蛋白质摄入量从每日1.5～2.0g/kg 开始，逐步增加到3.0～4.5g/kg。如不能耐受肠道喂养或病情严重需禁食时，可考虑采用全静脉营养或部分静脉营养等方式。

由于营养治疗后组织修复增加，因此维生素和矿物质的供给量应大于每日推荐量。治疗早期即应给予一次剂量的维生素 A 1500μg（5000IU），每日给元素铁1～3mg，锌1mg，同时应注意补充钾、镁。

（2）药物治疗

1）胃蛋白酶、胰酶及B族维生素等，可促进消化。

2）蛋白同化类固醇制剂如苯丙酸诺龙，能促进蛋白质合成，并能增加食欲，在供给充足热量和蛋白质的基础上可应用，每次肌注0.5～1.0mg/kg，每周1～2次，连续2～3周。

3）胰岛素2～3U，肌内注射，每日1次，可降低血糖、增加饥饿感、提高食欲，注射前先服葡萄糖20～30g，每1～2周为1个疗程。

4）锌剂可提高味觉敏感度，增加食欲，每日可口服元素锌0.5～1mg/kg。

4. 加强护理　食具消毒，保证充足睡眠，适当户外活动，纠正不良的饮食习惯。

六、预防与康复

1. 提倡母乳喂养，乳食定时定量，按时按序添加辅食，供给多种营养素。

2. 保持充足的睡眠，同时增强体质。

3. 纠正小儿的不良饮食习惯，如饮食偏嗜、过食肥甘滋补、贪吃零食、饥饱无常等。

笔记

第三节 单纯性肥胖

小儿单纯性肥胖（obesity）是由于能量摄入长期超过人体的消耗，使体内脂肪过度积聚，体重超过一定范围的一种慢性营养障碍性疾病。近年来我国小儿单纯性肥胖症的发病率呈明显上升趋势。肥胖不仅影响小儿健康，并且增加了成年时期肥胖及心血管疾病、2型糖尿病、高脂血症等众多严重危害人类健康疾病的患病和死亡的风险。

中医学早在《灵枢·卫气失常》中就有"人有脂，有膏，有肉"等关于脂膏形体即今之肥胖的描述。历代医家将肥胖患者称为肥人，分膏、脂、肉三型。

一、病因病理

（一）中医病因病机

本病的病因与先天有一定的关系，因肥胖具有遗传性，父母肥胖者，其子女中2/3也有肥胖的倾向。外感湿邪，内蕴于脾，或因脾虚，湿自内生，胃强脾弱，消谷善饥；或多食少动，过多喜食油腻肥甘之品，也是形成肥胖原因。

肥胖症的发生主要与脾、胃有关，涉及肝、肾及肺。痰湿、膏脂是病理产物。古人云"肥人形盛气衰""肥人气虚有痰"，提示肥胖症的体质特点为本虚标实，本病的基本病机是脾肾脏腑虚弱，津液失常，痰湿、膏脂内停，积于血中则血脂增高，停于皮下则肥胖。

（二）西医病因病理

1. 病因　95%～97%肥胖患儿属于单纯性肥胖，不伴有明显的神经、内分泌及遗传代谢性疾病。其发病与多因素有关，常见的因素有：

（1）营养摄入过多：摄入的营养超过机体代谢需要，多余的能量便转化为脂肪贮存体内，导致肥胖。

（2）活动量过少：长期缺乏适当的活动和体育锻炼，安逸的生活习惯，即使摄食不多，因能量消耗过少，也可引起肥胖。

（3）遗传因素：遗传因素在肥胖的发生中起一定的作用，与多基因遗传有关。体脂及其分布的遗传度高达65%～80%，基础代谢率、能量消耗等也有很强的遗传倾向。父母皆是肥胖的后代肥胖率高达70%～80%。

（4）出生体重过大或小于胎龄：母孕期营养、新生儿出生体重过大（尤其糖尿病母亲所生的巨大儿）或小于胎龄等生命早期发育状况与成年期肥胖和其他代谢性疾病相关，是儿童期肥胖的一个重要危险因素。

2. 病理生理　人体脂肪组织的增加包括脂肪细胞数目增加和体积增大。正常体重的新生儿脂肪细胞总数约为成人的1/4～1/5。在生长发育过程中，脂肪细胞数增加4～5倍，并且在胎儿出生前3个月、生后第1年和青春期三个阶段增多最为显著。若在此三个时期内摄入营养素过多，即可引起脂肪细胞数目增多且体积增大，因此为多细胞性肥胖。由于增加的细胞数此后不会消失，仅脂肪细胞体积减少，因此治疗较困难且易复发；其他时期的肥胖仅有脂肪体积增大而数目正常，治疗较易奏效。

二、主要临床表现

患儿一般体态肥胖，皮下脂肪积聚甚厚，分布均匀，以颈、肩、乳、胸、背、腹、臀部最为明显。皮下脂肪过度肥胖，可在腹部、大腿部出现白色或紫色条纹。患儿一般食欲极佳（亦有后期纳差者），喜食肥甘厚味之品，体重增长迅速。身高可偏高，但与体重不相称。患儿一般不喜欢活动，情志抑郁，易疲乏、出汗。重症者可出现气短、胸痹、眩晕等症。

三、辅助检查

肥胖儿童血清胆固醇、甘油三酯大多增高，严重患者血清 β 脂蛋白也增高；常有高胰岛素血症，血生长激素水平减低，生长激素刺激试验的峰值也较正常儿童为低。肝脏超声波检查可有脂肪肝。

四、诊断及鉴别诊断

（一）诊断要点

1. 体重　体重超过同性别、同身高参照人群均值的 10%～19% 者为超重；超过 20% 者可诊断为肥胖症，其中 20%～29% 者为轻度肥胖，30%～49% 者为中度肥胖，超过 50% 者为重度肥胖。

2. 体质指数（body mass index，BMI）　指体重和身高平方的比值（kg/m²），是评价肥胖的另一种指标。当 BMI > 同年龄、同性别的第 95 百分位数可诊断肥胖；第 85～95 百分位数为超重，并具有肥胖风险。小儿 BMI 随年龄、性别而有差异。

（二）鉴别诊断

单纯性肥胖确诊必须与下列由各种遗传、内分泌、代谢性疾病引起的继发性肥胖相鉴别（表 15-3）。

表 15-3　单纯性肥胖的鉴别诊断

疾病	鉴别
性幼稚 - 低肌张力综合征	为常染色体显性遗传，与位于 15q12 的 SNRPN 基因缺陷有关。1～3 岁开始发病，呈周围性肥胖，面部特征为杏仁样眼、鱼样嘴、小鞍状鼻和内眦赘皮，身材矮小，智能低下，手脚小，肌张力低，外生殖器发育不良，到青春期常并发糖尿病
Bardet-Biedl 综合征	也称幼稚多指畸形综合征，为常染色体隐性遗传，呈周围型肥胖，1～2 岁即开始肥胖，智能低下，视网膜退行性病变，多指（趾），性功能减低
Alstrom 综合征	常染色体隐性遗传，呈中央型肥胖，2～5 岁即开始肥胖，仅男性有性功能减低，视网膜色素变性、失明，神经性耳聋，糖尿病，智商正常
肥胖性生殖无能综合征	继发于下丘脑及垂体病变如肿瘤，其体脂主要分布在颈、颊下、乳房、下肢、会阴及臀部，手指、足趾纤细，身材矮小，低血压、低温度，第二性征延迟或不出现
其他内分泌疾病	如肾上腺皮质增生症、甲状腺功能减低症、生长激素缺乏症等虽有体脂增多的表现，但均有其特点，故不难鉴别

五、临床治疗

本病主要通过饮食调整、运动疗法、行为矫正和心理治疗，以使体重控制在接近理想状态，但不影响小儿健康及正常生长发育为原则。中医认为本病属本虚标实，治疗以补虚泻实为主,调理中焦脾胃,化湿涤痰。

（一）中医治疗

1.中医辨证思路 本病正虚邪实,以脾虚、脾肾两虚为本,痰湿、膏脂为标,辨证有虚实之分,但多虚实夹杂,具体宜分清常证、变证,病情轻重,一般可从病因、全身症状入手。

2.治疗原则 治疗以健脾补肾,涤痰除湿为主。健脾补肾以助运为主,不可滞邪;涤痰除湿以消导为先,不可攻伐太过反伤正气。目前,国际上制定了统一的减肥原则,即减食而不厌食,减肥而不腹泻,减体重而不减力。本病治疗的关键重在循序渐进,不可急于求成,在药物治疗的同时辅以饮食控制、体育锻炼、针灸推拿,重在持之以恒。

3.辨证施治

（1）脾虚夹湿

[症候] 形体臃肿肥胖,肢体困重,可有下肢浮肿,嗜睡多汗,乏力少动,腹满纳差,尿少便溏,舌淡胖,苔薄白或白腻,脉沉滑。

[治法] 健脾化痰,温中燥湿。

[方药] 苓桂术甘汤加味。

气虚乏力者,加黄芪、党参、白术、山楂;肢困、苔腻湿重者,加苍术、厚朴;腹胀者,加木香、大腹皮;汗多者,加牡蛎、瘪桃干;大便溏者,加煨姜、益智仁。若脾虚痰热者,可用黄连温胆汤。

（2）胃热湿阻

[症候] 形体肥胖,倦怠懒动,头胀眩晕,消谷善饥,口臭,口渴喜饮,舌质红,苔腻或微黄,脉滑。

[治法] 清胃泄热,除湿消肿。

[方法] 泻黄散加减。

倦怠肢困者,加泽泻、薏苡仁、厚朴、苍术;口渴口臭者,加黄连、天花粉。

（3）脾肾两虚

[证候] 肥胖浮肿,腰酸腿软,甚者形寒肢冷,疲乏无力,舌淡红,苔白,脉沉缓。

[治法] 补脾固肾,温阳化湿。

[方药] 苓桂术甘汤合真武汤加减。

腰腿酸软者,加杜仲、牛膝、女贞子;肥胖浮肿而气虚者,加黄芪;畏寒肢冷者,加附子;浮肿明显者,加车前子、泽泻;便溏腹胀者,加砂仁、焦山楂。

4.中医其他疗法

（1）临床常用中成药:防风通圣丸:功能解表通里,用于胃热湿阻证。

（2）单方验方:荷叶汤:荷叶、苍术、白术、黄柏、牛膝、薏苡仁、黄芪、桂枝、木瓜、茯苓、泽泻、车前草、山楂、虎杖、夏枯草、甘草各适量,水煎服。用于单纯性肥胖症。

（3）针灸疗法:针刺治疗能促进机体脂肪代谢,使产热增加,从而消耗存积的脂肪。脾虚痰湿:取内关、水分、天枢、关元、丰隆、三阴交、列缺等;胃热湿阻:取曲池、支沟、四满、三阴交、内庭等;脾肾两虚:取内关、足三里、天枢、曲池、丰隆、梁丘、支沟等。

（二）西医治疗

治疗原则是使体脂减少接近其理想状态,同时又不影响儿童身体健康及生长发育。饮食疗法和运动疗法是两项最主要的措施,即通过减少产热能性食物的摄入和增加机体对热能的消耗,以达到体内脂肪不断减少,体重逐渐下降的目的。

1. **饮食治疗**　由于儿童正处于生长发育的关键时期及治疗的长期性,提供的能量应低于机体的能量消耗又必须能满足基本的营养和能量需要,故应低脂肪、低碳水化合物和高蛋白膳食方案。应供应优质蛋白质,其量为 $1.5\sim2.0g/(kg\cdot d)$,才能在减轻体重的同时保证肌肉组织不萎缩。为满足小儿食欲,避免饥饿感,应选择体积大、饱腹感明显而热能低的蔬菜和水果。其纤维还可减轻糖类的吸收和胰岛素的分泌,并能阻止胆盐的肠肝循环,促进胆固醇排泄,且有一定的通便作用。同时应保证供给适量的维生素、矿物质和水。

同时,要注意克服不良的饮食习惯,对减肥具有重要的作用,如晚餐过饱、吃夜宵、进食太快的习惯,少吃煎、炸、快餐等高能量食品,避免看电视、玩游戏机时间太长等。

2. **运动疗法**　单纯控制饮食不易控制体重。适量运动能促使脂肪分解,减少胰岛素分泌和脂肪合成,加强蛋白质合成,促进肌肉发育。坚持循序渐进的原则,应鼓励儿童多参加活动,但要避免激烈运动激增食欲。可选择既有效又易于坚持的运动如晨间跑步、做操、跳绳等,活动量以运动后轻松愉快,不感到疲劳为原则。

同时应经常鼓励儿童增加减肥的信心,帮助儿童建立健康的生活方式,学会自我管理的能力。

3. **药物治疗**　一般不主张儿童应用药物降低食欲或增加消耗,因苯丙胺类和马吲哚类等食欲抑制剂及甲状腺素等类药物疗效不持久且毒副作用大,故应慎用。

六、预防与康复

1. 防止胎儿体重过重或宫内生长迟缓。
2. 家长摒弃"越胖越健康"的陈旧观念。
3. 建立良好的饮食习惯,多参加户外活动。
4. 定期接受系统的营养监测及指导。

学习小结

1. 学习内容

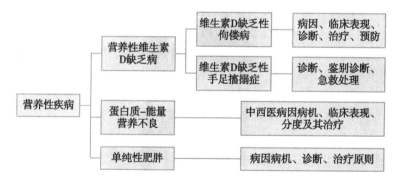

2. 学习方法

本章要结合营养学基础知识重点理解营养性维生素 D 缺乏病、蛋白质 - 能量营养不良及单纯性肥胖等三种疾病的概念、主要临床表现。对于维生素 D 缺乏性佝偻病的病因、诊断、治疗、预防及维生素 D 缺乏性手足搐搦症的诊断、鉴别诊断、急救处理，蛋白质 - 能量营养不良的中西医病因病机、分度及其治疗要有一定的了解。

（李伟伟）

复习思考题

1. 试述佝偻病的预防方法。
2. 试述为何用黄芪建中汤治疗干疳证。
3. 试述维生素 D 缺乏性手足搐搦症的急救方法。
4. 引起小儿单纯性肥胖症的病因有哪些？

第十六章

感染性疾病

学习目的

通过学习小儿常见感染性疾病的概念、诊断及治疗原则，为临床实践奠定基础。

学习要点

麻疹、幼儿急疹、风疹、水痘、猩红热、传染性单核细胞增多症、流行性腮腺炎、手足口病、中毒型细菌性痢疾、病毒性脑炎、化脓性脑膜炎、百日咳的概念、诊断及鉴别诊断，中西医结合诊疗思路及原则。

第一节 麻 疹

麻疹（measles）是由麻疹病毒引起的一种急性呼吸道传染病，临床以发热、咳嗽、流涕、结膜炎、口腔麻疹黏膜斑、全身皮肤斑丘疹及疹退后遗留色素沉着伴糠麸样脱屑为特征。本病冬春季节多见，6个月以上、5岁以下小儿更易罹患，麻疹患者是唯一的传染源，通过喷嚏、咳嗽和说话等飞沫或者接触患者的鼻咽分泌物传播，其传染性强，但一般预后良好，病后大多可获终身免疫。

麻疹古代医籍记载、论述颇多，病名最早见于明代龚信《古今医鉴》和吕坤《麻疹拾遗》两书，明代《证治准绳·幼科》将麻疹分为三期。

一、病因病理

（一）中医病因病机

麻疹病因为外感麻疹时邪。主要病变在肺脾。麻疹时邪由口鼻而入，侵袭肺卫，郁阻于脾，正邪相争，祛邪外泄，邪毒出于肌表，皮疹按序布达于全身；疹透之后，毒随疹泄，麻疹渐次收没，热去津伤，趋于康复。此为麻疹之顺证。若感邪较重，或是素体正气不足，或者治疗不当，或者调护失宜，均可导致正虚不能托邪外泄，邪毒内陷，可产生逆证。

如麻疹时邪内传，灼津成痰，痰热壅盛，肺气郁闭，则成肺炎喘嗽。麻疹时邪热盛，夹痰上攻，痰热壅阻，咽喉不利，则成邪毒攻喉。麻疹邪毒炽盛，正气不支，邪毒内陷厥阴，蒙蔽心包，引动肝风，则可形成邪陷心肝之变证。

（二）西医病因病理

1. **病因**　麻疹病毒属副黏液病毒科，只有一个血清型，抗原性稳定。在体外生存力不强，在流通空气中或日光下 20 分钟即失去活力，不耐热，但耐低温。对紫外线和消毒剂均敏感。前驱期和出疹期患者眼结合膜、鼻咽分泌物、血、尿中均存有病毒。

2. **发病机制**　麻疹病毒通过鼻咽部进入人体后，在呼吸道上皮细胞和局部淋巴组织中增殖并侵入血液，于感染后第 2～3 天形成第一次病毒血症，继之病毒在全身的单核 - 吞噬细胞系统复制活跃，于感染后第 5～7 天，大量病毒释放入血，引起第二次病毒血症。病毒播散至全身组织器官，但以口、呼吸道、眼结膜、皮肤及胃肠道等部位为主，并表现出一系列的临床症状及体征。

3. **病理**　广泛分布的多核巨细胞是麻疹的病理特征。主要分布于皮肤、淋巴组织、呼吸道和肠道黏膜及眼结膜。真皮和黏膜下层毛细血管内皮细胞充血、水肿、增生、单核细胞浸润并有浆液性渗出而形成麻疹皮疹和麻疹黏膜斑。由于皮疹处红细胞裂解，疹退后形成棕色色素沉着。

二、主要临床表现

（一）典型麻疹

1. **潜伏期**　多数为 6～18 天（平均 10 天左右）。

2. **前驱期**　也称发疹前期，一般为 3～4 天。主要表现如下：

（1）发热：多为中度以上，热型不一。

（2）上呼吸道炎表现：在发热同时出现咳嗽、流涕、喷嚏、咽部充血等上呼吸道感染症状，但结膜充血、流泪、畏光及眼睑水肿是本病特点。

（3）麻疹黏膜斑：又称柯氏斑（koplik's spots），是麻疹早期的特异性特征，常在发疹前 1～2 天出现，开始时仅见于下磨牙相对应的颊黏膜上，为直径 0.5～1.0mm 灰白色小点，周围有红晕，迅速增多，可累及整个颊黏膜并蔓延至唇部黏膜，于出疹后 1～2 天消失。

（4）其他：部分病例可有一些非特异症状，如全身不适、食欲减退、精神不振等。婴儿可有呕吐、腹痛、腹泻等消化系统症状。

3. **出疹期**　多在发热后 3～4 天出现皮疹，此时全身中毒症状加重，体温可增高至 40～40.5℃，咳嗽加重，嗜睡或烦躁不安，重者出现谵妄、抽搐。皮疹先出现于耳后、发际、颈部，逐渐蔓延至额面、躯干及四肢，最后达手掌与足底。皮疹初为红色斑丘疹，呈充血性，疹间可见正常皮肤，不伴痒感，以后部分融合成片，颜色加深呈黯红。此期肺部可闻干、湿性啰音，X 线检查可见肺纹理增多或轻重不等的弥漫性肺部浸润。

4. **恢复期**　若无并发症发生，出疹 3～4 天后皮疹按出疹顺序开始消退。食欲、精神等其他症状也随之好转。疹退后皮肤留有糠麸状脱屑及棕色色素沉着，一般 7～10 天消退。

（二）非典型麻疹

1. **轻型麻疹**　见于有一定免疫力的患儿，如在潜伏期内接受过丙种球蛋白或 <8 个月有母亲被动抗体的婴儿。临床症状轻，发热低，上呼吸道症状不明显。常无麻疹黏膜斑，皮疹稀疏色淡，疹退后无色素沉着或脱屑，病程约 1 周，无并发症。

2. **重型麻疹**　主要见于营养不良，免疫力低下继发严重感染者。体温常持续 40℃

以上，中毒症状重，伴惊厥、昏迷。皮疹密集融合，呈出血性，常伴有黏膜出血或（和）消化道出血、咯血及血尿等。若皮疹少、色黯淡，常为循环不良表现；或皮疹骤退、四肢冰冷、血压下降出现循环衰竭表现。此型患儿常有肺炎、心力衰竭等并发症，死亡率高。

3. 异型麻疹（非典型麻疹综合征）　主要见于接种麻疹灭活疫苗或个别减毒疫苗缺乏 F 蛋白抗体者。表现为高热、全身乏力、肌痛、头痛，无麻疹黏膜斑。出疹期皮疹不典型，如皮疹出现的顺序从四肢远端开始渐及躯干、面部。易并发肺炎。

4. 无皮疹型麻疹　见于应用免疫抑制剂、免疫能力较强者或接种过麻疹疫苗后突破感染的患者，全病程无皮疹，也可不出现麻疹黏膜斑，呼吸道症状可有可无、可轻可重，以发热为主要表现。

（三）并发症

严重病例可并发肺炎、喉炎、心肌炎、脑炎、亚急性硬化性全脑炎等。

三、辅助检查

1. 血常规　白细胞总数减少，淋巴细胞相对增多。

2. 多核巨细胞检查　于出疹前 2 天至出疹后 1 天，取患者鼻、咽分泌物或尿沉渣涂片，瑞氏染色后直接镜检，可见多核巨细胞或包涵体细胞，阳性率较高，可进行早期诊断。

3. 血清学检查　采用酶联免疫吸附试验（ELISA 法）进行麻疹病毒特异性 IgM 抗体检测，敏感性和特异性均好，是诊断麻疹的标准检测方法。IgG 抗体在恢复期较早期增高 4 倍以上也有临床意义。

4. 病原学检测　取患儿血细胞、尿沉渣细胞或鼻咽部分泌物，应用免疫荧光法或免疫酶法检测麻疹病毒抗原，可作出早期诊断。也可以用 PCR 法检测麻疹病毒 RNA。

四、诊断及鉴别诊断

（一）诊断要点

典型病例不难诊断。根据流行病学资料、麻疹接触史、典型病例的临床表现，如急性发热、上呼吸道症状、结膜充血、畏光、口腔麻疹黏膜斑等即可诊断。非典型病例，常依赖于实验室检查。

（二）鉴别诊断

鉴别诊断包括各种发热、出疹性疾病（表 16-1）。

表 16-1　小儿出疹性疾病的鉴别诊断

疾病	病原	全身症状及其他特征	皮疹特点	发热与皮疹关系
麻疹	麻疹病毒	发热、咳嗽、结膜炎、鼻塞、流涕，发热第 2～3 天可见口腔黏膜斑	红色斑丘疹，自头面部→颈→躯干→四肢→手足心或鼻准，退疹后有色素沉着及细小脱屑	发热 3～4 天，出疹期热更高
幼儿急疹	人疱疹病毒 6 型	一般情况好，高热时可有惊厥，后枕部淋巴结亦可肿大	红色细小密集斑丘疹，颈及躯干部多见，一天出齐，次日消退	高热 3～5 天，热退疹出

续表

疾病	病原	全身症状及其他特征	皮疹特点	发热与皮疹关系
风疹	风疹病毒	全身症状轻,耳后、枕部淋巴结肿大并触痛	面部→躯干→四肢,斑丘疹,疹间有正常皮肤,退疹后无色素沉着及脱屑	发热后半天至1天出疹
猩红热	乙型溶血性链球菌	高热,中毒症状重,咽峡炎,草莓舌,环口苍白圈,扁桃体炎	皮肤弥漫充血,上有密集针尖大小丘疹,持续3~5天退疹,1周后全身大片脱皮	发热1~2天出疹,出疹时高热
肠道病毒感染	埃可病毒、柯萨奇病毒	发热、咽痛、流涕、结膜炎、腹泻、全身或颈、枕后淋巴结肿大	散在斑疹或斑丘疹,很少融合,1~3天消退,不脱屑,有时可呈紫癜样或水疱样皮疹	发热时或热退后出疹
药物疹		原发病症状	皮疹痒感,摩擦及受压部位多见,多与用药有关,斑丘疹、疱疹、猩红热样皮疹、荨麻疹	发热、服药史

五、临床治疗

一般应以中医辨证治疗为主,遵循以透为顺、以清为要之原则。西医目前尚无特殊治疗,以对症治疗、恰当护理及预防并发症为主。对重症或出现并发症者,则应积极采取中西医结合治疗方法。

(一)中医治疗

1. 中医辨证思路　麻疹的辨证,首要辨别顺证、逆证,然后顺证再辨表里,逆证辨别脏腑,便可掌握疾病的轻重和预后。

(1)麻疹顺证:初热期麻疹时邪在表,身热渐升,常有微汗,伴有干咳、泪水汪汪、畏光羞明、口腔内两颊近臼齿处渐见麻疹黏膜斑。发热3天后,时邪由表入里,热蕴肺脾(胃),见形期可见身热如潮,体温可达39~40℃,精神烦躁,咳嗽有痰,麻毒随汗而透,皮疹先见于耳后、发际,渐次延及头面、颈部,而后急速蔓延至胸、背、腹部、四肢,最后在手心、足心及鼻准部见疹点,疹点色泽红活,皮疹分布均匀,疹点大多在3天内透发完毕。收没期正胜邪却,皮疹按出疹顺序依次隐退,身热渐退,咳嗽减轻,精神转佳,胃纳增加,皮肤可出现糠麸样脱屑和色素沉着斑,疾病渐趋康复。

(2)麻疹逆证:因邪盛正虚而发生。麻疹发病过程中,如见形期壮热持续不降,肤干无汗,烦躁不安;或麻疹暴出,皮疹稠密,疹色紫黯;或麻疹透发不畅而突然隐退,且疹稀色淡,面部无皮疹者;或见形期面色苍白、四肢厥冷等,均为麻疹逆证征象。麻疹伴见咳喘气促,痰声辘辘,鼻翼煽动,神情烦躁,口唇发绀,是为邪毒闭肺(麻疹合并肺炎);若伴见咽红肿痛,呛咳气急,声音嘶哑,咳如犬吠,是为邪毒攻喉(麻疹合并喉炎);如伴见神昏谵语,惊厥抽风,发疹暴出,疹稠色黯,是为邪陷心肝(麻疹合并脑炎);或伴见面色青灰,四肢厥冷,脉微欲绝,是为心阳虚衰,均属逆证险候。

2. 治疗原则　麻为阳毒,以透为顺、以清为要。自古称"麻不厌透""麻喜清凉",故本病治疗以辛凉透疹解毒为基本法则。初热期辛凉透表为主;见形期重在清热解毒;收没期养阴清热为要。治疗中应注意透疹勿辛散耗伤津液,清解忌过于苦寒伤

笔记

273

正,养阴须防滋腻留邪。

3．辨证施治

（1）顺证

1）邪犯肺卫（初热期）

[证候]　发热咳嗽,微恶风寒,喷嚏流涕,两目红赤,泪水汪汪,畏光羞明,咽喉肿痛,神烦哭闹,纳减口干,小便短少,大便不调。发热第2～3天口腔两颊黏膜红赤,贴近臼齿处可见麻疹黏膜斑,周围绕以红晕。舌质偏红,苔薄白或薄黄,脉浮数,指纹淡紫。

[治法]　辛凉透表,清宣肺卫。

[方药]　宣毒发表汤加减。

发热恶寒、鼻流清涕者,加苏叶、荆芥;咽喉疼痛、乳蛾红肿者,加射干、马勃;麻疹欲透未出者,可加浮萍煎水外洗。

2）邪入肺胃（见形期）

[证候]　壮热持续,起伏如潮,肤有微汗,烦躁不安,目赤眵多,皮疹泛发,疹点由稀少而逐渐稠密,疹色先红后黯,压之退色,抚之稍碍手,大便干结,小便短少,舌质红赤,苔黄腻,脉数有力,指纹紫。

[治法]　清凉解毒,透疹达邪。

[方药]　清解透表汤加减。

壮热烦渴者,加栀子、石膏、知母;皮疹稠密,疹点红赤,紫黯成片,加牡丹皮、赤芍、红花。

3）阴津耗伤（收没期）

[证候]　皮疹出齐,发热渐退,咳嗽减轻,胃纳增加,皮疹依次渐回,皮肤可见糠麸样脱屑,并有色素沉着,舌红少津,苔薄,脉细数,指纹淡紫。

[治法]　养阴益气,清解余邪。

[方药]　沙参麦冬汤加减。

潮热盗汗、手足心热者,加地骨皮、银柴胡、白薇;纳谷不香者,加山药、谷芽、麦芽;大便干结者,加瓜蒌仁、火麻仁;神倦自汗者,加太子参、五味子。

（2）逆证

1）邪毒闭肺

[证候]　高热不退,烦躁不安,咳嗽气促,鼻翼煽动,喉间痰鸣,唇周发绀,口干欲饮,大便秘结,小便短赤,皮疹稠密,疹点紫黯,或疹出未齐,或疹出骤没,舌质红赤,苔黄腻,脉数有力,指纹紫滞。

[治法]　宣肺开闭,清热解毒。

[方药]　麻杏石甘汤加味。

频咳痰多者,加浙贝母、天竺黄、鱼腥草;咳嗽喘促者,加桑白皮、葶苈子;皮疹稠密、疹色紫黯、口唇发绀者,加丹参、紫草、桃仁。

2）邪毒攻喉

[证候]　咽喉肿痛,或溃烂疼痛,吞咽不利,饮水呛咳,声音嘶哑,喉间痰鸣,咳如犬吠,甚则吸气困难,胸高胁陷,面唇发绀,烦躁不安,舌质红,苔黄腻,脉滑数,指纹紫。

［治法］　清热解毒,利咽消肿。

［方药］　清咽下痰汤加减。

咽喉肿痛者,加黄芩、蝉蜕、马勃或六神丸;大便干结者,加大黄、玄明粉;若出现吸气困难,面色发绀等喉梗阻征象时,应立即采取中西医结合治疗措施,必要时需作气管切开。

3）邪陷心肝

［证候］　皮疹稠密,聚集成片,色泽紫黯,高热不退,烦躁谵妄,甚至昏迷抽搐,舌质红绛,苔黄起刺,脉弦数,指纹紫滞。

［治法］　平肝息风,清营解毒。

［方药］　羚角钩藤汤加减。

痰涎壅盛者,加石菖蒲、胆南星、郁金、鲜竹沥;壮热不退、神识昏迷、四肢抽搐者,可选用紫雪丹、安宫牛黄丸;如皮疹骤没,面色青灰,汗出肢厥,则用参附龙牡救逆汤加味。

4．中医其他疗法

（1）临床常用中成药:①小儿柴桂退热颗粒:功能发汗解表,清里退热,用于邪犯肺卫证;②小儿紫草丸:功能发表解肌,透疹解毒,用于邪入肺胃证;③养阴清肺口服液:功能养阴润肺,清热利咽,用于阴津耗伤证;④小儿肺热咳喘口服液:功能清热解毒,宣肺化痰,用于邪毒闭肺证;⑤六神丸:功能清凉解毒,消炎止痛,用于邪毒攻喉证;⑥回春散:功能清热定惊,驱风祛痰,用于邪陷心肝证。

（2）熏洗疗法:①芫荽子（或新鲜茎叶）适量,加鲜葱、黄酒同煎取汁。乘热置于罩内熏蒸,然后擦洗全身,再覆被保暖,以取微汗,用于麻疹初热期或出疹期,皮疹透发不畅者;②麻黄 15g,芫荽 15g,浮萍 15g,黄酒 60ml。加水适量,煮沸,让蒸气漫布室内,再用毛巾蘸取温药液,敷擦头面、胸背、四肢,用于麻疹初热期或见形期,皮疹透发不畅者。

（二）西医治疗

1．一般治疗　应卧床休息,保持室内空气新鲜,注意温度和湿度。保持眼、鼻、口腔和耳的清洁,避免强光刺激。WHO 推荐给予麻疹患儿补充高剂量维生素 A,20 万～40 万单位,每日 1 次口服。

2．对症治疗　高热时可酌情给予小量退热剂或物理降温,但应避免急骤退热,特别是在出疹期,以免影响出疹。若伴惊厥者应给予苯巴比妥、地西泮、水合氯醛等。咳嗽重者可服镇咳祛痰剂,并行超声雾化吸入。继发细菌感染可给予抗生素。有并发症者给予相应的治疗。

六、中西医结合诊疗思路

麻疹传染性极强,易造成流行,因此临床上需早识别、早诊断、早治疗。麻疹病情轻重悬殊,轻症为顺证,中医治疗为主;重症多为逆证,或伴有并发症,尤其是并发肺炎心衰者,需要中西医结合综合治疗。

1．典型麻疹及轻型麻疹　多表现为发热,流涕,流泪,全身皮疹,中医按卫、气、营、血辨证,治以清热解毒为主,佐以透疹。高热时可酌情给予小剂量退热剂,应避免急剧退热,尤其在出疹期,以免麻毒内闭。

2. 重症麻疹　或并发肺炎、喉炎、心肌炎、脑炎等，多表现为持续高热，中毒症状重，可伴惊厥、昏迷。主要见于营养不良、免疫缺陷、正在使用激素或免疫抑制剂患儿，病情重，发展快，预后差，病死率高。配合西医抗感染，对症支持治疗。

3. 麻疹合并肺炎、喉炎　在抗感染基础上给予雾化吸入治疗，中药治疗按照邪毒闭肺证、麻毒攻喉证进行辨证施治，以清热解毒为主。如出现高热、腹胀便秘，可配伍生大黄、玄明粉泻火通腑，急下存阴。

七、预防与康复

1. 主动免疫　采用麻疹减毒活疫苗预防接种。我国儿童计划免疫程序规定出生8个月进行接种。

2. 被动免疫　接触麻疹后5天内立即给予免疫血清球蛋白0.25 ml/kg可预防发病或减轻症状。被动免疫只能维持3~8周，以后应采取主动免疫。

3. 控制传染源　对麻疹患者要做到早发现、早报告、早隔离、早治疗。一般隔离至出疹后5天，合并肺炎者延长至出疹后10天。对接触麻疹的易感儿应隔离检疫3周，并给予被动免疫。

4. 切断传播途径　流行期间易感儿童避免到人群密集的场所去。患者停留过的房间应通风并用紫外线照射消毒，患者衣物应在阳光下暴晒。无并发症的轻症患儿可在家中隔离，以减少传播和继发医院内感染。

5. 卧室空气流通，温度、湿度适宜，避免直接吹风受寒和过强阳光刺激，床铺被褥舒适柔软，环境安静。

6. 饮食应清淡、易消化，注意补足水分。见形期忌油腻辛辣之品，收没期可根据食欲逐渐增加营养丰富的食物。

7. 保持眼睛、鼻腔、口腔、皮肤的清洁卫生。

第二节　幼儿急疹

幼儿急疹（exanthema subitum，ES）又称婴儿玫瑰疹，是人疱疹病毒（human herpes virus，HHV）6、7型导致的婴幼儿期常见的一种发疹性疾病，以持续高热3~5天，热退疹出为临床特点。本病以冬春季节为多，发病年龄以6个月至1岁最多，6个月以内和3岁以后少见。本病患儿多能顺利康复，病后可获得持久免疫力。由于婴幼儿活动范围较小，故一般不易造成流行。

因其皮疹形似麻疹，且多发于乳婴儿，故中医学称为"奶麻"。

一、病因病理

（一）中医病因病机

中医病因为感受幼儿急疹时疫之邪。时邪由口鼻而入，侵袭肺卫，邪郁肌表，化热入里，与气血相搏，正邪相争，故发高热；热蕴肺胃，正气抗邪，疹透肌肤，则见皮疹；邪毒外泄，热退疹出。部分患儿疹后气阴耗损，调养后多能康复。

（二）西医病因病理

1. 病因　幼儿急疹主要是由HHV-6B组感染引起，极少数由A组感染引起。HHV-7

感染是引起幼儿急疹的另一病原,可占幼儿急疹病因的10%.

2. 发病机制　HHV-6具有典型的疱疹病毒科病毒的形态特征。6个月龄为易于发生HHV-6原发感染的时间。HHV-6原发感染后,其核酸可长期潜伏于体内。HHV-6的核酸主要潜伏在外周血单核细胞、唾液腺、肾及支气管的腺体内,在一定条件下,HHV-6可被激活,引起再感染。HHV-6激活机制尚不清楚,研究显示体内存在HIV、EB病毒、麻疹病毒、巨细胞病毒感染时,可激活HHV-6感染。

二、主要临床表现

幼儿急疹的发热可持续3~5天,体温多达39℃或更高,但全身症状较轻;热退疹出,皮疹为红色斑丘疹,迅速遍布躯干及面部,2~3天皮疹消失,无色素沉着及脱屑。

三、辅助检查

1. 病毒分离　是HHV-6、HHV-7型感染的确诊方法。

2. 病毒抗体的测定　采用ELISA方法和间接免疫荧光方法测定HHV-6、HHV-7型IgG、IgM抗体,是目前最常用和最简便的方法。

3. 病毒核酸检测　采用核酸杂交方法及PCR方法可以检测HHV-6、HHV-7 DNA。

4. 血常规　外周血白细胞总数偏低,分类淋巴细胞增高。

四、诊断及鉴别诊断

(一)诊断要点

2岁以内婴幼儿,突然高热,体温常达39~40℃或更高,全身症状轻微,高热3~4天后骤然热退,随即出现玫瑰红色皮疹,一般不难诊断。

(二)鉴别诊断

临床除了与麻疹、风疹、猩红热等区别外,还需与肠道病毒感染进行鉴别:肠道病毒感染多见于夏季,皮疹呈多种表现,多数还伴有发热、流涕、咽痛、咽部疱疹等症。

五、临床治疗

本病宜采用中西医结合治疗。一般以中医治疗为主,辅以西医对症治疗。

(一)中医治疗

1. 中医辨证思路　本病以卫气营血辨证为纲,病位以卫气为主,一般不深入营血。轻证邪郁肌表,症见急起高热,持续3~4天,除发热外,全身症状轻微。热退之际或稍后,皮疹透发;重证为邪毒过盛,或小儿正气不足,热扰心肝而出现烦躁不宁、神昏抽搐。

2. 治疗原则　本病治疗以解表清热为主。邪郁肌表者,治以疏风清热,宣透邪毒;热退疹出后,治以清热生津,以助康复。

3. 辨证施治

(1)邪郁肌表

[证候]　骤发高热,持续3~4天,神情正常或稍有烦躁,饮食减少,可有囟填,偶见抽风,咽红,舌质偏红,舌苔薄黄,指纹浮紫。

[治法]　解表清热。

[方药] 银翘散加减。

时邪夹寒郁表，见发热恶寒，鼻塞流涕者，加苏叶、防风；壮热不退、烦躁不安者，加栀子、蝉蜕。

（2）毒透肌肤

[证候] 身热已退，肌肤出现玫瑰红色小丘疹，皮疹始见于躯干部，很快延及全身，经1～2天皮疹消退，肤无痒感，或有口干、纳差，舌质偏红，苔薄少津，指纹淡紫。

[治法] 清热生津。

[方药] 化斑解毒汤加减。

食欲不振者，加鸡内金、麦芽；大便干结者，加火麻仁、蜂蜜。

4．中医其他疗法

临床常用中成药：①小儿热速清颗粒：功能清热解毒，泻火利咽，用于邪郁肌表证；②银黄口服液：功能疏风清热，宣肺利咽，用于邪郁肌表证及兼见咽喉红肿疼痛者。

（二）西医治疗

1．一般治疗　患病期间卧床休息，饮食清淡，多饮水。高热者，可给予对乙酰氨基酚或布洛芬口服，亦可以采用物理降温，如冷敷头部，或温水擦浴。

2．抗病毒治疗　干扰素、更昔洛韦等有抑制人类疱疹病毒复制的作用，必要时可选用。

六、预防与康复

1．隔离患儿至出疹后5天。

2．在婴幼儿集体场所，如托儿所、幼儿园等，发现可疑患儿，应隔离观察7～10天。

3．食宜清淡、容易消化，忌油腻，多饮水。

第三节　风　疹

风疹（german measles，rubella）是由风疹病毒引起的急性呼吸道传染病，临床以发热，皮疹及耳后、枕后、颈部淋巴结肿大为特征。本病发病年龄以1～5岁小儿多见，一年四季均可发生，但以冬春季节多见，可在幼托机构发生流行。本病一般病情较轻，合并症少，预后良好，患病后可获得持久性免疫，但若孕妇在妊娠3个月内患风疹，病毒可通过胎盘传给胎儿而致各种先天缺陷或者畸形，称为先天性风疹综合征。

属于中医"风痧""风瘾"的范畴。

一、病因病理

（一）中医病因病机

风疹的病因为感受风疹时邪。主要病机是风疹时邪自口鼻而入，与气血相搏，正邪相争，外泄于肌肤所致。本病邪轻病浅，病变部位主要在肺卫。邪犯肺卫，蕴于肌腠，故见恶风、发热、咳嗽、流涕等症；邪毒外泄则皮疹泛发，色泽淡红，分布均匀；邪毒阻滞少阳经络，则耳后、枕部臖核肿胀；少数因邪毒炽盛，内犯气营，燔灼肺胃，则可见壮热、烦渴、便秘、尿赤、皮疹鲜红或深红，疹点密集。

（二）西医病因病理

1. 病因　风疹病毒只有一种抗原型，不耐热，紫外线、甲醛、强酸等可将其灭活，但干燥冰冻可保存9个月。在出疹前7天或疹退后14天内可从鼻咽部检出病毒。

2. 发病机制　病毒主要通过空气飞沫侵入患儿的上呼吸道黏膜、颈淋巴结并复制，引起上呼吸道炎症和病毒血症，表现为发热、皮疹和浅表淋巴结肿大等症状，其皮疹是病毒直接损害真皮层毛细血管内皮细胞所致。若妊娠初3个月内感染风疹病毒，可经胎盘感染胎儿，通过抑制细胞有丝分裂、细胞溶解、胎盘绒毛炎等引起胎儿损伤，导致各种先天畸形。

二、主要临床表现

（一）获得性风疹

1. 潜伏期　长短不一，一般为14~21天。

2. 前驱期　较短，多数为1~2天，有低热或中度发热，轻咳、咽痛、流涕，或轻度呕吐、腹泻等。耳后、枕后及颈部淋巴结肿大，有轻度压痛。

3. 出疹期　多数病人发热1~2天后出疹，皮疹呈多形性，多为散在淡红色斑丘疹，也可呈大片皮肤发红或针尖状猩红热样皮疹。先见于面部，24小时内波及全身，常常是面部皮疹消退而下肢皮疹方现，一般历时3天，疹退后无脱屑或留有细小脱屑，但无色素沉着。出疹时可伴低热，淋巴结肿大，轻度脾肿大等。

风疹很少有并发症出现，偶可并发中耳炎、肺炎、心肌炎、关节炎、脑炎和血小板减少性紫癜，预后良好。

（二）先天性风疹综合征

胎儿宫内感染风疹病毒，可导致多种先天性缺陷或畸形，称为先天性风疹综合征，表现为：①新生儿期表现，如肝脾肿大、紫癜、血小板减少、淋巴结肿大、脑膜脑炎等；②永久性器官畸形和组织损伤，如生长发育迟缓、动脉导管未闭、肺动脉瓣狭窄、白内障、小眼睛、视网膜病、耳聋等；③慢性或自身免疫引起的晚发疾病，如糖尿病、慢性进行性全脑炎、甲状腺炎、间质性肺炎等，这些迟发症状可在生后2个月至20年内发生。

三、辅助检查

1. 血常规　白细胞计数正常或稍减低，淋巴细胞相对增多，可见异型淋巴细胞。

2. 病毒分离　患儿咽部分泌物及血清中可分离出病毒。孕妇原发感染风疹病毒后，可采取羊水、胎盘绒毛或胎儿活检组织进行病毒分离和鉴定。

3. 血清学检查　风疹特异性IgM抗体阳性，或取急性期和恢复期双份血清，恢复期血清抗体升高4倍以上可确诊。

四、诊断及鉴别诊断

（一）诊断要点

诊断可根据流行病学史，全身症状轻，出疹迅速，消退亦快，耳后、枕后和颈部淋巴结肿大有触痛的特点，临床诊断不难。对临床表现不典型者，可做病毒分离或血清学检测以确定诊断。

（二）鉴别诊断

本病应与麻疹、幼儿急疹、猩红热等进行鉴别。详见本章表 16-1。

五、临床治疗

本病以中医治疗为主，治疗原则为疏风透疹、清热解毒。西医目前主要为对症和支持治疗。

（一）中医治疗

1. 中医辨证思路　本病以温病卫气营血辨证为纲，主要分辨证候的轻重。轻症表现为发热不高，鼻塞流涕，皮肤略痒，疹色淡红，分布均匀，皮疹 2～3 天自然消退，其他症状轻，为邪犯肺卫，属轻证；壮热烦渴，疹色鲜红或紫黯，分布密集为邪入气营，属重证，临床较少见。

2. 治疗原则　以疏风清热为基本法则。轻证邪犯肺卫，治以疏风解表清热；重证邪入气营，治以清气凉营解毒。

3. 辨证施治

（1）邪犯肺卫

[证候]　发热恶风，喷嚏流涕，轻微咳嗽，精神倦怠，纳呆，皮疹先起于头面、躯干，随即遍及四肢，分布均匀，疹点稀疏细小，疹色淡红，一般 2～3 日渐见消退，肌肤轻度瘙痒，耳后及枕部臀核肿大触痛，舌质偏红，苔薄白或薄黄，脉浮数。

[治法]　疏风解表清热。

[方药]　银翘散加减。

耳后、枕部臀核肿胀疼痛者，加蒲公英、夏枯草、玄参；咽喉红肿疼痛者，加牛蒡子、木蝴蝶、板蓝根；皮肤瘙痒者，加蝉蜕、僵蚕。

（2）邪入气营

[证候]　壮热口渴，烦躁哭闹，疹色鲜红或紫黯，疹点稠密，甚至融合成片，小便短黄，大便秘结，舌质红，苔黄糙，脉洪数。

[治法]　清气凉营解毒。

[方药]　透疹凉解汤加减。

口渴多饮者，加天花粉、鲜芦根；大便干结者，加大黄、玄明粉；皮疹稠密、疹色紫黯者，加地黄、牡丹皮、丹参。

4. 中医其他疗法

临床常用中成药：①小儿解表口服液：功能宣肺解表，清热解毒，用于邪犯肺卫证；②小儿羚羊散：功能清热解毒，透疹止咳，用于邪入气营证。

（二）西医治疗

目前尚无特效的治疗方法，主要是对症治疗，如退热、止咳等。早期可试用利巴韦林、干扰素等。先天性风疹患儿可长期携带病毒，影响其生长发育，应早期检测视力、听力损害情况，给予特殊教育与治疗，以提高其生活质量。

六、中西医结合诊疗思路

风疹为儿科急性出疹性传染病，早期需注意与麻疹、幼儿急疹、猩红热、水痘等疾病鉴别。风疹临床主要为获得性风疹，其病程短，病情较轻，预后好，以中药治疗为主。

1. 获得性风疹以发热,皮疹及耳后、枕后、颈部淋巴结肿大为特征,中医按卫气营血辨证施治。高热时,配合西药退热治疗。

2. 先天性风疹综合征出现器官畸形或组织损伤,如先天性心脏病、白内障、听力丧失等,需要配合西医进行相应治疗。

七、预防与康复

1. 风疹流行期间,尽量不带易感儿去公共场所,避免与风疹患儿接触。

2. 妊娠早期的孕妇是预防的重点,无论是否患过风疹或接种过风疹疫苗,均应避免与风疹病人接触,以免感染或再感染。

3. 儿童及育龄妇女按时接种风疹疫苗,对已确诊为风疹的早期孕妇,建议终止妊娠。

4. 患儿出疹期间避免外出,防止交叉感染,应隔离至出疹后5天。

5. 患儿宜卧床休息,饮食清淡易于消化,注意多饮水。

6. 衣服宜柔软宽松。皮肤瘙痒者,防止抓挠损伤导致感染。

第四节　水　　痘

水痘(chickenpox,varicella)是由水痘-带状疱疹病毒引起的传染性极强的儿童期出疹性疾病,常通过接触或飞沫传染,临床特征为发热,皮肤黏膜分批出现并同时存在的斑疹、丘疹、疱疹及结痂,伴明显瘙痒感。以冬春季节多见。人群普遍易感,主要见于儿童,以2~6岁为高峰,感染后可获得持久免疫。本病一般预后良好,少数患儿可因感邪深重而出现邪毒内陷厥阴或邪毒闭肺之变证,甚或危及生命。

古代医籍对本病的记载丰富。《小儿卫生总微论方·疮疹论》云:"其疮皮薄,如水疱,破即易干者,谓之水痘。"由于疱疹的形态不同,又有"水花""水疮""水疱"等别名。

一、病因病理

(一)中医病因病机

本病病因为感受水痘时行邪毒。小儿因脏腑娇嫩,形气未充,卫外功能低下而易于罹患。病变脏腑主要在肺脾二经。盖肺主皮毛,脾主肌肉,时行邪毒由口鼻而入,蕴郁肺脾,与湿相搏,蕴蒸肌表,发为水痘。病初邪在肺卫;若禀赋不足,素体虚弱,或感邪较重,邪盛正衰,则热毒炽盛;甚或出现邪毒闭肺、邪陷心肝之变证。

(二)西医病因病理

1. **病因**　感染水痘-带状疱疹病毒引起。该病毒仅有一个血清型,人是其唯一自然宿主。该病毒在体外抵抗力弱,对热、酸和各种有机溶剂敏感,在痂皮中不能存活。

2. **发病机制**　病毒经上呼吸道侵入人体,首先在呼吸道黏膜内繁殖,2~3天后侵入血液,产生病毒血症,并在单核-吞噬细胞系统内增殖后再次入血,产生第二次病毒血症,并向全身扩散,引起器官病变。主要损害部位为皮肤和黏膜,较少累及内脏。皮疹分批出现与间隙性病毒血症相一致。通常在皮疹出现后1~4天,产生特异性细胞免疫和抗体,病毒血症消失,症状随之缓解。

3. 病理　水痘的皮肤病变主要在表皮棘细胞层，呈退行性和水肿改变，组织液渗入形成水痘疱疹，内含大量病毒。水疱液开始透明，继之上皮细胞脱落及炎性浸润，疱内液体减少，病变混浊。如有继发感染，可变为脓疱。最后上皮细胞再生，结痂后脱落，一般不留瘢痕。

二、主要临床表现

（一）典型水痘

1. 潜伏期　一般为 14 天左右。

2. 前驱期　婴幼儿常无前驱症状或症状轻微，皮疹和全身表现多同时出现。年长儿可有恶寒、低热、头痛、乏力及咽痛等表现，持续 1～2 天后出现皮疹。

3. 出疹期　发热数小时至 24 小时出现皮疹。皮疹首发于头部和躯干，继而波及面部和四肢，呈向心性分布。最初的皮疹为红色斑疹和丘疹，继之变为透明饱满的水疱，24 小时后水疱内容物变混浊并中央凹陷，水疱易破溃，2～3 天开始干枯、结痂、红晕消失。1 周左右痂皮脱落，一般不留瘢痕。水痘多为自限性疾病，10 天左右可痊愈。

（二）重症水痘

免疫功能低下者易形成播散性水痘，表现为高热及全身中毒，症状重，皮疹呈离心分布，多而密集，易融合成大疱型或呈出血性，可继发感染或伴血小板减少而发生暴发性紫癜。少数可并发肺炎、脑炎、心肌炎等危症。

母亲在妊娠早期感染水痘可导致胎儿多发性先天畸形、早产或死胎。孕妇分娩前 6 天患水痘可感染胎儿，出生后 10 天内发病。

三、辅助检查

1. 血常规　外周血白细胞总数正常或稍低。

2. 疱疹刮片　刮取新鲜疱疹基底组织涂片，用瑞氏染色可见多核巨细胞，苏木素 - 伊红染色查见核内包涵体，可供快速诊断。疱疹液直接荧光抗体染色查病毒抗原简捷、有效。

3. 病毒分离　将疱疹液直接接种入人胚纤维母细胞，分离出病毒再作鉴定，仅用于非典型病例。

4. 血清学检查　检测血清水痘病毒特异性 IgM 抗体，有助于早期诊断；双份血清抗体滴度 4 倍以上升高，也有助于诊断。

5. PCR 检测　患者呼吸道上皮细胞和外周血白细胞中的特异性病毒 DNA，是敏感快捷的早期诊断方法。

四、诊断及鉴别诊断

（一）诊断要点

典型水痘临床诊断不难。对非典型病例可选用实验室检查帮助确诊。

（二）鉴别诊断

本病需与丘疹样荨麻疹、手足口病、脓疱疮等疾病鉴别（表 16-2）。

表 16-2　水痘的鉴别诊断

疾病	鉴别
丘疹样荨麻疹	多见于婴幼儿，系皮肤过敏性疾病，皮疹多见于四肢，可分批出现，为红色丘疹，顶端有小水痘，壁较坚实，痒感显著，周围无红晕，不结痂
手足口病	皮疹多以疱疹为主，疱疹出现的部位以口腔、臀部、手掌、足底为主，分布呈离心性
脓疱疮	好发于炎热夏季，以头面部及肢体暴露部位多见，初起为疱疹，很快成为脓疱，疱液混浊，疱液可培养出细菌

五、临床治疗

本病中医以清热解毒、淡渗利湿为基本治疗原则。西医以对症治疗为主，必要时可应用抗病毒药物，同时注意防治并发症。

（一）中医辨证思路

1. 中医辨证思路　本病辨证以卫气营血辨证与脏腑辨证相结合，根据全身及局部症状以区别病情之轻重。痘疹细小，稀疏散在，疹色红润，疱浆清亮，或伴身热、流涕、咳嗽、纳少等肺脾证候，为病在卫气，属轻证。痘疹粗大，分布稠密，痘色紫黯，疱浆混浊，高热持续，面赤心烦，口渴引饮，甚则口腔黏膜亦见疱疹等证候，为病在气营，常因邪毒炽盛，极易累及他脏而出现变证。邪陷心肝者，症见神昏、抽搐等；邪毒闭肺者，症见咳喘、气急等，均属重证。

2. 治疗原则　清热解毒利湿为基本法则。轻证属邪伤肺卫，治宜疏风清热解毒，佐以利湿；重证为毒炽气营，治当清气凉营，解毒化湿。若出现邪陷心肝、邪毒闭肺等变证，又当施以镇惊开窍、凉血解毒、开肺化痰等治法。

3. 辨证施治

（1）邪伤肺卫

［证候］　发热轻微，或无发热，鼻塞流涕，喷嚏，咳嗽，1～2 天后皮肤出疹，疹色红润，疱浆清亮，根盘红晕不明显，点粒稀疏，伴痒感，舌质淡，舌苔薄白，脉浮数。

［治法］　清热解毒，疏风利湿。

［方药］　银翘散加减。

咳嗽有痰者，加杏仁、浙贝母；咽喉肿痛者，加板蓝根、僵蚕；疱疹痒甚者，加刺蒺藜、地肤子。

（2）毒炽气营

［证候］　壮热烦躁，口渴欲饮，面赤唇红，口舌生疮，疱疹稠密，疹色紫黯，疱浆混浊，根盘红晕，大便干结，小便短黄，舌红或绛，苔黄糙而干，脉数有力。

［治法］　清气凉营，解毒化湿。

［方药］　清胃解毒汤加减。

口舌生疮、大便干结者，加生大黄、全瓜蒌；口干唇燥、津液耗伤者，加麦冬、芦根；若邪毒炽盛，内陷厥阴，出现神昏抽搐者，加钩藤、羚羊角，或予清瘟败毒饮、紫雪丹。若邪毒闭肺，出现高热咳嗽、气喘鼻煽者，可予麻杏石甘汤加味。

4. 中医其他疗法

（1）临床常用中成药：①小儿风热清口服液：功能辛凉解表，清热解毒，用于邪伤肺卫证。②小儿化毒散：功能清热解毒，活血消肿，用于毒炽气营证。

（2）药物外治：①青黛适量布包，扑撒疱疹局部，1日1～2次，用于水痘瘙痒，疱疹破溃者；②黄连膏：涂搽疱疹局部，1日1～2次，用于疱疹成疮，或干癟而痛者。

（二）西医治疗

水痘为自限性疾病，无合并症时以一般治疗和对症处理为主。

1. 对症治疗　皮肤瘙痒可局部使用炉甘石洗剂或5%碳酸氢钠溶液涂擦。

2. 抗病毒治疗　抗病毒药物首选阿昔洛韦，应尽早使用，一般应在皮疹出现的48小时内开始。口服每次20mg/kg（<800mg），每日4次；重症患者需静脉给药，每次10～20mg/kg，每8小时1次。此外，早期使用α-干扰素能较快抑制皮疹发展，加速病情恢复。

3. 继发皮肤细菌感染　加用抗生素，糖皮质激素可导致病毒播散，影响水痘病程，不宜使用。

六、中西医结合诊疗思路

水痘是儿科常见急性传染病，若以面部尤其是口周或手足多见皮疹时，应注意与手足口病相鉴别。根据全身及局部症状以区别病情之轻重，进而选择不同的治疗方法。

1. 典型水痘临床以发热，皮肤出现瘙痒性斑丘疹、疱疹及结痂为特点，可以首选中医治疗，辨证以卫气营血辨证为主，结合脏腑辨证。水痘时行邪毒夹湿透发肌肤，在清热解毒的基础上，应配伍清热利湿药物，如滑石、车前子等；皮肤瘙痒者，需配伍蝉蜕、刺蒺藜等。

2. 重症水痘多见于免疫功能低下患儿，全身中毒症状重，皮疹密集，可出现多种并发症，需尽早及时配合西医抗病毒治疗，如阿昔洛韦口服或者静脉滴注；继发细菌感染时，可给予抗生素治疗。中医参考毒炽气营证辨证用药。

七、预防与康复

1. 控制传染源。一般水痘患者应隔离治疗至皮疹全部结痂为止。消毒病人呼吸道分泌物和被污染的用品。托幼机构宜用紫外线消毒。

2. 进行水痘减毒活疫苗的接种有较好预防效果。

3. 用水痘-带状疱疹免疫球蛋白5ml肌内注射进行被动免疫。适用于正在使用大剂量激素、免疫功能受损、恶性病患者以及接触过患者的孕妇、母亲患有水痘的新生儿。在接触水痘72小时内注射，可起到预防作用。

4. 水痘急性期应卧床休息，注意水分和营养的补充，不宜吃辛辣、肥腻的食物。

5. 应避免因抓伤而继发细菌感染。为了防止患儿搔抓皮疹发生皮肤感染，要剪短小儿指甲，同时还要保持衣被的清洁。

（吴力群）

第五节　猩 红 热

猩红热（scarlet fever）是由A组乙型溶血性链球菌感染后引起的急性发疹性呼吸道传染病，临床以发热、咽峡炎、全身弥漫性猩红色皮疹和疹退后皮肤脱屑为特征。少数患儿病后2～3周可出现风湿热、急性肾小球肾炎等病。

本病四季可见，冬春为主；可发生任何年龄，多见2～8岁幼儿。因传染性强，故有"疫痧""疫疹"之称；其咽喉肿痛腐烂，皮肤色赤猩红、疹小如沙，中医称之为"丹痧""烂喉痧""烂喉丹痧"，属中医学温病范畴。

本病具有传染性，传染源为急性期患儿和健康带菌者，主要通过呼吸道飞沫传播或直接密切接触感染，或通过污染玩具、手等间接经口传染，也可经皮肤伤口或产妇产道侵入而引起外科或产科猩红热。本病治疗及时，一般预后良好。

一、病因病理

（一）中医病因病机

本病由痧毒疫疠之邪，经口鼻皮肤入侵，内蕴肺胃，外泄肌表所致。当时令不正，寒暖不调之时，痧毒疫疠之邪从口鼻、皮肤侵入机体，疫毒之邪蕴结肺胃二经，化热化火，病初犯卫入营，正邪交争则见发热、头痛等肺卫之症；咽通于胃，喉通于肺，肺胃疫毒化火，蒸腾上熏咽喉，故见咽喉糜烂、红肿疼痛，甚则热毒灼伤肌膜，导致咽喉溃烂白腐。痧毒外泄肌表，则见肌肤透发痧疹，疹赤如丹。邪毒入里，内迫营血，则壮热烦渴，入夜尤甚，甚则痧疹密布，成片成斑。舌为心之苗，邪毒内灼，心火上炎，热耗阴津，故舌生芒刺，光红无苔，状如草莓，称为"草莓舌"。若邪毒炽盛，内陷心肝，则可出现神昏抽搐等变证。病之后期，疫毒伤阴耗气，肌肤失养，故见乏力、低热起伏、皮肤脱屑等肺胃阴伤证。

如失治误治，邪热久稽，余毒留滞，可致变证。邪毒留心，伤耗气阴可致心悸；余毒流窜筋骨关节，可致关节不利和红肿热痛的痹病；余邪留滞三焦，水液通调失职，膀胱气化不利，导致水湿内停，外溢肌表即可酿成水肿。

（二）西医病因病理

1. 病因　病原为革兰阳性A组乙型溶血性链球菌，对机体产生的损伤，与其菌体成分和其所产生的毒素、酶有关。该链球菌有荚膜、细菌壁，侵入人体，可产生A、B和C三种抗原性不同的致热外毒素（又称红疹毒素）、溶血素O及S、链激酶链道酶、透明质酸酶等毒素和酶。

2. 发病机制　病原菌及其毒素、蛋白酶类产物从口鼻侵入，在咽、扁桃体及其周围组织发生急性充血、水肿、甚至糜烂等局部炎症，软腭处、口腔黏膜可有充血或点状红疹或出血点出现，形成"黏膜内疹"。致热外毒素进入血液循环后，引起发热、头痛等症，并使皮肤血管充血，上皮细胞增殖，毛囊周围尤甚，形成猩红热样皮疹，最后表皮死亡脱落，形成"脱屑"；病程2～3周进入恢复期时，若细菌与受感者心肌、肾小球基底膜、关节滑囊的抗原发生交叉免疫反应，或形成抗原抗体复合物沉积在上述部位而致免疫损伤，心、肾和关节滑膜等处的胶原纤维变性和坏死、小血管内皮细胞肿胀和单核细胞浸润病变，则临床呈现风湿热、肾炎等病变。

二、主要临床表现

本病潜伏期一般1～7天，外科型1～2天。临床主要表现轻重差别较大，一般可分为轻型、普通型、重型以及外科型4型。其中最常见的是普通型。

普通型按病程又可分为三期。

1. 前驱期　一般不超过24小时。起病急骤，高热，咽痛，头痛，或伴轻咳、呕吐、烦躁不安等症。体温一般在 38～39℃，重者可高达 40℃。咽及扁桃体显著充血，有脓性分泌物等，软腭处、口腔黏膜可出现"黏膜内疹"，一般在皮疹出现前发现。严重者颈部及颌下淋巴结肿大，有触痛。

2. 出疹期　皮疹在发热的 24 小时内迅速出现，最初见于腋下、颈部，1 日之内迅速由上而下波及全身躯干、四肢。皮疹为在全身皮肤弥漫性充血潮红基础上出现针尖大小、均匀密集的猩红色小丘疹，呈鸡皮样，触之似粗砂纸样。皮疹密集，疹间皮肤潮红，用手压皮疹红色可暂时消退数秒钟，出现苍白的手印，称之为"贫血性皮肤划痕"。口鼻周围皮肤颜色苍白，与面颊部潮红的皮肤形成鲜明的"环口苍白圈"，面部不见皮疹。在腋窝、肘、腹股沟等皮肤皱折处，皮疹密集形成深红的横纹线，称"帕氏线"，其间可有针尖大小出血点。病初舌苔白，红肿的舌乳头突显在白苔之外，称为"草莓舌"；2～3 天后白苔脱落，露出鲜红舌面，红肿的舌乳头明显并持续存在，形成"杨梅舌"。此期可持续发热，待皮疹遍及全身后，体温逐渐下降。

3. 恢复期　一般情况好转，体温正常，皮疹按出疹顺序消退后脱皮，首见面部，次及躯干至四肢；脱屑程度与皮疹轻重有关，轻者呈糠屑样，重者则大片脱皮，一般 2～4 周脱尽，不留色素沉着。

三、辅助检查

1. 血常规　白细胞总数升高，可达 $(10～20)×10^9$/L 或更高，中性粒细胞百分比在 80% 以上，严重者可见中毒颗粒。出疹后嗜酸性粒细胞增多，占 5%～10%。CRP明显升高，持续时间长。

2. 病原学检查　咽拭子或伤口细菌培养可有 A 组 β 型溶血性链球菌生长。

3. 血清学检查　大多数感染后 1～3 周 ASO 升高，一般 >500U，并发风湿热者血清滴度明显增高，而肾炎患者则高低不一。

4. 尿常规　链球菌感染急性期或恢复早期，尿中可出现一过性蛋白尿、镜下血尿，这与感染后出现的急性肾炎不同。

四、诊断及鉴别诊断

（一）诊断要点

依据流行病史，骤起发热、咽峡炎、环口苍白圈、帕氏线等典型皮疹特征，结合外周血常规白细胞总数升高等即可诊断，病原学检查阳性者更可确诊。

（二）鉴别诊断

1. 与麻疹、风疹及幼儿急诊等疾病相鉴别，详见表 16-1。

2. 与金黄色葡萄球菌败血症、皮肤黏膜淋巴结综合征鉴别（表 16-3）。

表 16-3　与金黄色葡萄球菌败血症、川崎病的鉴别

疾病	鉴别
金黄色葡萄球菌败血症	金黄色葡萄球菌感染后，亦可出现猩红色样皮疹，但皮疹持续时间短暂，且伴有局部和迁延性病灶，中毒症状更为明显，细菌培养结果不同
皮肤黏膜淋巴结综合征	发热持续时间长，可有草莓舌，猩红热样皮疹，同时伴眼结膜充血、口唇干裂、一过性颌下淋巴结肿大及指趾末端膜状或套状脱皮，可引起冠状动脉病变，病原学检查阴性，抗感染治疗无效

五、临床治疗

本病为革兰阳性球菌感染性疾病，致病菌明确，西医重在控制感染，预防并发症。中医按卫气营血辨证施治，以清热泻火、解毒利咽为基本原则。若有变证，随证治之。

（一）中医治疗

1. 中医辨证思路　本病为感受痧毒疫疠之邪，起病急骤，以卫气营血辨证为主，根据皮疹形态、证候、病程等，首辨病位，其次辨轻型、重型。

（1）辨病位：前驱期以发热、恶寒、咽喉肿痛、痧疹隐现为主症，为病在卫气；出疹期以壮热口渴，咽喉糜烂有白腐，皮疹猩红如丹或紫暗如斑，草莓舌为主症，为病在气营；恢复期热退津伤以口渴唇燥，皮肤脱屑，舌红少津为主症，为病后伤阴。根据病情进展，一般分为邪侵肺卫、毒在气营、疹后伤阴三个阶段。

（2）辨轻重：发热有汗，咽喉肿痛，痧色红润，依次而出顺畅者，为邪欲外达，属轻型；壮热无汗，咽喉糜烂有白腐，痧色紫暗如斑，其证较重；若皮疹隐而不透，夹有瘀点，伴神昏，喉痧气秽，甚至惊厥者，属重型。

2. 治疗原则　以清热泻火、解毒利咽为基本原则。初期贵在透表，治以辛凉宣透，清热利咽；中期贵在清热解毒，治以清气凉营，泻火解毒；末期贵在养阴，治以养阴生津，清热润喉。若有变证，随证施治。若发生心悸、痹证、水肿等病证，则参照有关病证辨证治疗。

3. 辨证施治

（1）邪侵肺卫

[证候]　发热骤起，头痛恶寒，肌肤灼热无汗，咽部红肿疼痛，或伴呕吐腹痛，皮肤潮红，丹疹隐隐，舌红，苔薄白或薄黄，脉浮数有力。

[治法]　辛凉宣透，清热利咽。

[方药]　解肌透痧汤加减。

咽部红肿痛甚者，加山豆根、板蓝根；渴甚者，加天花粉、芦根；烦躁便干者，加郁金、竹叶、玄参、生地黄。

（2）毒炽气营

[证候]　壮热烦躁，口渴引饮，咽喉肿痛，甚则糜烂白腐，皮疹密布，色红如丹。疹由颈、胸开始，继则迅速弥漫全身，压之退色，见疹后的1～2天舌苔黄燥，舌红起刺，3～4天后舌苔剥脱，舌光红起刺，状如草莓，脉数有力。

[治法]　清气凉营，泻火解毒。

[方药]　凉营清气汤加减。

丹痧布而不透，壮热无汗者，去黄连、石膏，加淡豆豉、浮萍；苔糙便秘，口气秽臭者，加生大黄、玄明粉；神昏、抽搐者，选用紫雪丹、安宫牛黄丸。

（3）疹后阴伤

[证候]　丹痧布齐后1～2天，身热渐退，或低热，皮疹消退，皮肤脱屑，咽部肿痛糜烂减轻，口唇干燥，或伴干咳，食欲不振，舌红少津，苔剥脱，脉细数。

[治法]　养阴生津，清热润喉。

[方药]　沙参麦冬汤加味。

低热不解者，加地骨皮、银柴胡、鳖甲；食欲不振、舌红少津者，加麦芽、佛手、玄参、芦根；大便干结者，加知母、火麻仁。

后期并发水肿、心悸、痹病等变证，参阅有关章节辨治。

4. 中医其他疗法

（1）临床常用中成药：①银黄颗粒：功能辛凉宣透，清热利咽，用于邪侵肺卫证；②清热解毒口服液：功能清热解毒，用于毒炽气营证；③紫雪丹：功能清热解毒、镇静开窍，用于合并神昏抽搐者。

（2）中药外治：冰硼散：功能清热解毒，消肿止痛。用于咽喉肿痛腐烂者。

（二）西医治疗

1. 治疗原则　控制感染，消除症状，预防合并症及减少带菌。

2. 治疗方案

（1）青霉素是治疗猩红热的首选药物，早期应用可缩短病程、减少并发症。每日2万～4万 U/kg，分2次肌内注射，疗程5～7天。病情严重者可增加剂量，一般10万～20万 U/（kg·d），分4～6次静脉滴注，或两种抗生素联合应用，疗程须根据病情；近年来采用口服青霉素 V 钾片250mg/ 次，每日3次，也取得较满意疗效，疗程至少10天。对青霉素过敏者可用大环内酯类或头孢类药物。

（2）若发生感染中毒性休克，要积极补充血容量，纠正酸中毒，给血管活性药等。对已化脓的病灶必要时给予切开引流或手术治疗。

六、中西医结合诊疗思路

猩红热为革兰阳性 A 组乙型溶血性链球菌所致之急性呼吸道传染病，致病菌明确，传染性强，起病急骤，发热后1日之内猩红色皮疹可遍及全身，咽喉、扁桃腺等局部红肿疼痛糜烂显著，一旦确诊，首辨病位，无论轻重，应及早予以西药青霉素等控制感染，预防并发症，尤其对链球菌感染后所致的变态反应炎症，应密切观察2～3周。中药辨证施治，以清热泻火、解毒利咽为原则，早期宜透热，中期宜清热，后期宜养阴。若有变证，则随证治之。

七、预防与康复

1. 控制传染源，及时隔离患儿至咽拭子培养阴性。密切接触者需检疫观察7～12天，必要时口服青霉素治疗。

2. 切断传播途径，接触病人要戴口罩，对病人的污染物、分泌物及时消毒处理，流行期间，易感儿应尽量避免去公共场所。

3. 保护易感儿童，对密切接触病人的易感儿童，可服用板蓝根等清热解毒中药或中成药制剂。

4. 居室安静，空气流通，但要避免直接吹风，注意定时消毒。

5. 患儿宜充分休息，防止并发症的发生；多饮开水，饮食以流质或半流质为宜。

6. 注意口腔清洁，每日可用淡盐水含漱2～3次；皮肤保持清洁，可予炉甘石洗剂以减少瘙痒。

7. 重症应密切注意观察血压、心率、神志等变化，以便及时发现、抢救危重症患儿。

第六节 传染性单核细胞增多症

传染性单核细胞增多症（infectious mononucleosis）是由 EB 病毒（Epstein-Barr Virus，EBV）感染所致的急性传染病。临床上以发热、咽峡炎、淋巴结及肝脾肿大、外周血中淋巴细胞增加并出现单核样异型淋巴细胞等为其特征。本病多呈散发性，也可引起小流行。一年四季均可发病，以晚秋至初春为多。患者和 EBV 携带者为传染源。传播途径主要通过口咽分泌物接触传染，偶可经输血传播，关于宫内传播问题尚有争议。本病多见于儿童及青少年，6 岁以下儿童多呈隐性或轻型感染，15 岁以上感染后多出现典型症状。发病后可获得持久免疫力，再次发病者极少。

本病属于中医学"温病"范畴。

一、病因病理

（一）中医病因病机

本病病因为感受温热时邪，以卫、气、营、血规律进行传变。温邪从口鼻而入，侵于肺卫，结于咽喉，内传脏腑，瘀滞经络，伤及营血，发生本病。热毒是其主要致病因素，痰瘀是其主要病理产物。

小儿脏腑娇嫩，形气未充，卫外不固，温热时邪由口鼻而入，首犯肺卫，出现畏寒发热、头痛咳嗽、咽红烦渴等症；邪犯胃腑，可见恶心呕吐、不思饮食等；若兼夹湿邪，可见困倦乏力、脘腹痞闷、面黄肢重。热毒进入气分，化毒化火，肺胃热甚，则大热大汗；热毒炽盛，炼液为痰，痰火瘀结，充斥脏腑，流注经络，发为淋巴结肿大；热毒内蕴，气血瘀滞，可见腹中积聚痞块；热毒痰火上攻咽喉，则咽喉肿痛溃烂；热毒内窜营血，迫血妄行，出现皮疹、发斑、尿血；热毒内陷心肝，发为抽搐昏迷；痰热内闭于肺，则为咳嗽痰喘；痰火痹阻脑络，可致口眼歪斜、失语瘫痪；湿热瘀阻肝胆，发为黄疸。热毒痰瘀易伤气阴，使疾病迁延难愈，故后期表现气阴受伤，余毒未清，病情迁延。

（二）西医病因病理

1. 病因　EB 病毒是本病的病原体，属于疱疹病毒属，是一种嗜淋巴细胞的 DNA 病毒，主要侵犯 B 淋巴细胞。

2. 发病机制　发病机制尚未完全阐明。由于 B 淋巴细胞有 EB 病毒受体，故 EB 病毒进入口腔后可能首先感染咽扁桃体中的 B 淋巴细胞和口腔上皮细胞，并在细胞中进行增殖，导致细胞破坏，引起扁桃体炎和咽炎症状，局部淋巴结受累肿大。病毒还可在腮腺和其他唾液腺上皮细胞中繁殖，并可长期或间歇性向唾液中排放。然后进入血液，通过病毒血症或受感染的 B 淋巴细胞进行播散，继而累及周身淋巴系统。受感染的 B 淋巴细胞表面抗原发生改变，引起 T 淋巴细胞的强烈免疫应答而转化为细胞毒性 T 细胞（主要是 CD_8^+T 细胞，TCL）。TCL 细胞在免疫病理损伤形成中起着非常重要的作用，它一方面杀伤感染 EB 病毒的 B 细胞，另一方面侵犯许多组织器官而产生一系列的临床表现。患者血中的大量异常淋巴细胞（又称异型细胞）就是这种具有杀伤能力的 T 细胞。此外，本病发病机制除主要是由 B、T 细胞间的交互作用外，还与免疫复合物的沉积以及病毒对细胞的直接损害等因素有关。婴幼儿时期典型病例很少，主要是因为不能对 EB 病毒产生充分的免疫应答。

3. 病理　淋巴细胞的良性增生是本病的基本病理特征。病理可见非化脓性淋巴结肿大，淋巴细胞及单核 - 吞噬细胞高度增生。肝、心、肾、肾上腺、肺、皮肤、中枢神经系统等重要脏器均可有淋巴细胞（包括成熟淋巴细胞、单核细胞及异型淋巴细胞）浸润及局限性坏死病灶。脾脏充满异型淋巴细胞，水肿，致脾脏质脆、易出血，甚至破裂。

二、主要临床表现

本病潜伏期 5～15 天，起病急缓不一。症状呈多样性，近半数患者有乏力、头痛、鼻塞、恶心、食欲减退等前驱症状。发病期典型表现有：

1. 发热　一般均有发热，体温 38.5～40℃，无固定热型，部分患者伴畏寒、寒战，热程大多 1～2 周，中毒症状多不严重。

2. 咽峡炎　咽部、扁桃体、悬雍垂充血肿胀，可见出血点，伴有咽痛，少数有溃疡或伪膜形成，如咽部肿胀严重者可出现呼吸及吞咽困难。

3. 淋巴结肿大　大多数患儿有淋巴结肿大，在病程第 1 周内即可出现，浅表淋巴结普遍受累，以颈部最为常见，肘部滑车淋巴结肿大常提示有本病可能。肿大淋巴结直径很少超过 3cm，中等硬度，无粘连及明显压痛，常在热退后数周才消退。肠系膜淋巴结受累时可有腹痛及压痛。

4. 肝脾大　肝大者占 20%～62%，大多数在肋下 2cm 以内，可出现肝功能异常，并伴有急性肝炎的上消化道症状。部分患者有轻度黄疸。约半数病人有轻度脾大、疼痛及压痛，偶可发生脾破裂。

5. 皮疹　皮疹大多在 4～6 日出现，持续 1 周左右消退。呈多形性，以丘疹及斑丘疹常见，也可有荨麻疹或猩红热样皮疹，偶见出血性皮疹。

本病病程一般为 2～3 周，也可长至数月。重症患者可并发神经系统疾病，如吉兰 - 巴雷综合征、脑膜脑炎或周围神经炎等。在急性期可发生心包炎、心肌炎等。脾破裂虽然少见，但病情严重，轻微创伤即可诱发。本病偶有复发，但病程短、病情轻。婴幼儿感染常无典型表现，但血清 EBV 抗体可呈阳性。

三、辅助检查

1. 血常规　外周血象改变是本病的重要特征。早期白细胞总数多在正常范围或稍低，发病 1 周后，白细胞总数逐渐升高；淋巴细胞数可达 60% 以上，其中异形淋巴细胞达 10% 以上或其绝对值超过 $1.0 \times 10^9/L$，异型淋巴细胞增多对诊断本病有很大的参考价值。

2. 血清嗜异性凝集试验　血清中可出现嗜异性 IgM 抗体，测定此抗体滴度可以协助诊断。一般起病 5 天后即可呈阳性反应，阳性率达 80%～90%。凝集效价在 1∶64 以上，经豚鼠肾吸收后仍呈阳性者，具有诊断意义。

3. EBV 特异性抗体检测　间接免疫荧光法和酶联免疫吸附法检测血清中 VCA-IgM 和 EA-IgG。VCA-IgM 阳性是新近 EBV 感染的标志，EA-IgG 一过性升高是近期感染或 EBV 复制活跃的标志，均具有诊断价值。

4. EBV-DNA 检测　采用聚合酶链反应（PCR）方法能快速、敏感、特异地检测患儿血清中较高浓度的 EBV-DNA，可提示存在病毒血症。

四、诊断及鉴别诊断

（一）诊断要点

根据流行情况、典型临床表现（发热、咽痛、肝脾及淋巴结肿大），外周血异型淋巴细胞>10%、嗜异性凝集试验阳性和EB病毒特异性抗体（VCA-IgM、EA-IgG）检测可作出临床诊断，VCA-IgM阳性或急性期及恢复期双份血清VCA-IgG抗体效价呈4倍以上增高是诊断EBV急性感染最特异和最有价值的血清学试验，阳性可以确诊。

（二）鉴别诊断

本病需与巨细胞病毒感染、链球菌性扁桃体炎、恶性淋巴瘤及急性淋巴细胞性白血病相鉴别（表16-4）。

表16-4　传染性单核细胞增多症的鉴别诊断

疾病	鉴别
巨细胞病毒感染	长期发热、肝脾肿大等症状类似传染性单核细胞增多症，但很少出现咽痛和淋巴结肿大，且血清嗜异性凝聚试验阴性。通过血清特异性巨细胞病毒IgM抗体测定和巨细胞病毒分离可确诊
链球菌性扁桃体炎	50%以上病例扁桃体有白色膜状分泌物，易被误诊为化脓性扁桃体炎（约5%病例确可伴有链球菌感染）。此时，应关注其他体征和血象改变以资鉴别：若按链球菌咽峡炎治疗48小时后发热等症状仍无缓解应考虑本病
恶性淋巴瘤及急性淋巴细胞性白血病	均有发热及肝脾、淋巴结肿大，外周血白细胞计数明显增高，此两者的淋巴结肿大不会自行缩小；而传染性单核细胞增多症患儿的淋巴结肿大可于数周内消退，且有咽峡炎表现，腭扁桃体肿大并附有假膜，必要时可行骨髓涂片检查及淋巴结活检

五、临床治疗

中医治疗分卫、气、营、血不同阶段，以清热解毒、祛痰化瘀为基本治疗原则。西医以对症处理及支持治疗为主。

（一）中医治疗

1. 中医辨证思路　本病的发生、发展、转归，呈温病演绎，具有卫气营血的一般传变规律，临证时应辨清病程所在。初起邪郁肺卫；继而热毒化火入里，肺胃气分热盛；热毒流注则瘰核肿大；热毒外泄则皮疹发斑；严重者热陷营血，表现为气营两燔。后期出现气阴损耗，余毒未尽之症。

辨证的关键在于分清卫、气、营、血的不同阶段，抓住热、毒、痰、瘀的病机本质。

2. 治疗原则　清热解毒、化痰祛瘀。在卫则疏风散表，在气则清气泄热，在营血则清营凉血，后期气阴耗伤则益气养阴，兼清余邪。若兼湿邪夹杂，应结合化湿利湿，通络达邪。

3. 辨证施治

（1）邪郁肺卫

[症候]　发热，微恶风寒，微有汗，咳嗽鼻塞，流涕，头身痛，咽红疼痛，舌边或舌尖稍红，苔薄黄或薄白而干，脉浮数。

[治法]　疏风清热,清肺利咽。

[方药]　银翘散加减。

咽喉肿痛者,加蝉蜕、僵蚕、山豆根;淋巴结肿大者,加蒲公英、夏枯草、重楼;高热烦渴者,加生石膏、黄芩。

(2)热毒炽盛

[证候]　壮热烦渴,咽喉红肿疼痛,乳蛾肿大,甚则溃烂,口疮口臭,面红唇赤,红疹显露,淋巴结肿大,便秘尿赤,舌质红,苔黄糙,脉洪数。

[治法]　清热泻火,解毒利咽。

[方药]　普济消毒饮加减。

淋巴结肿大者,加夏枯草、浙贝母;高热烦渴者,加生石膏、知母;大便秘结不通者,加大黄、芒硝、枳实。若热窜心肝、神昏抽搐者,加用羚羊角、钩藤、人工牛黄,并合用紫雪丹、安宫牛黄丸。

(3)痰热闭肺

[证候]　壮热不退,咳嗽气急,痰涎壅盛,烦躁不安,咽喉肿痛,淋巴结肿大,肝脾肿大。口唇发绀,舌质红,苔黄腻,脉滑数。

[治法]　清热解毒,宣肺涤痰。

[方药]　麻杏石甘汤合清宁散加减。

高热烦渴者,重用石膏,加知母、天花粉、栀子;痰涎壅盛者,加竹沥、天竺黄、胆南星;淋巴结肿大者,加夏枯草、重楼;咽喉肿痛者,加马勃、僵蚕、山豆根。

(4)痰热流注

[证候]　发热,热型不定,颈、腋、腹股沟处浅表淋巴结肿大,以颈部为著,脾脏肿大,舌质红,苔黄腻,脉滑数。

[治法]　清热化痰,通络散瘀。

[方药]　黛蛤散合清肝化痰丸加减。

高热者,加蒲公英、石膏;胁肋胀痛、肝脾肿大者,加柴胡、三棱、莪术;淋巴结肿硬不痛,日久不消,加桃仁、红花、皂角刺,或用仙方活命饮;若肝脾肿大日久不消,可用血府逐瘀汤加减。

(5)热瘀肝胆

[证候]　身热目黄,皮肤发黄,小便深黄短,肝脾肿大明显,胸胁胀痛,恶心呕吐,食欲不振,大便不调,舌质红,苔黄腻,脉弦数。

[治法]　清热解毒,利湿行瘀。

[方药]　茵陈蒿汤加减。

热重者,加龙胆草、虎杖;湿重者,加泽泻、滑石、金钱草、苍术;胁下痞块疼痛者,加柴胡、枳壳、桃仁、赤芍、丹参、乳香。

(6)瘀毒阻络

[证候]　症状表现繁多,除发热、咽喉肿痛、淋巴结及脾肿大外,发病缓者可有肢体瘫痪、口眼歪斜、吞咽困难、失语、痴呆,发病急重者壮热谵语、颈项强直、神昏抽搐、角弓反张等,舌质红,苔黄腻,脉数。

[治法]　急性期以清热解毒,化痰开窍,疏通经络为主;日久者,以清利湿热,活血通络为主;气血亏虚者,以益气活血化瘀通络为主。

［方药］　急性期犀角清络饮加减（犀角现用水牛角代）。

病程日久，肢体瘫痪，余毒未清者，加味二妙丸加减。上肢不利者，加桑枝、羌活；下肢不利者，加独活、桑寄生；口眼㖞斜者，加僵蚕、全蝎、白附子；肢体震颤抽搐，或肢体筋脉拘急，合用大定风珠。

病程日久，气血亏虚，肢体瘫痪，肌肉萎缩者，补阳还五汤加减。失语痴呆者，可用菖蒲丸。

（7）正虚邪恋

［证候］　病程日久，发热渐退，或低热不退，神疲气弱，口干唇红，便或干或稀，小便短黄，咽部稍红，淋巴结、肝脾肿大逐渐缩小，舌红绛或淡红，或剥苔，脉细弱。

［治法］　益气生津，兼清余热，佐以通络化瘀。

［方药］　气虚邪恋，竹叶石膏汤加减。阴虚邪恋，用青蒿鳖甲汤加减。

气虚甚，易汗出者，加黄芪；淋巴结肿大者，加夏枯草、海藻、昆布；肝脾大者，加桃仁、红花、丹参。

4．中医其他疗法

（1）临床常用中成药：①五福化毒丹：功能清热化毒，用于热毒炽盛证；②小儿化毒散：功能清热解毒，活血消肿，用于痰热流注证。

（2）药物外治：①锡类散或冰硼散：功能清热解毒，消肿止痛，适用于咽喉红肿溃烂者；②三黄二香散：功能清热利湿，活血行气，消肿止痛，浓茶汁或香油调敷，适用于淋巴结肿大。

（二）西医治疗

本病系自限性疾病，若无并发症，预后良好。急性期应卧床休息，加强护理，避免发生严重并发症。应避免剧烈运动，以防脾破裂。西医无特效的治疗方法，主要采取对症治疗。可选用抗病毒药物治疗，首选阿昔洛韦 10mg/(kg·d)，分 2 次静脉滴注，疗程 7～10 天。α-干扰素亦有一定治疗作用。此外，可静脉注射丙种球蛋白 400mg/(kg·d)，每日 1 次，连用 4～5 次，可使临床症状改善，缩短病程，早期给药效果更好。继发细菌感染者，可应用抗生素治疗。重症患儿可短疗程应用肾上腺皮质激素，可明显减轻症状。发生脾破裂时，应立即输血和手术治疗。

六、中西医结合诊疗思路

中医辨证关键在于辨卫气营血，分清实证、虚证的相互转化和兼夹，抓住热、毒、痰、瘀的病机本质。急性期根据病情选用抗病毒药物、抗生素等进行治疗。本病后期多表现为阴虚内热证候，中药应以养阴清热为主，配合应用活血化瘀之品。激素治疗后有不同程度的不良反应，积极使用中医辨证治疗可减轻症状。

七、预防与康复

1．急性期患儿应予隔离，鼻咽分泌物及其污染物要严格消毒。

2．集体机构发生本病流行，应就地隔离检疫。

3．急性期患儿应卧床休息 2～3 周，减少体力消耗。高热期间多饮水，进清淡易消化的食物，保证营养及足够热量。

4．注意口腔清洁卫生，防止口腔、咽部并发感染。

第七节　手足口病

手足口病是由肠道病毒引起的急性出疹性传染病，以柯萨奇A组16型（CoxA16）、肠道病毒71型（EV71）所致者多见，临床以手、足、口腔等部位出现斑丘疹、疱疹为特征。多见于夏秋季节，学龄前儿童，尤其3岁以下年龄组发病率最高。病人和隐性感染者为传染源，主要通过消化道、呼吸道和密切接触等途径传播。一般预后较好，少数重症患儿可合并心肌炎、脑炎、脑脊髓膜炎等，甚至危及生命，致死原因主要为脑干脑炎及神经源性肺水肿。

本病在中医古籍中无专门记载，但据其临床表现可归属于中医学的"时疫""温病"等范畴。

一、病因病理

（一）中医病因病机

本病的病因是感受手足口病时邪。时行邪毒由口鼻而入，伤及肺脾，肺气失宣，卫阳被遏，则发热、咳嗽、流涕；脾气失健，胃失和降，则纳呆、恶心、呕吐，或泄泻；肺脾受损，水湿内停，与时行邪毒相搏，熏灼口腔则口咽部发生疱疹，甚或破溃疼痛、流涎拒食；湿热蕴蒸肌肤则发为疱疹。

素体虚弱，或感邪较重，邪盛正衰，湿热毒盛，内燔气营，外灼肌肤，则症情危重。邪毒炽盛，化火内陷，则可出现邪陷心肝变证，表现为热陷心包证和热极动风证。湿热滞留不去，内犯心肺，或邪毒灼伤营阴，则出现心悸气短、胸闷乏力、虚烦不眠等，甚至阴损及阳，心阳虚脱而危及生命。

（二）西医病因病理

1. 病因　由柯萨奇病毒A组4型、5型、9型、10型、16型和B组2型、5型及EV71型等引起，其中以柯萨奇病毒A组16型和EV71型为主。

2. 发病机制　肠道病毒经上呼吸道或消化道进入体内，先在局部上皮细胞增殖，再转移至局部淋巴组织增殖，随之释放入血形成第一次病毒血症。病毒随血流扩散至有病毒受体的靶细胞。衣壳蛋白VP1在病毒表面形成的峡谷样结构与细胞表面特异性受体结合，完成吸附过程，随后病毒空间构象改变，丢失VP4，最终丢失衣壳，基因组RNA进入胞质，通过转录、翻译，复制出二代病毒，再次释放入血形成第二次病毒血症，并引起临床症状。

重症病例大部分为EV71感染所致。EV71是一种高度嗜神经病毒，脑干是最易被EV71感染的部位。一般认为EV71可直接侵犯神经系统引起肾上腺髓质持续兴奋，一方面介导肺血管收缩，引起脑血管液体静脉压升高；另一方面引起细胞内钙聚集和膜性结构损伤，毛细血管通透性增加，形成急性肺水肿。

二、主要临床表现

（一）主要症状及体征

一般无明显的前驱症状，表现为手、足、口腔、臀部及膝关节附近斑丘疹或疱疹。典型的疱疹呈圆形或椭圆形扁平突起，内含混浊液体，如黄豆大小，一般无疼痛及痒

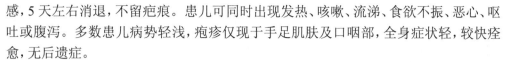

感,5 天左右消退,不留疤痕。患儿可同时出现发热、咳嗽、流涕、食欲不振、恶心、呕吐或腹泻。多数患儿病势轻浅,疱疹仅现于手足肌肤及口咽部,全身症状轻,较快痊愈,无后遗症。

（二）重症病例的表现

多见于 3 岁以下患儿,病情进展迅速,可累及多个系统,常迅速导致死亡,存活者可留有后遗症。

1. 神经系统 精神差、嗜睡、易惊、头痛、呕吐、谵妄甚至昏迷,肢体抖动,肌阵挛、眼球震颤、共济失调、眼球运动障碍,无力或急性弛缓性麻痹,惊厥。查体可见脑膜刺激征,腱反射减弱或消失,巴氏征等病理征阳性。

2. 呼吸系统 呼吸浅促、呼吸困难或节律改变,口唇发绀,咳嗽,咳白色、粉红色或血性泡沫样痰液,肺部可闻及湿啰音或痰鸣音。

3. 循环系统 面色苍灰,皮肤花纹,四肢发凉,指（趾）发绀,出冷汗,毛细血管再充盈时间延长。心率增快或减慢,脉搏浅速或减弱甚至消失,血压升高或下降。

三、辅助检查

1. 血常规 白细胞总数及淋巴细胞计数可增高外,其余无明显变化。

2. 血糖 重型患儿空腹血糖水平明显升高。

3. 病原学检查 肠道病毒（CoxA16、EV71 等）特异性核酸阳性或相关肠道病毒阳性。咽、气道分泌物、疱疹液、粪便标本的阳性率较高,应及时、规范留取标本,尽快送检。

4. 血清学检查 急性期与恢复期的血清 CoxA16、EV71 等肠道病毒中和抗体有 4 倍以上的升高。

5. 影像学检查 肺部影像学表现主要是病毒性肺炎和神经源性肺水肿。神经系统影像学主要表现为脑干延髓及颈髓的病变,常为双侧、对称性分布,位于延髓、脑桥的后部分、颈髓的腹侧,脑内病灶无明显分布和形态特点,病变呈略长 T_1、T_2 信号,多为斑片状,边界不清,弥散加权成像（DWI）图上呈略高信号。

四、诊断及鉴别诊断

（一）诊断要点

主要依据流行病学资料、临床表现及实验室检查,确诊须有病原学证据。主要依据:①学龄前儿童为主要发病对象,常以婴幼儿多见,在聚集的场所呈流行趋势;②临床主要表现为初起发热,继而口腔、手、足和臀等部位出现斑丘疹及疱疹样损害。

（二）鉴别诊断

手足口病大规模流行时,诊断并不困难。但散在发生时,须与水痘、疱疹性咽峡炎、口蹄疫等鉴别（表 16-5）。

表 16-5 手足口病的鉴别诊断

疾病	鉴别
水痘	由感受水痘病毒所致。疱疹较手足口病稍大,呈向心性分布,躯干、头面多,四肢少,疱壁薄,易破溃结痂,疱疹多呈椭圆形,其长轴与躯体的纵轴垂直,且在同一时期、同一皮损区斑丘疹、疱疹、结痂并见为其特点

续表

疾病	鉴别
疱疹性咽峡炎	可由柯萨奇病毒感染引起,多见于5岁以下小儿,起病较急,常突发高热、流涎、口腔疼痛甚或拒食,体检可见软腭、悬雍垂、舌腭弓、扁桃体、咽后壁等口腔后部出现灰白色小疱疹,1~2天内疱疹破溃形成溃疡,颌下淋巴结可肿大,但很少累及颊黏膜、舌、龈以及口腔以外部位皮肤
口蹄疫	由口蹄疫病毒引起。主要侵犯猪、牛、马等家畜,人较少患病,一般见于畜牧区成人牧民,四季均有。口腔黏膜疹易融合成较大溃疡,手背及指、趾间有疹子,有痒痛感

五、临床治疗

一般病例,采用中医辨证论治的方法治疗能获较好疗效。但对重症病例,宜采用中西医结合的方法,积极救治。

(一)中医治疗

1. 中医辨证思路   本病的辨证方法以脏腑辨证为主,结合卫气营血辨证。根据病程、疱疹特点以及临床伴随症状以判断病情轻重。病程短,疱疹仅现于手足掌心及口腔部,稀疏散在,疹色红润,根盘红晕不著,疱液清亮,全身症状轻微者为轻证。病程长,疱疹除见于手足掌心及口腔部外,四肢、臀部等其他部位也常累及,且分布稠密,疹色紫黯,根盘红晕显著,疱液混浊,全身症状较重者是为重证。邪陷心肝或邪犯心肺为本病之变证。

2. 治疗原则   以清热祛湿解毒为基本治则。轻证治以宣肺解表,清热化湿;重证治以清气凉营,解毒祛湿。出现邪毒内陷或邪毒犯心者,又当配伍清心开窍、息风镇惊、益气养阴、活血化瘀等治法。

3. 辨证施治

(1)常证

1)肺脾湿热

[证候]   发热轻微,流涕咳嗽,咽红疼痛。1~2天后或同时出现口腔内疱疹,破溃后形成小溃疡,疼痛拒食。随病情进展,手掌、足跖部出现米粒至豌豆大小斑丘疹,并迅速转为疱疹,分布稀疏,疹色红润,根盘红晕不著,疱液清亮,舌质红,苔薄黄腻,脉浮数。

[治法]   宣肺解表,清热化湿。

[方药]   甘露消毒丹加减。

恶心呕吐者,加苏梗、竹茹;泄泻者,加泽泻、薏苡仁;高热者,加葛根、柴胡;肌肤痒甚者,加蝉蜕、白鲜皮。

2)湿热毒盛

[证候]   身热持续,烦躁口渴,口腔、手足、四肢、臀部疱疹,分布稠密,或成簇出现,疹色紫黯,根盘红晕显著,疱液混浊,口臭流涎,灼痛拒食,小便黄赤,大便秘结,舌质红绛,苔黄厚腻或黄燥,脉滑数。

[治法]   清热凉营,解毒祛湿。

[方药]   清瘟败毒饮加减。

偏于湿重者,去知母、生地黄,加藿香、滑石、竹叶;大便秘结者,加生大黄、玄明粉；烦躁不安者，加淡豆豉、莲子心；瘙痒重者，加白鲜皮、地肤子。

（2）变证

1）邪陷心肝

[证候]　高热不退，烦躁谵语，疹点稠密，色浊紫黯，甚至神昏抽搐，舌黯红或红绛，苔黄起刺，脉数有力。

[治法]　凉营解毒，息风开窍

[方药]　清瘟败毒饮合千金龙胆汤加减。

另服安宫牛黄丸清心开窍，抽搐者加羚羊角粉。

2）邪犯心肺

[症候]　身热不退，频咳气急，胸闷心悸，烦躁不宁，手足厥冷，面色苍白，口唇发绀，可见粉红色或血性泡沫痰，舌质黯紫，苔白腻，脉沉细无力。

[治法]　泻肺逐水，温阳扶正。

[方药]　己椒苈黄丸合参附汤加减。

若见面色灰白，四肢厥冷，汗出脉微的心阳虚衰危象，应急用参附龙牡救逆汤；若见心悸气短，脉象结代的气虚血瘀证，当用生脉散加通阳活血之品。

4．中医其他疗法

临床常用中成药：①口腔疱疹：可选用西瓜霜、冰硼散涂搽口腔内患处，两者功能清热泻火，消肿止痛，适用于湿热毒盛证；若口腔内疱疹破溃者，可选用珠黄散、锡类散涂搽口腔内患处，两者功能清热解毒，祛腐生肌，适用于湿热毒盛证。②手足疱疹：可选用如意金黄散、青黛散，麻油调敷于疱疹处，两者功能清热解毒，消肿止痛，适用于湿热毒盛证。

（二）西医治疗

1．对症治疗　高热者给予物理降温，必要时给予解热镇痛剂；皮肤瘙痒重者，给予炉甘石洗剂外涂；疱疹破溃时，外涂以 2% 甲紫；口腔疱疹破溃者，用 1%～3% 过氧化氢溶液或 2% 碳酸氢钠溶液漱口，疼痛严重者，进食前可先涂 2% 丁卡因或 1% 普鲁卡因溶液以止痛。

2．抗病毒药物　利巴韦林注射液每日 10mg/kg，分 2 次静脉滴注；或阿昔洛韦每日 15～20mg/kg，静脉滴注，每日 1 次，连用 3 天。

3．神经系统受累治疗

（1）控制颅高压：限制入量，积极给予甘露醇降颅压。

（2）糖皮质激素治疗：甲基泼尼松龙 1～2mg/(kg·d)，或氢化可的松 3～5mg/(kg·d)，或地塞米松 0.2～0.5mg/(kg·d)，病情稳定后尽早减量或停用。

（3）静脉注射免疫球蛋白：酌情应用，总量 2g/kg，分 2～5 天给予。

4．呼吸、循环衰竭治疗

（1）调整呼吸机参数：吸入氧浓度 80～100%，PIP 20～30cmH$_2$O，PEEP 4～8cmH$_2$O，呼吸频率 20～40 次 / 分，潮气量 6～8ml/kg 左右，根据血气、X 线胸片结果随时调整呼吸机参数。如有肺水肿、肺出血表现，应增加 PEEP。

（2）根据血压、循环的变化，可选用米力农、多巴胺、多巴酚丁胺等药物，并可酌情应用利尿剂。

六、中西医结合诊疗思路

手足口病为急性传染病,临床表现轻重悬殊,治疗应首先分辨病情轻重,选择合适的治疗方式。

1. 轻症病例西医尚缺乏特异、高效的抗病毒药物,以对症处理为主;中医辨证论治对之具有肯定疗效,因此可作为轻症病例的主要治疗手段,临床辨治时常以脏腑辨证结合卫气营血辨证,以清热祛湿解毒作为基本治则。

2. 重视外治之法。由于口唇、咽峡部疱疹时患儿疼痛拒食,局部外治非常必要。可在内服药治疗的基础上,用金黄散或青黛散撒布手足疱疹处,西瓜霜或冰硼散吹敷口腔患处,对治疗有一定的辅助作用。

3. 重症患者,死亡率极高,应高度重视,尽快送检 EV71 等肠道病毒标本。可采用中西医结合方法积极救治,以期提高本病抢救成功率,降低临床病死率。西医可根据病情给予脱水、糖皮质激素、丙种球蛋白、抗生素等,如出现呼吸循环衰竭,应采用呼吸机等综合抢救措施。辨证使用中药或中成药如羚羊钩藤汤、参附汤、安宫牛黄丸或紫雪丹等能提高本病抢救成功率。

七、预防与康复

1. 本病流行期间,勿带孩子去公共场所,发现疑似病人,应及时进行隔离,避免交叉感染。对密切接触者应隔离观察 7～10 天,并给板蓝根颗粒冲服。体弱者接触患儿后,可予丙种球蛋白肌注,以作被动免疫。

2. 注意养成个人良好卫生习惯,对被污染的日常用品、食具、患儿粪便及其他排泄物等应及时消毒处理,衣物置阳光下暴晒。

3. 患病期间应注意卧床休息,房间空气流通,定期开窗透气,保持空气新鲜。给予清淡、富含维生素的流质或软食,多饮温开水。进食前后可用生理盐水或温开水漱口,以减轻食物对口腔的刺激。

4. 注意保持皮肤清洁,对皮肤疱疹切勿挠抓,以防溃破感染。对已有破溃感染者,可用金黄散或青黛散麻油调后涂布患处,以收敛燥湿,助其痊愈。

病案分析

病案:李某,3 岁,发热 2 天,体温 37.8℃,烦躁不安,食少,流涎。查体:神清,面红,唇干,手掌、足跖部皮肤散在红色丘疹和疱疹,形状多样,以长圆形为主,口腔黏膜、舌边及咽峡均有多数疱疹,破溃,周围红晕,颈部淋巴结肿大,伴触痛,心肺腹部均未见异常,舌质红、舌苔薄黄,脉数。血常规:WBC 10.0×10^9/L,N 55%,L 45%。诊断:手足口病。辨证:斑疹温毒发疹。治法:解毒化湿。处方:黄芩 10g、栀子 5g、石膏 10g、生地黄 10g、木通 3g、黄连 2g、白鲜皮 10g、竹叶 10g、紫草 5g、蝉蜕 5g,水煎服。局部破溃处涂 1% 甲紫药水。经治 4d 后病情明显好转,手足疱疹干缩而暗红,但口腔形成溃疡,涎多,拒食,大便干,小便黄,脉数。治法更为清热化湿,佐用滋阴养血。处方:黄芩 10g、生地黄 10g、木通 5g、竹叶 10g、黄芪 10g、当归 10g、枳实 10g。配用吴茱萸研为细粉,醋调,敷双侧涌泉穴,连用 3 天。药后诸症悉除而愈。

分析：本案例初起邪浅，以肺脾失和为病理特点，毒热蒸腾则病进，若热犯脏腑则引起发热、烦躁、食少、便干等症状，毒伤气血而透达肌肤多可导致斑疹、疱疹等改变。根据本病病因病机以及临床表现等特点，以斑疹论治，应用清热解毒、化湿之法治疗均收奇效，后期以滋阴养血善其后而获痊愈。

（摘自《王烈教授婴童病案选读》）

第八节　流行性腮腺炎

流行性腮腺炎（mumps，epidemic parotitis）是由腮腺炎病毒引起的急性呼吸道传染病，临床以腮腺肿胀、疼痛为主要特征。腮腺炎病毒除侵犯腮腺外，尚还能引起脑膜炎、睾丸炎、卵巢炎和胰腺炎等。本病一年四季均可发生，冬春两季较易流行。早期患者及隐性感染者均为传染源，易在儿童集体中流行，其传播途径主要通过直接接触或飞沫传播。任何年龄均可发病，以 5～15 岁患者较为多见，2 岁以下小儿少见。本病一般预后良好，病死率为 0.5%～2.3%，主要死于重症腮腺炎病毒性脑炎。感染后可获持久免疫。

本病中医称"痄腮"，又称为"鸬鹚瘟""蛤蟆瘟"。

一、病因病理

（一）中医病因病机

本病病因为感受风温时邪。病邪从口鼻而入，侵犯足少阳胆经，邪毒入里，毒热炽盛，壅阻少阳经脉，与气血相搏，凝结于耳下腮部所致。

病位主要在少阳经脉，由于足少阳胆经与足厥阴肝经互为表里，热毒炽盛，邪盛正衰，亦可内陷厥阴，扰动肝风，蒙蔽心包，出现高热、抽搐、昏迷等症，此为邪陷心肝之变证。邪毒内传，引睾窜腹，可见睾丸肿胀疼痛，或少腹疼痛等症，此为毒窜睾腹之变证。

（二）西医病因病理

1. 病因　腮腺炎病毒属于副黏病毒科的单股 RNA 病毒，只有一个血清型，能被福尔马林溶液、来苏溶液及紫外线迅速杀灭。

2. 发病机制　腮腺炎病毒通过呼吸道侵入人体后，在局部黏膜上皮细胞中增殖，并进入血液引起第一次病毒血症。病毒经血液流至全身各器官，首先累及各种腺体，如腮腺、舌下腺、颌下腺、胰腺、生殖腺等，并在其内增殖，随之再次入血，形成第二次病毒血症，进一步波及其他脏器，引起其他器官相继发生病变。

3. 病理　流行性腮腺炎为非化脓性炎症，病理改变为间质充血、水肿、点状出血、淋巴细胞浸润和腺体细胞坏死。淀粉酶排出受阻，经淋巴管进入血流，使血和尿中淀粉酶增高。睾丸、卵巢和胰腺等受累时也可出现淋巴细胞浸润和水肿等病变。腮腺炎病毒所致脑膜脑炎的病理变化主要有神经细胞的变性、坏死、炎症浸润和脱髓鞘改变等。

笔记

二、主要临床表现

（一）主要症状及体征

本病潜伏期为 2～3 周，平均 18 天。常无前驱期症状，部分病例可有头痛、发热等前驱症状。腮腺肿大常先见一侧，然后累及对侧，肿大以耳垂为中心，向前、后、下发展，边缘不清，表面皮肤不红，触之有弹性感，有疼痛及触痛，咀嚼食物时疼痛加重。腮腺管口可见红肿。腮腺肿胀一般 3～5 天达高峰，1 周左右消退。颌下腺和舌下腺也可同时受累。不典型病例可无腮腺肿胀而以单纯睾丸炎或脑膜脑炎的症状出现，也有仅见颌下、舌下腺肿胀者。

（二）并发症

1. 脑膜脑炎　较常见，常在腮腺炎高峰时出现，表现为发热、头痛、呕吐、颈项强直、凯尔尼格征阳性等，脑脊液改变与其他病毒性脑炎相似，一般预后良好。如侵犯脑实质，可出现嗜睡、抽搐、昏迷，或有神经系统后遗症，甚至死亡。

2. 生殖器并发症　表现为睾丸炎或卵巢炎。睾丸炎常见于较大的患儿，是男孩最常见的并发症，多为单侧。多发生在腮腺炎起病后的 4～5 天，睾丸疼痛，随之肿胀，伴剧烈触痛，可并发附睾炎、鞘膜积液和阴囊水肿。5%～7% 的青春期后女性患者可并发卵巢炎，症状较轻，出现下腹痛及压痛、月经不调等。1/3～1/2 的病例可发生睾丸或卵巢的不同程度萎缩，可能影响成年后的生育功能。

3. 胰腺炎　常发生于腮腺肿大数日后，症见上腹剧痛和触痛，伴发热、寒战、反复呕吐等。由于单纯腮腺炎即可引起血、尿淀粉酶增高，因此淀粉酶升高不能作为诊断胰腺炎的证据，需做脂肪酶检查，有助于诊断。

4. 其他并发症　心肌炎较常见，而肾炎、乳腺炎、胸腺炎、甲状腺炎、听力丧失等也可发生。部分可遗留耳聋、视力障碍等后遗症。

三、辅助检查

1. 血、尿淀粉酶测定　90% 患者发病早期血清和尿淀粉酶有轻至中度增高，2 周左右恢复正常。血脂肪酶增高有助于胰腺炎的诊断。

2. 血清学检查　采用 ELISA 法检测患者血清中腮腺炎病毒特异性 IgM 抗体，可以早期快速诊断。应用特异性抗体或单克隆抗体来检测腮腺炎病毒抗原，可作早期诊断。亦可用 PCR 技术检测腮腺炎病毒 RNA，有很高的敏感性。

3. 病毒分离　可从患儿唾液、尿液、脑脊液或血液标本中分离出病毒。

四、诊断及鉴别诊断

（一）诊断要点

根据流行病学史、接触史以及发热、腮腺和邻近腺体肿大疼痛等症状，临床不难诊断。对可疑病例可进行血清学检查及病毒分离以确诊。

（二）鉴别诊断

本病需与化脓性腮腺炎、其他病毒性腮腺炎和急性淋巴结炎鉴别（表 16-6）。

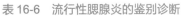

表 16-6 流行性腮腺炎的鉴别诊断

疾病	鉴别
化脓性腮腺炎	腮腺肿大多为一侧,局部疼痛剧烈拒按,红肿灼热明显。成脓时局部有波动感,按压腮部可见口腔内腮腺管口有脓液溢出。无传染性,常继发于细菌感染性疾病之后,血白细胞总数及中性粒细胞增高
其他病毒性腮腺炎	流感 A 病毒、副流感病毒、巨细胞病毒、艾滋病毒等都可引起腮腺肿大,对再次发生腮腺炎的病例,应作抗体测定,如为阴性,应考虑其他病毒引起的腮腺炎,可依据血清学检查和病毒分离加以鉴别
急性淋巴结炎	耳前、颈部、颌下淋巴结炎,有时易与腮腺炎、颌下腺炎相混淆,应注意鉴别。淋巴结发炎时,局部疼痛较重,肿胀的淋巴结边缘清楚,质地较硬,不以耳垂为中心,局部红肿灼热明显,腮腺管口无红肿,常有头面或口咽部感染灶,周围血象白细胞总数及中性粒细胞增高

五、临床治疗

中医以清热解毒、消肿散结为基本治疗原则,同时配合外治法。西医主要为对症治疗。

(一)中医治疗

1. 中医辨证思路 本病以经络辨证为主,根据全身及局部症状,以区别常证、变证。常证以少阳经脉病变为主,有轻、重之别。变证病在少阳、厥阴两经,临床表现除腮部肿痛外,属邪陷心肝者,伴见高热、神昏、项强、肢抽等;属邪毒内窜睾腹者,则见睾丸肿痛,或脘腹、少腹疼痛等。

2. 治疗原则 以清热解毒,软坚散结为治疗原则。常证邪犯少阳治以疏风清热,散结消肿;热毒壅盛治以清热解毒,软坚散结。变证邪陷心肝治以清热解毒,开窍息风;毒窜睾腹治以清肝泻火、活血止痛等法。本病治疗在内服药物的同时,配合外治疗法,有助于腮部肿胀的消退。

3. 辨证施治

(1)常证

1)邪毒在表

[证候] 轻微发热恶寒,一侧或两侧耳下腮部漫肿疼痛,触之痛甚,咀嚼不便,或有头痛、咽红肿痛、纳少,舌质红,苔薄白或薄黄,脉浮数。

[治法] 疏风清热,散结消肿。

[方药] 柴胡葛根汤加减。

热甚者,加石膏;咽喉肿痛者,加马勃、玄参;纳少呕吐者,加竹茹、陈皮;咳嗽者,加前胡、浙贝母。

2)热毒蕴结

[证候] 高热,一侧或两侧耳下腮部漫肿胀痛,坚硬拒按,张口咀嚼困难,或有烦躁不安,面赤唇红,口渴欲饮,头痛咽痛,纳少,尿少而黄,大便秘结,舌质红,舌苔黄,脉滑数。

[治法] 清热解毒,软坚散结。

[方药] 普济消毒饮加减。

热甚者,加生石膏、知母;腮部肿胀甚,坚硬拒按者,加赤芍、牡丹皮、海藻、昆布、牡蛎。

（2）变证

1）邪陷心肝

[证候]　高热不退,耳下腮部漫肿疼痛,坚硬拒按,头痛项强,烦躁,呕吐剧烈,神昏嗜睡,反复抽搐,舌质红,舌苔黄,脉弦数。

[治法]　清热解毒,息风开窍。

[方药]　清瘟败毒饮加减。

头痛剧烈者,加用龙胆草、石决明;恶心呕吐甚者,加竹茹、代赭石;神志昏迷者,加服至宝丹;抽搐频作者,加服紫雪丹。

2）毒窜睾腹

[证候]　腮部肿胀同时或腮肿渐消时,一侧或双侧睾丸肿胀疼痛,或脘腹疼痛,少腹疼痛,痛时拒按,或伴发热、呕吐,溲赤便结,舌质红,舌苔黄,脉数。

[治法]　清肝泻火,活血止痛。

[方药]　龙胆泻肝汤加减。

睾丸肿大明显者,加青皮、莪术、皂角刺;伴腹痛呕吐者,加郁金、竹茹、半夏。若邪入胁肋脘腹,少阳、阳明同病,脘腹痛甚,胀满拒按,呕吐频繁,大便秘结者,选用大柴胡汤加减。

4. 中医其他疗法

（1）临床常用中成药:①腮腺炎片:功能清热解毒,消肿散结,用于邪犯少阳证;②赛金化毒散:功能清热解毒,用于热毒壅盛证;③龙胆泻肝丸:功能清肝胆,利湿热,用于毒窜睾腹变证。

（2）针灸治疗:主穴:翳风、颊车、合谷、外关、关冲。随证加减:温毒郁表加风池、少商;热毒壅盛加商阳、曲池、大椎;睾丸肿痛加太冲、曲泉;惊厥神昏加人中、十宣;脘腹疼痛加中脘、足三里、阳陵泉。用泻法,强刺激,每日 1 次,每次留针 30 分钟,或点刺放血。

（3）中药外治法:①如意金黄散、青黛散、紫金锭（即玉枢丹）均具有清热解毒,消肿止痛作用,可任选 1 种,适量,以醋或茶水调,外敷患处,用于腮部肿痛,已破溃者禁用;②新鲜仙人掌,去刺,洗净后捣泥或切成薄片,贴敷患处,功能清热解毒,散瘀消肿,用于腮部肿痛。

（二）西医治疗

1. 对症治疗　高热时给予物理降温或对乙酰氨基酚等解热剂;烦躁时可给予苯巴比妥等镇静剂;呕吐频繁,不能进食应予输液,保证液体量和电解质平衡。

2. 并发症治疗　脑膜（脑）炎出现颅压高时用 20% 的甘露醇每次 1～2g/kg 静脉推注,待症状改善后逐步停用;伴惊厥者苯巴比妥钠每次 5～8mg/kg,肌内注射,或地西泮每次 0.2～0.3mg/kg,肌内注射或静脉注射;短期应用肾上腺皮质激素可改善症状。出现睾丸炎时可用棉花及 T 字条带托起阴囊,以减轻疼痛,局部冷湿敷或硫酸镁冷湿敷。肾上腺皮质激素可使睾丸肿痛在 24 小时后明显减轻,促进肿胀消退。并发胰腺炎时应禁食,注意水、电解质平衡,加用抗生素预防继发感染。待症状缓解后,逐渐恢复流质或半流质饮食。

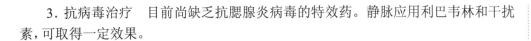

3．抗病毒治疗　目前尚缺乏抗腮腺炎病毒的特效药。静脉应用利巴韦林和干扰素，可取得一定效果。

六、中西医结合诊疗思路

西医多采取对症治疗。中医以经络辨证为主，根据全身及局部症状，首辨常证与变证。

1．常证根据临床治疗原则，在内服用药时配合外治疗法，一般可获较好疗效。

2．变证患儿应根据其是否合并脑膜（脑）炎、睾丸炎、胰腺炎等，西医以对症处理为主，配合中医清热镇惊开窍、清肝泻火、降逆止呕、疏泄厥阴、消肿止痛等治法。变证患者，西医更能迅速地控制病情，如脑膜炎或者脑膜脑炎，西药甘露醇降颅内压效果更迅速。

3．在内服用药时配合中医外治法，是中医治疗流行性腮腺炎的一大特色，如中药外敷、针灸、耳针、灯火灸、刮痧等中医治法均有一定的疗效，临证时，有针对性地选择不同的治疗方法联合使用，可以更好地减轻病人的痛苦，提高治疗效果。

七、预防与康复

1．本病流行期间，居室应空气流通，少去公共场所，以避免感染。

2．预防的重点是应用疫苗进行主动免疫。目前采用麻疹、风疹、腮腺炎三联疫苗，接种后96%以上可产生抗体。

3．患儿应按呼吸道传染病隔离至腮腺肿胀完全消退5天左右为止，有接触史的易感儿应检疫观察3周。

第九节　中毒型细菌性痢疾

中毒型细菌性痢疾（bacillary dysentery，toxic type）是由感受湿热疫毒（痢疾杆菌）引起的急性细菌性痢疾的危重型，临床起病急骤，病情凶险，病死率高，以突发高热、反复惊厥、嗜睡、昏迷和休克等为主要特征，而下痢脓血之症往往出现较晚。本病常发生于夏秋季节，多见于2～7岁的儿童。

本病疫毒之性毒烈、急暴，极易并发"内闭外脱"而早期死亡，故属中医学"疫毒痢""疫痢""时疫痢""暴痢"与危急重症范畴。古籍"痢下作惊搐""泄痢发搐""先发搐而后泄痢"等记载与本病相似。

一、病因病理

（一）中医病因病机

本病因饮食不洁，湿热疫毒侵入肠胃，内壅化火所致。小儿脾常不足，肠胃脆薄，夏秋季节，湿热熏蒸，脾胃受困，误食不洁之物，疫毒秽邪随之入于胃肠。湿热疫毒，其性暴戾，毒聚肠中，正盛邪实，疫毒蕴结肠内不得下泄，未及外达则火化，出现高热；热盛动风，内窜厥阴营分则抽搐，风盛动痰，痰闭清窍则神昏；病之初热、痰、风相互交织，故出现高热、抽搐、神昏为等邪实内闭证。若疫毒炽盛，正不胜邪，阳气外脱，则可见面色苍白、肢厥汗出、呼吸不匀、脉微欲绝等内闭外脱证。湿热疫毒蒸腐肠道，灼伤血络，则见便下脓血、腹痛、里急后重等症状。

总之，本病病变主要在肠腑，病因为感受湿热疫毒之邪，病机为毒聚肠中，化火内陷，蒸腐肠道。疾病转归与小儿体质强弱、感邪轻重密切关联。

（二）西医病因病理

1. 病因　本病系由革兰阴性痢疾杆菌引起，属肠杆菌的志贺氏菌属，按其菌体 O 抗原结构和生化反应不同可分为 A、B、C、D 四个群，分别称为志贺氏菌、福氏菌、鲍氏菌、宋内氏菌。各群、型与亚型均各有免疫特异性，相互之间可能仅有少许交叉免疫。我国以 B 群感染多见，现大城市逐渐过渡向 D 群多见。感染本病后可获得一定的免疫力，但不持久，且无交叉免疫，故易再感染。

本病具有一定传染性，主要传染源为患者本人或带菌者，其次为被污染的食物、水、衣物、玩具、用品等；传播途径为粪 - 口途径，人群普遍易感。近年因环境和儿童卫生意识提高，发病率已逐渐减少。

2. 发病机制　痢疾杆菌经口侵入肠道，在碱性肠液中繁殖后直接入侵肠黏膜上皮细胞并在其内繁殖，继则进入固有层进行繁殖，引起结肠的炎性反应，并可引起固有层微循环障碍，使上皮细胞缺血、缺氧以致发生变性、坏死、脱落而形成浅表溃疡。菌体裂解释放出强烈的内毒素，引发机体释放大量乙酰胆碱和儿茶酚胺，使微血管舒缩功能紊乱，导致全身急性微循环障碍，从而进一步引发器官组织的五期病理变化：微循环缺血期、微循环瘀血期、休克期、弥散性血管内凝血期、器官功能衰竭期等。可见急性微循环障碍是本病发生死亡的主要机理。

二、主要临床表现

本病潜伏期多为数小时至 1～2 天。起病急骤、发展迅速，以突发高热、反复惊厥、嗜睡、昏迷和休克等为主要特征。体温 >40℃，甚至更高，有少数患儿可体温不升；早期精神萎靡、嗜睡，继之反复惊厥、昏迷，迅速发生循环及呼吸功能衰竭等严重症状，下痢脓血等胃肠症状早期可不明显。重者可迅速出现面色苍白、肢厥汗出、呼吸不匀、脉微欲绝等内闭外脱证。根据循环衰竭主要表现不同，临床可分为休克型（皮肤内脏微循环障碍型）、脑型（脑微循环障碍型）、肺型（肺循环障碍型）以及混合型等四型。危重病例常可并发 DIC、肾衰竭，偶可合并溶血尿毒综合征。

三、辅助检查

1. 大便常规　肉眼见脓血黏液样便，镜检可见较多白细胞、红细胞及吞噬细胞。但病初可见正常大便，有时需反复肛拭子或灌肠取粪便送检。

2. 粪便细菌培养　尽量在用抗生素前取粪便脓血或黏液部分送检，可提高志贺菌属阳性检出率。

3. 血常规　白细胞总数增高至（10～20）× 10^9/L 以上，分类中以中性粒细胞为主，并可见核左移，当有 DIC 存在时血小板明显减少。

4. 快速诊断方法　目前采用荧光抗体染色法、免疫染色法、玻片固相抗体吸附免疫荧光技术、PCR 等，检测大便标本中的致病菌，方法各异，快速简便，但其敏感性和特异性有待进一步提高。

四、诊断及鉴别诊断

（一）诊断要点

起病急，发展快，夏秋季节突起高热，伴反复惊厥、脑病和（或）休克表现者均应考虑本病；病初无腹泻、或无脓血便、或大便无明显变化时，可用肛拭子或灌肠取粪便镜检有大量脓细胞或红细胞可作初步确诊。

（二）鉴别诊断

本病需与高热惊厥、流行性乙型脑炎、急性出血性坏死性肠炎鉴别（表16-7）。

表 16-7　中毒型细菌性痢疾的鉴别

疾病	鉴别
高热惊厥	多见3岁以内小儿，既往有高热惊厥史或家族史，可发生于任何季节，常在体温骤升时出现抽搐，多不反复发作，持续时间短，惊厥后神志正常，一般情况良好，粪便常规未见异常
流行性乙型脑炎	多发生于7～9月，季节性明显。首发症状与本病相似，急性起病，突发高热，伴精神萎靡、嗜睡、惊厥等神经系统症状，但本病初1～2天仅有发热，3～4天后高热，伴头痛、呕吐、昏迷、惊厥，有颈强直、凯尔尼格征（+）、布鲁津斯基征（+）等神经系统体征；脑脊液检查异常，蛋白及白细胞增多；粪便常规检查无异常。可及早进行肛检或冷盐水灌肠获取粪便常规或培养检查即可排除
急性出血性坏死性肠炎	夏秋季多见，表现为发热及感染中毒症状、腹痛剧、便血，重者可出现休克。腹部压痛明显，少有惊厥。大便肉眼为暗红色血水样便，量多有腐败腥臭味。大便常规可见大量红细胞，但无脓细胞或吞噬细胞及白细胞

五、临床治疗

本病病情危急，发展迅速，疾病早期应积极抢救，以西医治疗为主，采取抗感染、抗休克、防治脑水肿和呼吸衰竭等治疗。中医则以急则治其标，缓则治其本为指导，待开闭固脱后，再进行辨证施治。

（一）中医治疗

1. 中医辨证思路　本病感受湿热疫毒之邪，病势凶险，突发高热，昏迷，抽搐等邪实内热之证，以卫气营血辨证为主。因本病进展快，首辨病位，是卫气同病，或卫营同病，或气阴同病；其次辨内闭、外脱，以及危重程度。注意内闭与外脱是兼而有之，还是虚实夹杂、或寒热并见。

（1）辨内闭轻重：内闭指毒热内闭，化火入营，窜陷厥阴，为热、痰、风三证相互交织，表现为高热，昏迷，抽搐。虽病情急重，亦有轻重之别。轻者壮热，但惊厥时短，醒后神清，大便泄痢而出；重者壮热不退，频繁抽搐，意识障碍程度深，昏迷不醒，腹胀气粗，大便不下，脓痢内滞。本病胃肠道症状并非首发症状，故痢下脓血不能作为主证，辨证须加注意，以免误诊。

（2）辨外脱：外脱指毒热深陷，正不胜邪，阳气外脱。表现为手足厥冷，汗出湿冷，皮肤花斑，呼吸浅促微弱，神志不清，脉细弱无力等。外脱有轻重程度不同，出现呼吸节律改变、血压不易测出、伴各类出血症状为重度，预后差；反之为轻度。注意辨别内闭与外脱是否兼而有之，或虚实夹杂、或寒热并见。

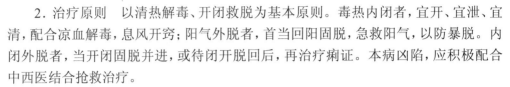

2．治疗原则　以清热解毒、开闭救脱为基本原则。毒热内闭者，宜开、宜泄、宜清，配合凉血解毒，息风开窍；阳气外脱者，首当回阳固脱，急救阳气，以防暴脱。内闭外脱者，当开闭固脱并进，或待闭开脱回后，再治疗痢证。本病凶陷，应积极配合中西医结合抢救治疗。

3．辨证施治

（1）毒热内闭

[证候]　突然高热，烦躁谵妄，甚至昏迷，反复抽搐，呼吸困难，或恶心呕吐，或见痢下脓血，或里急后重，或虽未见下痢症状，但肛拭或灌肠取到黏液脓血粪便。舌质红，苔黄厚或灰糙，脉滑数有力。

[治法]　清肠解毒，泄热开窍。

[方药]　黄连解毒汤加减。

反复抽搐者，加钩藤、全蝎、地龙、僵蚕；痢下脓血者，加马齿苋、白头翁、地榆；呕吐较重者，加玉枢丹；大便量少，高热不退，腹胀明显，邪实正胜者，可重用清肠解毒、通腑泻下之生大黄、枳实、秦皮等。神志不清或昏迷者，加安宫牛黄丸或紫雪丹。

（2）内闭外脱

[证候]　在毒热内闭的同时，突然出现面色苍白或青灰，四肢厥冷，汗出面冷，皮肤花斑，口唇发绀，严重者呼吸浅促微弱不匀，呕血，便血，舌质淡，苔黄腻，脉微细欲绝。

[治法]　回阳救逆，固脱息风。

[方药]　参附龙牡救逆汤加减。

呼吸浅促微弱者，重用五味子、山萸肉；口唇发绀，皮肤花斑者，加当归、桃仁、红花。当出现本证时，无论他症如何，均应积极应用中西医结合抢救治疗。

4．中医其他疗法

（1）临床常用中成药：①生脉注射液：稀释后静脉滴注，用于内闭外脱证；②安宫牛黄丸：功能清热解毒，镇静开窍，用于毒热内闭证；③紫雪丹：功能清热解毒、镇静开窍，用于毒热内闭证。

（2）针灸疗法：①毒热内闭证：先刺人中、百会、十宣，再针内关、风池、曲池、合谷，以中强刺激为宜，每日1～2次；②内闭外脱证：针刺人中、中冲，用间隙性刺激法；进针后每隔4～5分钟捻针一次；同时艾灸气海、百会，每日1～2次。

（二）西医治疗

本病发病急剧，病情严重，治疗须分秒必争。

1．降温止惊　用亚冬眠疗法，肌注氯丙嗪、异丙嗪各1～2mg/kg/次，配合物理降温。惊厥不止者可用地西泮0.3mg/kg静脉注射（每次最大剂量≤10mg）；或用水合氯醛40～60mg/kg保留灌肠；或肌内注射苯巴比妥钠，每次5～10mg/kg。

2．脓毒性休克的治疗　参照脓毒性休克的章节。

3．防治脑水肿和呼吸衰竭　保持呼吸道通畅，给氧。首选高渗脱水剂20%甘露醇或地塞米松，治疗脑水肿。若出现呼吸衰竭应及早使用呼吸机。

4．抗感染治疗　通常选用两种痢疾杆菌敏感的抗生素，可选用阿米卡星、第三代头孢菌素、含有酶抑制剂的第三代头孢菌素和碳青霉烯类等药物。

六、中西医结合诊疗思路

本病病情危急,发展快,疾病转归与患儿之间个体差异大、体质强弱、感邪轻重密切相关,且极易发生内闭外脱之证。本病的关键是诊断,患儿高热,反复惊厥,出现休克症状,要考虑此病,及时做肛拭子或灌肠取粪便镜检检查。临床治疗以西医抢救治疗为主,采取抗感染、抗休克、防治脑水肿和呼吸衰竭等治疗。中医治疗以清热解毒、开闭救脱为基本原则,注意内闭外脱之轻重。

七、预防与康复

1. 控制传染源,及时隔离病人及带菌者,对病人的粪便应予严格处理,食具和用具要严格消毒;彻底治疗病人,直至粪便培养连续 3 次阴性。

2. 对夏秋季突然高热的小儿,查不出高热原因;或发病初期有高热和神经系统症状,尚未排便者,应作冷盐水灌肠取其粪便作检查;或有不明原因的循环衰竭,即使不伴高热,均需警惕本病,应尽早明确诊断,早治疗,早隔离。

3. 切断传染源,在流行季节,做好水源、饮食、粪便的管理,注意饮水、饮食卫生,消灭苍蝇。

4. 加强宣传,培养儿童良好的卫生习惯,养成饭前便后洗手,不喝生水,不吃不洁和腐烂的食物。

5. 保护易感人群,流行季节可在集体托幼机构中服用新鲜的马齿苋、地锦草、凤尾叶、白头翁等单味中药煎剂,鲜品单用,每日 50～100g。或吃生大蒜(紫皮者佳),每日吃 1～2 个,年幼儿可将生大蒜头捣泥加适量红糖或服大蒜浸出液。也可口服"依链株"活疫菌,免疫期约 6～12 个月。

6. 密切观察患儿的面色、呼吸、神志、血压、瞳孔的变化,及时发现危重症以及时抢救。注意观察大便、四肢情况。昏迷病人宜经常翻身,及时清除呼吸道分泌物,保持呼吸道通畅。

7. 病室应保持通风凉爽、安静,室温保持在 30℃以下,做好隔离消毒。保证供给足够的水分和营养,宜予清淡、流质、易消化的饮食。

第十节 病毒性脑炎

病毒性脑炎(viral encephalitis)是指多种病毒引起的脑实质炎症。病原体致病性和宿主反应过程的差异,形成不同类型疾病。病变主要累及脑膜,临床表现为病毒性脑膜炎;病变主要影响大脑实质,则以病毒性脑炎为临床特征;脑膜和脑实质同时受累,此时称为病毒性脑膜脑炎。本病是小儿最常见的神经系统感染性疾病,四季均可发病,夏秋多见,病情轻重不一,轻者预后良好,重者可留有后遗症甚至导致死亡。

属中医"温病""惊风"范畴。

一、病因病理

(一)中医病因病机

病因为感受温热毒邪,包括风热、暑热、燥热毒邪等,暑热之邪常兼夹湿邪为患。

温热毒邪侵袭人体,易于化热化燥,一旦发病,往往起病急骤,变化迅速,热极化火生风,病情一般按卫气营血传变,也可以不按卫气营血传变,但总不离热、痰、风的相互转化。"热盛生风,风盛生痰,痰盛生惊",热为生风生痰的始动因素。热郁肌表,或邪热内扰,则发热;热邪铄津,炼液为痰,痰蒙清窍,则神识昏蒙;火热生风,或邪陷心肝,引动肝风,则抽搐。

（二）西医病因病理

1. 病因　多种病毒均可致病,以肠道病毒最常见,其次为虫媒病毒、腺病毒、单纯疱疹病毒、巨细胞病毒及某些传染病病毒等。

2. 发病机制　病毒主要经过皮肤、呼吸道、肠道和泌尿生殖系统进入机体淋巴系统复制繁殖,随血液扩散到全身器官,导致病毒血症,进入机体内还可经过初级复制侵入局部周围神经,沿周围神经轴索向中枢侵入。此外病毒还具有较强的免疫原性,能诱导机体产生免疫应答。因此病毒性脑炎一方面由于大量病毒对脑组织的直接入侵和破坏,另一方面是宿主对病毒抗原发生强烈的免疫应答反应,剧烈的组织反应可导致脱髓鞘病变及血管和血管周围的损伤,而血管病变又影响脑循环加重脑组织损伤。

3. 病理　受累脑组织及脑膜充血水肿,有单核细胞、浆细胞、淋巴细胞浸润,常环绕血管形成血管套。可有血管内皮及周围组织的坏死,胶质细胞增生可形成胶质结节。神经细胞呈现不同程度的变性、肿胀和坏死,可见噬神经细胞现象。神经细胞核内可形成包涵体,神经髓鞘变性、断裂。

二、主要临床表现

由于病毒性脑炎的病变部位和轻重程度差异很大,因此临床表现多种多样,且轻重不一。轻者1~2周恢复,重者可持续数周或数月,甚至可能急性期发生死亡或遗留后遗症。

1. 前驱症状　可有发热、头痛、上呼吸道感染症状、精神萎靡、恶心、呕吐、腹痛、肌痛等。

2. 神经系统症状

（1）颅内压增高:主要表现为头痛、呕吐、视乳头水肿,可伴血压升高、心动徐缓,婴儿可有前囟饱满、颅缝分离等,严重时可出现去脑强直状态,甚至出现脑疝而危及生命。

（2）意识障碍:可出现不同程度的意识障碍、精神症状和异常行为。病灶累及额叶底部、颞叶边缘系统可精神症状突出。

（3）惊厥:额叶皮层运动区受累,常出现反复惊厥,可为全身性或局灶性发作。

（4）局灶性症状及体征:如肢体瘫痪、失语、颅神经障碍等。一侧大脑血管病变为主者可出现小儿急性偏瘫;小脑受累明显时可出现共济失调;脑干受累明显时可出现交叉性偏瘫和中枢性呼吸衰竭;后组颅神经受累明显时则出现吞咽困难,声音低微;基底神经节受累明显则出现手足徐动、舞蹈动作和扭转痉挛等。锥体束受累可出现病理征。

3. 其他系统症状　如单纯疱疹病毒脑炎可伴有口唇或角膜疱疹,肠道病毒脑炎可伴有心肌炎和各种不同类型的皮疹,腮腺炎脑炎常伴有腮腺肿大等。

三、辅助检查

1. 脑脊液检查　外观清亮,压力正常或增加。白细胞数正常或轻度增多,分类计数以淋巴细胞为主,蛋白质大多正常或轻度增高,糖含量正常。涂片和培养无细菌发现。

2. 病毒学检查

(1) 病毒分离与鉴定:从脑脊液、脑组织中分离出病毒,具有确诊价值。

(2) 血清学检查:血清学检查中最有诊断价值的是从脑脊液中测特异性抗体(IgM或IgG)阳性。

(3) 分子生物学技术:采用 DNA 杂交、PCR 可从脑组织和脑脊液中检出病毒 DNA 序列。

3. 脑电图　可见弥漫性或局限性异常慢波活动,部分可见棘波、棘-慢复合波。

4. 影像检查　严重病例 CT 和 MRI 可见大小不等、界限不清、不规则炎性病灶,轻症患儿、疾病早期多无异常改变。

四、诊断及鉴别诊断

(一) 诊断要点

病毒性脑炎的诊断主要靠病史、临床表现、脑脊液检查和病原学鉴定。

(二) 鉴别诊断

在临床上应注意与其他脑炎进行鉴别(表 16-8)。

表 16-8　病毒性脑炎的鉴别诊断

疾病	鉴别
化脓性脑膜炎	由化脓性细菌引起的脑膜炎症,起病急骤,临床上除具有急性发热、惊厥、意识障碍、颅内压增高和脑膜刺激征外,脑脊液化脓性改变为其特征性变化。脑脊液涂片、细菌培养可协助诊断
结核性脑膜炎	结核性脑膜炎常呈亚急性起病,婴幼儿也可急性起病,不规则发热 1～2 周后才出现脑膜刺激征、惊厥或意识障碍等表现,或于昏迷前先有脑神经或肢体麻痹。有结核接触史、PPD 阳性或肺部等其他结核病灶支持诊断。脑脊液外观呈毛玻璃样,白细胞数明显增高,糖和氯化物同时减低。脑脊液抗酸染色和结核分枝杆菌培养可助诊
隐球菌脑膜炎	起病较慢,病程较长,临床和脑脊液改变与结核性脑膜炎相似,但病情进展更缓慢,颅内压增高明显,头痛剧烈,脑脊液墨汁染色可确诊
无菌性脑膜炎	可见于累及脑膜的白血病、淋巴瘤和其他恶性肿瘤。鉴别主要依赖病史、神经系统以外器官损害的症状以及脑脊液的病原学检查

五、临床治疗

本病急性期尤其是重症病人,主要以西医对症和支持治疗为主;中医治疗按卫气营血辨证。恢复期、后遗症期患者,可配合针灸、按摩及功能训练等综合措施治疗。

(一) 中医治疗

1. 中医辨证思路　本病症状轻重不一,病情演变并非全按卫气营血的规律传变,但总不离热、痰、风的相互转化,热为生风生痰的始动因素。一般发病急,热势盛者,出现热毒炽盛诸症；发病缓，无发热，以精神神经症状为主者，症见痰浊内阻表现。因心主神志，肝主筋，故神识改变病在心，抽搐瘫痪病在肝。故本病辨证，病机属热炽、痰浊；脏腑辨证在心、在肝，均有脑失精明之候；恢复期、后遗症期辨虚实，虚为阴伤气耗，实则痰阻经络。

2．治疗原则　本病治疗以清热、涤痰为两大法则，佐以开窍、息风、活血。痰热壅盛者宜泻火涤痰，痰蒙清窍者以涤痰开窍为主，痰瘀阻络者宜涤痰通络，活血化瘀。后期应积极配合针灸、推拿治疗以利康复。

3．辨证施治

（1）痰热壅盛

[证候]　高热口渴，头痛剧烈，恶心呕吐，烦躁不安，喉中痰鸣。甚或神昏谵语，颈项强直，四肢抽搐，舌质红绛，舌苔黄腻，脉数或滑数。

[治法]　泻火涤痰。

[方药]　清瘟败毒饮加减。

头痛、烦躁者，加杭菊花、僵蚕、蔓荆子；高热神昏谵语者，加安宫牛黄丸或至宝丹；抽搐频繁者，加羚羊角粉、钩藤、僵蚕，合安宫牛黄丸或紫雪丹；喉间痰鸣、烦躁谵语者，加天竺黄、鲜竹沥。

（2）痰蒙清窍

[证候]　表情淡漠，目光呆滞，神识模糊，或见痴呆，语言不利，口角流涎，喉间痰鸣，纳差乏力，舌质胖嫩，舌苔白，脉弦滑。

[治法]　涤痰开窍。

[方药]　涤痰汤加减。

四肢抽搐者，加全蝎、蜈蚣、僵蚕；昏迷深重，舌苔白腻者，合用苏合香丸。

（3）痰瘀阻络

[证候]　神识不明，肢体不用，僵硬强直，或震颤抖动，肌肉痿软，或见面瘫、斜视，舌紫黯或有瘀点，舌苔薄白，脉弦滑。

[治法]　涤痰通络，活血化瘀。

[方药]　指迷茯苓丸合桃红四物汤加减。

肢体强直者，加白芍、生地黄；肢体震颤者，加阿胶、鳖甲、鸡子黄；肌萎瘦削、神疲乏力者，加人参、山药。

4．中医其他疗法

（1）临床常用中成药：①安宫牛黄丸、至宝丹：功能清热解毒，镇惊开窍，用于痰热壅盛；②苏合香丸：功能芳香开窍，用于痰蒙清窍。

（2）针灸疗法：高热惊厥，抽搐，针刺人中、大椎、曲池、十宣；痰涎壅盛，针刺膻中、中脘、丰隆；失语，针刺哑门、通里、廉泉；呼吸困难，针刺膻中、肺俞、中府；尿闭，针刺中极、三阴交；二便失禁，针刺太溪、关元、气海，灸长强。

（二）西医治疗

本病缺乏特异性治疗。但由于病程自限性，急性期正确的支持与对症治疗，是保证病情顺利恢复、降低病死率和致残率的关键。主要治疗原则包括：

1．维持内环境稳定　水、电解质、酸碱平衡与合理营养供给等支持治疗可保证病情顺利恢复。

2. 控制脑水肿和颅高压　①严格限制液体入量；②静脉注射脱水剂，如甘露醇、呋塞米等；③过度通气，将 $PaCO_2$ 控制于 $20\sim25kPa$。

3. 控制惊厥发作　可给予止惊剂如地西泮、苯妥英钠等，如无效，可在机械通气下给予肌肉松弛剂。

4. 抗病毒药物治疗　阿昔洛韦为单纯疱疹病毒、水痘 - 带状疱疹病毒首选药物，每次 $5\sim10mg/kg$，每 8 小时 1 次；更昔洛韦对巨细胞病毒有效，每次 $5mg/kg$，每 12 小时 1 次；利巴韦林可能对 RNA 病毒感染有效，每次 $10mg/kg$，每日 1 次，三种药物均需连用静脉滴注 $10\sim14$ 天。

5. 其他　高热者可给予物理降温或药物降温。急性期应用肾上腺皮质激素可控制炎症反应、减轻脑水肿，对降颅压有一定疗效，但意见尚不一致。对于重症婴幼儿或继发细菌感染者，可适当给予抗生素治疗。

对重症恢复期患儿或留有后遗症者，应进行康复治疗，可给予功能训练、针灸、推拿、高压氧等康复措施，以促进各种功能的恢复。

六、中西医结合诊疗思路

病毒性脑炎是一种传染性疾病，中医属于温病范畴，具有发病急，病情重，变化快的特点，临床治疗要分清轻重缓急，选择合适的治疗方式。

1. 病毒性脑炎呈急性或亚急性起病，急性期常表现为发热、头痛、精神异常等症状，中医应按照温病卫气营血辨证方法进行辨证，给予辛凉解表、甘寒清热、清营透热，凉血止血，息风开窍等治疗方法。西医急性期多予以抗病毒药物及对症、支持治疗，维持水电解质稳定。

2. 重症病毒性脑炎患儿常出现进行性加重意识障碍及惊厥发作，中医可予以清热解痉、醒神开窍药物治疗，如效果较好的安宫牛黄丸、至宝丹、苏合香丸等中成药，西医则需积极控制脑水肿和颅高压，控制惊厥发作。如有惊厥发作，中医可选针灸疗法，选取人中、十宣、大椎等清热止痉、醒神开窍的穴位进行针刺治疗，西医首选苯二氮䓬类药物。

3. 恢复期患儿或留有后遗症者，应进行康复治疗，可给予功能训练、针灸、推拿、高压氧等康复措施，以促进各种功能的恢复，西医可予以营养脑细胞药物治疗。

七、预防与康复

1. 积极注射各种减毒疫苗（麻疹、乙脑、风疹等），保护易感人群，防治病毒感染。对乙脑等传染病，应有效控制传染源。

2. 加强锻炼，增强体质。积极消灭蚊虫，保证饮食卫生。

3. 昏迷、瘫痪患儿需经常翻身，拍背，随时吸痰，保持呼吸道通畅；注意患儿皮肤的清洁，防止褥疮发生。

知识链接

流行性乙型脑炎是由流行性乙型脑炎时邪引起的急性中枢神经系统传染病，蚊虫是主要传播媒介，临床以高热、抽搐、昏迷为主要特征。发病有明显季节性，以 7、8、9 三个月为多见，任何年龄均可发生，但以 10 岁以下多见。轻者及时治疗，预后尚好；重者发病急骤，传变迅速，易出现内闭外脱、呼吸障碍等危象，即使存活，也往往留有后遗症，甚或造成终身残疾。

急性期按照温病卫、气、营、血规律发展变化，但传变迅速，卫、气、营、血的界限常不分明，多表现为卫气同病、气营两燔、营血同病。根据临床症状轻重，可分为轻型、普通型、重型和极重型。

本病中医治疗应以清热、豁痰、开窍、息风为基本法则。西医治疗以对症治疗为主。

 病案分析

病案：徐孩，发热 6 日，汗泄不畅，咳嗽气急，喉中痰声辘辘，咬牙嚼齿，时时抽搐，舌苔薄腻而黄，脉滑数。治以辛凉清热，麻黄 3g，杏仁 9g，甘草 3g，生石膏 9g，象贝 9g，天竺黄 6g，郁金 3g，鲜竹叶 30 张，竹沥 15g（冲），芦根 30g。

分析：此属风温病，风热挟痰壅阻于肺，从而引动肝风。方用麻杏石甘汤加减，麻黄辛甘温，宣肺解表而平喘，石膏辛甘大寒，清泄肺胃之热以生津，两药相配，既能宣肺，又能泄热；杏仁苦降肺气，止咳平喘，甘草顾护胃气，防石膏之大寒伤胃，调和麻黄、石膏之寒温。象贝、天竺黄、郁金、鲜竹叶、竹沥清热化痰止咳，芦根清热生津，诸药合用，清热宣肺，降气化痰，起到热退喘平，祛痰止咳，抽搐则止之效。

（摘自《丁甘仁医案》）

第十一节　化脓性脑膜炎

化脓性脑膜炎（purulent meningitis）简称化脑，亦称细菌性脑膜炎，是由化脓性致病菌感染引起的脑膜炎症，部分病例累及脑实质。临床主要以急性发热、惊厥、意识障碍、颅内压增高、脑膜刺激征及脑脊液化脓性改变为特征。

本病以婴幼儿时期较常见，2 岁以内发病者占本病的 75%，好发季节为冬春季，但新生儿患病无季节性，约 1/3 幸存者遗留各种神经系统后遗症，年龄越小，病情越重。

化脑属中医"温病""急惊风""痉病"等范畴。

一、病因病理

（一）中医病因病机

本病的病因是感染温疫时邪，温邪由口鼻、皮毛侵入人体而致。邪气侵入，首犯肺卫，温毒入里，气分热炽，气分不解，深入营分，气营两燔，甚者引动肝风，出现心神蒙闭，烦躁谵妄、四肢抽搐之症状。疾病后期，气阴耗伤，余热留恋不除，则低热绵延，神疲肢倦；或邪热已除，风痰蒙心阻络，则神志失清，失语，失聪，四肢不利。总之，本病为温邪入侵，犯卫入气入营动血生风之演变，病位在心肝。

（二）西医病因病理

1. 病因　多种化脓菌均可引起本病，在我国 2/3 以上病例由脑膜炎双球菌、肺炎链球菌和流感嗜血杆菌 3 种细菌引起。2 月以下婴儿、新生儿及免疫缺陷病患者易发生肠道革兰阴性杆和金黄色葡萄球菌脑膜炎,其中前者以大肠杆菌最常见,其次是变形杆菌、铜绿假单胞菌、产气杆菌等。由脑膜炎双球菌引起的成流行性。

2. 病理　在细菌毒素和多种炎症因子作用下,引起软脑膜、蛛网膜和表层脑组织为主的炎症性病变,表现为广泛血管充血、大量中性粒细胞浸润和纤维蛋白渗出,伴有弥漫性血管源性和细胞毒性脑水肿。严重者可有血管壁坏死、破裂与出血。

二、主要临床表现

多数患儿起病急骤,1岁以下是发病高峰,病前多有上呼吸道或胃肠道感染病史,典型的临床表现可归纳为三个方面:

1. 感染中毒及急性脑功能障碍　骤然高热、头痛、呕吐、烦躁和进行性加重的意识障碍等。起病时神志一般清醒,病情进展可发生嗜睡、谵妄、昏睡、昏迷和惊厥,24小时内出现惊厥、昏迷者病情严重。皮肤瘀点瘀斑以流脑多见,如同时伴休克者称暴发性流脑。

2. 颅内压升高表现　剧烈头痛、喷射性呕吐为主要症状。婴幼儿可表现前囟饱满、颅缝开裂等。若出现呼吸不规则、瞳孔不等大等体征,提示合并脑疝。

3. 脑膜刺激征　可见颈项强直、克尼格征及布鲁津斯基征阳性等。

本病常出现硬脑膜下积液、脑室管膜炎、抗利尿激素异常分泌综合征、脑积水等并发症,可遗留智力低下、脑瘫、癫痫、视力、听力障碍及行为异常等后遗问题。

小婴儿及新生儿则缺乏典型临床表现,体温可高、可低或不升,颅压增高不典型,常易激惹、拒食、吐奶、呼吸不规则、哭声尖锐、双目凝视等,惊厥常不典型,脑膜刺激征往往不明显。

三、辅助检查

1. 脑脊液检查　脑脊液外观混浊似米汤,压力增高,白细胞总数≥$1000×10^6$/L,分类以中性粒细胞为主,糖含量明显降低,蛋白质含量显著增高,乳酸脱氢酶、乳酸可升高。

脑脊液涂片染色,能早期明确致病菌,可作为选用抗生素治疗的依据。细菌培养并可做药物敏感试验。此外可利用多种免疫学方法检测脑脊液中致病菌的特异性抗原,对涂片和培养未能检测到致病菌的患者诊断有参考价值。

2. 其他

(1)外周血象:白细胞总数大多明显升高,分类以中性粒细胞为主。重症患儿可见白细胞总数减少。C反应蛋白、降钙素原常增高。

(2)血培养:能帮助确定致病菌。

(3)瘀点涂片:是发现脑膜炎双球菌重要而简便的方法,约50%阳性率。

(4)神经影像学:头颅MRI较CT更能清晰地反映脑实质病变。

四、诊断及鉴别诊断

(一)诊断要点

凡急性起病,持续高热,并伴有反复惊厥、意识障碍或颅内压增高表现的婴幼儿,应考虑到本病的可能,及时进行脑脊液检查确立诊断。对有明显颅内压增高者,应先适当降低颅内压后再进行腰椎穿刺，以防发生脑疝。

（二）鉴别诊断

本病需与病毒性脑炎、结核性脑膜炎、隐球菌性脑膜炎鉴别（表 16-9）。

表 16-9　化脓性脑膜炎的鉴别

疾病	鉴别
病毒性脑炎	全身感染中毒及神经系统症状较化脑轻，脑脊液外观正常，白细胞数（0～数百）×10⁶/L，以淋巴细胞为主，糖含量正常。血清及脑脊液中特异性 IgM 抗体增高
结核性脑膜炎	结核性脑膜炎常呈亚急性起病，有结核接触史、PPD 阳性或肺部等其他结核病灶支持诊断。不规则发热 1～2 周后才出现脑膜刺激征、惊厥或意识障碍等表现，或于昏迷前先有脑神经或肢体麻痹。脑脊液外观呈毛玻璃样，白细胞数明显增高，糖和氯化物同时减低。脑脊液抗酸染色和结核分枝杆菌培养可助诊
隐球菌性脑膜炎	起病较慢，病程较长，临床和脑脊液改变与结核性脑膜炎相似，但病情进展更缓慢，颅内压增高明显，头痛剧烈，脑脊液墨汁染色可确诊

五、临床治疗

急性期尤其是重症病人，主要以西医对症和支持疗法为主；中医治疗按卫气营血辨证治疗。恢复期、后遗症期患者，可配合针灸、按摩及功能训练等综合措施治疗。

（一）中医治疗

1. 中医辨证思路　本病属温病范畴，应根据病情的发展不同阶段，症状表现特征，按照卫气营血辨证方法进行辨证，但应把握住不同阶段的症状特点。初期症见发热恶风，头身疼痛等表证明显是为卫分证，出现壮热、口渴、大汗出、脉洪大为主症状时为气分证，出现身热夜甚，神昏谵语斑疹隐现时为营分证；出现颈项强直、手足抽搐，各种出血症状时已进入血分。但疾病发展变化多端，病情演变并非全按卫气营血的规律传变，应根据实际情况进行辨证。

2. 治疗原则　本病治疗以扶正祛邪，补虚泻实为原则。根据卫气营血不同辨证阶段给予辛凉解表、辛寒清热、清营透热，凉血止血，息风开窍进行治疗。

3. 辨证施治

（1）卫气同病

[证候]　发热，头痛项强，肢体酸痛，恶心呕吐，精神不振，或烦躁嗜睡，皮肤少许瘀点。舌质红，舌苔薄黄，脉数。

[治法]　辛凉解表，清气泄热。

[方药]　银翘散合白虎汤加减。

呕吐明显者，加竹茹、半夏；里热炽盛者，重用生石膏，或加寒水石；嗜睡者，加石菖蒲、郁金；惊惕欲搐者，加钩藤、僵蚕。

（2）气营两燔

[证候]　壮热，头痛，颈项强直，频繁呕吐，或烦躁谵妄，四肢抽搐，囟突目赤，或斑疹布露，溲黄便结。舌红绛，苔黄燥，脉弦数。

[治法]　清气凉营，清肝开窍。

［方药］　清瘟败毒饮加减。

头痛剧烈者，加菊花、钩藤、蔓荆子；抽搐频繁者，加钩藤、石决明、僵蚕；热甚谵语者，加安宫牛黄丸、紫雪丹、牛黄清心丸；喉间痰鸣者，加竹沥、竹茹、石菖蒲。

（3）邪恋正虚

［证候］　低热绵延，或不发热，神萎面白，气短乏力，头痛如针刺，四肢不温，口渴，自汗或盗汗。舌质黯红或有瘀斑，苔薄白或少苔，脉细无力。

［治法］　益气养阴，托脓解毒。

［方药］　托里透脓汤合通窍活血汤加减。

血虚者，加当归、熟地、川芎；阴虚火旺者，加青蒿、鳖甲；阳气虚衰，加肉桂、补骨脂、菟丝子。

（4）风痰阻络

［证候］　肢体震颤或瘫痪，失语，失聪，吞咽困难，神志不清，癫痫样发作。舌淡红，苔腻，脉涩。

［治法］　化痰开窍，活血通络。

［方药］　导痰汤加减。

震颤明显者加白芍、当归；瘫痪者加人参、红花。

（5）毒热内闭

［证候］　壮热不退，头痛如劈，狂躁谵妄，神昏抽搐，四肢厥逆，面红气粗，喉间痰壅，呼吸不匀，喷射状呕吐。舌红绛，苔黄干，脉弦数。

［治法］　清热开闭，豁痰息风。

［方药］　黄连解毒汤合羚角钩藤汤加减。

抽搐频繁者，加地龙、全蝎；大便秘结者，加大黄、玄明粉、枳实；痰多者，加礞石滚痰丸。

（6）气阳外脱

［证候］　高热骤降，面色苍白，大汗淋漓，意识模糊，四肢不温，口鼻气凉，皮肤发花，紫斑成片。舌红绛，少苔或无苔，脉微欲绝。

［治法］　益气固脱，回阳救逆。

［方药］　参附龙牡救逆汤加减。

汗出多者加黄芪；四肢厥冷者加干姜、肉桂；亦可用参附注射液静脉点滴。

4．中医其他疗法

（1）临床常用中成药：①紫雪丹；功能清热开窍，息风止痉，用于高热抽搐，神志昏迷；②玉枢丹：功能化痰开窍，辟秽解毒，用于呕吐较重者；③参附注射液、醒脑静注射液：用于神志不清者。

（2）针灸治疗：惊厥者，针刺人中、印堂、百会、内关、合谷、太冲、涌泉；高热者，针刺大椎，曲池，十宣放血。

（二）西医治疗

1．治疗原则　及时、审慎，抗菌抗炎，降低颅内压，减少后遗症发生。

2．抗菌治疗　及早合理应用抗生素是治疗化脑的关键。应选择对病原菌敏感，且能较高浓度透过血脑屏障的药物。急性期要静脉给药，做到早期、足量、足疗程。

在病原菌未明确前，多主张用第三代头孢菌素。病原菌明确后，应根据药物敏感试验结果选择抗生素。①肺炎链球菌脑膜炎：多对青霉素耐药，应按病原菌未明确方案选药，疗程 10～14 天；②脑膜炎球菌：目前大多数对青霉素仍然敏感，故首先选用，但耐药者需选用第三代头孢菌素，疗程 7 天；③流感嗜血杆菌脑膜炎：对氨苄西林敏感者可继续应用，耐药者可用第三代头孢菌素，疗程 10～14 天；④金黄色葡萄球菌脑膜炎，应参照药敏试验选用乙氧萘青霉素、万古霉素或利福平等，疗程 21 天以上；⑤革兰阴性杆菌除应用第三代头孢菌素外，可加用氨苄西林或氯霉素。

若有并发症，还应适当延长疗程。

3. 激素治疗　抗生素应用之后细菌死亡会释放大量内毒素，应用肾上腺皮质激素可抑制炎症因子产生，降低血管通透性，减轻脑水肿和颅高压。常用地塞米松，0.6mg/(kg·d)，分 4 次静脉注射，连用 2～3 天。

4. 对症治疗　颅压高者可脱水降颅压，高热者使用物理降温或使用退热剂，癫痫发作者给予抗癫痫药物以终止发作。

5. 并发症治疗　硬脑膜下积液多时应反复穿刺放液；若硬膜下积脓，可进行局部冲洗，并根据病原菌注入相应的抗生素；脑室管膜炎时可进行侧脑室控制性引流，并注入抗生素；脑性低钠血症时，应适当限制液体入量，以钠盐逐渐纠正；脑积水主要采取手术治疗。

六、中西医结合诊疗思路

化脓性脑膜炎是小儿中枢神经系统重症之一，患儿病情往往较重，临床治疗要早期、及时，方案合理。

1. 化脓性脑膜炎病情进展迅速，多急性发热，迅速出现惊厥、意识障碍、颅高压表现，急性期应以西医抗感染治疗为主，选择敏感抗生素足量、足疗程应用；中医应根据病情变化情况，按照温病卫气营血辨证方法进行辨证，把握住不同阶段的症状特点，给予辛凉解表、辛寒清热、清营透热、凉血止血、息风开窍等治疗方法进行治疗。

2. 病情较重出现并发症的患儿，应积极对症治疗，如降颅压、脑脊液分流、呼吸支持、维持内环境稳定等，同时辅以中医清热解痉、醒神开窍效果较好的安宫牛黄丸、至宝丹、紫雪丹等中成药。出现神志昏迷、颈项强直、四肢抽搐等症候时，可采用中医针灸疗法，选取人中、十宣、大椎等清热止痉、醒神开窍的穴位进行针刺治疗。

3. 恢复期、后遗症期患者，可配合针灸、按摩及功能训练等综合措施治疗。

七、预防与康复

1. 增强体质，并注意室内空气流通，减少呼吸道感染。积极治疗各种感染性疾病。

2. 密切监测患儿的生命体征。昏迷患儿要注意变换体位，清洁皮肤，防止褥疮。

3. 对服中药困难的患儿，可通过鼻饲或灌肠给药。

知识链接

流行性脑脊髓膜炎（epidemic meningitis）简称流脑，是由脑膜炎双球菌引起的化脓性脑膜炎，为冬春季常见的急性传染病之一，致病菌自呼吸道侵入，可表现为鼻咽部带菌状态，或上呼吸道炎症，少部分感染者致病菌侵入血循环发生败血症，最终侵犯脑膜导致化脓性脑脊髓膜炎。

本病潜伏期为1～7天，一般2～3天。病程经过可大致分为上呼吸道感染期、败血症期、脑膜炎期、免疫反应期，但临床不易区分，且很少见到全过程。根据临床症状轻重，可分为普通型、暴发型（包括休克型、脑型及混合型）和慢性败血症型。

青霉素及磺胺药物为治疗流脑的首选药物，对这两者过敏或耐药者，可选用氯霉素，但其副作用大，一般用3～5天，最多不超过7天。

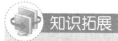

知识拓展

化脑常见并发症

1. **硬脑膜下积液** 其发生率可高达80%，1岁以内的患儿多发。化脑患儿治疗中出现高热持续，或热退后复升，或病情渐好转时又出现意识障碍、惊厥、呕吐、前囟饱满、头围增大等，应怀疑硬脑膜下积液。进一步做颅骨平片、头颅B超或CT检查有助于诊断。前囟硬膜下穿刺可明确诊断。硬膜下腔液体如超过2ml，蛋白定量在0.4g/L以上，可诊断为硬脑膜下积液。

2. **脑室管膜炎** 亦是较常见的并发症，年龄愈小，诊治愈不及时，发生率愈高。化脑患儿常规治疗中疗效欠佳、惊厥频繁、呼吸衰竭，CT检查有脑室扩大，脑脊液培养出少见细菌，尤其是革兰阴性菌时，须考虑本症，侧脑室穿刺检查脑室液可确诊。治疗多困难，病死率和致残率高。

3. **脑性低钠血症** 临床表现为昏睡、惊厥、昏迷、浮肿、四肢肌张力低下、尿少等症状，常与化脑本身表现相混，但一经纠正即可消失。其发生与炎症刺激神经垂体，使抗利尿激素分泌过多导致水钠潴留有关。

4. **脑积水** 多见于治疗不当或治疗过晚的小婴儿，因脓性渗出物堵塞小孔道或发生粘连阻碍脑脊液循环所致。

第十二节 百 日 咳

百日咳是由百日咳杆菌引起的急性呼吸道传染病，临床以阵发性痉挛性咳嗽，咳后伴有深长的鸡鸣样吸气性吼声，最后倾吐痰沫为特征。本病四季均可发病，以冬春多见。发病于任何年龄，10岁以下多见，且以婴幼儿更易罹患；预后一般良好，病后可获得持久免疫。自广泛接种百日咳疫苗后，本病发病率、病死率已明显下降。病程较长，可持续2～3个月，年幼及体弱患者易并发肺炎、脑炎等，甚至死亡。

中医学称之为"顿咳""疫咳""天哮呛"，民间俗称"鹭鸶咳""鸡咳"。

一、病因病理

（一）中医病因病机

本病病因主要为外感时行疫毒所致，病位主要在肺，病情严重者可涉及心、肝、胃、大肠、膀胱等多脏腑。病机为痰热胶结，深伏气道，肺失宣肃。病初表现为邪正相争，多为实证，后期邪退正虚或邪气留恋，多表现为虚证或虚实夹杂。

小儿脏腑娇嫩，易感时行疫毒。本期病程较长，日久必累及他脏：传至胃腑，腑气不降反升则呕吐；金旺乘木，木气不舒则两胁作痛；肺旺侮心，心火上炎则舌下生疮；若火热循经入络，损伤血脉则咯血、衄血；肺与大肠相表里，又为水之上源，肺气宣降失司，大肠、膀胱失约，则见二便失禁、面目浮肿等。病至后期，邪退正复，咳嗽减轻，但因正气耗损，肺脾虚弱，多见气阴不足或肺脾气虚证候。

年幼或体弱小儿素禀不足，不耐邪毒痰热侵扰，毒热浸淫可导致变证丛生。若痰热壅盛，闭阻肺气，可并发咳喘气促之肺炎喘嗽；若痰热内陷厥阴，则可致昏迷、抽搐等。

（二）西医病因病理

1. 病因　百日咳杆菌为本病的致病菌。

2. 发病机制　百日咳杆菌通过咳嗽、飞沫、喷嚏等进入易感儿呼吸道后，附着在喉、气管、支气管等黏膜上皮的纤毛上，大量繁殖并释放内毒素，增殖的细菌及产生的毒素使上皮细胞纤毛麻痹甚至坏死，纤毛正常功能受到破坏；同时，细菌及毒素还能引起腺体分泌增加，所产生的黏稠分泌物无法经由纤毛运动排除，不断堆积并刺激呼吸道末梢神经，反射性地通过咳嗽中枢引起痉挛性咳嗽，直至将分泌物排出。

若分泌物排出不净，可导致不同程度的呼吸道阻塞，继发其他细菌感染导致肺炎，阻塞严重还可出现肺不张、肺气肿、支气管扩张；持续性咳嗽导致脑部缺氧、充血、水肿甚至坏死，甚至并发颅内出血而出现百日咳脑病等。

患者为唯一传染源，潜伏期末1～2天至病后6周均有传染性，以病初1～3周最强；传播途径为呼吸道飞沫；未接种过疫苗的小儿普遍易感，婴幼儿尤易罹患，且年龄越小，病情愈重。

二、主要临床表现

潜伏期为2～21天，一般7～14天，根据临床病程，可分为三期。

1. 初咳期　病程一般为7～10天。初1～3天多表现为类同普通上呼吸道感染的一般症状；3～4天后，咳嗽日渐加剧，常昼轻夜重，影响睡眠。

2. 痉咳期　本期的特征为阵发性痉挛性咳嗽，一般持续2～6周。发作时先阵咳十数声或数十声，声短气促，咳嗽末伴1次深长吸气，由于空气迅速通过此时痉挛的喉肌，产生高音调鸡鸣样吼声，然后又开始下次痉咳发作，反复多次直到咳出（或呕吐）大量黏稠痰液为止。痉咳时患儿表情痛苦，一般表现为躯体弯曲作团状、面红唇绀、舌外伸、颈静脉怒张，甚者可见眼睑浮肿、眼结膜出血、舌系带溃疡、鼻出血、大小便失禁，重者可发生颅内出血。早期出现上述症状或严重窒息者，多预后不佳。

3. 恢复期　为2～3周。咳嗽逐渐减轻，吸气性吼声消失，精神食欲恢复正常，一般情况良好。如遇烟熏、上呼吸道感染、刺激气味等诱因，痉咳可再次出现，但程度较轻。

本病自然病程约持续3个月左右，故被形象称做"百日咳"。若有并发症如百日咳脑病、肺炎、肺不张、肺气肿等，病程会相应延长。

三、辅助检查

1. 外周血检查　白细胞计数及淋巴细胞在痉咳期增高最为明显，白细胞总数可达$(20～50)×10^9$/L 或更高，淋巴细胞分类一般为60%～95%；若继发感染，中性粒细胞比率可升高。

2. 病原学检查　以鼻咽拭子培养为主，适于痉咳早期检查。

3．血清学检查　补体结合试验、凝集试验等主要用于回顾性诊断；酶联免疫吸附试验可测定本病特异性 IgM 抗体,对早期诊断有帮助。

4．其他检查　可采用荧光抗体检查、PCR、嘌呤环化酶等手段,检测百日咳杆菌的特异抗原或 DNA,具有快速、敏感、特异的特点。

四、诊断及鉴别诊断

（一）诊断要点

1．流行病学资料　本病早期缺乏特征性症状和体征,了解患儿既往情况对诊断极其重要。一般未接种百日咳疫苗者且发病前 1～3 周有百日咳接触史,可临床诊断或高度怀疑。

2．临床表现　典型的痉咳及鸡鸣样回声,以夜间为甚,体温下降后咳嗽反而加剧,又无明显肺部体征者应考虑百日咳诊断。

3．实验室检查　外周血白细胞计数及分类淋巴细胞明显增高,细菌检查或免疫学检查阳性,即可做出诊断。

（二）鉴别诊断

本病需与多种疾病鉴别,如百日咳综合征、支气管淋巴结结核、百晬嗽等（表 16-10）。

表 16-10　百日咳的鉴别诊断

疾病	鉴别
百日咳综合征	是指一种在临床上难以与百日咳相区别的症候群,它不是由百日咳杆菌所引起,而是由包括病毒在内的其他微生物所致,其中最常见的是腺病毒,其他尚有肺炎支原体、衣原体、呼吸道合胞病毒及副百日咳杆菌等。其临床症状以发作性痉挛性咳嗽、咳末伴高声调鸡鸣样吼声为特征,表现与百日咳多有类似,故又称"类百日咳样综合征",可通过病原体检查或血清学检查进行鉴别
支气管淋巴结结核	肺门淋巴结肿大压迫气管引起阵咳,但缺乏典型鸡鸣样回吼。根据结核病接触史、结核菌素试验、血沉、X 线检查可作鉴别
百晬嗽	古时特指生后百日内的咳嗽,又称"乳嗽""胎嗽",大致相当于新生儿肺炎、吸入性肺炎、喘息性支气管炎等,病原学可资鉴别

五、临床治疗

本病中医根据病情及分期进行辨证施治,西医给予抗感染和对症治疗。

（一）中医治疗

1．中医辨证思路　本病按病程发展可分三期辨证。初咳期邪在肺卫,应辨风寒、风热；痉咳期痰火胶结为基本病机,应辨痰热、痰火；恢复期邪衰正虚,应辨气虚、阴虚。

2．治疗原则　治疗以涤痰清热,降逆泻肺为主。初咳期宜疏风散邪,宣肺化痰；痉咳期宜清热泻肺,降气涤痰；恢复期宜养阴润肺,益气健脾。本病虽以痉咳不已为主症,但敛肺之品不可早用妄用,以防留邪为患；痉咳期虽痰火胶结,不宜早用养阴滋腻之品,以免碍邪外出。

3．辨证施治

（1）邪犯肺卫（初咳期）

[证候]　早期喷嚏,鼻塞,流涕,咳嗽,或伴发热,2～3 天后咳嗽日渐加剧,昼轻

319

夜重,痰少稀白或有痰难咳。舌尖红,苔薄白或薄黄,脉浮数,指纹浮红或浮紫。

[治法]　疏风宣肺,化痰降逆。

[方药]　偏于风寒者,杏苏散加减;偏于风热者,以桑菊饮加减。

寒郁重者,加荆芥、麻黄、细辛;呛咳气促,有痰难咳者,加瓜蒌、紫苏子、胆南星、百部;烦躁口渴,痰黄黏稠者,加黄芩、桑白皮、葶苈子、鲜竹沥。

(2)痰火阻肺(痉咳期)

[证候]　痉咳不已,昼轻夜重,伴吸气样回吼,咳必作呕,甚则涕泪交流,吐出痰涎及食物后,痉咳方得以暂时缓解;或两胁作痛,目睛红赤,咯血,衄血,舌下生疮等。舌质红,苔黄腻,脉滑数,指纹紫滞。年幼及体弱的婴幼儿常以阵发性屏气或窒息、抽搐、神昏、发绀为特点。

[治法]　泻肺清热,涤痰镇咳。

[方药]　桑白皮汤合清宁散加减。

痉咳频作者,加僵蚕、地龙、蝉蜕、全蝎;呕吐频频,影响进食者,加旋覆花、赭石、枇杷叶、紫石英;两目红赤者,加龙胆草、菊花、青葙子;胁痛者,加柴胡、郁金、枳壳;咳血、衄血者加白茅根、侧柏叶、三七。

(3)气阴耗伤(恢复期)

[证候]　痉咳缓解,吸气样回吼消失,仍有咳嗽。偏于阴虚者,干咳无痰,或痰少而稠,声音嘶哑,伴低热,午后颧红、烦躁,夜寐不宁,盗汗,舌红,苔少或无苔,脉细数;偏于气虚者,咳声无力,痰白清稀,神倦乏力,气短懒言,纳差食少,自汗或盗汗,大便不实,舌淡,苔薄白,脉细弱,指纹色淡。

[治法]　养阴润肺,益气健脾。

[方药]　肺阴虚者用沙参麦冬汤加减,肺脾气虚者用人参五味子汤加减。

干咳无痰者,加百合、款冬花、玉竹;盗汗甚者,加地骨皮、浮小麦、牡蛎;声音嘶哑者,加木蝴蝶、胖大海、桔梗;大便干结者,加麻仁、全瓜蒌、生地黄、玄参;咳嗽痰多者,加陈皮、半夏、川贝母、款冬花、紫菀;不思饮食者,加砂仁、神曲、鸡内金;神疲乏力者,加黄芪、黄精。

4.中医其他疗法

(1)临床常用中成药:①鹭鸶咳丸:功能宣肺化痰止咳,用于痉咳期痰浊阻肺;②二冬膏:功能养阴润肺,用于恢复期肺阴不足。

(2)针灸疗法:①刺四缝:常规消毒后点刺出黏液,左右手交替,治疗7～14日,用于痉咳期及恢复期;②主穴取合谷、尺泽、肺俞,配穴取曲池、丰隆、内关;泻法,不留针,1日1次,5次为1个疗程。用于痉咳期。

(3)推拿疗法:逆运八卦,退六腑,推脾经,揉小横纹。1日1次,10次为1个疗程。用于痉咳期。

(二)西医治疗

1.一般和对症治疗　保持空气清新,注意营养均衡及良好护理。咳嗽较重者睡前可用氯丙嗪或异丙嗪顿服,也可每次用盐酸普鲁卡因3～5mg/kg,加入葡萄糖30～50ml中静滴,1～2次/日,连用3～5天,均可减少阵咳,有利睡眠;维生素 K_1 也可减轻痉咳;重者可适当加用镇静剂如苯巴比妥或地西泮等。痰稠者可给予祛痰剂或雾化吸入;重症婴儿可给予肾上腺皮质激素以减轻炎症。

2. **抗生素治疗** 初咳期 4 天内应用抗生素可缩短咳嗽时间或阻断痉咳的发生；4 天后或痉咳期应用可缩短排菌期，预防继发感染，但不能缩短病程。首选大环内酯类抗生素，红霉素 30～50mg/（kg·d），口服或静脉用药，一般疗程 2 周左右；或阿奇霉素 10mg/（kg·d），口服或静脉用药，用 3 停 4；克拉霉素 15mg/（kg·d），分 2 次口服，连用 7 天。若大环内酯类抗生素过敏，可选用复方磺胺甲噁唑、氨苄西林等。氯霉素虽临床疗效好，但因严重的不良反应，故近年已不作为一线药物。

六、中西医结合诊疗思路

1. 本病痉咳期应紧抓"痰热胶结，肺气上逆"的病机，常选用桑白皮、葶苈子、黄芩、浙贝母、瓜蒌、苏子等泻肺涤痰，降逆止咳。此外治咳当重宣通肺气，不必拘泥于咳嗽初起，只要症见咳嗽不爽、胸闷、肺窍不利等肺气不宣的表现，均应以宣肺为要，常选用炙麻黄、杏仁、桔梗、前胡等。

2. 百日咳咳嗽剧烈，呈现阵发性痉挛性咳嗽，或伴气急胸闷，咳甚呕吐者，病情顽固，非一般草木之品所能取效，可以小量虫类药以祛风解痉，止咳平喘。常用药有地龙、蝉蜕、僵蚕、全蝎等。

3. 百日咳病程较长，久咳伤气，气虚血行迟缓，瘀阻肺络，咳而不已。故治疗时可加用活血化瘀之品，使气行血畅，有利于肺气的宣降，常用桃仁、丹参、当归、红花、赤芍等，既能活血化瘀，又可止咳。

4. 持续痉挛性干咳，夜间明显，可配合吸入布地奈德 1～2ml，2 次/日，连用 3 天。有细菌感染者可适当应用抗生素对症治疗。

七、预防与康复

1. 按时接种白百破三联疫苗。
2. 易感儿在疾病流行期间避免去公共场所。
3. 发现百日咳患儿，及时隔离 4～7 周。与百日咳病儿有接触史的易感儿应观察 3 周，并服中药预防，如鱼腥草或鹅不食草，任选一种，15～20g，水煎，连服 5 天。
4. 居室空气新鲜，防止冷热、烟尘以及异味刺激而诱发痉咳。
5. 注意休息，保证充足睡眠，保持心情愉快，防止精神刺激、情绪波动。宜少食多餐，防止剧咳时呕吐。
6. 婴幼儿痉咳时可采取头低位，轻拍背。幼小患儿要注意防止呕吐物呛入气管，避免引起窒息。重症患儿发生窒息时应及时做人工呼吸、吸痰和给氧。

学习小结

1. 学习内容

小儿常见感染性疾病	麻疹、幼儿急疹、风疹、水痘、猩红热、传染性单核细胞增多症、手足口病	概念、病因病机、发热与出疹的表现、诊断、治疗、隔离时间
	流行性腮腺炎、中毒型细菌性痢疾、病毒性脑炎、化脓性脑膜炎、百日咳	概念、诊断、病因病机、临床表现、治疗、隔离时间

笔记

2. 学习方法

本章节疾病多数属于"温病范畴"，学习时应根据卫气营血辨证特点，按照卫、气、营、血的传变规律进行辨证施治。

通过列图表对比的方法学习掌握麻疹、幼儿急疹、风疹、水痘、猩红热、传染性单核细胞增多症、手足口病、流行性腮腺炎的发病季节、发病年龄、病原、皮疹特点、发热与皮疹关系、全身症状及其他特点、有无并发症及隔离时间，并且了解预防调护。

手足口病、中毒型细菌性痢疾、病毒性脑炎、化脓性脑膜炎当出现急危重症时，根据所受累的器官及系统进行相应的处理，宜积极及时治疗。

（吴力群　彭　玉　王孟清　王　燕　秦艳虹）

复习思考题

1. 小儿常见的出疹性传染病有哪些，如何鉴别？

2. 为何麻疹患儿应补充维生素A？

3. 水痘患儿应用糖皮质激素对病程有何不利影响？肾病综合征患儿服用激素期间患水痘该如何处理？

4. 临床常见的引起腮腺肿大的原因有哪些？

5. 化脓性脑膜炎的常见并发症有哪些？

6. 百日咳的主要病变脏腑和病理产物？病机要点是什么？

7. 疫毒痢为何首先出现的是毒热内闭证，而非痢下脓血便？

8. 抗生素治疗猩红热的目的？首选哪种抗生素？

9. 试述化脓性脑膜炎、病毒性脑炎、结核性脑膜炎、隐球菌性脑膜炎的鉴别。

10. 传染性单核细胞增多症患儿外周血检查有何特点？

11. 手足口病出现神经系统受累症状时应采取哪些方法治疗？

第十七章

寄 生 虫 病

学习目的

通过学习小儿常见寄生虫病的诊断、并发症、治疗原则、预防等知识,为临床实践奠定基础。

学习要点

蛔虫病、蛲虫病的感染途径、诊断及防治方法。

第一节 蛔 虫 病

蛔虫病(ascariasis),是蛔虫成虫寄生于人体小肠所致的疾病,是儿童时期最常见的肠道寄生虫病。蛔虫病患者是主要的传染源,在感染率方面,温暖、潮湿和卫生条件差的地区相对较高,农村高于城市,儿童特别是学龄前儿童高于成年人。

一、病因病理

(一)中医病因病机

蛔虫病的病因多由于吞入感染性蛔虫卵所致,病位在脾胃、肠腑,可影响到胆腑。虫踞肠内,频频扰动,致肠腑不宁,气机不利,故虫动则腹痛,虫静而痛止。蛔扰胃腑,胃气上逆,见呕恶流涎。蛔虫居于肠内,劫取水谷精微,脾失健运,胃滞不化,故食欲异常。饮食不荣肌肤而见消瘦,重者面黄肌瘦,精神疲乏,甚至肚腹胀大,四肢瘦弱,形成蛔疳。虫聚肠内,脾胃失和,内生湿热,熏蒸于上,可见烦躁、磨牙等症。

(二)西医病因病理

1. 病因 感染性虫卵污染食物或手,经口吞入是主要病因。

2. 发病机制 食入成熟虫卵,幼虫在消化液作用下破卵而出,钻入肠壁黏膜,沿微血管经门静脉系统进入肺脏,穿破肺组织进入肺泡,沿支气管、气管到达咽部,再次被吞咽经消化道进入小肠,在此过程中,逐步发育为成虫。幼虫在移行中,可到达其他器官,但不发育为成虫,从而造成器官损害。

二、主要临床表现

（一）主要症状及体征

腹痛，多位于脐周，常反复发作，喜揉按，食欲不振，异食癖，易发生恶心、呕吐、腹泻或便秘，部分患者烦躁，或精神萎靡，磨牙。感染严重者可造成营养不良、贫血，甚至生长发育迟缓。

（二）幼虫移行期症状

幼虫大量移行到肝可导致右上腹痛、肝脏肿大压痛、肝功能异常等改变；移行至肺可致咳嗽、胸闷、发热、痰中带血丝等炎性反应，称为蛔蚴性肺炎；移行到脑、眼、脾、肾等其他器官可引起相应的症状，如脑膜炎、癫痫、视网膜炎等；此外，还可引发荨麻疹、皮肤瘙痒、颜面浮肿、结膜炎、鼻或喉黏膜刺激等过敏症状。

（三）并发症

1. 胆道蛔虫症　蛔虫有游走钻孔的习性，在人体不适（如发热、胃肠病变）或食用辛辣、不当使用驱虫药物等因素刺激下，可钻入开口于肠壁的各种管道，最常见为钻入胆道口，从而引发腹部剧烈绞痛、恶心呕吐、冷汗、面色苍白。可伴胆道感染，出现发热、黄疸。

2. 蛔虫性肠梗阻　多由大量感染成虫形成的虫团，或蛔虫毒素刺激肠壁引起痉挛而导致，起病急骤，脐周或右下腹阵发性剧痛、呕吐、腹胀、肠鸣音亢进，可见肠型和蠕动波，可扪及条索状包块。

三、辅助检查

1. 粪便蛔虫卵检测　患儿粪便蛔虫卵的检出率一般可高达95%。
2. 血常规检查　嗜酸粒细胞计数升高。

四、诊断及鉴别诊断

（一）诊断要点

1. 食欲不振、腹痛、严重者营养不良、甚至生长发育迟缓为主要表现。
2. 粪便中可检查到蛔虫卵、有吐虫或排虫史。

（二）鉴别诊断

本病应与以腹痛为主症的病证进行鉴别，如急性阑尾炎、肠痉挛等（表17-1）。

表 17-1　蛔虫病的鉴别诊断

疾病	鉴别
急性阑尾炎	呈急性发病，常有发热，腹痛的部位以右下腹为主，呈持续性发作，有固定压痛点、反跳痛及腹肌紧张，可行腹部B超检查
肠痉挛	婴儿多见，可出现反复发作的阵发性腹痛，腹部无异常体征，排气、排便后可缓解

五、临床治疗

蛔虫病的治疗在于及时有效驱虫。中医治疗在驱蛔杀虫的同时注重调理脾胃。

（一）中医治疗

1. 中医辨证思路　以脏腑辨证为纲，病在小肠、胃腑、胆腑、大肠；其次辨别虚实、危重症候。肠虫证最为多见，虫踞肠腑，多为实证；病久虫劫水谷精微，脾失健运，气血不荣，证属正虚邪实。蛔虫窜入胆腑，发为蛔厥；虫团聚结肠腑，而成虫瘕，两者均见剧烈腹痛，为危候。

2. 治疗原则　以杀虫驱蛔为治本，辅以健脾和胃。体壮者，先驱虫后调养；体弱者，驱虫扶正并举；体虚甚者，应先益气养血，继而驱虫。

3. 辨证施治

（1）肠虫证

［证候］　脐腹疼痛，时作时止；大便不调，或便秘，或泄泻，或便下蛔虫；不思饮食，或嗜异食；夜寐不安；面色黄滞，形体消瘦，肚腹胀大，严重者腹部可扪及条索状物。舌尖红，苔白或腻，脉弦滑。

［治法］　驱蛔杀虫，调理脾胃。

［方药］　使君子散加减。

腹痛明显者，加延胡索、川楝子；腹胀便秘者，加大黄、槟榔；呕吐者，加竹茹、生姜。

（2）蛔厥证

［证候］　突然腹部绞痛，弯腰曲背，辗转不宁，肢冷汗出，恶心，呕吐胆汁或蛔虫；重者腹痛持续而阵发性加剧，可伴畏寒发热，甚至出现黄疸。

［治法］　安蛔定痛驱虫。

［方药］　乌梅丸加减。

发热黄疸者，去干姜、附子、桂枝，加茵陈、栀子、黄芩、大黄。确诊为胆道死蛔者，予大承气汤加茵陈。

（3）虫瘕证

［证候］　有肠蛔虫症状，突然阵发性脐腹剧烈疼痛，部位不定，频繁呕吐，可吐出蛔虫，腹胀痛拒按，腹部可扪及质软的可移动团块。

［治法］　通腑散结，驱蛔下虫。

［方药］　驱蛔承气汤加减。

4. 中医其他疗法

（1）推拿疗法：①蛔厥证：按压上腹部剑突下 3～4cm 处，先轻后重，一压一推一松，连续 7～8 次，待腹肌放松时，重力推压 1 次，若疼痛消失或减轻，表明蛔虫已退出胆道，可停止。如重复 1～2 遍无效，则不宜再用。②虫瘕证：掌心以旋摩法顺时针按摩脐部，先轻后重，可配合捏法，一般经 30～40 分钟，虫团即可解开。推拿前 1 小时口服植物油 50～100ml，效果更佳。

（2）针灸疗法：①迎香、内关、足三里，泻法，用于蛔厥证；②天枢、中脘、足三里、内关、合谷，泻法，用于虫瘕证。

（二）西医治疗

1. 驱虫治疗

（1）甲苯达唑：广谱驱虫药，对成虫、幼虫、虫卵均有作用。2 岁以上儿童每次 100mg，每日 2 次，连服 3 天。副作用小。

（2）阿苯达唑：广谱驱虫药，2 岁以上儿童每次 400mg，顿服。癫痫、蛋白尿、化脓性或弥漫性皮炎及各种急性病患者，不宜使用。

（3）枸橼酸哌嗪：不兴奋虫体，适用于有并发症的患者，100～160mg/（kg·d），每日剂量≤3g，睡前顿服，连服 2 天。癫痫、肝肾功能不良者禁用。

2. 并发症治疗

（1）胆道蛔虫症：解痉止痛、驱虫、控制感染及纠正脱水、酸中毒、电解质紊乱，驱虫应选用麻痹虫体肌肉类药物，必要时可手术治疗。

（2）蛔虫性肠梗阻：不完全性肠梗阻应予禁食、胃肠减压、解痉止痛等处理，疼痛缓解后给予驱虫治疗。完全性肠梗阻应及时手术治疗。

六、中西医结合诊疗思路

在诊断过程中，中医望诊与生活史问诊可以使病原学检查更具针对性。西医广谱驱虫药物由于服用方便，效率较高，已经成为临床驱虫的首选。中医药在蛔虫证脾胃失和、气血亏虚等证候改善方面有较好疗效。因而在蛔虫病的治疗中，选用西药驱虫，配合中药健脾和胃、益气养血是目前临床中被广泛应用的方案。胆道蛔虫症、蛔虫性肠梗阻等并发症起病急骤、病势凶险，必要时需行手术治疗。

七、预防与康复

1. 普及卫生知识，注意个人卫生与饮食卫生。
2. 合理管理粪便、污水，切断传播途径。
3. 对托幼园所、中小学校等易感人群密集的场所，加强卫生管理，定期消毒、筛查。

第二节　蛲　虫　病

蛲虫病（enterobiasis），是由蛲虫寄生于人体盲肠、结肠及回肠下段所引起的疾病。临床以夜间肛门周围及会阴部瘙痒、睡眠不安并见到蛲虫为特征。蛲虫病患者是唯一传染源，传播主要依靠食入含有感染性虫卵的食物。肛 - 手 - 口直接传播是自身重复感染的主要途径。在感染率方面，城市高于居住分散的农村，儿童高于成人，尤以集体生活的儿童为甚，并且具有家庭聚集性。

一、病因病理

（一）中医病因病机

病因常为饮食不洁、误食虫卵。病位在脾胃、肠腑。虫踞肠内，脾胃受损，运化失司，而致湿热内生。湿热下注，则见肛门奇痒、尿频或遗尿；湿热上扰心神，则烦躁不宁；蛲虫扰动，气机不利，可见恶心、腹痛；虫积日久，吸取水谷精微，气血不足，无以滋养肌肤，则面黄肌瘦，精疲乏力。

（二）西医病因病理

虫卵经口感染，或通过飞沫经口鼻吸入再咽下感染是主要病因。虫卵在胃及十二指肠孵化成幼虫，最终在小肠下段及大肠内发育为成虫，成虫于夜间爬出肠道，在肛门周围皮肤上产卵，引发剧烈瘙痒，在搔痒过程中造成虫卵播散，从而极易引起

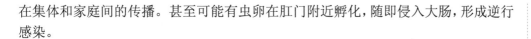

在集体和家庭间的传播。甚至可能有虫卵在肛门附近孵化，随即侵入大肠，形成逆行感染。

二、主要临床表现

雌虫产卵时可引起肛周和会阴皮肤强烈瘙痒，局部皮肤可发生皮炎和继发感染。全身症状有恶心、呕吐、腹痛、腹泻、食欲不振等胃肠激惹现象，还可见噩梦、失眠、不安、过度兴奋等精神症状。蛲虫偶可寄生其他组织器官或侵入邻近器官而引起阑尾炎、腹膜炎、盆腔炎、尿道炎、阴道炎等。约 1/3 蛲虫感染者无症状。

三、辅助检查

从肛周皮肤褶皱处采集标本，入睡后或清晨起床前用透明胶纸粘取虫卵，于显微镜下观察，阳性率较高。也可于夜间患儿入睡后 1～3 小时观察肛周皮肤褶皱处有无白色小线虫。

四、诊断及鉴别诊断

（一）诊断要点

1. 肛门瘙痒、烦躁不宁、噩梦、失眠为主要表现。
2. 可检查到虫卵，夜间肛周可发现成虫。

（二）鉴别诊断

需与小儿肛周湿疹相鉴别。小儿肛周湿疹表现为肛周瘙痒发作不仅局限于夜间入睡后，且局部皮肤在未搔抓前就可见形态不一的皮疹。

五、临床治疗

本病的治疗主要在于杀虫止痒。一般采用内服与外治结合的方法。

（一）中医治疗

1. 中医辨证思路　以八纲辨证为主，重辨虚实。病初多属实证；若病程较久，耗伤气血，可引起一些全身症状，以脾胃虚弱证为主，但一般证候较轻。

2. 治疗原则　驱虫治疗常以内服、外治相结合。病久脾胃虚弱者，在驱虫、杀虫时，应注意调理脾胃；外治多采用直肠给药和涂药法

3. 辨证施治

蛲虫踞肠

[证候]　肛门、会阴瘙痒，夜间尤甚，睡眠不宁，或尿频、遗尿，或女孩前阴瘙痒；疾病日久可见食欲不振，形体消瘦，面色苍黄。

[治法]　杀虫止痒。

[方药]　驱虫粉。使君子粉杀虫，大黄粉泻下虫体，以 8∶1 比例混合。剂量为 0.3g×（年龄＋1）/ 次，1 日 3 次，饭前 1 小时吞服，每日总量不超过 12g。疗程为 7 天。此后每周服药 1～2 次，可防止再感染。

4. 中医其他疗法　外治疗法：①百部 150g，苦楝皮 60g，乌梅 9g，煎煮取汁，保留灌肠，用于驱杀蛲虫；②百部 50g，苦参 25g，共研细末，加凡士林调成膏状，睡前肛周外涂，连用 7 天，用于杀虫止痒。

（二）西医治疗

1. 驱虫治疗

（1）扑蛲灵：治疗首选药，5mg/kg，睡前顿服，总量≤250mg，2～3周后重复治疗1次。

（2）甲苯达唑：100mg，顿服。

（3）阿苯达唑：200mg，顿服。

2. 局部用药　睡前清洗肛周、会阴，局部擦涂10%氧化锌油膏或将蛲虫软膏（含百部浸膏30%，甲紫0.2%）挤入肛门内，或用噻嘧啶栓剂塞肛，连用3～5日。

六、中西医结合诊疗思路

蛲虫生命周期较短，多数患儿临床表现轻微，因此西医治疗重点在于及早诊断与培养良好的卫生习惯，并不需要特别紧迫地进行驱虫。在对成虫产卵时产生的剧烈瘙痒、躁扰失眠、继发感染等的治疗中，中医药往往发挥出非常重要的作用。

七、预防与康复

1. 纠正吸吮手指的不良卫生习惯，勤剪指甲，饭前便后洗手。

2. 勤洗肛门以止痒，避免患儿搔抓。

3. 治疗期间应配合清洁环境，患儿床单、内衣应勤换洗，并用开水煮沸消毒，0.5%碘液可用于玩具的消毒。

第三节　绦　虫　病

绦虫病（taeniasis），是由绦虫寄生在人体肠道引起的疾病。常见的有猪肉绦虫病和牛肉绦虫病，临床以腹痛，泄泻，饮食异常，乏力，大便排出绦虫节片，甚至发育迟缓为特征。猪带绦虫引起的囊虫病，可引起癫痫、瘫痪，甚至失明。

一、病因病理

（一）中医病因病机

病因常由食入未煮熟的、含有囊虫的猪肉或牛肉导致，绦虫寄生肠腑，刺激肠道，扰乱气机，损伤脾胃，见腹胀腹痛、恶心呕吐、便秘或腹泻等症；绦虫久踞肠腑，劫取水谷精微，气血不足，无以滋养，导致患儿营养不良及贫血，可见消瘦、面色不华、头晕等症，重者影响小儿生长发育。虫行肌肤脏腑，致气血凝滞，湿浊内生，聚而成痰，幼虫夹痰夹瘀，蕴结于皮肤腠理间。如其夹痰浊上犯头目，则可阻滞脑络。

（二）西医病因病理

生食或半生食含有囊尾蚴的猪肉、牛肉是本病主要的传播途径。含有囊尾蚴的肉未经煮熟被人食用后，囊尾蚴在人体小肠发育成为成虫。寄生在人体的绦虫除大量掠夺宿主的营养外，其固有器官吸盘和小钩对宿主肠道亦造成机械刺激和损伤。囊尾蚴在人体内寄生的危害性比绦虫病更大，其程度因囊尾蚴寄生的部位和数量而不同，其中以脑囊虫病最为严重。大脑是对包囊最敏感的器官，当入侵大脑的包囊数目多或其阻塞脑脊液通路时，可导致相关病理改变。包囊死亡分解后，可完全吸收或钙化。

二、主要临床表现

1. 成虫引起的症状　大便中发现白色虫体节片,右中上腹和脐部隐痛,进食后缓解。部分患儿有恶心、呕吐、腹泻、食欲不振或亢进、体重降低。

2. 囊尾蚴寄生的症状

(1)脑囊虫病:主要症状为癫痫发作、颅内压增高和精神症状,部分患者可出现瘫痪、知觉障碍,严重者可致猝死。

(2)肌肉与皮下组织囊虫病:可触及圆形或卵圆形结节,黄豆或蚕豆大小,硬而有压痛,躯干多于四肢,无炎症反应,幼虫死后钙化。

(3)眼囊虫病:轻者视力障碍,重者失明,以单眼多见。

三、辅助检查

1. 肠绦虫病　粪便检查发现绦虫卵或绦虫节片可确诊,孕节检查不但可以确诊绦虫病,还可鉴别绦虫种类。抗原皮内试验、补体结合试验、乳胶凝集试验等免疫学指标均可选用,阳性率为73.3%~99.2%。疑似病例可以进行肠道钡餐检查,有助于诊断。

2. 囊虫病　皮下或肌肉结节活体组织检查有囊尾蚴头节。囊尾蚴寄生时间长,可能钙化而在 X 线检查时显影。免疫学检查可检测循环抗原,用各种 ELISA 及其改良方法、酶联免疫电印迹试验(EITB)等方法,可检测抗体,做到早期诊断。怀疑脑囊虫病可做脑 CT、MRI 扫描。眼囊虫病用眼底镜检查易于发现病灶。

四、诊断及鉴别诊断

(一)诊断要点

1. 以腹痛、泄泻、饮食异常、乏力、大便排出绦虫节片,甚至发育迟缓为主要表现。

2. 有生食或进食半生的牛、猪肉史。

3. 粪便中发现绦虫节片或检出虫卵。

4. 病理检查、免疫实验、影像学检查阳性结果是囊虫病的诊断依据。

(二)鉴别诊断

需与痰核、瘰疬相鉴别。感染绦虫后导致的囊虫病症状具有多样性,形成的皮下结节易误诊为痰核瘰疬,可以通过活体组织检查进行鉴别。

五、临床治疗

本病治疗重在迅速有效地驱虫,中医治疗在驱虫的同时注重调理脾胃。

(一)中医治疗

1. 中医辨证思路　肠绦虫病病情相对较轻,初起多属实证,病久脾胃虚弱之象渐显,部分患儿可能并发虫瘕或肠痈。囊虫病病情轻重不一,临床症状复杂多样,应分别以各自表现随证辨治。

2. 治疗原则　肠绦虫病以驱绦下虫和调理脾胃为基本法则。病初体实者,当驱泻虫体;病久体虚者,以驱虫为主,辅以调理脾胃,或先调脾胃,再予驱虫,或驱虫与调理脾胃并举。囊虫病的治疗应驱虫与化痰息风、活血化瘀、软坚散结等法结合,并注意标本兼顾。

3. 辨证施治

绦虫踞肠

[证候]　大便中发现白色节片，肛门作痒，或有腹胀、腹痛、泄泻，食欲异常，或见夜寐不宁、磨牙、皮肤瘙痒。疾病日久者，可见体倦乏力，面黄肌瘦，舌淡，脉细。

[治法]　驱绦下虫。

[方药]　驱绦汤加减。

腹痛重者，加延胡索、香附；腹胀重者，加厚朴、苍术；夜寐不安者，加酸枣仁、夜交藤。

4. 中医其他疗法　验方：槟榔雷丸散：生槟榔 9g、生雷丸 9g，共研细末，顿服，每小时 1 次，连服 4～5 次，未见泄泻者，加芒硝 10～15g 煎汤服下，用于绦虫踞肠证。

（二）西医治疗

1. 驱虫治疗

（1）吡喹酮：广谱驱虫药，10～15mg/kg，顿服。治疗脑囊虫病为 20mg/（kg•d），分 3 次服，9 日为 1 个疗程，疗程间隔 3～4 个月。副作用较严重。

（2）甲苯咪唑：300mg，每日 2 次，连服 3 天。

2. 手术治疗　眼囊虫病主张手术摘除，颅内，尤其脑室内单个囊虫可行手术治疗。

六、中西医结合诊疗思路

同蛔虫病类似，对于肠绦虫病西医广谱驱虫药物在驱虫效率上有优势，而中医药在改善消化系统症状方面具有优势。囊虫病应根据其移行位置，必要时采取手术治疗。

七、预防与康复

1. 科学粪便管理，人畜分居，避免牲畜受到感染，成为中间宿主。

2. 做好肉类检疫工作，禁止含有囊尾蚴的肉类制品上市销售。

3. 改进烹调方法，纠正不良饮食习惯，生熟刀砧分离，防止污染。

学习小结

1. 学习内容

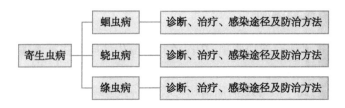

2. 学习方法

本章节对于蛔虫病、蛲虫病与绦虫病等寄生虫病，应学习三者以预防为主，严格控制传染源、切断传播途径、加强对易感人群的卫生教育。

（魏剑平）

复习思考题

1. 蛔虫病所引发的严重并发症有哪些?
2. 蛔虫病与蛲虫病的治疗原则有何不同?
3. 简述囊虫病的鉴别诊断。

第十八章

危急重症的救治

学习目的

通过学习小儿危急重症的相关知识，为进一步儿科临床急症处理奠定基础。

学习要点

小儿心搏呼吸骤停、脓毒性休克、惊厥、多器官功能障碍综合征等危急重症的概念、诊断、治疗原则及心肺复苏的方法和步骤。

第一节 心搏呼吸骤停与心肺复苏术

心搏呼吸骤停（cardiopulmonary arrest，CPA）是指患儿突然呼吸及循环功能停止，是最危急最严重的临床疾病状态。心肺复苏（cardiopulmonary resuscitation，CPR）是指采用急救措施，恢复并维持呼吸和有效血液循环的技术和方法，包括基本生命支持（basic life support，BLS），高级生命支持（advanced life support，ALS）和延续生命支持（prolonged life support，PLS）。

一、病因病理

（一）病因

引起小儿心搏或呼吸骤停的原因与成人不尽相同，且多于成人。心搏呼吸骤停难以预料，心肺复苏的措施一旦启动，就应该考虑心搏呼吸骤停的原因。

1. 心搏骤停的原因 继发于呼吸功能衰竭或呼吸停止的疾患；心肌炎、严重心律失常、心力衰竭、先天性心脏病等心脏疾病；外伤及各种意外，如颅脑及胸部外伤、烧伤、电击、心胸手术、心导管检查、纤维支气管镜检查、气管插管或切开、机械通气意外、麻醉意外等；婴儿猝死综合征；严重低血压、电解质平衡失调；药物、毒物、植物误服引起中毒等。

2. 呼吸骤停的原因 喉痉挛、喉水肿、气管异物、胃食管反流、严重哮喘状态等引起上、下气道梗阻；重症肺炎、呼吸窘迫综合征、肺透明膜病等严重肺组织疾患；颅脑损伤、炎症、肿瘤、脑水肿、脑疝等中枢神经系统病变；感染性多发性神经根炎、重症肌无力、进行性脊髓性肌营养不良等肌肉神经疾患；胸廓损伤、双侧张力性气胸、大量胸腔积液、大的膈疝等；各种意外及中毒、代谢性疾病，以及继发于惊厥或心搏停止后。

（二）病理生理

多种病理生理学过程俱可导致心搏骤停，最常见的是缺氧、心肌缺血和心律失常。心搏呼吸骤停可分 4 个阶段：①心搏骤停前期：指在心跳停止之前的一段时间；②无血流灌注期：心搏停止，未开始 CPR 时，此期血流完全中断；③低血流灌注期：即 CPR 期间，此期心排血量取决于胸外按压力度（深度）和按压频率；④复苏后阶段：成功复苏后发生一系列独特而复杂的病理生理过程，包括心搏骤停后脑损伤、心肌功能不全、全身性缺血再灌注损伤等。

1. 缺氧、能量代谢障碍与代谢性酸中毒　心搏呼吸骤停首先导致机体缺氧，随之发生能量代谢障碍、电解质紊乱和代谢性酸中毒等。严重缺氧使心肌传导抑制，引起心律失常及心动过缓；同时细胞内钾离子释放也使心肌收缩功能受到抑制；心肌缺血 3～10 分钟，心肌即失去复苏可能。脑对缺氧更敏感，心跳停止 1～2 分钟，脑微循环的自动调节功能即因酸中毒影响而丧失，脑血管床扩张，脑水肿；脑细胞无氧代谢 4～5 分钟后即可死亡。

2. 二氧化碳（CO_2）潴留与呼吸性酸中毒　心搏呼吸骤停后，体内二氧化碳潴留，导致呼吸性酸中毒，抑制呼吸中枢，并可抑制窦房结和房室结的兴奋与传导，减弱心肌收缩力，扩张脑血管，增加毛细血管通透性而促使脑水肿形成。

3. 再灌注损伤　心跳恢复后，早期血流增加，脑过度灌注，造成脑充血、水肿，颅内压增高、血脑屏障受损；再灌注所带来的有害物质如钙离子、氧自由基等可加速脑细胞、心肌细胞死亡。再灌注损伤可持续 48～72 小时。

二、主要临床表现

1. 突然昏迷　一般在心搏停止 8～12 秒后出现，可有一过性抽搐。
2. 大动脉搏动消失　颈动脉、股动脉、肱动脉搏动消失，血压测不出。
3. 瞳孔扩大　心搏停止 30～40 秒瞳孔开始扩大，对光反射消失，瞳孔大小反映脑细胞受损程度。
4. 心音消失或心跳过缓　心脏停搏时心音消失；若心率 <60 次 / 分，心音极其微弱，此时心脏虽未停搏，但由于心排血量已极低，无法满足机体所需，亦需进行心脏按压。
5. 呼吸停止　心脏停搏 30～40 秒后即出现呼吸停止，此时胸腹式呼吸运动消失，听诊无呼吸音，面色发绀或灰黯。应当注意的是，若呼吸过于浅弱不能进行有效气体交换，所造成的病理生理改变与呼吸停止相同，也要进行人工呼吸。
6. 心电图　常见等电位线、室颤、无脉性室速和无脉性电活动。

三、诊断

凡小儿突然昏迷，大动脉搏动或心音消失即可诊断心搏呼吸骤停，不必反复触摸脉搏或听心音，以免延误抢救时机。

四、心肺复苏方法

对于心搏呼吸骤停，必须分秒必争进行现场抢救，开始人工循环与人工呼吸，尽快恢复心跳，以迅速建立有效的血液循环和呼吸，保证全身尤其是心、脑重要器官血流灌注及氧供应。复苏开始无须强调寻找病因，待一期复苏成功后再考虑原发病的诊治。

婴儿及儿童复苏程序为 C-A-B；新生儿心脏骤停基本都是窒息性骤停，复苏程序为 A-B-C，但心脏病因导致的骤停除外。复苏步骤如下：

1. 人工循环（circulation，C）

（1）胸外心脏按压：强调高质量的胸外按压，这是提高抢救成功率的主要因素。操作时，患儿仰卧于硬板上，以保证按压效果，施术者通过向脊柱方向挤压胸骨，使心脏内血液被动排出而维持血液循环。对年长儿（8 岁以上）用双掌法，将手掌根部重叠置于患儿胸骨的下半部。施术者肘关节伸直，凭借体重、肩、臂之力垂直向患儿脊柱方向按压，每次按压后使胸廓充分回弹；不可在每次按压后倚靠在患儿胸上。对于幼儿可用单掌按压法，仅用一只手掌按压，方法及位置同上。对婴儿、新生儿多采用环抱法，即用双手围绕患儿胸部，四手指重叠位居后背，用双拇指重叠按压。按压幅度应至少为胸部前后径的三分之一，婴儿约为 4cm，青少年至少 5cm，但不超过 6cm，按压频率为 100～120 次 / 分。未建立高级气道（气管插管）时，对于婴儿及儿童，单人 CPR 时，胸外按压与人工呼吸比为 30∶2，双人复苏为 15∶2；但对于青少年，无论单人、双人均为 30∶2；新生儿则为 3∶1。建立高级气道后，负责按压者以 100～120 次 / 分的频率进行不间断按压，负责通气者每 6 秒钟给予 1 次呼吸。

（2）胸内心脏按压：胸外心脏按压 10 分钟无效，或胸骨、脊柱畸形、胸部外伤无法施行胸外心脏按压者可施行胸内心脏按压。操作时由外科医师协助施行，于第 4 或第 5 肋间自胸骨左缘至腋前线做横切口，将右手食指、中指及拇指置于心脏后方及前方，同时按压左右心室，按压频率同上，直至心跳恢复。

心脏按压有效的指征是：可触及颈动脉、股动脉搏动，扩大的瞳孔缩小，对光反射恢复；口唇、甲床颜色好转；肌张力增强或有不自主运动；自主呼吸出现。

2. 通畅气道（airway，A）　快速清除口咽部分泌物、呕吐物或异物，保持头轻度后仰，使气道平直。在无头、颈部损伤情况下，使用"仰头 - 提颌"法打开气道，使其咽后壁、喉和气管成直线，维持气道通畅。如怀疑头颈部外伤，应使用"推举下颌法"打开气道，这种方法能尽可能减少移动患儿颈部或头部。

3. 人工呼吸（breathing，B）　借助人工方法维持机体气体交换，改善缺氧状态，与心脏按压同时进行。

（1）口对口人工呼吸法：简便易行，适用于现场抢救。操作时，施救者捏紧患儿鼻子，张大嘴完全封闭患儿口腔，于平静呼吸后给予通气，每次送气时间 1 秒钟，同时观察患儿胸部是否抬举。对于婴儿，可张口同时封闭患儿口、鼻进行通气。每 3～5 秒给 1 次人工呼吸，或者频率为 12～20 次 / 分。

采用口对口人工呼吸法即使方法正确，供氧浓度也 <18%，更难于保证通气量恒定，故应尽快用复苏器取代。

（2）复苏器人工呼吸法：医疗人员在院内进行人工呼吸时，可使用气囊面罩通气，通过挤压呼吸囊进行正压通气。选择大小合适的面罩，以覆盖鼻、口腔，但不应压迫双眼为宜，使用 E-C 钳技术扣紧面罩并打开气道，左手拇指与食指呈 C 状将面罩紧扣于患儿面部，左手中指、无名指及小指呈 E 状打开气道，注意不要向下颌软组织上施加过多压力，以免阻塞气道。每次通气时观察胸部起伏及呼吸音强弱，是初步判断给气量是否适宜的依据。

（3）气管内人工呼吸法：通过气管插管或切开开放气道后施行，是通气效果最佳的人工呼吸方法。气管插管成功后将插管直接与呼吸机连接，或先接复苏器以手控通气，再视病情决定是否换用呼吸机。

4. 药物治疗（drugs，D）　在建立人工循环和人工呼吸的同时建立静脉通道，即可药物治疗。首先应在原有的静脉通道给药，若90秒钟尚不能开放静脉，应立即行骨髓穿刺。骨髓内给药可靠、安全，各种复苏药物、液体和血液均可经此途径给予并能迅速到达心脏，用药剂量与输液速度同静脉给药。由于静脉通路建立困难，部分药物可气管内给入，如肾上腺素、阿托品、多巴胺、利多卡因等，用药剂量较静脉剂量大才能达到同样的疗效。心内注射已不被采用。

（1）肾上腺素：为首选药物，适用于各种原因所致的心搏呼吸骤停，有正性肌力和正性频率作用。首次静脉或骨髓内 0.01mg/kg（0.1ml/kg，1:10 000 溶液）。若经气管导管内给药，剂量为 1:1000 肾上腺素 0.1ml/kg（0.1mg/kg）。可 3～5 分钟给药一次。3 次后若无效或心复跳后心率又逐渐减慢，可用肾上腺素 0.1～1.0μg/（kg•min）持续静脉给药。

（2）阿托品：不推荐对心脏停搏者常规使用，但可运用于导致低血压和低灌注的心动过缓、二度房室传导阻滞等。静脉或骨髓内注射，每次 0.02mg/kg，单次最小剂量 0.1mg；单次最大剂量儿童 0.5mg，青少年 1mg。无效可重复 1 次。

（3）碳酸氢钠：心跳呼吸骤停时，因通气障碍所导致的呼吸性酸中毒，在气管插管人工通气后可很快纠正；而若因未建立有效循环，组织灌注不良缺氧所导致的代谢性酸中毒，用碳酸氢钠往往并不容易纠正。因此，在复苏时使用碳酸氢钠要非常谨慎，以免矫枉过正，引起高钠血症、血液渗透压过高、代谢性碱中毒及血 CO_2 升高等。应用指征：pH < 7.20，严重肺动脉高压、高血钾症、长时间心停跳等。剂量和用法：5%碳酸氢钠 5ml/kg 稀释成等张液体快速静滴，此后视血气分析结果而定。

（4）葡萄糖：应快速进行床边监测血糖，低血糖时立即给葡萄糖。剂量：0.5～1.0g/kg，最大浓度 25%，静脉或骨髓内输注。

（5）钙剂：仅在低钙血症、高钾血症（非洋地黄中毒时）、高镁血症和钙通道阻滞剂过量时可考虑应用。可用氯化钙，每次 20mg/kg（10% 氯化钙 0.2ml/kg），最大剂量 1.0g/ 次。静脉或骨髓内缓慢注射。

（6）胺碘酮：对于室上速、室速、室颤、无脉型室性心动过速者，若经 CPR、2～3 次除颤及给予肾上腺素均无效，可考虑使用。剂量和用法：5mg/kg，最大 300mg，静脉或骨髓内注射。无效可重复，每日最大剂量 15mg/kg（或总量 2.2g）。

（7）利多卡因：如无胺碘酮，可用利多卡因。静脉或骨髓内注射，1mg/kg，若无效 15 分钟后可重复注射，最大量 5mg/kg，维持量为 20～50μg/（kg•min），静脉或骨髓内持续输入。气管插管内给药：2～3mg/kg。

5. 心电图（EKG，E）　心电监护或反复心电图检查，对了解心脏骤停原因，心脏受累程度，以及指导治疗非常重要。

6. 除颤（defibrillation，F）　除颤是指在室颤导致心搏骤停时，为成功复苏用电击终止室颤，其目的是恢复有序的、可触及脉搏的心电节律和心肌收缩。发现室颤或无脉性室速应尽快除颤，除颤前先给予心肺复苏。首次除颤可用 2J/kg，如无效，第二次增到 4J/kg，后续电击可≥4J/kg，但最高不超过 10J/kg 或成人剂量。

7. 良好的记录（good record keeping, G）　包括详细、准确记录患儿的临床表现、实验室检查结果、呼吸心搏停止与恢复时间、抢救措施及患儿对治疗的反应等，为进一步治疗提供依据。

五、复苏后的处理

心肺复苏的最终目标不仅是重建呼吸和循环，而且要维持脑细胞功能，尽可能减少神经系统后遗症，保障生存价值。心跳恢复后应积极采取有效措施应对各种异常，包括维持有效循环，积极实施脑复苏，加强呼吸道管理，维持肾功能，防止水与电解质紊乱，避免继发感染等。此外，查找病因治疗原发病也非常重要，否则将再度引起心搏、呼吸骤停。

第二节　脓毒性休克

脓毒症（sepsis）是指感染（可疑或证实）引起的全身炎症反应综合征（SIRS）；严重脓毒症（severe sepsis）是指脓毒症导致的器官功能障碍或组织低灌注；脓毒性休克（septic shock）是指脓毒症诱导的组织低灌注和心血管功能障碍。脓毒性休克主要为分布异常性休克，在儿童常同时伴有低血容量性休克。儿童脓毒性休克早期可以表现为血压正常，休克晚期呈难治性低血压。

本病属中医学"厥证""脱证"等范畴。

一、病因病理

（一）中医病因病机

本病病因为外感时邪，以感受温热邪毒为主。时邪入侵，化热化火，迅速传变，深入营血，热毒内郁，遏阻阳气，不得外达，以致热深厥深。邪毒内陷，内闭脏腑，毒伤脉络，气机逆乱，而致厥证。邪热燔灼营血，瘀血内生，热毒耗伤阴津，炼液成痰，痰热瘀血交结，气血运行失常。病情进一步发展，阴液大伤，正气暴脱，而成阴竭阳脱之证。

总之，本病初期表现为邪热内闭，热深厥深；进而邪毒炽盛，正不胜邪，元气衰败而致脱证；最终阴阳离绝，导致死亡。

（二）西医病因病理

1. 病因　多种病原微生物的感染，包括细菌、病毒、真菌、支原体及寄生虫等均可引起脓毒性休克，其中细菌感染者多见。20 世纪 80 年代前，致病菌以革兰阴性（G^-）菌（如：痢疾杆菌、大肠埃希菌、沙门菌等），随后革兰阳性（G^+）菌（如：肺炎球菌、金黄色葡萄球菌、链球菌等）感染率逐渐上升，到 20 世纪 80 年代中期 G^- 菌与 G^+ 菌感染率相当，目前 G^+ 菌（60%～70%）有多于 G^- 菌（28%～40%）的趋势。广谱抗生素的大量使用，使耐药致病微生物所导致的脓毒性休克发生率明显上升；而基因突变或宿主转移导致的重症病毒性传染病和慢性病恶化也呈上升趋势。本病多见于中毒性菌痢、重症肺炎、暴发型流行性脑脊髓膜炎、急性坏死性小肠结肠炎、重型手足口病、重型甲型 H1N1 流感等病的患儿。此外，原有白血病、恶性淋巴瘤、肝硬化、系统性红斑狼疮及其他重病基础，创伤烧伤、大手术后，使用激素、免疫抑制剂、细胞毒药物治疗，以及在重症监护室经导管插管或各种诊断性穿刺的患儿，均易发生感染导致脓毒性休克。

2. 发病机制　脓毒性休克的发病机制极为复杂，目前认为是外因、内因和医源性因素等构成的致病网络下，机体在全身炎症反应综合征、严重脓毒症和多脏器功能障碍综合征过程中的一个阶段，主要表现为组织低灌注和心血管功能障碍。

（1）免疫炎症介质的作用：病原微生物作用于血管内皮细胞、T 淋巴细胞、中性粒细胞和单核 - 巨噬细胞等，产生多种促炎和抗感染介质，由于促炎 / 抗炎平衡失调，产生全身炎症反应综合征（SIRS）或代偿性抗炎反应综合征（CARS）。

（2）微循环障碍

1）休克代偿期：在细菌内毒素等作用下，内源性儿茶酚胺等大量增加，微血管代偿性收缩，血液不经过毛细血管而经过动静脉交通支直接流入静脉，形成短路，组织缺血缺氧，血压大致正常。

2）休克失代偿期：血中乳酸生成过多，导致代谢性酸中毒，毛细血管床大量开放，出现微循环淤血，流体静脉压上升，微血管周围的肥大细胞因缺氧而释放组胺，导致毛细血管通透性增高，大量血浆外渗，有效循环量锐减，进入瘀血缺氧期。

3）休克难治期：组织持续低灌注，液体不断向组织间隙漏出，血液浓缩，黏滞度增加，促使红细胞聚集，血管内皮细胞广泛损伤，释放促凝物质，启动内外凝血系统诱发弥散性血管内凝血（DIC），使肺、心、肝、脑、肠、肾等重要器官的微血管血流阻塞，发生多器官功能障碍。严重酸中毒和缺氧可使溶酶体酶释放，使细胞自溶，致使重要脏器发生"不可逆"损伤，成为难治性休克。

二、主要临床表现

除原发病和脓毒症的临床表现外，还存在组织灌注不足所致的休克征象。

1. 休克代偿期　神志尚清，但表情淡漠，反应迟钝，可烦躁不安，面色苍白，唇、指（趾）端发绀，肢端发凉，呼吸、心率增快，血压正常或略低，脉压变小。

2. 休克失代偿期　烦躁或意识不清，面色青灰，四肢厥冷，唇、指（趾）端明显发绀，毛细血管再充盈时间（CRT）＞3 秒，尿量减少甚者无尿，呼吸急促或窘迫，心率明显增快，心音低钝，血压下降，低氧血症。此期可出现多器官功能障碍。

三、诊断

（一）诊断标准

根据中华医学会儿科分会急救学组等于 2015 年发布的儿童脓毒性休克（感染性休克）诊治专家共识，脓毒症患者出现组织灌注不足和心血管功能障碍即可诊断为脓毒性休克，表现为：

1. 低血压　血压小于该年龄组第 5 百分位，或收缩压小于该年龄组正常值 2 个标准差以下，即 1 个月内 <8.0kPa（60mmHg），1 个月～1 岁 <9.33kPa（70mmHg），1～9 岁 <9.33kPa（70mmHg）+[2×年龄（岁）]，≥10 岁 <12.0kPa（90mmHg）。

2. 需用血管活性药物始能维持血压在正常范围　[多巴胺 >5μg/（kg·min）]或任

何剂量的多巴酚丁胺、去甲肾上腺素、肾上腺素。

3. 具备下列组织低灌注表现中的 3 条

（1）心率、脉搏变化：外周动脉搏动细弱，心率、脉搏增快。

（2）皮肤改变：面色苍白或苍灰，湿冷，大理石样花纹。如暖休克可表现为四肢温暖、皮肤干燥。

（3）毛细血管再充盈时间（CRT）延长（>3 秒）（需除外环境温度影响），暖休克时 CRT 可以正常。

（4）意识改变：早期烦躁不安或萎靡，表情淡漠。晚期意识模糊，甚至昏迷、惊厥。

（5）液体复苏后尿量仍 <0.5ml/（kg·min），持续至少 2 小时。

（6）乳酸性酸中毒（除外其他缺血缺氧及代谢因素等），动脉血乳酸 >2mmol/L。

（二）脓毒性休克分期

1. 代偿期　儿童脓毒性休克的诊断与成人不同之处在于不一定具备低血压。当患儿感染后出现上述 3 条或以上的组织低灌注表现，此时如果血压正常则诊断脓毒性休克代偿期。

2. 失代偿期　代偿期灌注不足表现加重伴血压下降，则进展为失代偿期。

（三）休克分型

1. 冷休克　低排高阻或低排低阻型休克，除意识改变和尿量减少外，表现为皮肤苍白或花斑纹，四肢凉，脉搏快、细弱，毛细血管再充盈时间延长。休克代偿期血压可正常，而失代偿期血压降低。

2. 暖休克　高排低阻型休克，可有意识改变、尿量减少或代谢性酸中毒等，但四肢温暖，脉搏有力，毛细血管再充盈时间无明显延长，心率快，血压降低。

对于个体的脓毒性休克患儿，其诊断是一个"评估／识别—指定目标—干预—再评估"过程。

四、临床治疗

早期识别，及时制订指导性、个体化治疗方案。休克早期以治疗原发病和纠正脏器低灌注并重，休克晚期以减轻细胞损害、纠正代谢紊乱、维护重要器官为重点。中医治疗上则根据辨证，分别予以清热解毒、活血化瘀、回阳救逆、益气固脱等。

（一）中医治疗

1. 中医辨证思路　以八纲辨证与卫气营血辨证为主，尤其是要注意辨别虚实的变化。若高热而手足逆冷，舌红而苔燥少津，为气阴耗竭、邪毒内闭之象；若喘急，神昏，大汗淋漓，四肢厥冷，脉微欲绝，则为阴竭阳脱之征。

2. 治疗原则　本病属危急重症，正气严重耗损，正虚而邪实，气滞而血瘀。故急救当以扶正固脱为主，兼以祛邪开闭、活血化瘀。

3. 辨证施治

（1）邪毒内闭

[证候]　高热，烦躁不安或精神萎靡，意识模糊，甚则神昏抽搐，喉中痰鸣，面色苍白发灰，唇、指、趾发绀，手足逆冷，口渴喜饮，大便秘结，小便短赤，舌红，苔黄燥，脉细数，指纹紫滞。

[治法]　清热解毒，通腑开闭。

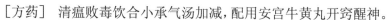

［方药］ 清瘟败毒饮合小承气汤加减，配用安宫牛黄丸开窍醒神。

（2）气阴耗竭

［证候］ 身热骤降，神志不清，呼吸浅促而弱，皮肤干燥，四肢厥冷，口干不欲饮，尿少或无尿，舌红苔少而干，脉细数无力，指纹淡。

［治法］ 益气养阴，救逆固脱。

［方药］ 生脉散加味。

若兼见大片瘀斑扩大融合，加丹参、赤芍、川芎。

（3）阴竭阳脱

［证候］ 神昏，呼吸不整，面色青灰，唇指青紫，皮肤紫花或大片瘀斑，大汗淋漓，四肢冰冷，体温不升，舌淡苔白，脉微欲绝，指纹淡隐。

［治法］ 益气固脱，回阳救逆。

［方药］ 参附龙牡救逆汤加减。

4. 中医其他疗法

（1）临床常用中成药：①参附注射液：可用于各证，阴竭阳脱证可重用；②川芎嗪注射液：用于邪毒内闭证及气阴耗竭证。

（2）针灸：①针刺：多用于厥证之属实证、闭证，常用穴位为人中、内关、百会、素髎、十宣、十井等穴，邪盛闭实者，可刺十宣，少量放血；②灸法：常用于寒邪阻闭之虚脱证，常用穴位为百会、关元、神阙、气海、足三里。

（二）西医治疗

1. 初期复苏治疗目标 早期识别、及时诊断、及早治疗，是改善脓毒性休克预后，降低其病死率的关键。一旦诊断，在第 1 个 6 小时内达到：CRT≤2 秒，血压正常（同等年龄），脉搏正常且外周和中央搏动无差异，肢端温暖，尿量 1ml/(kg·h)，意识状态正常。初始液体复苏时血乳酸增高者，复查血乳酸至正常水平，血糖和离子钙浓度维持正常。

2. 呼吸、循环支持

（1）呼吸支持：确保气道畅通，给予高流量鼻导管或面罩给氧。如鼻导管或面罩氧疗无效，则予以无创正压通气或尽早气管插管机械通气。在插管前，如血流动力学不稳定者，注意应先行适当的液体复苏或血管活性药物输注，以避免插管过程中加重休克。如患儿对液体复苏和外周正性肌力药物输注无反应，应尽早行机械通气治疗。

（2）循环支持：通过液体复苏达到最佳心脏容量负荷，运用正性肌力药以增强心肌收缩力，或者用血管舒缩药物以调节适宜的心脏压力负荷，最终达到改善循环和维持足够的氧输送。

1）液体治疗：

①液体复苏：首剂首选等渗晶体（常用 0.9% 氯化钠）20ml/kg，5～10 分钟静脉输注。然后评估体循环灌注改善情况，若循环灌注改善不明显，可再予第 2、3 次液体，每次按 10～20ml/kg，1 小时内液体总量可达 40～60ml/kg。若仍无效，或存在毛细血管渗漏，或低蛋白血症者，可用等量 5% 白蛋白。液体复苏期间，严密监测患儿对容量的反应性，如出现肝大和肺部啰音（容量负荷过度），则停止液体复苏并利尿。第 1 小时液体复苏不用含糖液，若有低血糖可用葡萄糖 0.5～1g/kg 纠正。

②继续和维持输液：由于血液重新分配及毛细血管渗漏等，脓毒性休克的液体

丢失和持续低血容量可能会持续数日，故需继续和维持输液，可根据情况降低液体张力，减慢补液速度。继续输液可用 1/2～2/3 张液体，可根据电解质测定结果进行调整，6～8 小时内输液速度为 5～10ml/(kg·h)。维持输液用 1/3 张液体，24 小时内输液速度为 2～4ml/(kg·h)，24 小时后根据情况进行调整。

2）血管活性药物：经液体复苏后仍存在低血压和低灌注者，需考虑用血管活性药物提高和维持组织灌注压，改善氧输送。

①多巴胺：用于血容量足够和心脏节律稳定的组织低灌注及低血压患儿。多巴胺对心血管作用与剂量相关，中剂量[5～9μg/(kg·min)]增加心肌收缩力，故用于心输出量降低者；而大剂量[10～20μg/(kg·min)]则使血管收缩压增加，用于休克失代偿期。

②多巴酚丁胺：正性肌力作用，用于心输出量降低者。常用 5～10μg/(kg·min) 持续静脉泵注，根据血压调整剂量，最大不宜超过 20μg/(kg·min)。多巴酚丁胺无效者可选用肾上腺素。

③肾上腺素：小剂量[0.05～0.30μg(kg·min)]为正性肌力作用，较大剂量[0.3～2μg(kg·min)]则用于多巴胺抵抗型休克。

④去甲肾上腺素：暖休克时首选去甲肾上腺素，输注剂量 0.05～1.00μg(kg·min)。当需要增加剂量以维持血压时，建议加用肾上腺素或用肾上腺素替换。

⑤米力农：属磷酸二酯酶抑制剂Ⅲ，具有增加心肌收缩力和扩血管作用，用于低排高阻型休克。可先予以负荷量 25～50μg(静脉注射，>10min)，然后维持量 0.25～1.00μg(kg·min)静脉输注。

⑥硝普钠：当血流动力学监测提示心输出量降低、外周血管阻力增加而血压尚正常时，可在扩容及运用正性肌力药物基础上，加用扩血管药物，以降低心室后负荷，以利于心室射血和心输出量增加。剂量 0.5～8μg(kg·min)，应从小剂量开始，避光使用。

3. 积极抗感染治疗　在诊断脓毒性休克后的 1 小时内，应静脉使用有效抗微生物制剂。需依据流行病学及地方病原流行特点，选择覆盖所有疑似病原微生物的广谱抗菌药物治疗；并尽可能在应用抗生素前获取血培养或其他感染源培养（如尿、脑脊液、呼吸道分泌物、伤口、其他体液等）。降钙素原（PCT）、C 反应蛋白（CRP）的动态检测有助于指导抗生素治疗。积极寻找感染源，选择合适的影像学检查。尽快确定和去除感染灶。

4. 肾上腺皮质激素　对液体复苏无效、儿茶酚胺（肾上腺素或去甲肾上腺素）抵抗型休克，或有暴发性紫癜、因慢性病接受肾上腺皮质激素治疗、垂体或肾上腺功能异常的脓毒性休克患儿，及时应用肾上腺皮质激素替代治疗。氢化可的松，应急剂量 50mg(m²·d)，维持剂量 3～5mg(kg·d)；或甲泼尼龙 1～2mg(kg·d)，分 2～3 次给予。

5. 控制血糖　脓毒性休克可诱发应激性高血糖，如连续 2 次血糖超过 10mmol/L，可予以胰岛素静脉输注，剂量 0.05～0.10U(kg·h)，血糖控制目标值≤10mmol/L。使用过程中需严密监测血糖，随时调整剂量。

6. 其他综合措施　保护重要脏器功能，防治脑水肿、心功能不全、急性呼吸窘迫综合征（ARDS）及急性肾功能不全等。预防应对应激性溃疡、抗凝、营养支持等。

（陈晓刚）

第三节 惊 厥

惊厥（convulsion）为儿科常见急重症，是大脑皮层运动区神经元突然大量异常放电引起的暂时性脑功能紊乱，导致全身或局部骨骼肌群突然不自主的强直或阵挛性抽动，常伴有关节运动，一般为全身性、对称性，多伴有不同程度的意识障碍。一般经数秒至数分钟缓解，若惊厥时间超过 30 分钟，或惊厥反复发作而间歇期意识无清醒持续时间超过 30 分钟者，称为惊厥持续状态。儿童期惊厥发生率较成人高 10～15 倍，年龄愈小发生率愈高。

本症属中医"急惊风"范畴。惊风在宋以前无此病名，《太平圣惠方》首先提出"惊风"病名。

一、病因病理

（一）中医病因病机

惊厥的病因分为内因、外因两大类。小儿肌肤薄弱，卫外不固，元气未充、神气怯弱为其内因。外因则责之于外感时邪、湿热疫毒、暴受惊恐。因惊厥多见于外感时邪热病，所以外感时邪为其主要因素，其中又以风邪、暑邪及疫疠之邪为甚。

病变部位主要在心、肝。病机围绕热、痰、惊、风的演变与转化，且可相互影响，互为因果。病性属热、属实、属阳。小儿外感时邪，易从热化，热盛生痰，热极生风，痰盛发惊，惊盛生风。若外感风寒或风热之邪，束于肌表，郁而化热，扰动心、肝，可见神昏、抽搐；若四时温邪，侵犯人体，化热化火，传变急骤，内陷厥阴，引动肝风，出现高热、神昏、痉厥、发斑；若饮食不洁，误食污秽或毒物，湿热疫毒蕴结肠腑，内陷心肝，扰乱神明，致高热，神昏，抽搐，痢下秽臭，甚者肢冷脉伏，口鼻气凉，皮肤花斑。小儿元气未充，神气怯弱，若猝见异物，乍闻异声，或不慎跌仆，暴受惊恐，惊则气乱，恐则气下，致使心失守舍，神无所依，轻者神志不宁，惊惕不安；重者心神失主，痰涎上壅，引动肝风，发为惊厥。

（二）西医病因病理

1. 病因 小儿惊厥的病因可以概括为感染性和非感染性两大类。

（1）感染性病因

1）颅内感染：如由细菌、病毒、寄生虫、真菌引起的脑膜炎或脑炎。

2）颅外感染：非颅内感染性疾病引起的惊厥发作。包括因感染所致高热惊厥和以中毒型菌痢、伤寒、败血症、百日咳、重症肺炎等为原发病的中毒性脑病。

（2）非感染性病因

1）颅内疾病：①颅脑损伤与出血：如产伤、颅脑外伤和脑血管畸形等各种原因引起的颅内出血；②先天发育畸形：如颅脑发育异常、脑积水、神经皮肤综合征等；③颅内占位性病变：如天幕上、大脑半球的肿瘤、囊肿或血肿等。

2）颅外（全身性）疾病：①缺氧缺血性脑病：如分娩或生后窒息、溺水、心肺严重疾病等。②代谢性疾病：包括水、电解质紊乱；重度脱水、水中毒、低血钙、低血镁、低血钠、高血钠和低血糖症均可引起惊厥。③肝肾衰竭和 Reye 综合征。④遗传代谢性疾病：常见如苯丙酮尿症、半乳糖血症等。⑤中毒：如杀鼠药、农药和中枢神经兴奋药中毒。

笔记

2. 发病机制　惊厥的发病机制尚未完全明了，目前认为可能是运动神经元异常放电所致。认为小儿易发生惊厥的原因主要是由小儿不同年龄特定的解剖生理特点所决定的。婴儿大脑皮层神经细胞分化不全，神经元树突发育不全，轴突的神经髓鞘未完全形成，神经兴奋易于泛化。且小儿血脑屏障功能差，免疫功能低下，各种细菌及毒素易进入脑组织，引起脑内感染及中毒性脑病。除解剖生理因素外，生化因素亦参与发病。一般认为，γ- 氨基丁酸为中枢神经的主要抑制性递质，乙酰胆碱为主要兴奋性递质。神经递质之间的不平衡，合成 γ- 氨基丁酸的酶或辅酶缺乏或不成熟，都可能是小儿发生惊厥的因素。近来研究发现某些特殊疾病如先天性脑发育不全和遗传代谢病出现的惊厥性放电与其基因突变有关。机体内环境的改变是惊厥发生的另一因素，如血钙降低时，神经肌肉对钠离子通透性增加而发生除极化，导致惊厥发生；当血清钠减低时，水由细胞外进入细胞内，可使神经细胞发生水肿，颅内压增高而发生惊厥；脑缺氧、低血糖时，脑细胞能量代谢障碍，引起脑神经元功能紊乱而出现惊厥；高热使中枢神经过于兴奋，对内外刺激的应激性增高，或使神经元代谢率增高，神经元功能紊乱而出现惊厥。

3. 病理　惊厥的病因较为复杂，不同病因所致的惊厥病理表现不同。由不同病原微生物感染所致的脑炎、脑膜炎、脑膜脑炎，脑脓肿，结核杆菌所致的脑结核瘤，脑囊虫病、脑型血吸虫、脑型疟疾，脑型肺吸虫等均有相应病理表现；非感染性惊厥，如颅脑损伤与出血、先天发育畸形、颅内占位性病变、颅外疾病如缺氧缺血性脑病、代谢性疾病、肝肾衰竭和 Reye 综合征、遗传代谢性疾病等所致的惊厥都有其各自表现，具体可见各章节。

热性惊厥很少有当时死亡者，有关病理解剖的资料很少。当前热性惊厥病理学研究主要集中在两面：①热性惊厥能否引起脑结构异常；②海马区神经细胞改变与颞叶癫痫有何因果关系。

4. 分类方式　目前无统一的分类方法，临床一般根据是否发热分为热性惊厥与无热惊厥。

（1）热性惊厥

1）高热惊厥：指由小儿中枢神经系统以外感染所致发热 38℃以上时出现的惊厥。临床上，在排除颅内感染、其他导致惊厥的器质性或代谢性异常后，方可诊断为高热惊厥。

2）颅内感染所致惊厥：由细菌、病毒、真菌等引起的脑炎、脑膜炎、脑脊髓膜炎、结核性脑膜炎、病毒性脑炎、乙型脑炎、隐球菌脑炎等；脑脓肿、脑囊虫、病毒感染后脑炎（如麻疹、水痘、腮腺炎及种痘后脑炎）及慢病毒感染性脑炎、宫内感染、巨细胞病毒感染所致新生儿脑炎等。

3）急性传染病及疫苗接种后惊厥：急性传染病初期及病毒疫苗接种后，部分患儿出现发热和惊厥。

（2）无热惊厥：无热惊厥包括癫痫、非感染性中枢神经系统疾病（如维生素 K 缺乏、凝血因子缺乏、先天性脑发育不全、核黄疸等）、水电解质及酸碱平衡紊乱、先天性遗传代谢病、中毒、瑞氏综合征、脑缺血缺氧性脑病、脑寄生虫病、高血压脑病等。

引起惊厥的原因很多，本节主要介绍热性惊厥。

二、主要临床表现

（一）主要症状及体征

惊厥的典型表现为阵挛性或强直性或强直 - 阵挛性发作。典型表现为突然起病，意识丧失，双手握拳，头向后仰，眼球固定，双目发直，眼露白睛，口吐白沫，牙关紧闭，四肢抽动。严重者可有颈项强直，角弓反张，呼吸不整，双唇青紫，二便失禁。婴儿期可表现为局限性、半侧性或由局限性发展为全身性惊厥。新生儿表现不典型，可仅有面肌抽动，眨眼或阵发性呼吸暂停。

（二）惊厥持续状态表现

凡一次惊厥发作持续 30 分钟以上，或反复发作而间歇期意识无好转超过 30 分钟者，可致脑损伤，称为惊厥持续状态。各种惊厥发作均可发生持续状态，但临床以强直 - 阵挛持续状态最常见。

（三）热性惊厥

热性惊厥是小儿时期最常见的惊厥性疾病，儿童期患病率 3%～4%，热性惊厥发生多在热性疾病初期，体温骤然升高（大多 39℃）时，70% 以上与上呼吸道感染有关，其他伴发于出疹性疾病、中耳炎、下呼吸道感染或急性菌痢等疾病，但绝不包括颅内感染和各种颅脑病变引起的急性惊厥。首次发作年龄于生后 6 个月至 3 岁间，平均 18～22 个月，男孩稍多于女孩，大多数 5 岁后不再发作。

1. 单纯性热性惊厥　又称典型热性惊厥，多数呈全身性强直 - 阵挛性发作，少数也可有其他发作形式，如肌阵挛、失神等。持续数秒至 10 分钟，可伴有发作后短暂嗜睡。发作后患儿除原发疾病表现外，一切恢复如常，不留任何神经系统体征。在一次发热疾病过程中，大多只有 1 次，个别有 2 次发作。约 50% 的患儿会在今后发热疾病时再次或多次热性惊厥发作，大多数（3/4）的再次发作发生在首次发作后一年内。

2. 复杂性热性惊厥　指少数热性惊厥呈不典型经过，其主要特征包括：①一次惊厥发作持续 15 分钟以上；②24 小时内反复发作≥2 次；③局灶性发作；④反复频繁的发作，累计发作总数 5 次以上。

3. 热性惊厥附加症　在热性惊厥发展为典型癫痫之前，有 2 次以上的无热惊厥发作，或在 6 岁以后仍有热性惊厥者，称为热性惊厥附加症。

三、辅助检查

1. 外周血检查

（1）血常规：小儿惊厥时，白细胞计数可增高，故据此鉴别病毒性或细菌性感染的价值不大，但血中嗜酸性粒细胞显著增高常提示脑型寄生虫。

（2）C 反应蛋白（CRP）：细菌感染时，血清 CRP 浓度上升，一般情况下随感染的加重而升高；非细菌感染时则上升不明显。

2. 大便常规　2～7 岁病因不明的感染性惊厥，尤其在夏秋季，必须做冷盐水灌肠取粪便镜检以排除中毒型菌痢。

3. 婴幼儿病因不明的感染性惊厥，应查尿液以除外泌尿道感染。

4. 血生化检查　血糖、血钙、血镁、血钠，血尿素氮、肌酐等。

5. 脑脊液检查　高热惊厥与中毒性脑病时脑脊液常规正常，颅内感染时脑脊液化验多异常。

6. 脑电图　有助于病情预后的推测。对于复杂性热性惊厥患儿，若脑电图中新出现痫样波发放，则可能提示癫痫发生的危险性。

7. 颅脑B超　适用于前囟未闭患儿，对脑室内出血、脑积水等诊断极为有用。

8. MRI及CT检查　CT对蛛网膜下腔出血等颅内出血、各种占位性病变和颅脑畸形等均有价值。MRI比CT更精确，尤其对脑内细小病变。

四、诊断及鉴别诊断

（一）诊断要点

惊厥仅是一个症状，由多种病因所致，故应尽快找出病因，可详细询问病史与体检，并结合已有的实验室检查及其他检查来分析。首先按照有无发热等感染中毒表现，分辨属感染性或非感染性，然后考虑原发病在颅内还是颅外，最后有针对性地选择必要的实验室等检查以确诊。必须指出，"热性惊厥"一定要伴有原发病的诊断，还应进一步分辨是单纯型还是复杂型，以判断预后。此外，应及时做出"惊厥持续状态"的诊断。

1. 详细询问病史

（1）年龄：新生儿惊厥首先考虑缺氧缺血性脑病、颅内出血、颅脑畸形、代谢紊乱、脑膜炎、破伤风等。婴儿期多见于低血钙、化脓性脑膜炎、高热惊厥、颅脑畸形、脑损伤后遗症、婴儿痉挛症等。幼儿期多见于高热惊厥、颅内感染、中毒性脑病、低血糖、头部跌伤等。年长儿惊厥以癫痫、颅脑肿瘤、颅内感染、中毒、脑部外伤、中毒性脑病、高血压脑病多见。

（2）季节：冬春季以流行性脑脊髓膜炎、维生素D缺乏性搐搦症、高热惊厥多见，夏秋季以中毒型菌痢、流行性乙型脑炎多见。

（3）其他病史：包括家族癫痫史、围产期病史、生长发育史、喂养史、外伤史等。

2. 全面体格检查　包括意识状态、生命体征（体温、脉搏、呼吸、血压、瞳孔）、囟门、颅缝、神经系统体征、脑膜刺激征、颅内高压症、眼底改变、皮肤异常色素或皮疹、感染灶等。抽搐部位局限且恒定常有定位意义。

3. 其他　实验室及其他检查。

（二）鉴别诊断

本病应与多种发作性疾病鉴别，如晕厥、假性癫痫等（表18-1）。

表18-1　惊厥的鉴别诊断

疾病	鉴别
晕厥	常见于年长儿，为暂时性脑血流灌注不足或脑缺氧引起的一过性意识障碍。常有诱因，发作前多有耳鸣、眼花、眼前发黑、热感或冷感等先兆。晕厥几乎都在站立体位时发生，意识丧失时间短暂，平卧后能迅速自行缓解，感觉疲劳，但不嗜睡，对发作过程能记忆。发作期脑电图正常或有非特异性慢波，神经系统检查和智力正常
假性癫痫	又称癔症性发作，多在青春期发病，常有胸闷、心悸等各种不适。可表现为发作性昏厥和四肢抽动，抽搐呈摇动、震颤、杂乱无章，可几种动作同时出现，无意识丧失，面色正常，无舌咬伤及尿便失禁，发作时慢慢倒下并不受伤，发作后无深睡；有明显的情感变化，周围有人时往往发作加重；瞳孔反射存在，无神经系统病理体征；视频脑电图正常；暗示疗法可中止发作

五、临床治疗

本病病情危急,早期应积极抢救。西医治疗原则为尽快控制惊厥,对症处理,祛除病因。中医以清热、豁痰、镇惊、息风为治疗原则。

（一）中医治疗

1.中医辨证思路

（1）辨病因:六淫致病,春季以春温为主,兼夹火热;夏季以暑热为主,暑必夹湿,暑喜归心,其症以高热、昏迷为主,兼见抽搐;若夏季高热、抽搐、昏迷,伴下痢脓血,则为湿热疫毒,内陷厥阴。

（2）辨痰热、痰火、痰浊:神志昏迷,高热痰鸣,为痰热上蒙清窍;妄言谵语,狂躁不宁,为痰火上扰清空;深度昏迷,嗜睡不动,为痰浊内陷心包,蒙蔽心神。

（3）辨轻症、重症:一般说来,抽搐发作次数较少(仅1次),持续时间较短(5分钟以内),发作后无神志障碍者为轻症;若发作次数较多,或抽搐时间较长,发作后神志不清者为重症。热、痰、风、惊四症俱全,反复抽搐,神志不清,病情严重。

2.治疗原则 急惊风的主症是热、痰、惊、风,治疗应以清热、豁痰、镇惊、息风为基本法则。

3.辨证施治

（1）风热动风

［证候］ 起病急骤,发热,头痛,鼻塞,流涕,咳嗽,咽痛,随即出现烦躁、神昏、惊风,舌苔薄白或薄黄,脉浮数。

［治法］ 疏风清热,息风镇惊。

［方药］ 银翘散加减。

高热不退者,加生石膏、羚羊角粉。

（2）气营两燔

［证候］ 多见于盛夏之季,起病较急,壮热多汗,头痛项强,恶心呕吐,烦躁嗜睡,抽搐,口渴便秘,舌红苔黄,脉弦数。病情严重者高热不退,反复抽搐,神志昏迷,舌红苔黄腻,脉滑数。

［治法］ 清气凉营,息风开窍。

［方药］ 清瘟败毒饮加减。

大便秘结者,加大黄、玄明粉;昏迷较深者,可选用牛黄清心丸或紫雪丹。

（3）邪陷心肝

［证候］ 起病急骤,高热不退,烦躁口渴,谵语,神志昏迷,反复抽搐,两目上视,舌质红,苔黄腻,脉数。

［治法］ 清心开窍,平肝息风。

［方药］ 羚角钩藤汤加减。

头痛剧烈者,加石决明、龙胆草;神昏抽搐者,加服安宫牛黄丸。

（4）湿热疫毒

［证候］ 持续高热,频繁抽风,神志昏迷,谵语,腹痛呕吐,大便黏腻或夹脓血,舌质红,苔黄腻,脉滑数。

［治法］ 清热化湿,解毒息风。

［方药］　黄连解毒汤合白头翁汤加减。

呕吐腹痛明显者,加用玉枢丹;大便脓血,可用生大黄水煎灌肠。

(5) 惊恐惊风

［证候］　暴受惊恐后惊惕不安,身体颤栗,喜投母怀,夜间惊啼,甚至惊厥、抽风,神志不清,大便色青,脉律不整,指纹紫滞。

［治法］　镇惊安神,平肝息风。

［方药］　琥珀抱龙丸加减。

4. 中医其他疗法

(1) 临床常用中成药:①小儿牛黄散:功能清热镇惊,散风化痰,用于风热动风证;②安宫牛黄丸,功能清热解毒,镇惊开窍,用于邪入心肝证;③牛黄镇惊丸:功能镇静安神、祛风豁痰,用于暴受惊恐症;④紫雪散:功能清热解毒、镇痉开窍,用于邪入心肝证。

(2) 针灸疗法:①体针:取穴人中、合谷、太冲、手十二井(少商、商阳、中冲、关冲、少冲、少泽),或十宣、大椎,以上各穴均施行捻转泻法,强刺激。人中穴向上斜刺,用雀啄法;手十二井或十宣点刺放血。②耳针:取穴神门、脑(皮质下)、心、脑点、交感。

(3) 推拿疗法:①急惊风欲作时,大敦穴上拿之,或鞋带穴拿之。②惊风发作时,身向前屈者,将委中穴掐住;身向后仰者,掐膝眼穴。牙关不利,神昏窍闭,掐合谷穴。

(二) 西医治疗

主要治疗原则为尽快控制惊厥,对症处理,针对原发病进行治疗。

1. 控制惊厥

(1) 首选地西泮(安定)。大多在 1～3 分钟内止惊,每次剂量 0.3～0.5mg/kg,一次总量不超过 10mg。原液可不稀释直接缓慢静脉推注,但为控制静脉推注速度可加生理盐水稀释,速度不超过 1～2mg/min(新生儿 0.2mg/min)。必要时 15～20 分钟后可重复一次,24 小时内可用 2～4 次。一般不用于肌注,吸收较慢且不规则,静脉注射困难时可同样剂量经直肠注入,比肌注见效快,5～10 分钟可望止惊。静脉推注中要密切观察有无呼吸抑制。

(2) 苯巴比妥:止惊效果较好,维持时间长,一般在安定止惊后用苯巴比妥钠 10mg/(kg·次)肌注,肌注后 20～60 分钟才达到脑内药效水平,12 小时后 4～5mg/kg 维持。本药与地西泮重叠应用时应监测呼吸、血压、血气。

(3) 水合氯醛(10%):止惊作用快,在安定与苯巴比妥无效时可选用。30mg/(kg·次)鼻饲,或 50～60mg/(kg·次)加等量生理盐水稀释后保留灌肠。

2. 对症治疗

(1) 高热者宜降温,注意退热药物和其他物理降温措施的应用。

(2) 预防用药,对热性惊厥有复发倾向者,可于发热开始即使用地西泮(安定)1mg/(kg·d),每日分 3 次口服,连服 2～3 天,或直到本次原发病体温恢复正常为止。对复杂性热性惊厥或总发作次数已达 5 次以上者,若以安定临时口服未能阻止新的发作,可长期口服丙戊酸或苯巴比妥钠。丙戊酸口服,开始 1 日为 15mg/kg,逐渐增加剂量直至控制发作,一般为 20～30mg/kg,一般 1 日不超过 40mg/kg,1 日 2～3 次。苯巴比妥钠口服,1 次 1～2mg/kg,1 日 3 次。疗程 1～2 年,个别需适当延长。其他传统抗癫痫药对热性惊厥发作的预防作用较差。

（3）预防脑损伤：惊厥持续 30 分钟以上者，给予吸氧的同时予高张葡萄糖 1g/kg 静脉注射；或用 20% 甘露醇 1g/(kg·次)，于 20～30 分钟内快速静脉滴注，必要时 6～8 小时重复 1 次。

3. 病因治疗　尽快找出病因，采取相应治疗。

4. 惊厥持续状态的处理

（1）尽快控制惊厥发作：①在上述治疗无效的情况下可选用氯硝西泮，其作用与地西泮相似，但抗惊厥作用较之强 5 倍，为广谱抗惊厥药，且作用迅速，疗效稳定。具体用法为：0.02～0.08mg/(kg·次)，用生理盐水稀释后缓慢静注或静滴，滴速以能控制发作的最小速度为准。②苯妥英钠：可先给予负荷量 15～20mg/kg，分 2 次静脉注射，推注速度 <1mg/(kg·min)。24 小时后给予维持量 5mg/(kg·d)。③苯巴比妥，负荷量 15～20mg/kg，分次静注，速度 <25mg/(kg·min)) 或肌注，12～24 小时后改为维持量 5mg/(kg·d)。

（2）支持治疗：主要包括：①生命体征监测，重点注意呼吸循环衰竭或脑疝体征；②保持呼吸道通畅，吸氧，必要时人工机械通气；③监测与矫治血气、血糖、血渗透压及血电解质异常；④防治颅压增高。

六、中西医结合诊疗思路

惊厥是小儿临床常见急症。因病因不同，惊厥持续时间不一，以及是否反复发作，对患儿的危害不同，临床治疗的首要措施是止惊，预防脑损伤，减少后遗症；尤其注意鉴别热性惊厥以外的疾病，针对病因治疗，预防惊厥反复发作。

1. 惊厥常突然发作，伴昏迷，呼吸困难，甚至呼吸暂停，易致机体缺氧，并引起机体代谢紊乱和主要脏器损害，因此要尽快止痉，临床可用针灸针刺人中、合谷、太冲、涌泉、百会等穴止痉。配合西医给氧、吸痰，保持呼吸道通畅，同时开通静脉通道，针灸不能止痉者及时使用地西泮，惊厥持续时间长或反复惊厥者用 20% 甘露醇降颅压；同时维持水电解质平衡。中医治疗则根据主症热、痰、惊、风辨证治疗。

2. 惊厥反复发作，损伤肝肾阴津，耗伤气血，影响患儿生长发育，部分患儿甚至转为癫痫，及时中医辨证治疗，可增强患儿体质，预防或减少惊厥发作。

3. 惊厥重症者易伤脑络，常留有不同程度后遗症，中医中药具有一定优势，可结合中医推拿、针灸及辨证应用中药等治疗方法，促使患儿功能康复，提高生活质量。

七、预防与康复

1. 注意饮食卫生，合理喂养，避免病从口入；加强体育锻炼，增强体质，提高抗病能力。

2. 积极治疗原发病，防止惊厥反复发作。

3. 使惊厥患儿平卧，头转向一侧，保持呼吸道通畅，及时吸痰，注意给氧。

4. 保持室内安静，避免过度刺激。

5. 加强护理，建立特别护理记录，详细观察并记录病情变化，密切观察患儿面色、体温、血压、呼吸、脉搏、心律变化。

6. 抽搐发作时，切勿强制按压，以防骨折，不要强行置压舌板于齿间，做好安全

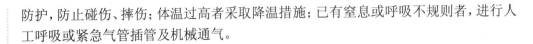

防护,防止碰伤、摔伤;体温过高者采取降温措施;已有窒息或呼吸不规则者,进行人工呼吸或紧急气管插管及机械通气。

第四节　多器官功能障碍综合征

多脏器功能障碍综合征(multiple organ dysfunction syndrome,MODS)是指机体遭受严重创伤、休克、感染及外科大手术等急性损害24小时后,同时或序贯出现2个或2个以上的系统或器官功能障碍或衰竭,即急性损伤患者多个器官功能不能维持内环境稳定的临床综合征。MODS是继发于多种严重疾病过程的临床综合征,其发病机制复杂,表现为多器官、多系统、多层次、多靶位的病理损伤,病残率和病死率极高。

根据MODS不同的临床表现,可属中医"厥脱""心悸""喘证""肾厥""急黄""血证""肠痹"等范畴。

一、病因病理

(一)中医病因病机

中医学中无MODS名称,结合其起因,既有内因也有外因。内因责之于脏腑虚损,外因则是感受外邪(六淫毒邪或意外损伤,包括手术、创伤)。脏腑虚损,复感外邪,导致气机不畅,疏泄失职,气血逆乱,阴阳离决。脏腑间相互乘侮,一个或几个脏腑序贯引致脏器耗伤、阴阳失衡。早期为阳气来复,邪热炽盛,正邪交争,阴津耗损,气滞血瘀;若继续进展,正气严重耗损,正虚邪盛,气液消亡,则现阴竭阳脱的厥脱危证,最终阴阳离决,导致死亡。若严重创伤则可造成气血津液的骤然亡失,暴脱而亡。

(二)西医病因病理

1.病因　MODS病因十分复杂,小儿严重感染、休克、创伤及外科大手术,以及各种严重疾病发展过程中,都可以导致多脏器功能障碍或衰竭。

2.发病机制　MODS的发病机制极为复杂,许多问题尚未明了,有多种学说从不同角度对MODS的成因进行过深入的探讨。

(1)炎症失控学说:认为全身性炎症反应综合征(systemic inflammatory response syndrome,SIRS)是MODS发病的基础,细胞因子失控性释放是SIRS向MODS转化的关键。而参与SIRS的炎症介质种类繁多,总的分为促炎介质和抗炎介质。主要的促炎介质包括:肿瘤坏死因子-α(TNF-α)、白介素(IL)-1、IL-2、IL-6、IL-8、IL-12、一氧化氮(NO)等。抗炎介质主要有:IL-4、IL-5、IL-10、IL-13、集落刺激因子(CSF)、前列腺素E_2(PGE$_2$)等。

(2)缺血再灌注和自由基学说:认为MODS时机体组织、器官微循环障碍明显,内脏器官的血流灌注明显减少。创伤、出血或感染时,均可伴发休克,有效循环血量不足,心脏排血量降低,导致微循环障碍,组织灌注不足,使心、脑、肺、肾等重要器官因缺血缺氧而产生一系列病理生理改变和细胞代谢异常。而恢复组织灌流是氧自由基大量产生和释放的过程,缺血再灌注的氧自由基损伤在MODS发病过程中起重要作用。

(3)肠道细菌、毒素易位:认为肠道作为人体的消化器官,在维持机体正常营养中起着极其重要的作用,同时,肠道活跃地参与创伤、烧伤和感染后的各种应激反应,是 MODS 发生的动力器官。而肠道屏障功能障碍和肠道内细菌/内毒素移位所致的肠源性感染是无明确感染灶重症病人发生脓毒症、脓毒症休克和 MODS 的重要因素。机体免疫功能的正常维持依赖于肠道功能的健全及营养的支持,危重患者消化道的失用性萎缩、通透性改变、细菌移位及由此引发的菌血症等,导致免疫功能下降,会诱发或加重 MODS。

（4）细胞凋亡学说:认为细胞凋亡是一种由基因调控的细胞程序性死亡。MODS 的发生可能是靶器官细胞大量凋亡及免疫炎症细胞凋亡紊乱的结果。

此外,还有二次打击及双相预激学说及基因多态性学说,从不同角度探讨 MODS 发病过程。

3. 病理　多器官功能障碍累及各脏器病理改变,因其发病机制不尽相同,病理变化也有各自特点,而其影响的重要脏器主要有肺、肝、胃肠、肾、心、脑。但因其影响的程度不同,在疾病的不同阶段,病理表现不尽相同。

4. 分类方式　导致多器官功能障碍的原因很多,目前无统一的分类方法,按病因是否为感染因素所致可归纳为两类。

（1）感染因素:各种细菌、病毒、立克次体等致病微生物感染所引起的全身炎症反应而致脏器功能的损伤。如败血症、腹腔感染、呼吸道感染、肠道菌群紊乱致细菌毒素移位等引起细菌内源性感染等。

（2）非感染因素:严重创伤、大面积烧伤、大手术、病理产科、滥用抗生素、药物中毒、大量输血、心肺复苏术后等。

二、主要临床表现

MODS 的临床症状主要是原发病和各系统器官功能损伤的表现。其早期器官功能损伤常被原发病症状所掩盖。MODS 表现随病期不同而有所变化,表现出序贯性和进行性的特点,临床上 MODS 可以是几个脏器同时发生障碍,但多数为序贯性,即先从某一脏器开始,随后其他脏器序贯发生障碍、衰竭。各器官出现障碍、衰竭的序列不尽相同,一般来说其发生的次序多为肺、肝、胃肠、肾、心、脑。不同器官功能发生障碍,则表现出相应的临床症状。典型的 MODS 在临床发展中可见到 3 个不同时期的病程特点:

1. 急进期　病情急剧发展,以各脏器相继剧烈发生衰竭症状为特征。

2. 感染期　患者如能度过急进期,将进入以感染为突出表现的感染期。患者免疫衰竭、抗感染能力低下是这时期脏器功能障碍的主要表现。感染来源于创伤部位、肠源性感染或院内感染。

3. 营养衰竭期　如患者能度过感染期,则临床表现免疫功能改善,在同样条件下机体各脏器功能达到低水平的新平衡,病情相对稳定,抗感染能力相对较感染期强,但营养不良和代谢衰竭的症状十分突出,患者表现无力、淡漠,可能合并难治的高尿钠症和低血钠症。

儿科疾病发生 MODS 具有以下特点:①发病率有明显的年龄差异,年龄愈小,发病率愈高;②原发疾病主要为感染性休克、败血症、重症肺炎、急性中毒等;③预后取决于脏器受累严重程度、数量,基础疾病严重程度和治疗是否及时、合理。

三、辅助检查

1. 外周血检查

（1）血常规：细菌性感染时白细胞总数和中性粒细胞多增高，甚至可见核左移，胞浆有中毒颗粒；病毒性感染白细胞总数正常或降低，淋巴细胞增高，有时可见异型淋巴细胞。

（2）C反应蛋白（CRP）：细菌感染时，血清CRP浓度上升，一般情况下随感染的加重而升高；非细菌感染时则上升不明显。

2. 尿液检查

如是否尿路感染，了解肾功能情况，是否高尿钠症等，对病因诊断或预后的预测均有重要意义。

3. 大便常规、培养、潜血等检查。

此外还有病原学检查、血气分析、血生化检查（电解质、血糖、血浆蛋白、血脂、肝肾功能、免疫球蛋白）、凝血功能的检查、X线、CT或MRI等，根据不同病因、受累脏器、病情诊断的需要，选择相应检查。

四、诊断

小儿MODS诊断标准（参考封志纯等主编《实用儿童重症医学》2012年4月第1版）（表18-2、表18-3）。

表18-2　小儿MODS诊断标准

	器官功能不全	严重器官功能不全	器官功能衰竭
循环	SIRS/Sepsis 除维持输液外，扩容（<20ml/kg）可维持适宜灌注	严重SIRS/Sepsis 扩容>20ml/kg，或需要升压药；多巴胺+多巴酚丁胺<10μg/(kg·min)，肾上腺素<0.05ug/(kg·min)或SIRS/Sepsis灌注适宜，但器官功能不全>3个	SIRS/Sepsis+休克，需升压药多巴胺+多巴酚丁胺>10μg/(kg·min)和（或）肾上腺素/去甲肾上腺素>0.05μg/(kg·min)或SIRS/Sepsis+血乳酸2～10mmol/L(>8小时)或SIRS/Sepsis+严重器官功能不全>3个
肺	维持正常氧合时自主呼吸：FiO_2>0.5，机械通气FiO_2 0.35～0.5	需要辅助通气或机械通气FiO_2>0.5	X线胸片表现为ARDS，A/aDO2>37.3kPa和（或）FiO_2>0.7
肾	少尿<1.0ml/(kg·h)<0.5ml(>5岁) 肌酐升高但<1.4mg(120mmol/L)	少尿<1.0ml/(kg·h)(<5岁)，<0.5ml(>5岁) 肌酐1.4～2.8ml/dl(120～250mmol/L)，经输液、正性肌力药或呋塞米iv<3～12mg/(kg·d)尿量恢复。	无尿或少尿<1.0ml(kg·h)(<5岁)，<0.5ml(>5岁) 肌酐>2.8mg/dl,(250mmol/L)，呋塞米iv>12mg/(kg·d)和（或）需肾脏支持维持血钾<6.0mmol/L
血液	血小板<10万和（或）PT（凝血酶原时间）APTT（部分凝血活酶时间)>正常1.5倍	中度DIC，血小板<5万，12小时内需要替代疗法和（或）PT APTT>正常的1.5～2倍，纤维蛋白质<1.3g/L	严重DIC需要血小板和凝血因子替代法，血小板<3万和（或）PT APTT>正常2倍，纤维蛋白质<1.0g/L

注：SIRS：全身性炎症反应综合征；Sepsis：败血症；严重SIRS/Sepsis　指SISR/Sepsis伴有灌注不足、低氧血症、少尿、高乳酸血症、急性神志改变。

*循环功能的判断应根据8小时内对治疗的反应，以排除干扰因素。

表 18-3 婴儿及儿童系统脏器功能衰竭的诊断标准

心血管系统

1. 血压（收缩压）
   婴儿 <40mmHg（5.3kPa）
   儿童 <50mmHg（6.7kPa）
   或需持续静脉输入药物如多巴胺（每分钟 >5μg/kg）以维持上述血压
2. 心率：体温正常，安静状态，连续测定 1 分钟
   婴儿：<60 次/分或 >200 次/分
   儿童：<50 次/分或 >180 次/分
3. 心搏骤停
4. 血清 pH<7.2（$PaCO_2$ 不高于正常值）

呼吸系统

1. 呼吸频率：体温正常，安静状态，连续测定 1 分钟
   婴儿 <15 次/分或 >90 次/分
   儿童 <10 次/分或 >70 次/分
2. $PaCO_2$>65mmHg（8.7kPa）
3. $PaCO_2$<40mmHg（5.3kPa）（不吸氧，除外青紫型心脏病）
4. 需机械通气（不包括手术后 24 小时内的患儿）
5. PaO_2/FiO_2<200mmHg（26.7kPa）（除外青紫型心脏病）

神经系统

1. Glasgow 昏迷评分 ≤7
2. 瞳孔固定，散大（除外药物影响）

血液系统

1. 急性贫血危象：Hb<50g/L
2. 白细胞计数 ≤2×10^9/L
3. 血小板计数 ≤20×10^9/L

肾脏系统

1. 血清 BUN≥35.7mmol/L（100mg/dl）
2. 血清肌酐 ≥176.8μmol/L（2.0mg/dl）
3. 因肾功能不良需透析者

胃肠系统

1. 应激溃疡出血需输血者
2. 出现中毒性肠麻痹，高度腹胀者

肝胆系统

总胆红素 >85.5μmol/L（5mg/dl）及 SGOT 或 LDH 为正常的 2 倍以上（无溶血），肝性脑病 >Ⅱ级

五、临床治疗

本病病情危重，应积极抢救，可采用中西医结合治疗。西医重视预防及早期支持治疗。中医以扶正祛邪为治疗大法。

（一）中医治疗

1. 中医辨证思路　本病属儿科急重症，首先应辨明阴阳两纲，在辨清阴阳两纲基础上辨清表里、寒热，结合脏腑辨证，判断出病变的部位，性质，正邪盛衰情况，继而对患者的虚态、实态、虚实互存态进行辨识进而归纳总结出以证候为核心的疾病状态，为临床救治提供准确的方法。

阴证者面色黯淡,精神萎靡,身重蜷卧,形寒肢冷,倦怠无力,语声低怯,纳差,口淡不渴,大便稀溏,小便清长,舌淡胖嫩,脉沉迟或弱,或细涩;阳证者面色红赤,恶寒发热,肌肤灼热,神烦躁动,呼吸气粗,喘促痰鸣,口干渴饮,大便秘结、奇臭,小便涩痛,短赤,舌质红,苔黄黑生芒刺,脉浮数,或洪大,或滑实。若病情进一步发展恶化则可发展为阴脱阳脱。阴脱者表现为身热肢暖,烦躁不安,口渴咽干,唇干舌燥,肌肤皱瘪,小便极少,大汗淋漓,汗温,舌红干,脉细数无力。大汗淋漓,汗温,咸而黏为阴脱特征。阳脱者表现为身凉恶寒,四肢厥冷,蜷卧神疲,口淡不渴,或喜热饮,舌淡白润,脉微欲绝,大汗出,汗冷味淡。

2. 治疗原则　危急重症,传变无定,临证之时,要动态观察,明辨虚实、权治缓急。本病因脏器耗伤、阴阳失衡,早期即有正虚邪盛、气液耗损、气滞血瘀的特点,后期则易出现阴竭阳脱之危候。故应充分发挥中医"治未病"的优势,积极进行防治。初期应采用"实则泻之"的治则,使病势得以控制,继之"扶正祛邪"使功能障碍脏器、系统功能得以恢复,增加机体免疫调理功能。同时因地、因人实行阶段性、个体化原则,"补其不足、损其有余",使各个器官达到一种阴阳平衡的稳态趋势。切不可固守一方,延误治疗时机。

3. 辨证施治　参考各病种相应章节。

(二)西医治疗

由于 MODS 的病因及发病机制复杂,许多问题尚未明了,治疗效果仍不够理想,因此预防 MODS 的发生显得十分重要。MODS 的治疗措施主要包括器官和系统功能支持、去除病因和诱发因素以及遏制病理过程的治疗。

1. 一般治疗

(1)重点观察和监护:凡危重疾病均应进行重点观察和监护,重点观察项目是体温、呼吸、脉搏、心率、血压、尿量、血小板计数。有条件者应进行血气、电解质、心电图、肝肾功能及凝血、纤溶系统监测,以便及时掌握病情变化,修订治疗抢救方案。

(2)维持有效血容量,保持电解质平衡:矫治贫血及低蛋白血症、脱水、酸中毒等,早期即应注意能量供给。

(3)评价器官功能:了解既往病史,对共存症如先心病、营养不良、免疫低下及各系统器官易损伤性进行评价,对有可能发生功能障碍、衰竭的器官系统给予积极支持疗法。

2. 早期器官功能支持

(1)早期通气治疗:严重感染、创伤或大手术患儿均应进行呼吸支持 2~3 天,直到肯定无急性肺功能衰竭的危险性为止。

(2)早期循环支持:治疗严重感染、休克和创伤,均应首先保持充分的循环血量,早期纠正血容量不足和微循环障碍是防治 MODS 发生、发展的重要因素。

(3)保护肾功能:注意尿量,设法保护肾功能。在循环血容量补足后,可适当应用利尿剂。同时应特别注意避免使用肾毒性药物。

3. 病因治疗　包括选用有效的抗生素、清除病灶等。

4. 抗体液介质治疗　主要有合理应用糖皮质激素、自由基清除剂、血浆等,也可试用体液介质抗体。

5. 营养支持　有效的营养支持可提高病人的免疫功能和抗感染能力,减轻过度炎症反应，在 MODS 中起重要作用。肠道营养对保护肠黏膜屏障、防治 MODS 有肯定的意义。因此，应该采取措施促进肠道功能恢复，尽早恢复肠内营养，如可使用生大黄制剂等。部分病人在较长时间内不能耐受足够量的肠道营养，可采用静脉营养加小剂量肠内营养。病危无法进食时，可经肠道外营养，但应注意不可过多补充非蛋白热量，否则可导致肝脂肪变、高渗性昏迷。

6. **防止医源性疾病**　特别要注意入侵性操作，抗生素过敏及毒副作用产生，避免过量输液、输血及其反应，谨防人工呼吸机使用不当及其呼吸器管理不当，药物过量，大量长期应用激素的副作用等所致的医源性疾病。

六、中西医结合诊疗思路

多脏器功能障碍综合征（MODS）是导致重症患者死亡的重要原因。感染性因素及非感染性因素均可诱发 SIRS。而持续激惹活性介质是使其发展到 SIRS 直至 MODS 阶段的重要因素，认为胃肠道是激发炎症反应的策源地。治疗上除针对原发病积极施行病因及对症治疗（包括抗感染、抗休克、纠正缺氧、增强营养等综合疗法）外，要设法阻断 SIRS 向 MODS 发展的恶性锁链，因此，治疗 MODS 应考虑以下几个方面：①加速胃排空，使胃肠运动节律收缩加强，降低肠腔内压力，改善血运；②调整肠内细菌微生态平衡，加强肠道生物学屏障功能；③减轻血循环中内毒素的含量，减轻内毒素对肠黏膜上皮细胞的直接损伤和破坏作用；④防止或减轻肠黏膜的过氧化损伤；⑤阻止炎性介质的扩增及其生物学作用的发挥，防止炎性介质介导的严重并发症的发生；⑥抗感染。临床上 MODS 患者，几乎都有不同程度的胸胁脘腹胀满、纳差食少、口苦咽干，或有发热、大便秘结、腹痛拒按、肠鸣音减弱、舌苔黄厚腻或黄燥、脉象弦滑数或沉细滑等症。表现为毒热内郁，气机阻滞之里实热证。临床在针对原发病及对症治疗同时宜结合中医辨证合理应用清热解毒、疏肝理气、通下热结之品，以调整胃肠道功能，保护肠道屏障，打断 SIPS 至 MODS 的链锁，达到救治目的。

七、预防与康复

1. **预防接种**　做好预防接种，减少感染性疾病的发生。
2. **合理喂养**　对婴幼儿应做到合理喂养，营养适宜，预防营养不良。
3. **增强体质**　加强体育锻炼，增强机体对季候气温变化的适应能力。

学习小结

1. 学习内容

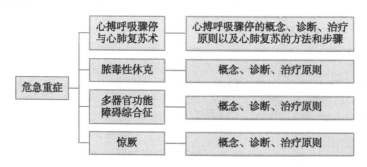

2. 学习方法

本章要结合急救医学知识重点理解小儿心搏呼吸骤停、脓毒性休克、惊厥、多器官功能障碍综合征等危急重症的概念、诊断、治疗原则。对于心肺复苏的方法和步骤要有一定的了解。

（陈晓刚　肖和印）

复习思考题

1. 心搏呼吸骤停的主要临床表现有哪些？

2. 心肺复苏术主要有哪些措施？

3. 脓毒性休克的初期复苏治疗目标有哪些？

4. 对阴竭阳脱证中医如何治疗？

5. 什么叫惊厥持续状态？

6. 惊厥持续状态的处理原则是什么？

7. 儿童 MODS 具有哪些特点？

8. 多脏器功能障碍早期器官功能支持应注意哪些方面？

第十九章

其他病症

　　学习目的

　　通过学习咳嗽、反复呼吸道感染、厌食、积滞、呕吐、便秘、腹痛、遗尿等病症，为临床诊治相关疾病奠定基础。

　　学习要点

　　咳嗽、反复呼吸道感染、厌食、积滞、呕吐、便秘的中医病因病机、分型证治；腹痛的主要病因病机、诊断和鉴别诊断、分型证治；遗尿的分型证治。

第一节　咳　　嗽

　　咳嗽既是一个独立的病症，也是儿科肺系多种疾病最常见症状之一。有声无痰为咳，有痰无声为嗽，有声有痰谓之咳嗽。一年四季均可发生，以冬春二季发病率为高。任何年龄皆可发病，以婴幼儿为多见。多数预后良好，少数可反复发作，迁延不愈。

　　西医学的上、下呼吸道感染及慢性咳嗽等疾病临床表现以咳嗽为主时，均可参照本病辨证论治。

一、病因病理

（一）中医病因病机

　　小儿咳嗽的病因有内外之别，内因责之于小儿脏腑娇嫩，肺常不足；外因责之于感受外邪，肺失宣肃。小儿肺脏娇嫩，肌肤柔嫩，藩篱疏薄，卫外不固，易为外邪所侵，故小儿咳嗽以外感者为多。

　　外感咳嗽以感受风邪为主，可夹寒，夹热，夹燥，表现为风寒、风热、风燥相合为病。内伤咳嗽多是肺、脾、肾功能失调。外感咳嗽日久不愈，耗伤正气，可转为内伤咳嗽。若外邪化热入里，炼液为痰，形成痰热；或素体热盛，或有食积内热，痰热相结，阻于气道，肺失清肃，发为痰热咳嗽。若小儿脾胃虚弱，失于健运，酿湿生痰，上贮于肺，可发为痰湿咳嗽。若素体禀赋不足，后天失调，肺脾气虚，不能敷布津液，津液凝聚为痰，阻于肺络，而致气虚咳嗽。若因外感热病，灼伤肺津；或素体阴虚，阴虚内热，灼伤肺络，可致阴虚咳嗽。不论邪从外入，或自内生，均影响及肺，致使肺失宣肃,肺气上逆发为咳嗽。

（二）西医病因病理

1.病因　小儿咳嗽的形成和反复发病,常是许多复杂因素综合作用的结果。

（1）感染:感染是引起咳嗽最主要的原因,细菌、病毒、支原体等病原直接侵犯呼吸道,引起咳嗽。

（2）过敏:各种致敏原如鱼、虾、蟹、蛋、奶等食物或尘螨、花粉、真菌、动物毛屑、烟雾、空气污染（颗粒物、二氧化氮、煤气）均可导致咳嗽,尤其是过敏体质患儿。

（3）支气管异物:70%异物吸入可出现咳嗽,伴有呼吸音减低（53%）、喘息（45%）。

（4）其他:如胃食管反流性咳嗽,运动诱发性咳嗽（运动性咳嗽）;血管紧张素转化酶抑制剂和哮喘吸入制剂可导致咳嗽,停药后咳嗽即消失;继发于先天性血管畸形的气管软化症患儿75%出现持续性咳嗽;呼吸道软化阻碍分泌物清除亦可引起咳嗽;较小婴儿还应注意气管食管瘘亦可引起咳嗽。

2.发病机制　咳嗽是机体的一种生理反射,其反射弧包括感受器、传入神经、中枢、传出神经和效应器。感受器有机械感受器和化学感受器,前者集中分布在咽喉部,后者则分布在咽部和2级以下支气管,对有害气体和烟雾十分敏感。咳嗽的传入神经主要是迷走神经,尚有舌咽神经、三叉神经等,而咳嗽中枢位于延髓,传出神经则是喉下神经、膈神经及脊髓神经。引起咳嗽动作的主要效应器官有声门、腹肌、膈肌和肋间内肌等,这些效应器引起咳嗽的动作必须是协调而有次序的。通过咳嗽反射,机体能清除吸入的有害物质以及积聚在呼吸道中的异常分泌物。

二、主要临床表现

1.急性呼吸系统感染性疾病　主要为上呼吸道感染、气管炎、支气管炎、喉炎等,此类疾病咳嗽多发生在冬春季节,常表现为咳嗽有痰。

2.慢性咳嗽　咳嗽持续1个月以上,伴或不伴咳痰,常以夜间或晨起明显。

三、辅助检查

1.血液检查　血常规检查常可提示有无感染,CRP检测炎症的轻重及病情活动度。

2.影像学检查　慢性咳嗽者常规做X线胸片检查,以排除肺部其他病变;鼻窦X线片或CT检查以及鼻咽镜检查,可诊断是否存在鼻炎、鼻窦炎。

3.肺功能检查　根据病情可选择做通气功能试验、支气管舒张试验和支气管激发试验。

4.痰液检查　诱导痰细胞学检查嗜酸粒细胞是诊断嗜酸粒细胞性支气管炎的主要方法,也是评估该病治疗疗效的参数之一。

5.24小时食管pH值监测　可确定有无胃食管反流及反流与咳嗽的关系,拟诊胃食管反流性咳嗽时可做此项检查。

6.怀疑变应性咳嗽者,可行过敏原皮试、血清IgE测定和咳嗽激发试验。

7.通过上述检查仍不能确诊或经过诊断性治疗咳嗽仍未缓解者,应进行高分辨率CT、纤维支气管镜等检查,以除外气道内病变和肺部其他病变等。

8.若各项检查均正常,在排除上述器质性病变诱发的咳嗽后,才可考虑心因性咳嗽的诊断。

四、诊断

上、下呼吸道感染、慢性咳嗽等以咳嗽为主症的疾病均可按本节内容辨治。临床应详细询问呼吸道疾病感染史、传染病接触史及其他疾病病史，参考临床表现、相应辅助检查，进行有关疾病的诊断和鉴别。

五、临床治疗

本病西医主要是祛除病因及对症治疗。中医根据外感和内伤的不同随证施治。

（一）中医治疗

1. 中医辨证思路　咳嗽辨证时，首先辨清外感与内伤，外感多为新病，起病急、病程短，多兼肺卫表证；内伤多为宿病，常反复发作，迁延不已，多兼他脏病证。其次，应该辨清寒热虚实，外感咳嗽多以风寒、风热、风燥为主，多属实证，内伤咳嗽中，痰湿、痰热、肝火多属邪实，日久伤肺，可与正虚并见。再可以根据咳嗽的声音，加剧时间及因素，痰液的色、质、量、味等鉴别风寒、风热、风燥、痰湿、痰热、肺热、阴虚、气火及虚寒等咳嗽。

2. 治疗原则　外感咳嗽多以治肺为主，重在宣肺止咳，咳嗽数日，表证或已解或尚存，或已出现半表半里之证，应表里双解，宣解外邪兼清里热；内伤则应祛邪扶正，标本兼顾，除直接治肺外，还应从整体出发，注意治脾、治肝、治肾等。

3. 辨证施治

（1）外感咳嗽

1）风寒咳嗽

［证候］　咳嗽频作，痰稀色白，鼻塞流清涕，或伴恶寒无汗，咽痒声重。发热头痛，全身酸痛，舌质淡，舌苔薄白，脉浮紧。

［治法］　疏风散寒，宣肺止咳。

［方药］　金沸草散加减。

寒邪较重者，加炙麻黄；咳重者，加杏仁、桔梗；痰多者，加橘红、茯苓。

2）风热咳嗽

［证候］　咳嗽不爽，痰黄黏稠，不易咳出，鼻流浊涕，发热恶风，微汗出，咽红或肿，舌苔薄白或微黄，舌质偏红，脉浮数。

［治法］　疏风清热，宣肺止咳。

［方药］　桑菊饮加减。

发热、口渴重者，加生石膏、天花粉；肺热重者，加金银花、黄芩；咽喉红肿者，加牛蒡子、射干、玄参；咳重者，加枇杷叶、前胡；痰多者，加贝母、瓜蒌。

3）风燥咳嗽

［证候］　干咳无痰或痰少不易咳出，鼻燥口渴，大便干燥，小溲黄赤，或有形寒、身热等表证。舌苔薄黄而干，尖红，脉数。

［治法］　清肺润燥，化痰止咳。

［方药］　桑杏汤加减。

咽喉干痛者，加桔梗、牛蒡子、黄芩；咳痰黄稠者，加马兜铃、瓜蒌皮。大便秘结者，加生大黄、瓜蒌仁。

（2）内伤咳嗽

1）痰热咳嗽

［证候］　咳嗽阵作，痰黄而稠，咳吐不爽，甚至喉中痰鸣，发热口渴，咽痛，大便干，小便黄。舌质红，苔黄腻，脉滑数。

［治法］　清热泻肺，化痰止咳。

［方药］　清金化痰汤加减。

痰多者，加竹沥、胆南星、黛蛤散；咳引胸胁胀满疼痛者，加枳壳、郁金；心烦口渴者，加石膏、淡竹叶。

2）痰湿阻肺

［证候］　咳嗽重浊，痰多色白，易咳出，喉有痰声，胸闷纳呆，神倦乏力。舌淡红，苔白腻，脉滑。

［治法］　健脾燥湿，止咳化痰。

［方药］　二陈汤加减。

痰涎壅盛者，加三子养亲汤；纳差者，加神曲、麦芽、山楂；胸闷不适者，加苏梗、薤白、郁金。

3）阴虚咳嗽

［证候］　干咳无痰或痰少而黏，或痰中带血，不易咳出。口渴咽干，喉痒声嘶，午后潮热或手足心热。舌质红，苔少，脉细数。

［治法］　养阴润肺，兼清余热。

［方药］　沙参麦冬汤加减。

咳甚痰中带血者，加茅根、藕节、阿胶；盗汗颧红者，加银柴胡、青蒿、地骨皮。

4）气虚咳嗽

［证候］　咳而无力，痰白清稀，面色苍白，气短懒言，语声低微，自汗畏寒。舌淡嫩，苔薄，脉细无力。

［治法］　健脾补肺，益气化痰。

［方药］　六君子汤加减。

气虚无力者，加黄芪、黄精；咳重痰多者，加杏仁、贝母；纳差便溏者，加焦山楂、鸡内金。

4. 中医其他疗法

（1）临床常用中成药：①通宣理肺丸：功能解表散寒，宣肺止嗽，用于风寒咳嗽；②小儿清热止咳颗粒：功能清热、宣肺、平喘，用于风热咳嗽；③肺力咳合剂：功能清热解毒，止咳祛痰，用于痰热咳嗽；④半夏露：功能止咳化痰，用于痰湿咳嗽。

（2）推拿疗法：外感咳嗽：开天门 50 次，推坎宫 50 次，揉太阳 50 次，清肺经 50 次，揉肺俞 200 次，揉膻中 150 次，分推膻中 100 次。内伤咳嗽：揉肺俞 200 次，揉膻中 100 次，清补肺经、补脾经、补肾经、运八卦 100 次，揉掌小横纹 200 次，揉足三里 200 次。

（3）单方验方：川贝母 10g，白梨 2 个，白冰糖适量，水煎服用，治疗燥热咳嗽。

（4）中药敷贴法：①最常用的外敷法为敷胸散敷于背部腧穴，由大黄、芒硝等药味组成，可促进局部炎症吸收，多用于湿咳。临床也常用敷脐法给药。②穴位贴剂：止咳贴常用于天突、肺俞、膻中等穴位，达到止咳宣肺、宽胸利气之效。

（二）西医治疗

1. 一般治疗　急性期感染者应休息，饮食宜清淡，不宜强进油腻辛辣食品，多饮水。痰多患儿,鼓励患儿自己排痰,婴幼儿不会咳痰时可用吸痰器吸痰。注意气候变化,防止患儿受凉,胸腹部保暖好。室内保持一定的湿度,并定时通风,避免煤气、油烟、烟雾等刺激。

2. 病因治疗 咳嗽的处理原则是明确病因,针对病因进行治疗和评估。咳嗽如伴有痰,应以祛痰为原则,不能单纯止咳;H_1 受体拮抗剂如氯苯那敏、氯雷他定、西替利嗪等可用于治疗上气道咳嗽综合征;明确为细菌或肺炎支原体、衣原体病原感染的咳嗽可考虑使用抗生素;平喘抗炎药物包括糖皮质激素、β_2- 受体激动剂、M- 受体阻断剂、白三烯受体拮抗剂、茶碱等,主要用于咳嗽变异性哮喘、嗜酸粒细胞性支气管炎等的针对性治疗;胃食管反流性咳嗽可使用促胃动力药如多潘立酮等。

3. 其他疗法 非药物性治疗措施,如避免接触变应原、避免受凉、避免被动吸烟等措施在儿童咳嗽尤其是慢性咳嗽的治疗中应予重视。

六、预防与康复

1. 加强锻炼,提高机体抗病能力。
2. 气候转变时及时增减衣服,防止过冷或过热,过敏体质者避免接触过敏原。
3. 小儿避免常去拥挤的公共场所,以减少感染机会。
4. 经常开窗,流通新鲜空气。家人有感冒时,采取适当措施避免交叉感染。
5. 及时接受预防注射,减少传染病发生。

第二节　反复呼吸道感染

反复呼吸道感染是指 1 年内发生上、下呼吸道感染的次数超出一定范围。上呼吸道感染包括鼻炎、咽炎、扁桃体炎;下呼吸道感染包括气管 - 支气管炎、毛细支气管炎及肺炎等。本病为儿童常见病之一,任何年龄皆可发生,多见于 6 个月~6 岁的小儿,其中 1~3 岁的幼儿发病率最高。四季皆可见,以气候骤变及冬春季节发病率高。若反复呼吸道感染日久不愈,易发生慢性鼻炎、咳嗽及肾炎、风湿病等疾患,严重影响小儿的生长发育与身心健康。

中医古籍无此病名,类似中医的"体虚感冒""虚人感冒"。

一、病因病理

(一)中医病因病机

病因有内因和外因之分。外因为感受外邪,透邪不彻;或重复感冒,邪气留恋;或用药不当,损伤正气,皆属外来之因。内因者为禀赋不足、喂养不当、调护失宜、特殊体质等导致正气不足,体虚易感。

本病的发病有虚实之分,虚者为主,实者为次。虚者主要责之于肺脾之损和肾元之亏。先后天不足,正气不能卫外,屏风不密,反复感受六淫之侵,而体虚易感。实者主要责之于肺胃,为平素嗜食辛辣肥甘厚腻或热病余邪未清,邪热留伏于肺胃,或积于胃肠,常引外邪侵袭,则易见反复感冒,寒热错杂之证。若反复呼吸道感染持续数年,必致正气亏虚,身体虚弱,引发他患,病变丛生。

(二)西医病因病理

1. 病因 除能引起呼吸道感染的病因外,还与下列因素有关:①先天免疫缺陷或后天免疫功能低下；②呼吸系统先天畸形（会咽吞咽功能不全、原发纤毛功能异常、肺发育不良、肺囊肿等）；③环境因素（空气污染、被动吸烟、居室拥挤、气候骤变等）；④饮食不节（偏食、厌食所致的微量元素缺乏或维生素摄入不足）；⑤维生素 D 代谢异常；⑥精神因素（精神紧张及情绪紊乱可降低呼吸道黏膜抵抗力）；⑦慢性疾病的影响（贫血、营养不良、结核病、肾病及胃肠疾病）等。

2. 发病机制及病理　引起鼻咽部、扁桃体、喉、气管支气管、肺泡及间质的炎性病变，其发病机制及病理详见急性上呼吸道感染、急性支气管炎、肺炎等章节。

二、主要临床表现

反复出现上、下呼吸道感染的症状，可伴有先天性心脏病、贫血、营养不良及维生素 D 缺乏性佝偻病等疾病史。平时可见体弱乏力、形体消瘦、多汗等表现。

三、辅助检查

1. 血常规　病毒感染时白细胞总数正常或偏低，中性粒细胞减少，淋巴细胞计数相对增高；细菌感染时白细胞总数及中性粒细胞均增高。

2. 病原学检查　咽拭子或鼻咽分泌物病毒分离和血清特异性抗体检测，可明确病原。链球菌感染者，血中 ASO 滴度增高。

3. X 线胸片　上呼吸道感染摄片多正常。气管支气管炎或见肺纹理增粗，少数可见肺门阴影增深。支气管肺炎可表现为点状或小斑片状肺实质浸润阴影。

4. 体液免疫功能　主要是检测血清免疫球蛋白（IgG、IgA、IgM、IgD 及 IgE）。也可检测血浆蛋白定量及血清蛋白电泳，初步判断患儿的体液免疫状态。

5. 细胞免疫功能　包括 T 淋巴细胞亚类（CD 细胞分类）及迟发性超敏反应皮肤试验（PPD 试验、PHA 试验）。

四、诊断

诊断要点

根据年龄、潜在的原因及部位不同，将反复呼吸道感染分为反复上呼吸道感染和反复下呼吸道感染，后者又可分为反复气管支气管炎和反复肺炎。可根据 2008 年中华医学会儿科学会分会呼吸学组制定的判断条件做出诊断（表 19-1）。

表 19-1　反复呼吸道感染判断条件

年龄（岁）	反复上呼吸道感染（次 / 年）	反复下呼吸道感染（次 / 年）	
		反复气管支气管炎	反复肺炎
0～2 岁	7	3	2
2[+]～5 岁	6	2	2
5[+]～14 岁	5	2	2

注：1. 两次感染间隔时间至少 7 天以上。

2. 若上呼吸道感染次数不够，可以将上、下呼吸道感染次数相加，反之则不能。但若反复感染是以下呼吸道为主，则应定义为反复下呼吸道感染。

3. 确定次数需连续观察 1 年。

4. 反复肺炎是指 1 年内反复患肺炎 2 次，肺炎需由肺部体征和影像学证实，两次肺炎诊断期间肺炎体征和影像学改变应完全消失。

五、临床治疗

本病采用中西医结合的综合治疗方法。西医主要是针对引起患儿反复感染的病因进行治疗，酌情配合免疫调节剂，以消除易感因素；中医以扶正固本为主，调整脏腑功能，提高患儿抗病能力。

（一）中医治疗

1. 中医辨证思路　本病的辨证，主要在于辨别邪正的消长与疾病病程分期。感染期以邪实为主，应注意分辨表里寒热，初起多有外感表证，当辨风寒、风热、外寒里热的不同，夹积、夹痰的差异，本虚标实的病机；迁延期邪毒渐平，虚象显露，热、痰、积未尽，肺、脾、肾虚显现；恢复期正暂胜而邪暂退，当辨肺脾肾何脏虚损为主。

2. 治疗原则　属实证者，宜清泻肺胃为主。属虚证者，治疗以补虚为要，或健脾补肺，或益气养阴，使"正气存内，邪不可干"。

3. 辨证施治

（1）营卫失调

［证候］　反复外感，恶风、恶寒，面色少华，四肢不温，多汗，舌质淡，苔薄白，脉无力，指纹淡红。

［治法］　调和营卫，固表益气。

［方药］　黄芪桂枝五物汤加减。

汗多者，加龙骨、牡蛎；兼有咳嗽者，加杏仁、款冬花、百部；身热未清者，加青蒿、连翘、银柴胡；咽红、扁桃体肿大未消者，加玄参、夏枯草。

（2）肺脾虚弱

［证候］　反复感冒、咳嗽迁延难愈，或愈后又作，面黄少华，形体消瘦，少气懒言，食少纳呆，动则易汗，或大便溏薄，舌质淡，苔薄白，脉无力，指纹淡。或手足心热，低热，盗汗，神疲乏力，口干喜饮，纳呆食少，舌质红，少苔或无苔，脉细无力，指纹淡红。

［治法］　健脾益气，培土生金或益气养阴，清解余热。

［方药］　玉屏风散或人参五味子汤加减。

肺脾气虚者，用玉屏风散加减；肺胃阴虚者，用人参五味子汤加减；余邪未清者，加竹叶、大青叶、连翘；汗多者，加五味子、浮小麦；纳呆者，加鸡内金、炒谷芽、焦山楂。

（3）脾肾两虚

［证候］　反复外感，面色萎黄或少华，形体消瘦，肌肉松软，或见鸡胸龟背，腰膝酸软，形寒肢冷，四肢不温，发育落后，气短，动则喘甚，少气懒言，多汗易汗，食少纳呆，舌质淡，苔薄白，脉沉细。

［治法］　温补肾阳，健脾益气。

［方药］　补肾地黄丸加减。

汗多者，加黄芪、煅龙骨；余热未尽者，加鳖甲、地骨皮；阳虚者，加紫河车、肉苁蓉。

（4）肺胃实热

［证候］　反复外感，咽微红，口臭、口舌易生疮，汗多而黏，夜寐欠安，大便干，舌质红，苔黄，脉滑数。

[治法]　清泻肺胃。

[方药]　凉膈散加减。

咽微红者，加胖大海、金果榄；扁桃体肿大者，加浙贝母、赤芍、玄参；口舌生疮者，加栀子、通草；舌苔厚者，加焦山楂、鸡内金。

4.中医其他疗法

(1)临床常用中成药：①童康片：功能补肺固表，健脾益胃，用于肺脾两虚证；②槐杞黄颗粒：功能益气养阴，用于气阴两虚证；③清降片：功能清热解毒利咽，用于肺胃实热证。

(2)捏脊疗法：有调阴阳、理气血、和脏腑、通经络的作用，可提高患儿免疫力，增强体质，防治小儿反复呼吸道感染。每天1次，每周治疗5天，4周为1个疗程。

(二)西医治疗

1.治疗原则　主要是针对病因进行治疗，酌情配合免疫调节剂，以消除易感因素。

2.抗感染治疗　细菌感染者可根据药物敏感试验选用适当抗生素；病毒感染者可用利巴韦林等药物。

3.维生素治疗　对于维生素缺乏者，可及时予以补充。

4.微量元素　对于微量元素缺乏者，可根据需要给予锌、铁、钙等。

5.免疫调节剂　对于患有免疫缺陷或免疫功能低下者，应给予免疫调节剂。常用药物如胸腺肽、干扰素、转移因子、丙种球蛋白等。

六、中西医结合诊疗思路

1.熟悉各版诊断指南，明确各种指标细则。

2.对于本病反复阶段，一定要严格掌握抗生素应用指征，切勿滥用抗生素导致抵抗力减弱。

3.中医的各种内外治法手段是本病防治的重要特色，特别是小儿推拿疗法尤其适合本病实施。

4.中医治疗注意攻补兼施。平时注意调补肺脾肾，有时很难找到一个感冒的间隙期，可以在祛邪时嵌入扶正。也有本病不完全属虚者，临床要学会识别伏邪内潜，注意透邪外出等温病伏邪治法的应用。

七、预防与康复

1.气候变化时及时更换衣服，避免过冷过热。

2.保证充足的睡眠，少量多餐，给予易消化、高营养的饮食。

3.感冒流行期间不去公共场所。

4.积极防治各种慢性病，如维生素D缺乏性佝偻病、营养不良、贫血等。

5.按时预防接种，增强机体抗病能力。

第三节　厌　食

厌食是指小儿较长时期见食不贪，食欲不振，但精神尚好的病症。各年龄都可发病，尤以1～6岁小儿多见，城市儿童发病率较高。发病无明显季节性。预后一般较好。但若长期不愈者,可日渐消瘦而成为疳证。古籍对于此病有"恶食""不思饮食""不嗜食"等记载。

一、病因病理

(一)中医病因病机

喂养不当、损伤脾胃,或病后失调、脾胃气阴不足,亦或突受惊吓、所欲不遂,情志抑郁,肝气乘脾犯胃,均可致脾胃功能受损,脾胃不和,受纳功能失调,出现厌食。

(二)西医病因病理

1. 病因

(1)饮食因素

1)未及时添加辅食:婴儿对于辅食的添加有不同的敏感期,如未在此期及时添加辅食,易致厌食。

2)饮食习惯不良或结构不合理:平素吃较多零食;摄入冷饮、饮料过多以及喂养不定时,或饮食结构中蛋白质或糖类比例过大。

(2)精神因素:儿童受到惊吓、恐惧、紧张等不良心理刺激,可通过交感神经系统的内脏反应使消化功能的调节失去平衡引起食欲减退而导致厌食。

(3)维生素 B 族或微量元素锌缺乏:缺锌影响了核酸和蛋白的合成,从而影响了味觉素的合成,还可使唾液中磷酸酶减少及黏膜增生,使味蕾的功能减退。B 族维生素缺乏亦可引起小儿味觉功能和胃黏膜消化功能的降低。

2. 发病机制及病理 小儿厌食症是临床常见的摄食行为异常性疾病,其发病机制至今尚未完全明确。可能与下丘脑"食欲调节网络"相关,并与脑肠肽水平、不良饮食习惯、某些维生素或微量元素的缺乏有关。除器质性疾病所致的厌食外,一般无特殊病理变化。

二、主要临床表现

长期食欲减退或食量减少,具体表现为见食不张口,含在口中不吞,进食时间延长,纳食量为同龄儿童的二分之一,或三分之一。体重不增或下降,形体消瘦。可伴免疫力下降,倦怠、面色萎黄。

三、辅助检查

1. 血常规 正常,时间偏长可有血色素降低。
2. 肝功能 一般在正常范围内。
3. 微量元素检测 锌、铜、铁等微量元素含量偏低。

四、诊断及鉴别诊断

(一)诊断要点

1. 长期食欲不振,食量明显少于同龄正常儿童。
2. 面色少华,形体偏瘦,但精神尚好,活动如常。
3. 有喂养不当史,如进食无定时、定量,喜食生冷、甘甜厚味食品,喜吃零食,或偏食或有情志变化等。

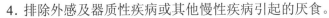

4．排除外感及器质性疾病或其他慢性疾病引起的厌食。

（二）鉴别诊断

厌食可与以下疾病相鉴别（表19-2）。

表19-2　厌食的鉴别诊断

疾病	鉴别
积滞	有伤乳伤食病史，导致乳食停积中脘，除食欲不振，不思乳食外，伴有嗳气酸腐，大便酸臭，脘腹胀痛
疳证	因脾胃功能较长时间受损，气阴耗伤所致，病情缠绵日久，可见食欲不振、食欲亢进或嗜食异物，必有形体消瘦，并可见面黄发枯、神疲或烦躁等症状。积滞日久，可转化为疳证
疰夏	以食欲不振为主，同时可见全身倦怠，大便不调，或有发热，具"春夏剧、秋冬瘥"的季节特点

五、临床治疗

本病采用中西医结合的综合治疗方法。西医强调合理喂养、培养良好的卫生习惯，积极治疗原发病等。中医以脏腑辨证为纲，主要从脾胃论治。

（一）中医治疗

1．中医辨证思路　首辨虚实，凡病程短，仅表现纳呆食少，食而乏味，形体尚可，舌脉正常者为实证；病程长，除食欲不振，食量减少外，尚伴面色少华，形体偏瘦，大便不调者为虚证。其次，结合临床症状及舌象辨别证型，脾胃不和者舌质淡红，苔白腻；脾胃气虚伴面色萎黄，大便不实，舌质淡，或有齿痕，苔薄白；脾胃阴虚者食少饮多，舌质偏红，苔少或花剥苔。脾虚肝旺者见食欲不振伴情志失调。

2．治疗原则　基本原则为运脾开胃。"以和为贵，以运为健"，使脾胃调和，脾运复健，则胃纳自开。

3．辨证施治

（1）脾胃不和

［证候］　食欲不振，多食或强迫进食可见脘腹饱胀，精神良好，舌淡红，苔薄白或白腻。

［治法］　运脾和胃。

［方药］　不换金正气散加减。

脘腹胀满者，加木香、莱菔子；暑湿困阻者，加荷叶、扁豆花；嗳气泛恶者，加半夏、竹茹；大便偏干，加枳实。

（2）脾胃气虚

［证候］　食欲不振，少食，面色萎黄，懒言乏力，大便不实和（或）夹不消化食物残渣等，舌淡，苔薄白，脉缓无力。

［治法］　健脾益气。

［方药］　异功散加减。

便稀苔腻者，去白术，加苍术、薏苡仁；汗多易感者，加黄芪、防风；情志抑郁者，加柴胡、佛手。

364

（3）脾胃阴虚

[证候]　不欲进食，伴口舌干燥，食少饮多，皮肤失润，大便偏干，小便黄赤；素体阴虚或热病伤阴。舌红少津，苔少或花剥。

[治法]　滋养胃阴。

[方药]　养胃增液汤加减。

口渴烦躁者，加天花粉、芦根、胡黄连；大便干结者，加火麻仁、郁李仁、瓜蒌仁；夜寐不宁、手足心热者，加牡丹皮、莲子心、酸枣仁。

（4）脾虚肝旺

[证候]　不欲进食或拒食，性躁易怒，好动多哭，夜寐齘齿，大便不调，小便黄赤；舌红少津，苔少或花剥，脉弦。

[治法]　疏肝调脾。

[方药]　逍遥散加减。

食少不化者，加谷芽、神曲；脘腹胀满者，加木香、厚朴、莱菔子；大便偏稀者，加山药、薏苡仁。

4. 中医其他疗法

（1）临床常用中成药：①曲麦枳术丸：功能健脾和胃消食，用于脾胃不和证；②小儿香橘丸：功能健脾和胃，消食止泻，用于脾运失健证；③小儿健脾丸：功能健脾和胃化滞，用于脾胃虚弱证；④儿康宁口服液：功能健脾开胃，益气和中，用于厌食各证。

（2）捏脊疗法：具体操作见总论相关部分。

（3）敷脐疗法：丁香、吴茱萸各30g，肉桂、细辛、木香各10g，白术、五倍子各20g，共研末，取药粉5～10g，用酒或生姜汁调糊状，外敷神阙，24小时换药1次，7～10天为1个疗程。

（二）西医治疗

有器质性疾病所致的厌食者，针对病因进行治疗。功能性厌食，一般以对症治疗为主，主要采用饮食疗法、心理疗法和药物治疗。药物可用微生态制剂、锌制剂、多酶片、多潘立酮片等。

六、预防与康复

1. 养成良好饮食习惯，纠正不良喂养方法。

2. 根据小儿生长发育特性，及时合理增加辅食。

3. 出现食欲不振时，及时查明原因，采取针对性治疗措施。

4. 注意精神调护，培养良好性格。

病案分析

病案：王某，男，2岁，河南郑州。以"厌恶进食，食量减少2个月余"为代主诉就诊。患儿厌恶进食，食量减少伴腹胀，大便偏干，小便短黄，舌红少津，苔花剥，脉弦滑。证属本虚标实，予"补脾气、益胃阴"，结合助运之法而愈。方药如下：党参5g，白术5g，茯苓5g，砂仁3g，白蔻3g，青皮3g，香附3g，炒麦芽5g，炒神曲5g，焦山楂5g，沙参3g，麦冬3g，生地3g。

分析：本证由于素体脾虚，加之病后伤津，胃阴亏乏，失于濡养而食欲不振，发为厌食。方中党参、白术、茯苓功专健脾化湿；沙参、麦冬、生地擅滋养胃阴，但养阴药多滋腻碍胃，使脾失健运，故在养阴的同时辅以白蔻、青皮、香附理气助运。另外，脾气失运必然饮食内积，故酌加炒麦芽、炒神曲、焦山楂以消食助运，然因本方性燥伤阴，故宜小剂量应用。

（摘自《丁樱医案选录》）

第四节　积　滞

积滞是以不思乳食，食而不化，腹部胀满，嗳气酸腐，大便溏薄或秘结为临床特征的常见病症。本病一年四季均可发生，尤其是夏秋季节暑湿当令之时发病率较高。婴幼儿多见。一般预后良好，个别患儿可因积滞日久，迁延失治，进一步损伤脾胃，导致气血化源不足，营养及生长发育障碍，转化为疳证。西医没有相应的病名，消化不良的主要临床表现与本病相似。

一、病因病机

乳食不节，伤及脾胃，致脾胃运化功能失调。或暴饮暴食，或饮食无律，夜间添食等，致宿食停聚，积而不化，或脾胃虚弱，腐熟运化不及，乳食停滞不化。若积久不消，迁延失治，则可进一步损伤脾胃，导致气血生化乏源，暗耗气血津液，形体日渐消瘦从而发展转化为疳证，故有"积为疳之母，无积不成疳"之说。其病位在脾胃，基本病理机制为乳食停聚中脘，积而不化，气滞不行。

二、主要临床表现

临床上一般以食少，甚则不思食，纳呆，脘腹胀满，嗳腐吞酸，大便酸臭或秘结，伴有呕吐酸腐及不消化食物或吐乳、腹痛、腹泻等脾胃症状为主。小婴儿有时以吐舌、弄舌、流涎、哭闹不安为主要表现。

三、诊断及鉴别诊断

（一）诊断要点

有伤乳伤食病史，具有以上临床表现，大便化验检查有不消化食物残渣或脂肪滴。

（二）鉴别诊断

本病需与厌食、疳证鉴别，可根据病史及临床症状鉴别（表19-2）。

四、临床治疗

本病以中医药治疗为主。

1. 中医辨证思路　本病重在辨虚实，其次辨寒热。病位以脾胃为主，病多属实，但若患儿素体脾气虚弱，可呈虚实夹杂之证。由脾胃虚弱所致者，初起即表现虚实夹杂证候。积滞内停，又有寒积或化热的演变，可根据病史、伴随症状以及病程长短以辨别其虚、实、寒、热。由脾胃虚弱所致者，初起即表现虚实夹杂证候。

2. 治疗原则 治疗本病以消食化积,理气行滞为基本法则。实证以消为主,虚实夹杂者,宜消补兼施。本病治疗,除内服药外,亦可运用推拿及外治等疗法。

3. 辨证施治

(1) 乳食内积

[证候] 不思乳食,嗳腐酸臭或呕吐食物、乳块,脘腹胀满,疼痛拒按,大便酸臭,或便秘,夜眠不安,舌质淡,苔白厚腻,脉象弦滑,或指纹紫滞。

[治法] 消乳化食,和中导滞。

[方药] 消乳丸或保和丸加减。

乳积者,选消乳丸加减。食积者,选保和丸加减。腹胀明显者,加木香、厚朴、枳实;恶心呕吐者,加竹茹、生姜;大便稀溏者,加扁豆、薏苡仁;舌红苔黄,低热口渴者,加胡黄连、石斛、天花粉。

(2) 积滞化热

[证候] 面色苍黄,食欲不振,经常腹痛腹胀,但胀痛不剧,肚腹手足心热,心烦急躁,或伴低热盗汗,睡眠不安,喜俯卧,常龂齿,口中气秽,或大便酸臭,舌质苔黄腻,脉象弦滑,或指纹紫滞。

[治法] 消乳化食,清热导滞。

[方药] 枳实导滞丸加减。

积热内盛者,加胡黄连、连翘、栀子、青黛;热扰肝经者,加夏枯草、芦荟;盗汗明显者,加地骨皮、青蒿、银柴胡。

(3) 脾虚夹积

[证候] 面色萎黄,形体消瘦,神疲肢倦,不思乳食,食则饱胀,腹满喜按,大便稀溏,夹有乳片或不消化食物残渣,舌质淡,脉细腻,或指纹淡滞。

[治法] 健脾助运,消食化滞。

[方药] 健脾丸加减。

呕吐者,加生姜、丁香、半夏;大便稀溏者,加山药、薏苡仁、苍术;腹痛喜温喜按者,加干姜、白芍、木香;舌苔白腻者,加藿香、佩兰。

4. 中医其他疗法

(1) 中成药:①胃肠安丸:功能芳香化浊,理气止痛,健胃导滞,用于积滞各证;②化积口服液:健脾导滞,化积除疳,用于乳食内积证;③小儿化食丸:消食化滞,泻火通便,用于积滞化热证;④小儿香橘丸:健脾和胃,消食止泻,用于脾虚夹积证;⑤一捻金:消食导滞,祛痰通便,用于乳食内积证。

(2) 针灸疗法:耳穴:取胃、大肠、神门、交感、脾。每次选3～4穴,用王不留行籽贴压,左右交替,每日按压3～4次。

(3) 推拿疗法:①清胃经,揉板门,运内八卦,推四横纹,推按中脘、足三里,推下七节骨,分腹阴阳,用于乳食内积证;②以上取穴,加清天河,清大肠,用于食积化热证;③补脾经,运内八卦,揉中脘,推大肠,揉按足三里,用于脾虚夹积证。以上各证均可配合使用捏脊法。

(4) 药物外治法:①玄明粉3g,胡椒粉0.5g。研细粉拌匀,置于脐中,外盖纱布,胶布固定,每日换1次,用于乳食内积证;②神曲30g,麦芽30g,山楂30g,槟榔10g,生大黄10g,芒硝20g。共研细末,以麻油调上药,敷于中脘、神阙穴,先热敷5分钟后继续保留 24 小时,隔日 1 次,3 次为 1 个疗程,用于积滞腹胀痛者。

五、预防与康复

1. 提倡母乳喂养,乳食宜定时定量,不应过饥过饱。

2. 合理添加辅食,不应偏食、杂食,不食油腻、生冷、炙煿之品。平时应保持大便通畅,养成良好的排便习惯。

3. 伤食积滞患儿应暂时控制饮食,给予药物调理,积滞消除后,逐渐恢复正常饮食。

4. 注意病情变化,给予适当处理。呕吐者,可暂停进饮食,并给生姜汁数滴加少许糖水饮服;腹胀者,可揉摩腹部;便秘者,可蜂蜜 10～20ml 冲服,严重者可予开塞露外导;脾胃虚弱者,常灸足三里穴。

第五节　呕　　吐

呕吐是指乳食由胃中上逆,经口吐出的一种证候。古人谓,有物有声谓之呕,有物无声谓之吐,有声无物谓之哕。呕与吐常同时发生,故合称呕吐。是小儿常见的一种证候。小儿呕吐以婴幼儿较为常见,凡乳食内伤、感受外邪,以及其他脏腑疾病影响到胃的功能失调而致胃气上逆,均可引起呕吐。

西医学的许多疾病,如消化道功能紊乱、胃炎、胃溃疡、胆囊炎、蛔虫病、急性阑尾炎、先天性肥厚性幽门狭窄、肠梗阻等消化系统疾病,肝炎等一些急性传染病,或颅脑疾患、尿毒症,以及药物、食物影响等都可引起呕吐。

一、病因病理

(一)中医病因病机

呕吐的病因有虚有实。乳食内伤,外感六淫,胃中蕴热或脾胃虚寒,胃阴不足,肝气犯胃,暴受惊恐等均可影响胃的正常功能,导致胃失和降而引起呕吐。

病位在胃,与肝气横逆、脾失健运有密切关系。病性为虚实夹杂。基本病理改变为胃失和降,气机上逆。小儿脾胃薄弱,若因喂养不当,乳食过多,宿食停滞胃中,中焦壅塞,气机升降失调,胃气上逆而发生呕吐。因护理不当,外感六淫或秽浊之气,客于胃肠,胃失和降而发生呕吐。外邪所致呕吐中,以风寒之邪居多,其次长夏季节暑湿犯胃亦不少见。因乳母积热,儿饮母乳,热积于胃,或温热时邪,蕴伏肠胃,致胃中火热之气上逆而发生呕吐。小儿脾胃素虚,或疾病过程中寒凉克伐太过,脾胃受寒,或过食瓜果生冷,冷积中脘致中阳不运,胃寒不纳而发生呕吐。热病耗伤胃津,病后气阴未复,或反复呕吐,胃阴耗损,胃气不得润降而产生呕吐。若因小儿情志失和,肝失条达,肝气横逆犯胃,胃气逆于上而致呕吐。小儿若骤见异物,暴受惊恐,致气机逆乱犯胃而发生呕吐。若因小儿素蕴痰热,偶然跌仆惊恐,可使气血逆乱,痰热上涌,亦可发为夹惊呕吐。

(二)西医病因病理

1. 病因　引起呕吐的原因很多,常见有消化道功能紊乱,消化道感染性疾病如胃炎、肠炎、阑尾炎等,全身感染性疾病,消化道器质性梗阻,代谢紊乱,中枢神经系统感染,颅内病变等。

2. 发病机制 呕吐中枢位于延髓背外侧,当其受刺激即可发生呕吐。咽喉、胃肠道、胸膜、心脏、泌尿生殖系统和肝胆系统等脏器的梗阻或感染等刺激可通过神经传入呕吐中枢,以及平衡器失调、代谢紊乱、氮质血症和一些药物都可刺激呕吐中枢,从而反射性地使胃肠发生逆蠕动,并伴随腹肌强力收缩,迫使食物或胃内容物由口鼻涌出。

二、主要临床表现

1. 呕吐常见以下两型

(1)普通呕吐:呕吐前常见恶心,继之发生呕吐。

(2)喷射状呕吐:吐前多无恶心,大量的胃内容物突然经口腔,有时同时从鼻孔喷涌而出。可见于小婴儿吞咽大量空气,幽门梗阻及各种原因引起的颅内压增高(如脑膜炎、蛛网膜下腔出血等)。

2. 呕吐的时间与呕吐物的性质 不同疾病引起的呕吐,发生的时间和呕吐物的性质不同。例如:上部胃肠道梗阻和秋季腹泻多在疾病早期即出现呕吐;下部胃肠道梗阻和肾衰竭,呕吐通常出现于疾病的晚期;先天性幽门肥大,喂奶后很快就发生呕吐;溃疡病并发部分幽门梗阻时,多在饭后6～12小时呕吐。肥大性幽门狭窄虽呕吐严重,但只吐奶,不吐胆汁;十二指肠下部梗阻吐胆汁;下部肠道梗阻,可吐出粪便;呕吐剧烈时,吐物可带血或咖啡样物。吐出胃内容物多带酸味;胃排空困难食物潴留时,吐物可有酸腐味;吐物中有粪便时,可有粪臭味。

三、辅助检查

大小便常规和血液常规检查可以帮助明确呕吐原因,反复呕吐可造成水和电解质紊乱,应进行血清电解质、酸碱平衡紊乱的各项检查,必要时应测尿素氮、肌酐、尿酮体等,怀疑神经系统感染者应做脑脊液常规检查。

四、诊断及鉴别诊断

(一)诊断要点

1. 呕吐与年龄的关系 如肥大性幽门狭窄主要见于新生儿,肠套叠则多见于婴儿,而各种中毒则以学龄前及学龄儿童为主。

2. 呕吐与进食的关系 如肥大性幽门狭窄多在进食后短时间内吐出;幽门痉挛吐的时间与此相仿,但可为间歇性,即有时进食不呕吐;十二指肠以下的部位病变,呕吐多与进食时间无明显关系。

3. 呕吐发作与既往发作的关系 过去有无类似发作的历史,如有应考虑肠道部分狭窄、溃疡病、周期性呕吐等,而急腹症、中毒、颅脑外伤多发作突然,与以往无关。

4. 呕吐物的性质 如食管疾患引起的吐物多为进食的奶液,而无凝块;幽门疾患引起的吐物,为奶及黏液,有凝块而无胆汁;肠道以下疾患引起的吐物,可含胆汁,甚至可吐出粪便样物。

5. 呕吐的程度 严重而剧烈的呕吐,甚至因呕吐而致吐血,多表示消化道的梗阻;而各种感染、中枢疾患、消化不良等原因所致者,呕吐较轻;幽门疾患虽呕吐次数较多,但远不如消化道梗阻呕吐急而剧烈;喷射性的呕吐见于颅内压增高症,如脑膜炎、脑炎等。

6. 伴发的症状及体征　不管何种病因,呕吐常伴有其他本病的症状和体征,应逐个系统排除。

（二）鉴别诊断

小儿呕吐因年龄、进食情况、呕吐物的性质、以往发作情况、呕吐的程度及伴发的症状及体征的不同,而从属于不同的疾病。现出现呕吐的常见疾病鉴别见表19-3。

表 19-3　呕吐的鉴别诊断

疾病	鉴别
胃炎	多有饮食不洁史,呕吐常发生于进食过程中或餐后,伴有上腹部疼痛、食欲不振、恶心、腹胀等症状,严重者可出现呕血或黑便,常反复发作,胃镜检查可明确诊断
颅内感染	呕吐多呈喷射状,常伴有发热等全身中毒症状,头痛,精神软或烦躁不安,甚至出现抽搐,血常规、C反应蛋白可了解感染情况,腰穿抽取脑脊液查常规、生化及病原学检查可明确感染病因
急腹症	除呕吐外,常有剧烈腹痛,腹痛以脐周、下腹部为主,伴有腹肌紧张、腹部压痛及反跳痛,腹部摄片及超声检查可明确诊断

五、临床治疗

本病应采用中西医结合治疗。中医可根据寒热虚实等辨证施治。西医应积极治疗原发病及对症治疗等。

（一）中医治疗

1. 中医辨证思路　临床主要辨虚实及审证求因。实证呕吐的特点为发病急,病程短,有邪实形实的见证。凡外邪犯胃、饮食积滞、胃中蕴热、跌仆惊恐、肝气犯胃等所致呕吐,多为实证。虚证呕吐的特点为发病缓,病程长,有正虚和形不足的见证,如脾胃虚寒、胃阴不足者属虚证。

辨证时要审证求因,辨明属寒、热、饮食、惊恐或其他脏腑病变影响到胃的功能。如食入即吐,呕吐频繁,多为胃热呕吐;食后移时方吐,吐物不化,常属脾胃虚寒;吐物酸馊,吐后觉舒,多因乳食积滞;若在跌仆受惊之后,呕吐清涎者则为惊恐所致;若嗳气泛酸而呕吐者,常由肝逆犯胃而致。

2. 治疗原则　祛除病邪,和胃降逆。

3. 辨证施治

（1）伤食呕吐

[证候]　呕吐酸腐,不思饮食,脘腹胀满,吐后觉舒,大便秘结或泻下,舌质淡,苔厚腻,脉滑有力。

[治法]　消食导滞,和胃降逆。

[方药]　保和丸加减。

若因肉食而吐者,重用山楂;因米食而吐者,加谷芽;因面食而吐者,重用莱菔子,加麦芽;饮食鱼蟹而吐者,加苏叶、生姜;因豆制品而吐者,加生萝卜汁。

（2）外感呕吐

[证候]　猝然呕吐,伴流涕,喷嚏,恶寒发热,头身不适,舌质淡,苔白,脉浮。

[治法]　疏解表邪为主,同时辅以和胃降逆。

[方药]　藿香正气散加减。

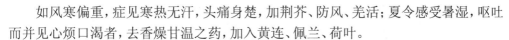

如风寒偏重，症见寒热无汗，头痛身楚，加荆芥、防风、羌活；夏令感受暑湿，呕吐而并见心烦口渴者，去香燥甘温之药，加入黄连、佩兰、荷叶。

（3）胃热呕吐

[证候]　呕吐频繁，食入即吐，吐物酸臭，口渴多饮，面赤唇红，烦躁少寐，舌红，苔黄，脉滑数。

[治法]　清热和胃。

[方药]　藿连汤加减。

兼食积者，加焦六神曲、焦山楂、炒麦芽；大便不通者，加大黄；口渴者，加天花粉、麦冬；吐甚者，加代赭石。

（4）胃寒呕吐

[证候]　食久方吐，或朝食暮吐，吐出物多为清稀痰水，或不消化乳食残渣，伴面色苍白，精神疲倦，四肢欠温，食少不化，腹痛便溏。唇舌淡白，苔白，脉细少力。

[治法]　温中散寒，和胃降逆。

[方药]　丁萸理中汤加减。

若呕吐清水，大便稀溏，四肢欠温者，加制附子、高良姜、肉桂；腹痛绵绵者，加香附、陈皮、柿蒂。

（5）胃阴不足

[证候]　呕吐反复发作，常呈干呕，饥而不欲进食，口燥，咽干，唇红，大便干结如羊屎，舌红少津，苔少，脉细数。

[治法]　滋阴养胃，降逆止呕。

[方药]　麦门冬汤加减。

若呕吐较剧者，加竹茹、枇杷叶；大便干结者，加瓜蒌仁、火麻仁、白蜜。

（6）肝气犯胃

[证候]　呕吐酸苦，或嗳气频频，胸胁胀痛，精神郁闷，易怒易哭，舌边红，苔薄腻，脉弦。

[治法]　疏肝理气，和胃降逆。

[方药]　解肝煎加减。

频繁呕吐者，加旋覆花、代赭石；呕吐黄苦水者，加柴胡、黄芩。

（7）惊恐呕吐

[证候]　跌仆惊恐后，呕吐清涎。面色忽青忽白，心神烦乱，睡卧不安或惊惕哭闹。舌质淡，苔薄，脉弦。

[治法]　抑肝扶脾，和胃止呕。

[方药]　全蝎观音散加减。

小儿心神不安，睡中惊惕较重者，加朱茯苓；若手足蠕动，似有抽搐者，加钩藤、蝉衣；如唇红舌赤者，加黄连、竹茹。

4. 中医其他疗法

（1）临床常用中成药：①玉枢丹：功能疏风辟秽，解毒止呕，用于外感呕吐；②藿香正气液：功能解表化湿、理气和中，用于暑湿呕吐；③香砂养胃丸：功能温中和胃，用于脾胃虚寒呕吐；④小儿化食丸：功能消食导滞，用于食积呕吐；⑤牛黄清胃丸：功能清胃泄热，用于胃热呕吐；⑥舒肝丸：功能疏肝解郁、理气止痛，用于肝气犯胃呕吐。

（2）针灸疗法：①针刺主穴取内关、中脘、足三里，配穴取太冲、内庭；②艾灸主穴取天枢、关元、气海。

（3）推拿疗法：①寒吐补脾经，揉外劳宫，推三关，推天柱骨，揉中脘；②热吐清脾胃，清大肠，退六腑，掐合谷，运内八卦，挤揉天突，推下七脊骨；③伤食吐清板门，逆运内八卦，清补脾经，分腹阴阳，摩腹。

（二）西医治疗

主要应查清病因，针对原发病治疗。单纯用止吐药往往无效，且可能延误诊断。有些止吐药如甲氧氯普胺（又名胃复安或灭吐灵）在儿童易产生锥体外系反应，应慎用。多潘立酮不易通过血脑屏障，罕见发生锥体外症状，儿童剂量为每次 0.3mg/kg，饭前 15～30 分钟服（婴儿慎用），在呕吐病因明确又一时难以解除时，可作为对症治疗用药，如用于肿瘤化学治疗过程中的呕吐反应。呕吐引起的水电解质紊乱也应进行相关的补液治疗。

六、预防与康复

1. 哺乳时不宜过急，以防咽进空气。哺乳后，将小儿竖抱，轻拍背部，使吸入空气得以排出。

2. 食物宜新鲜清洁，勿食生冷，不过食辛辣、炙烤和肥腻的食物。

3. 呕吐患儿，应专人护理，安静休息，消除恐惧心理。呕吐时，抱患儿取坐位，头向前倾，用手搀扶前额，使呕吐物吐出畅通，防止呛入气管。呕吐较轻者，可进食少量易消化的流质或半流质食物。呕吐较重者应暂予禁食。

 病案分析

病案：叶某，女，10 个月，1 周来频频作呕，纳食后随即喷吐而出，呕出水液及乳汁，有酸味。两目微陷，囟门低凹，晚间发热，大便日行 2～3 次，稀薄而夹残渣，气味热臭，小咳，四肢温，未见抽搐，舌质红，舌苔薄白。患病前曾感受温热，蕴于阳明，旋因新寒诱发，清浊不分，大便溏泻，证已 1 周；频频作恶，呕吐不止，又系肝火犯胃之征。治宜和中降逆，抑肝平胃。拟方：姜半夏 3g、藿香 10g、川黄连 1g、广陈皮 5g、吴茱萸 1g、炒麦芽 10g、姜竹茹 6g、生姜渣 0.5g，另用辟瘟丹 1 锭，分 2 次调服。服药 1 剂，呕吐已止，乳食能进，诸症随之而解。

分析：本例属肝火犯胃，中焦湿热，方用藿香、半夏、黄连、陈皮、竹茹等燥湿泻火，理气化湿。其中吴茱萸、炒麦芽又有敛肝疏肝之效，加服辟瘟丹除瘟辟秽。用治温热湿邪阻滞脾胃之证。

[江育仁，汪受传. 脾病治肝法在儿科临床的运用 [J]. 湖南中医杂志，1986；2（4）：20]

第六节　便　秘

便秘是指大便干燥坚硬、秘结不通、排便次数减少、间隔时间延长，或虽便意频繁而排出困难的一种病症。西医认为便秘包括器质性和功能性便秘两大类，功能性便秘是指结肠、直肠未发现明显器质性病变而以功能性改变为特征的排便障碍，占儿童便秘的 90% 以上，与肠动力缺乏、肠道刺激不足引起的肠黏膜应激力减弱有关。器质性便秘包括肛门裂、肛门狭窄、先天性巨结肠等疾病。本节主要论述功能性便秘。

一、病因病理

（一）中医病因病机

便秘的病因可分为虚实两类。小儿乳食积滞，传导受阻；或燥热内结，肠液干涸；或肝脾郁结，气滞不行；或气血亏虚，传送无力。凡此种种均可使大肠传导功能失司而致便秘。

病位在大肠，常与脾、肝、肾三脏有关。由于婴幼儿乳食不知自节，若喂养不当，饥饱失常致脾胃损伤，运化失常，乳食停滞中焦，积滞蕴结致肠道传导失常，引起大便秘结不通。肠胃积热，或肺热肺燥移于大肠，或热病之后，余热留恋，或胎热内盛，燥热内结肠道，伤津耗液，致津液不足，肠道干涩而传导失常，故大便干结。久坐少动，或情志失和，致肝脾气机郁滞，脾胃运化传导功能失常，大便秘结。小儿禀赋不足，或后天失调，或吐衄便血，或壮热大汗，耗气伤津，致气血亏虚，大便传导无力而致便秘。病久及肾，真阴渐亏，肠道随之干涸，阴损及阳，温煦无权，不能蒸化津液，水不行舟而致便秘。

（二）西医病因病理

1. 病因　单纯性便秘多因结肠吸收水分增多引起，常见病因有：

（1）饮食不足：奶中糖量不足，肠蠕动弱，可使大便干燥。经久饮食不足形成营养不良，腹肌和肠肌瘦弱，张力低下，推动力减弱，导致顽固性便秘。

（2）食物成分不当：大便性质与食物成分关系密切。如果食物含有多量蛋白质而碳水化合物较少，则肠内分解蛋白质的细菌比发酵菌多，肠内容物发酵少，大便易呈碱性，干燥，次数也少。如果进食大量钙化酪蛋白后，粪便内含有多量不能溶解的钙皂，粪便量增多，但容易干结便秘。碳水化合物中，米粉、面粉类食品较全谷类食品易于便秘。食物中缺乏粗纤维，也容易便秘。

（3）肠道功能失常：由于生活不规律或无按时大便的习惯，以致未形成排便的条件反射，终至肠肌松弛而便秘。常使用泻剂与灌肠，缺乏体力活动或患慢性病，特别是营养不良、佝偻病、高钙血症及呆小病等，都能使肠壁肌肉乏力，功能失常。此外，交感神经功能不正常、腹壁软弱或麻痹也常致大便秘结。

（4）体质与遗传因素：有的患儿生后即便秘，有家族史，可能与体质及遗传因素有关。

（5）精神因素：小儿环境和生活习惯的突然改变，突然的精神刺激等都可以引起程度不一的短时间便秘。

2. 发病机制　当粪便运送至横结肠时，被结肠的集团运动送到乙状结肠、直肠，直肠黏膜受到粪便充盈扩张的机械性刺激，产生感觉冲动，经盆腔神经、腰骶脊髓传入大脑皮层，又经传出冲动使直肠收缩、肛门括约肌松弛、腹肌膈肌收缩而使粪便从肛门排出，上述排便反射过程的任一环节有障碍时，均可发生便秘。

二、主要临床表现

粪便干燥、坚硬，排出困难，排便次数可减少，有时粪便擦伤肠黏膜或肛门引起出血，而大便表面可带有少量血或黏液。排便时肛门疼痛、慢性便秘者常有精神萎靡、食欲不振，久之导致营养不良，更加重便秘。有时便秘患儿常有便意却不能排净，使便次增多。严重便秘，大便在局部嵌塞，可不自觉地自干粪周围流出肠分泌液似大便失禁。此外，便秘是引起肠绞痛的常见原因。

三、辅助检查

1. 钡餐检查　可了解钡剂通过胃肠道的时间、功能状态。肠梗阻患者禁忌钡餐检查。

2. 钡灌肠或肠镜检查　可排除结肠器质性病变引起的便秘。

四、诊断及鉴别诊断

（一）诊断要点

1. 不同程度的大便干燥，轻者仅大便前部干硬，重者大便全程干硬，或如羊屎状，或便条粗甚，类于成人。

2. 排便次数减少，间隔时间延长，常2～3日排便1次，甚者可达6～7日1次。

3. 虽大便间隔时间如常，但排便艰涩或时间延长，或便意频频，或难以排出或排净。

4. 可伴有腹胀、腹痛、食欲不振、排便哭闹等症。可因便秘而发生肛裂、便血、痔疮。

5. 部分患儿左下腹部可触及粪块。

（二）鉴别诊断

便秘确诊后要排除器质性疾病引起的便秘（表19-4）。

表19-4　便秘的鉴别诊断

疾病	鉴别
先天性巨结肠	腹胀以上腹部为主，常可扪及横结肠，可伴有呕吐、消瘦、生长发育落后。肛门指诊有空虚感。钡餐灌肠检查显示近直肠-乙状结肠处狭窄，上段结肠异常扩大
机械性肠梗阻	表现为急性便秘，伴有阵发性剧烈腹痛、腹胀、恶心呕吐及肠鸣音亢进，腹部X线检查示多个扩张肠袢及较宽液平面，而结肠远端及直肠无气

五、临床治疗

宜采用中西医结合的治疗方法。中医宗以通为用之旨，辨虚实而治。西医主要治疗原发病，培养良好饮食及排便习惯。

（一）中医治疗

1. 中医辨证思路　便秘论治，先别虚实。阳结便秘，为邪气有余，属实，多有身热心烦，舌红苔黄，或腹胀满而痛，得温则痛加剧等症；阴结便秘，为精气不足，属虚，常有畏寒肢冷，舌淡苔白，或腹痛绵绵，喜按，得温则痛减轻等症。

2. 治疗原则　治疗当本着六腑传化物而不藏，以通为用之旨，运用通便开秘，以下为主的法则。但运用通下之法，贵在审因而下，不可动则以硝、黄之类攻下。阳结者，为邪热内阻，当然宜攻、宜泻；阴结者，为精气内亏，则宜滋、宜补。故临床尚须根据病因或兼证的不同,分别运用清热通下、消导通下、行气通下、养血通下、益气通下、养阴通下、温阳通下之法。

运用下法,尚须注意病之标本缓急,若形实、气实、脉实又能食者,为有可下之证即下之,但宜中病即止,不可过剂;而形虚、气虚、脉虚又食少者,虽有可下之证,也宜缓图。总之,虚实之辨,最宜详审。

3.辨证施治

(1)乳食积滞

[证候] 大便秘结,脘腹胀痛,不思乳食,或恶心呕吐,手足心热,小便短黄,舌质红,苔黄腻,脉沉实或指纹紫滞。

[治法] 消积导滞,清热化湿。

[方药] 乳积者,消乳丸加减。食积者,保和丸加减。

大便干结甚者,加大黄、郁李仁、瓜蒌子;腹胀甚者,加枳实、厚朴;口气臭秽,舌苔黄垢者,加胡黄连、槟榔;恶心呕吐者,加紫苏梗、竹茹。

(2)燥热内结

[证候] 大便干结,排出困难,甚至秘结不通,腹胀不适,或兼呕吐,或兼口臭唇疮,面赤身热,舌红,苔黄燥,脉滑,指纹紫滞。

[治法] 清腑泄热,润肠通便。

[方药] 麻子仁丸加减。

口干者,加天花粉、北沙参、麦冬;若"痞、满、燥、实、坚"俱备者,加芒硝。

(3)气机郁滞

[证候] 胸胁苦满,噫气频作,胃纳减少,欲便不便,甚则腹胀疼痛,舌红,苔薄白腻,脉弦或指纹滞。

[治法] 疏肝运脾,导滞通便。

[方药] 六磨汤加减。

腹痛甚者,加青皮、厚朴;若气郁化火,口苦咽干者,加黄芩、栀子。

(4)血虚肠燥

[证候] 大便干结,努挣难下,面唇爪甲淡白无华,目眩心悸,舌淡嫩,苔薄白,脉细弱,指纹淡。

[治法] 养血润燥通便。

[方药] 四物汤加味。

大便干燥甚者,加玄参、麦冬;心悸者,加酸枣仁、柏子仁;唇甲色淡者,加阿胶;血虚有热,口干心烦者,加玄参、牡丹皮、栀子。

(5)气虚便秘

[证候] 神疲乏力,面色㿠白,时有便意,大便不干硬,但努挣乏力,用力则汗出短气,便后疲乏,舌淡,苔薄脉虚,指纹淡。

[治法] 健脾益气,润肠通便。

[方药] 黄芪汤加味。

汗多气短者,加北沙参、麦冬、五味子;气虚下陷脱肛者,重用黄芪,加升麻、柴胡。

4.中医其他疗法

(1)临床常用中成药:①保和丸:功能消食导滞,用于乳食积滞证;②麻仁丸:功

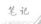

能润肠通便,健脾和胃,用于燥热内结证;③木香槟榔丸:功能理气解郁,消积通便,用于气机郁滞证;④补中益气口服液:功能益气健脾,用于气虚不运证;⑤通便灵,功能养血润肠,用于血虚肠燥证。

(2)针灸疗法:取大肠俞、天枢、支沟等穴,实证用泻法,虚证用补法。热证加合谷、曲池;气滞加中脘、行间;气血虚弱加脾俞、胃俞;气虚有寒加灸神阙、气海。

(3)食疗方药:①苏麻粥:紫苏子、火麻仁各适量,水浸捣泥,与粳米煮粥吃,用于血虚便秘;②三仁粥:桃仁、柏子仁、郁李仁各适量,水浸捣泥,与粳米煮粥吃,用于虚证便秘。

(4)单方验方:莱菔子炒黄研末,瓶装备用。每次 10~30g,并视年龄大小而改量,每晚用开水(或蜂蜜水)送服,用于食积便秘。

(二)西医治疗

1. 一般治疗　包括饮食、锻炼、改变不良习惯等方面。对于没有器质性便秘的患者来说,治疗便秘食疗是首选的,即在饮食中增加纤维食物,如麸糠、水果、蔬菜等。纠正生活中的紧张情绪及纠正长期忍便等不良习惯。

2. 训练排便习惯　粪便在结肠内停留时间过长,水分被继续吸收,使粪便干结,因此训练并养成定时排便习惯十分重要。由于胃 - 结肠反射可促进结肠蠕动,排便时间最好安排在饭后,每天 1~2 次,每次 5~10 分钟。

3. 对于饮食及排便训练无法改善的顽固性便秘,可服用乳果糖通便,肠道益生菌调节肠道功能,必要时用开塞露塞肛通便。

六、预防与康复

1. 小儿便秘多因燥热、食积引起,故平时应少食香燥辛热的食物,纠正偏食和吃零食的习惯。便秘时更应注意饮食清淡,多吃蔬菜、水果、豆类、红薯、土豆等食物。饮用牛奶的小儿,便秘时适当多加一些蜂蜜、果汁。饮食烹调以稀软易于消化为原则,不宜吃油煎炙烤之品。不宜乱用泻药。

2. 大便干硬,可用甘油栓之类纳入肛门中,使大便易于排出。热病之后,由于进食甚少而多日未大便,此时不必急以通便,只需扶养胃气,待饮食渐增,大便自能正常。

📋 病案分析

病案:刘某,女,15 个月。患儿近日来大便干结,食欲不振,夜寐哭吵不安,睡中龂齿,头汗量多,舌苔黄腻,脉滑数。证属食积不化,内生湿热。治宜消食安中,化湿清热。处方:焦山楂10g、焦神曲 10g、焦麦芽 10g、莱菔子 10g、鸡内金 10g、藿香 10g、佩兰 10g、木香 3g、莲子心 3g、草豆蔻 3g、赤芍 3g、黄连 2g。服药 2 剂后,便通,食纳增,夜卧宁,龂齿除,头汗净。随访 2 个月,病未反复。

分析:本案属饮食积滞,肠腑不通。方中焦山楂、焦神曲、焦麦芽、莱菔子消食导滞;藿香、佩兰、草豆蔻清热燥湿;木香行气除满。共奏行气消积,润肠通便之功。

[张纲,马杰,梁跃华,等. 梁宗翰老中医治疗小儿积滞证的经验. 辽宁中医杂志,1986,(2):14]

第七节　腹　痛

腹痛是指以腹部疼痛为主的病证。腹部按位置分为大腹、脐腹、小腹与少腹。大腹痛，指胃脘以下，脐部以上的疼痛；脐腹痛，指脐周的疼痛；小腹痛，指脐下腹部正中的疼痛；少腹痛，指小腹部的两侧或一侧疼痛。腹痛见于多种急、慢性感染，胃肠功能失调，肠系膜淋巴结肿大等各种疾病。

一、病因病理

（一）中医病因病机

腹痛的病因很多，外感风、寒、暑、湿，内伤饮食，虫积，热结，气滞，血瘀，乃至脾胃虚弱等均可导致腹痛。

病位主要在脾、胃、小肠、大肠，有时与肝有关。小儿稚阳未充，外感风寒，风冷寒邪侵入脐腹；或过食生冷，中阳受戕。寒主收引，寒凝则气滞，气滞则经络不通，以致气机不畅，气血壅阻而腹痛。夏令之时，外感暑湿，内犯胃肠，暑湿秽浊之气与肠胃水谷互相交结，致使气机壅塞，升降失调，而致腹部疼痛。小儿饮食不能自节，脾胃运化功能薄弱，因乳食停滞，损伤肠胃，导致腹痛。跌仆损伤，手术后腹内络脉受损，瘀血内留；或久病不愈，邪入脉络，气血瘀阻，腹内凝有癥瘕，使脏腑气机不畅，气血运行受阻，气滞血瘀而引起腹痛。蛔虫内扰，脏腑不和，胃肠气机失宜，蛔虫扰动不安，发生蛔虫性腹痛。素体阳虚，或病后体弱，脾胃虚寒，脾阳不能运展，以致寒湿内停，气机不畅，气血不足，失于温养，形成腹部绵绵作痛。

（二）西医病因病理

1. 病因　引起小儿腹痛的原因很多，按发作的急缓可分为急性腹痛和慢性、复发性腹痛。腹痛部位对区分、判断病因有很大帮助。

2. 发病机制　腹痛是一种主观感觉，与腹痛有关的神经有两种：一种是躯体神经，分布于皮肤、腹壁肌层、腹膜壁层及肠系膜根部，因神经末梢分布广泛，痛觉敏感，定位准确，所以对刺激的感觉是局限性锐痛；另一种是自主神经，分布于腹膜、腹腔内脏，因神经末梢分布较稀疏，痛觉不敏感，定位较模糊，故对刺激的感觉是非局限性钝痛。腹痛的发生和传导与此两种神经受刺激有关。在临床，腹痛可有三种形式：

（1）绞痛：多由管状器官的肌肉痉挛或梗阻所致。

（2）钝痛：由器官被膜受牵扯引起。

（3）放射痛：内脏疼痛通过自主神经沿着相应的脊神经反射到相应的部位而形成。

二、主要临床表现

腹痛，是在胃脘以下，脐周以及耻骨以上部位发生的疼痛。分其部位，包括大腹痛、脐腹痛、少腹痛和小腹痛。常有反复发作史，发作时可以自行缓解。疼痛的性质，有钝痛、胀痛、刺痛、掣痛等不同，但在小儿常难以表达清楚。腹痛常时作时止、时轻时重，若疼痛持续不止，或逐渐加重，应注意排除器质性疾病。伴随症状可有啼哭不宁、腹胀、肠鸣、嗳气等。

三、辅助检查

1.一般检查　白细胞计数和分类计数对炎症引起的腹痛的诊断有较大帮助;便常规检查有助于肠内感染和肠套叠的诊断;粪便寄生虫检查可以确定肠道寄生虫病;尿常规检查可确定有无泌尿系统疾病。此外,应根据初步的判断,有选择地进行其他实验室检查,如怀疑肝炎引起的腹痛,应进行肝功等有关检查。

2.特殊检查　腹部正侧位、卧位 X 线平片对外科急腹症的诊断很有帮助,常能明确肠梗阻、肠穿孔、腹膜炎等疾患的诊断;胃肠钡餐检查可证实消化道溃疡、憩室、息肉等;空气或钡灌肠可证实肠套叠、结肠息肉等。疑有腹型癫痫应做脑电图。怀疑泌尿系结石、肝病及腹部有肿块者均应进行 B 型超声波检查。

四、诊断及鉴别诊断

(一)诊断要点

详细了解腹痛的病史,进行仔细的体格检查,是诊断腹痛的主要方法。根据每一个患儿的具体情况,必要时结合相关辅助检查,综合分析,以做出正确的诊断。了解腹痛的部位、性状、发作频率、持续时间,是否伴恶心、呕吐、厌食、腹泻、便秘、便血等胃肠道症状,可作为器质性疾病的判断依据。

(二)鉴别诊断

腹痛的部位对腹痛的鉴别诊断有很大意义(表 19-5)。

表 19-5　腹痛部位与不同疾病的关系

腹痛部位	腹内疾病	外科急腹症	腹外疾病
中上腹	胃炎 消化性溃疡 胆道蛔虫症 胰腺炎 急性阑尾炎(早期)	膈疝 消化性溃疡并穿孔	心包炎 右心衰
右上腹	病毒性肝炎 肝脓肿 胆道蛔虫症 急性胆囊炎	急性梗阻性化脓性胆管炎 膈下脓肿	右肺下部大叶肺炎 右膈胸膜炎 右肾结石 右肾盂炎
左上腹	急性胰腺炎 脾肿大 胃溃疡	脾脓肿 脾损伤	左肺下部大叶肺炎 左膈胸膜炎 左肾结石 左肾盂炎
脐周	急性阑尾炎(早期) 急性出血性坏死性肠炎 结核性腹膜炎 原发性腹膜炎 肠系膜淋巴结炎 溃疡性结肠炎	化脓性腹膜炎	腹型癫痫 结节性多动脉炎 药源性腹痛(红霉素、铁剂、水杨酸钠等)

续表

腹痛部位	腹内疾病	外科急腹症	腹外疾病
右下腹	肠结核 肠系膜淋巴结炎 阿米巴痢疾	急性阑尾炎	右输卵管结石 睾丸炎
左下腹	细菌性痢疾 便秘 结肠过敏	乙状结肠扭转	睾丸炎
弥漫性及 不定位	腹膜病变 大网膜病变	肠穿孔 肠梗阻 化脓性腹膜炎	中毒性代谢性、过敏性疾病 结缔组织病、功能性疾病 癫痫

五、临床治疗

腹痛者应查明原因，针对病因进行治疗。根据病情给予适当的禁食、输液，纠正水、电解质和酸碱平衡的紊乱。有胃肠梗阻者应予胃肠减压。有感染存在者应用抗生素控制感染。严重者使用解痉止痛剂，一般禁用麻醉止痛剂。监测生命体征，积极抢救休克。中医以调理气机、疏通经脉为基本治疗原则。

（一）中医治疗

1. 中医辨证思路 小儿腹痛涉及范围甚广，病情复杂多变，常有兼夹症状，故临床辨证尤需全面审慎。其辨证要领大抵以腹痛的部位而言，若大腹痛者，多属脾胃、大小肠之病；痛在右上腹部，多为肝胆疾患；小腹与少腹痛者，其病多在大肠，或厥阴肝经病变；虫积腹痛多以脐周阵痛；脐之右下方疼痛者，需防肠痈。以腹痛的性质而言，痛而有形者，常为食积、虫积、瘀血痛；痛而无形者，常为寒、热、虚痛。新痛，暴痛攻撑，胀满气逆，拒按畏食者，常为实痛；久痛，其痛绵绵不休，喜温喜按者，常为虚痛。又有婴幼儿腹痛，因不能自述病情，尤需细心观察，详细询问，方能作出是否腹痛的判断。若见婴儿突然反常哭闹，曲腰啼叫，时急时缓，或双手捧腹，起卧颠倒，呻吟不已，或屏气汗出，面色苍白，精神萎靡，常为急性腹痛的表现，应予特别重视。

2. 治疗原则 因腹痛所涉及的脏腑以六腑居多，而"六腑以通为用"，"通则不痛"。故治疗以调理气机，疏通经脉，即以通法为主。具体方法的应用应根据腹痛的不同性质，分别采用温散、泄热、攻下、消导、行气、活血、镇痛、运脾、补虚缓急等法，务使脏腑气机宣通，经脉气血流畅，达到解除疼痛的目的。小儿腹痛实证居多，通法的运用比较广泛，即使因虚而致痛者虽以补虚为主，实际上也常寓通法于补法之中，并非纯用壅补，所以古人说"痛无补法"是有其实际意义的。

3. 辨证施治

（1）寒积腹痛

［证候］ 腹部疼痛，阵阵发作，痛处喜暖，得温则舒，遇寒痛甚，肠鸣辘辘，或兼吐泻。痛甚者，额冷汗出，面色苍白，唇色紫黯，手足发凉，舌淡红，苔多白滑，脉沉弦紧，指纹青红。

［治法］ 温中散寒，理气止痛。

［方药］ 养脏散加减。

379

本方温中散寒作用较强,适用于里寒较甚者。寒凝气滞腹痛者,用正气天香散。少腹拘急冷痛者,当归四逆汤加吴茱萸生姜汤。

(2) 食积腹痛

[证候] 脘腹胀满,疼痛拒按,不思乳食,嗳腐吞酸,或腹痛欲泻,泻后痛减,时有呕吐,吐物酸馊,夜卧不安,时时啼哭,舌淡红,苔厚腻,脉沉滑,指纹紫滞。

[治法] 消食导滞,行气止痛。

[方药] 香砂平胃散加减。

腹胀明显、大便不通者,加槟榔、莱菔子。

(3) 虫积腹痛

[证候] 脐周腹痛,时作时止,痛起有梗状,痛喜揉按,按之痛缓,疼痛时泛吐清涎,饮食不思,精神疲倦,不痛时饮食嬉戏如常。或为突然上腹部绞痛,弯腰曲背,辗转不安,恶心吐蛔,肢冷汗出,脉沉伏。患儿常喜异食,面黄肌瘦,睡中咬齿,大便时有虫下,舌红,苔多腻,脉滑,指纹淡紫。

[治法] 安蛔止痛。

[方药] 乌梅丸加减。

驱虫之方,除用大剂杀虫药物外,当宜轻下,以利排便驱虫。

(4) 实热腹痛

[证候] 腹痛胀满,疼痛拒按,潮热,大便秘结,烦躁口渴,手足心热,唇红舌红,苔黄燥,脉滑数或沉实,指纹紫滞。

[治法] 通腑泄热。

[方药] 大承气汤加减。

热结腹痛者,用增液承气汤。因肝胆失于疏泄而出现实热腹痛,用大柴胡汤加减。

(5) 气滞腹痛

[证候] 脘腹胀痛,走窜攻冲,痛引两胁,或痛引小腹,嗳气或矢气则痛减,舌淡,苔薄,脉弦,指纹淡。

[治法] 理气止痛。

[方药] 四逆散加味。

痛甚者,加延胡索、川楝子;腹痛喜暖者,加乌药、炮附子;腹痛喜寒者,加栀子、牡丹皮;痛在少腹或睾丸坠痛者,用导气汤加味;腹痛肠鸣腹泻者,可合用痛泻要方。

(6) 血瘀腹痛

[证候] 腹痛经久不愈,痛有定处,痛如锥刺,或腹部积块拒按,肚腹硬胀,青筋显露,舌紫黯或有瘀点,苔少,脉多涩。

[治法] 活血化瘀。

[方药] 少腹逐瘀汤加减。

滞胀痛者,加川楝子、檀香、乌药;有癥块者,加三棱、莪术、穿山甲。因血蓄下焦,小腹拘急硬痛,大便秘结不通者,用桃仁承气汤。

(7) 痧胀腹痛

[证候] 猝然腹中绞痛,欲吐不得吐,欲泻不得泻,烦躁闷乱,面色苍白,手足厥冷,头额多汗,脉沉伏。

[治法] 化浊辟秽,理气开闭。

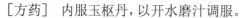

［方药］ 内服玉枢丹，以开水磨汁调服。

亦可用藿香正气水加温开水调服。或用红皮大蒜1~2瓣，捣如泥，加温开水少量，顿服。待气机宣通，痛势减轻后，再煎服藿香正气散以善其后。

（8）虚寒腹痛

［证候］ 腹痛绵绵，时作时止，痛处喜温喜按，面白少华，精神倦怠，手足清冷，饮食较少，或食后作胀，大便稀溏，唇舌淡白，苔少，脉沉细，指纹淡红。

［治法］ 温中补虚，缓急止痛。

［方药］ 小建中汤加减。

气血不足明显者，酌加黄芪、当归；肾阳不足，虚寒内盛明显者，加附子、肉桂；痛而呕吐清涎者，加丁香、吴茱萸；脾虚兼气滞之腹痛者，用香砂六君子汤加厚朴、谷芽、山楂、鸡内金等。

4. 中医其他疗法

（1）临床常用中成药：①延胡索止痛片：功能理气活血止痛，用于气滞血瘀之腹痛；②越鞠丸：功能解郁宽中，行气止痛，用于诸郁结滞引起的脘腹胀痛。③五积散（丸）：功能温中散寒，理气止痛，用于外感风寒、内伤生冷引起的腹痛；④附子理中丸：功能温中散寒止痛，用于脾胃虚寒引起的腹痛。

（2）外治疗法：葱白、生姜、淡豆豉、粗盐适量，同炒至热，用细布包裹，温熨脐部。用于寒性腹痛。

（3）针灸疗法：针刺中脘、天枢、气海、足三里。若为寒证加灸神阙，食积加针刺内庭。

（4）推拿疗法：①补脾经，揉外劳宫，推三关，摩腹，捏揉一窝风，拿肚角，用于寒性腹痛；②补脾经，清大肠，揉板门，运内八卦，揉中脘，揉天枢，分腹阴阳，拿肚角，用于伤食腹痛；③补脾经，补肾经，推三关，揉外劳宫，揉中脘，揉脐，按揉足三里，用于虚寒腹痛。

（二）西医治疗

器质性腹痛根据不同病因进行相应的内、外科处理。多数功能性腹痛发作时间短暂，平卧、腹部热水袋热敷，多可自行缓解。有便秘或粪便积存者，应用开塞露或甘油灌肠。诊断明确的功能性腹痛经上述处理半小时，仍不缓解者，可用解痉药，如颠茄，必要时4小时后可重复，需注意口干、面赤及瞳孔散大等不良反应。

注意饮食习惯，按时进食，进食前后稍休息，要细嚼慢咽，鼓励多吃含纤维丰富的食物，少食易产气食物如白薯、豆类。疑有乳糖耐受不良者，宜停食奶类之品。平时要养成定时排便习惯，并避免精神过度紧张或精神创伤。注意要反复检查以排除器质性疾病。

六、预防与康复

1. 避免感受寒邪，注意腹部保暖。注意饮食卫生，不过食生冷瓜果，不进食馊腐变质食品。饭后稍事休息，勿做剧烈运动。

2. 对食积腹痛者，宜控制饮食；虫积腹痛者，忌用甜食，并适当给予酸味食品；虚寒腹痛者，宜予甘温之味。剧烈腹痛或腹痛持续不止者应卧床休息，加强观察，随时检查腹部体征，并做必要的其他辅助检查，以便尽早明确诊断，及时处理。

第八节　遗　尿

遗尿又称遗溺、尿床，是指 5 周岁以上小儿不能自主控制排尿，经常睡中小便自遗，醒后方觉的一种疾病。多见于 10 岁以下的儿童，男女之比为（2～3）∶1，常有家族史。该病随年龄增大有自愈倾向，仅 3% 的患儿至 18 岁仍有遗尿。

临床分原发性遗尿和继发性遗尿两种，原发性较多见，多为功能性；继发性多伴有全身或肾系疾患。本节主要讨论的是原发性遗尿。

本病的预后一般较好。反复发作，长期不愈者，可使儿童精神忧郁，影响身心健康。由于某些先天性疾病引起者，则不易治愈。

一、病因病理

（一）中医病因病机

遗尿的病因主要是肺、脾、肾的不足和肝经湿热。病位主要在膀胱，与肺、脾、肾三脏相关。

病机主要是肾和膀胱的气化功能失常，与肺脾的宣发转输失调和肝的疏泄失职也密切相关。下元虚寒，不能温养膀胱，膀胱气化功能失调，闭藏失职，发为遗尿。肺脾气虚，若素体虚弱，或大病久病之后，肺气虚弱，治节不行，气虚下陷，决渎失司，膀胱不约；脾气虚弱，运化失职，上不能输布津液，下不能制约膀胱；上虚不能治下，下虚不能上承，致使无权约束水道，则小便自遗。肝经湿热，热郁化火，迫注膀胱而致遗尿。

此外，尚需注意不良习惯和其他因素所致。

（二）西医病因病理

1. 病因　原发性遗尿多属功能性，常见原因为精神因素，如惊吓、过度疲劳、骤然更换居住环境、父母教养方法不当等。遗尿与隐性脊柱裂可能有一定关系。由全身性或泌尿系统疾病如糖尿病、尿崩症，或智力低下、神经精神创伤、泌尿道畸形、感染等引起的继发性遗尿，均不在本节讨论范围。

2. 发病机制及病理　小儿遗尿是由于神经发育尚未成熟，大脑皮质或皮质下中枢的功能失调，或为膀胱脊髓神经支配的兴奋性发生变化所致。X 线显示：部分遗尿与隐性脊柱裂有关。

二、主要临床表现

小儿遗尿，多见于夜间熟睡之时，也可见于白天睡眠之中。轻者数日 1 次，重者每日必遗或一夜数次。持续时间长短不一，可呈一时性，亦可持续数日，或数月后消失，而后又反复出现。患儿多伴神疲乏力，面色苍白或萎黄，食欲不振，腰膝酸软等症。

三、辅助检查

1. 小便常规及尿培养　多无异常。

2. X 线摄片检查　部分患儿可发现有隐性脊柱裂。

四、诊断及鉴别诊断

（一）诊断要点

1. 发病年龄在 5 周岁以上,睡中小便自遗,醒后方觉。
2. 睡眠较深,不易唤醒,每夜或隔几天发生一次尿床,甚至每夜尿床数次者。
3. 尿常规及尿培养无异常。
4. 患儿腰骶部 X 线摄片显示隐性脊柱裂。

（二）鉴别诊断

应除外生理性尿床,如婴幼儿对排尿控制能力差而出现遗尿,学龄儿童因白天嬉戏过度、过度疲劳或睡前多饮水偶尔发生遗尿,皆为生理现象。此外要注意与如下疾病鉴别(见表19-6)。

表 19-6　遗尿的鉴别诊断

疾病	鉴别
尿失禁	尿液自遗,不分昼夜,不分寤寐,尿量少而次数多,多见于先天发育不全及脑病后遗症小儿
尿频(神经性)	其特点是白天尿频,量不多,入睡后不尿床,尿常规检查正常
热淋(尿路感染)	常伴尿频、尿急和排尿痛等尿路刺激症状,小便常规检查有白细胞增多或脓细胞

五、临床治疗

以中医固涩止遗为主要治疗原则,病情严重者可适当加以西药。此外,要注意心理疏导及培养良好的排尿及生活习惯。

（一）中医治疗

1. 中医辨证思路　本病主要辨别寒热虚实。寒证多虚,热证多实。虚证主要为肾气不足,下元虚寒,伴见小便清长,形寒肢冷;以及肺脾气虚,膀胱失约,伴见神疲乏力,气短懒言,食欲不振,大便溏薄。实证多为肝经湿热,伴见性情急躁,夜间呓语。

2. 治疗原则　以固涩止遗为治疗总则。下元虚寒者,治以温补肾阳;脾肺气虚者,治以益气健脾;肝经湿热者,治以清肝泄热。

3. 辨证施治

（1）肾气不足

［证候］　遗尿,多则一夜数次,醒后方觉,尿量较多,小便清长,神疲乏力,面色苍白,精神不振,形寒肢冷,下肢无力,或伴记忆力减退。舌质淡,苔薄白,脉沉迟无力。

［治法］　温补肾阳,固涩小便。

［方药］　菟丝子散加减。

伴有痰湿内蕴,呼之不醒者,加胆南星、半夏、石菖蒲、远志;若纳差,便溏者,加党参、白术、茯苓、山楂。

（2）肺脾气虚

［证候］　遗尿,尿频而量多,面色无华,神疲乏力,食欲不振,大便溏薄。舌质淡,苔薄白,脉缓细。

　　[治法]　补肺健脾，固涩小便。

　　[方药]　补中益气汤合缩泉丸加减。

　　困睡不醒者，加石菖蒲、远志、郁金、半夏；大便稀溏者，加炮姜。

　　（3）肝经湿热

　　[证候]　遗尿，尿频量少，尿味腥臊，急躁易怒，面赤唇红。舌质红，苔黄，脉弦滑。

　　[治法]　泻肝清热，利湿止遗。

　　[方药]　龙胆泻肝汤加减。

　　夜卧不宁者，加黄连、灯心草；困睡不醒者，加郁金、石菖蒲、远志。

　　对除尿床外，别无其他任何症状的患儿，主要是加强教育，改善不良习惯。若因白天嬉戏过度，困睡呼之不醒者，应注意生活调节，避免过度疲劳。因蛲虫感染刺激所致者，针对病因加以治疗。

　　4. 中医其他疗法

　　（1）临床常用中成药：①缩泉丸：功能补肾缩尿，用于肾气不足证；②五子衍宗丸：功能补肾益精，用于肾气不足证；③龙胆泻肝丸：功能清泻肝胆实火，清利肝经湿热，用于肝经湿热证。

　　（2）针灸疗法：①体针：取穴肾俞、关元、膀胱俞、中极、三焦俞、委中、委阳、三阴交等，每次取 1～2 穴，隔日 1 次；取穴夜尿点（掌面小指第二指关节横纹中点处）每次留针 15 分钟，隔日 1 次，七次为 1 个疗程；②耳针：取穴皮质下、神门、内分泌、肾、肺、脾，隔日 1 次。

　　（3）推拿疗法：①每日下午揉丹田 200 次，摩腹 20 分钟，龟尾 30 次。较大儿童可用擦法，横擦肾俞、八髎，以热为度，7 日为 1 个疗程；②补脾土 800 次，补肾水 800 次，推三关 30 次，揉丹田 20 次，按百会 50 次，每日下午进行，7 日为 1 个疗程。

　　（4）捏脊疗法：从长强穴开始沿督脉两侧由下向上捏到大椎穴处为 1 遍，捏 12 遍，第 7 遍开始用"捏三提一"法，重点提捏膀胱俞、肾俞处。捏完后用拇指沿督脉的命门至大椎和两侧膀胱经从膀胱俞至肝俞各直推 100 次，然后在命门、膀胱俞、肾俞处各揉按约 1 分钟。每日 1 次。

　　（二）西医治疗

　　1. 药物治疗　盐酸丙咪嗪为抗胆碱能药，可放松逼尿肌抑制排尿，还可降低睡眠深度，加强括约肌的自主控制，对睡眠时膀胱充盈不敏感的患儿有效；遗尿丁（氯酯醒）主要作用于大脑皮质，促进脑细胞的氧化还原，调节代谢，对受抑制的中枢神经有兴奋作用，可用于原发性小儿遗尿症。

　　2. 行为治疗　如遗尿警报装置，使用对象为 7～8 岁的儿童。夜间在患儿身下放置一个对尿湿有反应的衬垫，尿湿后即发出警报，提醒患儿起床排空膀胱。

六、预防与康复

　　1. 耐心教育，鼓励患儿消除怕羞、紧张情绪，建立起战胜疾病的信心。

　　2. 每日晚饭后注意控制饮水量。白天不宜过度游玩，以免疲劳贪睡。

　　3. 临睡前提醒患儿起床排尿，睡后按时唤醒排尿 1～2 次，从而逐渐养成能自行排尿的习惯。

学习小结

1. 学习内容

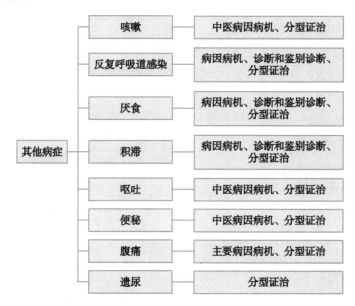

2. 学习方法

本章主要介绍八种较有中医特色的病症的诊治。对于咳嗽、呕吐、便秘的中医病因病机、分型证治；腹痛的主要病因病机、分型证治；反复呼吸道感染、厌食、积滞的病因病机、诊断和鉴别诊断、分型证治；遗尿的分型证治要有一定的了解。

（向 红 刘 英）

复习思考题

1. 积滞、厌食、疳证三者如何鉴别？
2. 厌食的治疗原则是什么？怎样进行辨证论治？
3. 观察呕吐物的不同在诊断时有哪些意义？
4. 如何通过饮食防治小儿便秘？
5. 临床诊断腹痛的诊断要点有哪些？
6. 遗尿的临床辨病思路主要是什么？

附　录

附录一　儿童身高、体重发育测量值

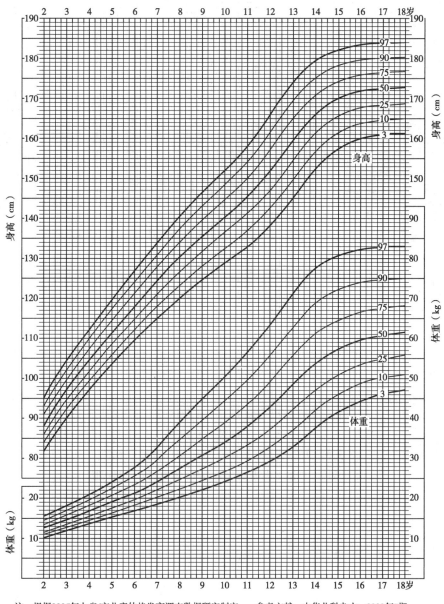

注：根据2005年九省/市儿童体格发育调查数据研究制定　　参考文献：中华儿科杂志，2009年7期

附录图1　中国2~18岁男童身高、体重百分位曲线图

387

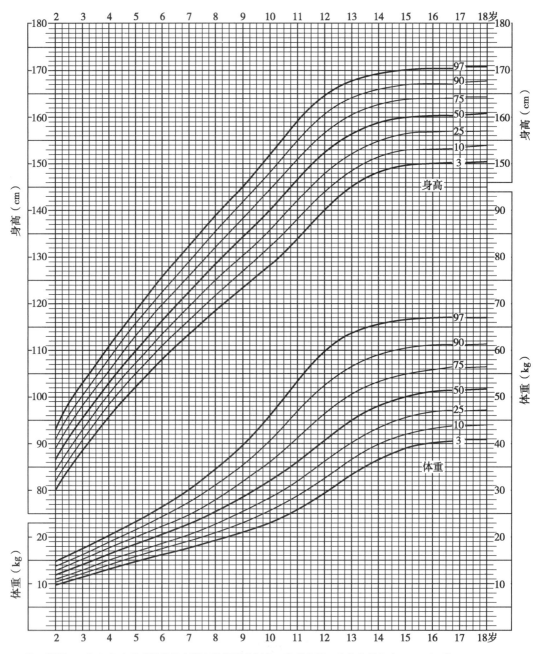

注：根据2005年九省/市儿童体格发育调查数据研究制定　参考文献：中华儿科杂志，2009年7期

附录图2　中国2～18岁女童身高、体重百分位曲线图

附录二　儿科血液一般检测正常值

项目	年龄	正常值	
		法定单位	旧制单位
红细胞	新生儿	$(5.2\sim6.4)\times10^{12}$/L	$(5.2\sim6.4)\times10^9$/mm³
	婴儿	$(4.0\sim4.3)\times10^{12}$/L	$(4.0\sim4.3)\times10^9$/mm³
	儿童	$(4.0\sim4.5)\times10^{12}$/L	$(4.0\sim4.5)\times10^9$/mm³
血红蛋白	新生儿	180～190g/L	18～19g/dl
	婴儿	110～120g/L	11～12g/dl
	儿童	120～140g/L	12～14g/dl
血细胞比容	1天	0.48～0.69	48%～69%
	2天	0.48～0.75	48%～75%
	3天	0.44～0.72	44%～72%
	～2个月	0.28～0.42	28%～42%
	6～12岁	0.35～0.45	35%～45%
白细胞	新生儿	20×10^9/L	20 000/mm³
	婴儿	$(11\sim12)\times10^9$/L	11 000～12 000/mm³
	儿童	$(8\sim10)\times10^9$/L	8000～10 000/mm³
白细胞分类			
中性粒细胞比例	新生儿～婴儿	0.31～0.40	31%～40%
	儿童	0.50～0.70	50%～70%
淋巴细胞比例	新生儿～婴儿	0.40～0.60	40%～60%
	儿童	0.20～0.40	20%～40%
单核细胞比例	2～7天后	0.12	12%
	其后	0.01～0.08	1%～8%
嗜酸粒细胞比例		0.005～0.05	0.5%～5%
嗜碱粒细胞比例		0～0.0075	0%～0.75%
嗜酸粒细胞数目		$(50\sim300)\times10^6$/L	50～300/mm³
网织红细胞比例	新生儿	0.03～0.06	3%～6%
	儿童	0.005～0.015	0.5%～1.5%
血小板		$(100\sim300)\times10^9$/L	$(100\sim300)\times10^3$/mm³
HbA		>0.95	>95%
HbA2		<0.02	<2%
HbF	1天	0.63～0.92	63%～92%
	5天	0.65～0.88	65%～88%
	3周	0.55～0.85	55%～85%
	6～9周	0.31～0.75	31%～75%
	3～4月	<0.02～0.59	<2%～59%
	6个月	<0.02～0.09	<2%～9%

附录三　计划免疫程序

项目	结核病	脊髓灰质炎	麻疹	百日咳、白喉、破伤风	乙型肝炎
免疫原	卡介苗（减毒活结核菌混悬液）	脊髓灰质炎减毒糖丸活疫苗	麻疹减毒活疫苗	百日咳菌液、白喉类毒素、破伤风类毒素的混悬液	乙肝疫苗
接种方法	皮内注射	口服	皮下注射	皮下注射	肌内注射
每次剂量	0.1ml	1 丸三型混合糖丸疫苗	0.5ml	0.2～0.5ml	5μg
初种年龄	出生后 24 小时内完成	2 个月以上（第一次 2 个月，第二次 3 个月，第三次 4 个月）口服	8 个月首次接种	3 个月以上（第一次 3 个月，第二次 4 个月，第三次 5 个月）	第一次出生时，第二次 1 个月，第三次 6 个月
复种	不复种	4 岁加强口服（三价混合糖丸疫苗）	不复种	18～24 月龄复种一次	周岁时复查，有免疫功能者 3～5 年加强，免疫失败重复基础免疫
反应及处理	接种后 4～6 周局部有小溃疡，保护创口不受感染。腋下或锁骨上淋巴结肿大或化脓时的处理：肿大热敷；化脓用干针筒抽出脓液；溃破涂 5% 异烟肼软膏或 20%PAS 软膏	一般无特殊反应，有时可有低热或轻泻	部分小儿接种后 9～12 天，有发热及卡他症状，一般持续 2～3 天，也有个别小儿出现散在皮疹或麻疹黏膜斑	一般无反应，偶有轻度发热，个别局部轻度红肿、疼痛，发痒。处理：多饮开水，肿痛可很快消退。硬块可逐渐吸收	一般无反应，个别局部红肿、疼痛
注意点	≥2 个月小儿接前做"OT"试验，阴性可接种	冷开水送服或含服，1 小时内禁用热开水	接种前 1 个月及接种后 2 周避免使用胎盘球蛋白及丙种球蛋白制剂	掌握间隔期，避免无效注射	

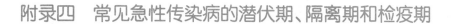

附录四　常见急性传染病的潜伏期、隔离期和检疫期

病名	潜伏期（常见）	隔离期	接触者检疫期
水痘	10～21 天（13～17 天）	隔离至全部皮疹干燥、结痂、脱落为止，不得少于发病后 2 周	医学观察 21 天
麻疹	6～18 天（10～12 天）	隔离至出疹后 5 天，合并肺炎者延长隔离至出疹后 10 天	易感者医学观察 21 天，接受过被动免疫者检疫 28 天
风疹	5～25 天（14～21 天）	隔离至出疹后 5 天	不检疫
流行性腮腺炎	8～30 天（14～21 天）	隔离至腮腺肿胀完全消退为止或发病后 10 天	医学观察 21 天
流行性感冒	数小时～4 天（1～2 天）	隔离至症状消失为止或热退后 2 天	大流行期间，集体机构人员应检疫 4 天
猩红热	1～7 天（2～4 天）	隔离至接受治疗后 7 天或咽拭子转阴	医学观察 7～12 天
白喉	1～7 天（2～4 天）	隔离至症状消失后咽拭培养 2 次阴性为止或于症状消失后 14 天	医学观察 7 天
百日咳	2～21 天（7～10 天）	隔离至发病后 7 周或痉咳后 4 周	医学观察 21 天
流行性脑脊髓膜炎	1～7 天（2～3 天）	隔离至症状消失后 3 天或发病后 7 天	医学观察 7 天
流行性乙型脑炎	4～21 天（10～14 天）	隔离至体温正常为止，隔离在有防蚊设备室内	不检疫
脊髓灰质炎	3～35 天（5～14 天）	隔离期不少于发病后 40 天	集体机构儿童检疫 35 天
病毒性肝炎	甲型 15～40 天（3～4 周）乙型 2～6 月（60～160 天）	隔离自发病天起不少于 30 天	密切接触者检疫 40 天
细菌性痢疾	数小时～7 天（1～2 天）	隔离至症状消失后粪便培养连续 3 次阴性为止	医学观察 7 天
阿米巴痢疾	4 天～1 年（7～14 天）	隔离至症状消失后粪便检查 3 次阴性为止	不检疫
食物中毒	沙门氏菌 4 小时～3 天（18 小时）葡萄球菌 0.5～6 小时（2.5～3 小时）肉毒杆菌 2 小时～10 天（12～36 小时）嗜盐菌（副溶血弧菌）1～99 小时（6～20 小时）	病人集中隔离治疗	不检疫
伤寒	5～40 天（7～14 天）	隔离至体温正常后 16 天为止；或症状消失，停药 3 天后大便培养连续 3 次阴性止	医学观察 25 天
副伤寒	2～15 天（6～8 天）	同伤寒	医学观察 15 天

病名	潜伏期(常见)	隔离期	接触者检疫期
霍乱副霍乱	数小时~7天(1~3天)	隔离至症状消失后,大便培养连续3次阴性止,或自发病天起至少2周	医学观察5天,并大便培养3次阴性
流行性斑疹伤寒	5~21天(10~14天)	彻底灭虱,或体温正常后12天解除隔离	彻底灭虱,医学观察15天
恶性疟	7~15天(12天)	不隔离,住室内应防蚊、灭蚊	不检疫
疟疾间日疟、卵形疟	10~20天(13~15天)(长潜伏期原虫可达6个月以上)	不隔离,住室内应防蚊、灭蚊	不检疫
三日疟	14~45天(21~30天)	不隔离,住室内应防蚊、灭蚊	不检疫
流行性出血热	4~46天(7~14天)	隔离至急性症状消失为止	不检疫
布氏杆菌病	3天~1年(14天)	隔离至临床症状消失为止	不检疫
钩端螺旋体病	3~28天(10天)	隔离治疗至痊愈为主	不检疫
鼠疫、腺鼠疫	1~12天(3~4天)	隔离治疗至淋巴结肿完全愈合,菌检3次阴性为止	医学观察9天,接受过预防接种或血清者检疫12天
肺鼠疫	数小时~3天(1~3天)	隔离至症状消失后痰液培养3次阴性	同上
狂犬病	10天~1年以上(12~99天)	病程中隔离治疗	不检疫,被可疑狂犬咬伤后注射疫苗

英汉医学名词对照与索引

I

J

K

M

N

O

P

R

方剂汇编

一画

一贯煎（《柳州医话》）　北沙参　麦冬　当归　生地黄　枸杞子　川楝子

二画

二至丸（《医方集解》）　旱莲草　女贞子

二陈汤（《太平惠民和剂局方》）　半夏　橘红　茯苓　甘草

丁萸理中汤（《医宗金鉴》）　丁香　制吴茱萸　党参　白术　干姜　炙甘草

十味温胆汤（《世医得效方》）　半夏　陈皮　枳实　茯苓　酸枣仁　远志　五味子　熟地　人参　甘草

七味白术散（《小儿药证直诀》）　藿香　木香　葛根　人参　白术　茯苓　甘草

人参五味子汤（《幼幼集成》）　人参　白术　茯苓　五味子　麦冬　炙甘草

人参乌梅汤（《温病条辨》）　人参　莲子　炙甘草　乌梅　木瓜　山药

八正散（《太平惠民和剂局方》）　车前子　瞿麦　扁蓄　滑石　栀子　甘草　木通　大黄

三画

大补阴丸（《丹溪心法》）　熟地黄　龟板　黄柏　知母　猪脊

大青龙汤（《伤寒论》）　麻黄　桂枝　甘草　杏仁　石膏　生姜　大枣

大定风珠（《温病条辨》）　白芍　阿胶　生地黄　牡蛎　龟甲　鳖甲　五味子　麻仁　麦冬　炙甘草　鸡子黄

大承气汤（《伤寒论》）　大黄　厚朴　枳实　芒硝

大秦艽汤（《素问病机气宜保命集》）　秦艽　川芎　独活　当归　白芍　石膏　甘草　羌活　防风　白芷　黄芩　白术　茯苓　生地黄　熟地黄　细辛

小青龙汤（《伤寒论》）　麻黄　白芍　细辛　干姜　甘草　桂枝　五味子　半夏

小建中汤（《伤寒论》）　桂枝　甘草　大枣　白芍　生姜　胶饴

小承气汤（《伤寒论》）　大黄　厚朴　枳实

小蓟饮子（《济生方》）　生地黄　小蓟　滑石　木通　蒲黄　藕节　淡竹叶　当归　栀子　甘草

千金龙胆汤（《备急千金要方》）　龙胆　钩藤　柴胡　黄芩　桔梗　白芍　茯苓　甘草　蜣螂　大黄

己椒苈黄丸（《金匮要略》）　防己　椒目　葶苈子　大黄

四画

无比山药丸（《备急千金要方》）　山药　肉苁蓉　五味子　菟丝子　杜仲　牛膝泽泻　干地黄　山茱萸　茯苓　巴戟天　赤石脂

五皮饮（《麻人活科全书》）　生姜皮　陈皮　大腹皮　茯苓皮　五加皮

397

五苓散（《伤寒论》） 茯苓 猪苓 桂枝 白术 泽泻

五虎汤（《仁斋直指》） 麻黄 杏仁 甘草 细茶 白石膏

五味消毒饮（《医宗金鉴》） 金银花 野菊花 蒲公英 紫花地丁 紫背天葵子

不换金正气散（《太平惠民和剂局方》） 苍术 厚朴 陈皮 甘草 藿香 半夏

少腹逐瘀汤（《医林改错》） 小茴香 干姜 延胡索 没药 当归 川芎 官桂 赤芍 蒲黄 五灵脂

牛黄清心丸（《痘疹世医心法》） 黄连 黄芩 栀子 郁金 辰砂 牛黄

化斑解毒汤（《外科正宗》） 玄参 知母 石膏 人中黄 黄连 升麻 连翘 牛蒡子 甘草

丹栀逍遥散（《太平惠民和剂局方》） 柴胡 白术 白芍 当归 茯苓 炙甘草 薄荷 煨姜 牡丹皮 栀子

乌头汤（《金匮要略》） 麻黄 芍药 黄芪 甘草 川乌

乌梅丸（《伤寒论》） 乌梅 黄连 黄柏 人参 当归 附子 桂枝 蜀椒 干姜 细辛

六君子汤（《世医得效方》） 人参 白术 茯苓 甘草 陈皮 半夏

六味地黄丸（《小儿药证直诀》） 熟地黄 山茱萸 山药 泽泻 丹皮 茯苓

六磨汤（《世医得效方》） 大槟榔 沉香 木香 乌药 大黄 枳壳

双合汤（《万病回春》） 当归 川芎 白芍 生地黄 陈皮 半夏 茯苓 桃仁 红花 白芥子 甘草

五画

玉女煎（《景岳全书》） 石膏 熟地黄 牛膝 知母 麦冬

玉枢丹（《百一选方》） 山慈菇 红大戟 千金子霜 五倍子 麝香 雄黄 朱砂

玉屏风散（《丹溪心法》） 防风 黄芪 白术

甘麦大枣汤（《金匮要略》） 甘草 小麦 大枣

甘露消毒丹（《湿热经纬》） 滑石 绵茵陈 黄芩 石菖蒲 川贝母 木通 藿香 射干 连翘 薄荷 折豆蔻

左归丸（《景岳全书》） 熟地黄 山药 山茱萸 枸杞子 菟丝子 鹿角胶 龟甲胶 牛膝

右归丸（《景岳全书》） 熟地黄 山药 山茱萸 枸杞子 鹿角胶 菟丝子 杜仲 当归 肉桂 制附子 龙骨 枯矾

石斛夜光丸（《原机启微》） 天门冬 人参 茯苓 炒五味子 白蒺藜 石斛 肉苁蓉 川芎 炙甘草 炒枳壳 青葙子 防风 黄连 犀角(现用水牛角代) 羚羊角 菊花 菟丝子 山药 枸杞子 牛膝 杏仁 麦冬 熟地黄 生地黄 草决明

龙胆泻肝汤（《太平惠民和剂局方》） 龙胆草 黄芩 栀子 泽泻 木通 车前子 当归 生地黄 柴胡 甘草

归脾汤（《济生方》） 白术 当归 茯苓 黄芪 龙眼肉 远志 酸枣仁 木香 甘草 人参 生姜 大枣

四君子汤（《太平惠民和剂局方》） 人参 白术 茯苓 甘草

四妙丸（《成方便读》） 苍术 黄柏 薏苡仁 牛膝

四物汤（《太平惠民合剂局方》） 熟地 当归 白芍 川芎

四逆散（《伤寒论》） 柴胡 芍药 枳实 甘草

四神丸（《证治准绳》） 补骨脂 肉豆蔻 吴茱萸 五味子 生姜 大枣

生脉散（《千金要方》） 人参 麦冬 五味子

失笑散（《太平惠民和剂局方》） 五灵脂 蒲黄

白头翁汤（《伤寒论》） 白头翁 黄连 黄柏 秦皮

白虎加人参汤（《伤寒论》）　生石膏　知母　粳米　甘草　人参

白虎汤（《伤寒论》）　生石膏　知母　粳米　甘草

瓜蒌薤白半夏汤（《金匮要略》）　瓜蒌实　薤白　半夏

加味二妙散（《丹溪心法》）　苍术　黄柏

圣愈汤（《兰室秘藏》）　生地　熟地　白芍　川芎　人参　当归　黄芪

六画

托里透脓汤（《外科正宗》）　生黄芪　当归　川芎　穿山甲　皂角刺

芍药甘草汤（《伤寒论》）　芍药　炙甘草

当归四逆汤（《伤寒论》）　当归　桂枝　芍药　细辛　甘草　通草　大枣

竹叶石膏汤（《伤寒论》）　竹叶　石膏　半夏　麦冬　人参　甘草　粳米

华盖散（《太平惠民和剂局方》）　紫苏子　赤茯苓　桑白皮　陈皮　杏仁　麻黄　甘草

血府逐瘀汤（《医林改错》）　当归　生地黄　牛膝　红花　桃仁　柴胡　枳壳　赤芍　川芎　桔梗　甘草

全蝎观音散（《太平惠民和剂局方》）　石莲肉　白扁豆　人参　神曲　全蝎　羌活　天麻　防风　木香　白芷　甘草　黄芪　茯苓

安宫牛黄丸（《温病条辨》）　牛黄　郁金　犀角（现用水牛角代）　黄连　山栀　朱砂　雄黄　冰片　麝香　珍珠　黄芩

导痰汤（《济生方》）　半夏　陈皮　枳实　赤茯苓　甘草　胆南星

异功散（《小儿药证直诀》）　人参　白术　茯苓　陈皮　甘草

防己黄芪汤（《金贵要略》）　防己　黄芪　白术　生姜　甘草　大枣

七画

麦门冬汤（《金匮要略》）　人参　麦门冬　半夏　甘草　粳米　大枣

麦味地黄丸（《寿世保元》）　麦冬　五味子　熟地黄　山茱萸　牡丹皮　山药　茯苓　泽泻

苏子降气汤（《太平惠民和剂局》）　紫苏子　半夏　川当归　甘草　前胡　厚朴　肉桂　生姜　大枣

苏合香丸（《太平惠民和剂局方》）　朱砂　青木香　苏合香　诃子肉　荜茇　沉香　生香附　麝香　犀角（现用水牛角代）　檀香　丁香　冰片　白术　安息　薰陆香

杏苏散（《温病条辨》）　杏仁　苏叶　橘红　半夏　枳壳　前胡　茯苓　甘草　生姜　大枣

杞菊地黄丸（《医级》）　枸杞　菊花　熟地黄　山萸肉　牡丹皮　山药　茯苓　泽泻

连翘败毒散（《伤寒全生集》）　连翘　山栀　羌活　元参　薄荷　防风　柴胡　桔梗　升麻　川芎　当归　黄芩　芍药　牛蒡子

辛夷清肺饮（《外科正宗》）　辛夷　黄芩　山栀　麦门冬　百合　石膏　知母甘草　枇杷叶　升麻

沙参麦冬汤（《温病条辨》）　沙参　麦冬　玉竹　白扁豆　桑叶　天花粉　炙甘草

良附丸（《良方集腋》）　高良姜　香附子

补中益气汤（《内外伤辨惑论》）　黄芪　白术　陈皮　升麻　柴胡　人参　炙甘草　当归

补中益气汤（《脾胃论》）　黄芪　甘草　人参　当归身　橘皮　升麻　柴胡　白术

补阳还五汤（《医林改错》）　黄芪　当归尾　赤芍　地龙　川芎　红花　桃仁

补肾地黄丸（《活幼心书》）　干山药　山茱萸　熟干地黄　鹿茸　川牛膝　牡丹根皮　白茯苓　泽泻

补肾地黄丸（《活幼心书》）　山药　山茱萸　熟地黄　鹿茸　川牛膝　牡丹皮　白茯苓　泽泻

附子泻心汤（《伤寒论》）　大黄　黄连　黄芩　炮附子

附子理中汤（《太平惠民和剂局方》）　附子　人参　炮姜　炙甘草　白术

驱虫粉（验方） 君子粉 大黄粉

驱绦汤（验方） 南瓜子 槟榔

驱蛔承气汤（《急腹症方药新解》） 大黄 芒硝 枳实 厚朴 槟榔 苦楝子 使君子

八画

青蒿鳖甲汤（《温病条辨》） 青蒿 鳖甲 生地黄 知母 牡丹皮

苓桂术甘汤（《金匮要略》） 茯苓 桂枝 白术 甘草

虎潜丸（《丹溪心法》） 龟板 黄柏 知母 熟地黄 白芍 锁阳 陈皮 干姜 虎骨

固真汤（《活幼心书》） 人参 附子 白茯苓 白术 山药 黄耆（蜜泡涂，炙） 肉桂（去粗皮） 甘草（湿纸裹，煨透）

知柏地黄丸（《医宗金鉴》） 熟地黄 山萸肉 山药 茯苓 牡丹皮 泽泻 知母 黄柏

使君子散（验方） 使君子肉 甘草 吴茱萸 苦楝子

金沸草散（《千金翼方》） 金沸草 前胡 甘草（炙） 麻黄（去节） 芍药荆芥穗 半夏

金匮肾气丸（《金匮要略》） 干地黄 山药 山茱萸 泽泻 茯苓 牡丹皮 肉桂 附子

肥儿丸（《太平惠民和剂局方》） 神曲 黄连 肉豆蔻 使君子 麦芽 槟榔 木香

炙甘草汤（《伤寒论》） 炙甘草 生姜 桂枝 人参

河车八味丸（《幼幼集成》） 紫河车 鹿茸 熟附片 肉桂 地黄 山药 茯苓 牡丹皮 泽泻 五味子 麦冬 大枣

泻心导赤散（《医宗金鉴》） 木通 生地黄 黄连 生甘草 灯心草

泻黄散（《小儿药证直诀》） 藿香 山栀仁 石膏 甘草 防风

定痫丸（《医学心悟》） 天麻 川贝 胆南星 法半夏 陈皮 茯苓 茯神 丹参 麦冬 石菖蒲 远志 全蝎 僵蚕 琥珀 辰砂 竹沥 姜汁 甘草

实脾饮（《重订严氏济生方》） 厚朴 白术 木瓜 木香 草果仁 大腹子 炮附子 茯苓 干姜 甘草

参术汤（《兰室秘藏》） 人参 黄芪 苍术 炙甘草 当归 柴胡 升麻 陈皮 青皮 神曲 黄柏

参芪地黄丸（《沈氏尊生书》） 人参 黄芪 生地黄 淮山药 山茱萸 牡丹皮 茯苓 泽泻

参附龙牡救逆汤（经验方） 人参 附子 龙骨 牡蛎 白芍 炙甘草

参附汤（《世医得效方》） 人参 附子

参苓白术散（《太平惠民和剂局方》） 人参 白术 茯苓 甘草 薏苡仁 桔梗 山药 扁豆 莲子肉 砂仁 大枣

参蛤散（《济生方》） 人参 蛤蚧

九画

指迷茯苓丸（《全生指迷》） 半夏（制） 茯苓 风化硝 枳壳 姜汁糊为丸

荆防败毒散（《摄生众妙方》） 荆芥 防风 羌活 独活 川芎 柴胡 前胡 桔梗 枳壳 茯苓 甘草

茜根散（《景岳全书》） 茜草根 黄芩 阿胶 侧柏叶 生地 甘草

茵陈理中汤（《张氏医通》） 茵陈 党参 干姜 白术 甘草

茵陈蒿汤（《伤寒论》） 茵陈 栀子 大黄

枳实导滞丸（《内外伤辨》） 大黄 枳实（麸炒） 神曲（炒） 茯苓（去皮）黄芩 黄连 白术 泽泻

钩藤汤（《婴童百问》） 钩藤 蝉蜕 天麻 防风 全蝎尾 麻黄 僵蚕 川芎 麝香 甘草

香苏散（《太平惠民和剂局》） 炒香附 紫苏叶 炙甘草 陈皮

香砂平胃散（《医宗金鉴》） 香附 砂仁 苍术 陈皮 厚朴 甘草 山楂 神曲 麦芽 枳壳 白芍

保和丸(《丹溪心法》) 山楂 神曲 陈皮 连翘 莱菔子 半夏 茯苓

独活寄生汤(《备急千金要方》) 独活 寄生 杜仲 牛膝 细辛 秦艽 茯苓 桂心 防风 川芎 人参 甘草 当归 芍药 干地黄

养心汤(《仁斋直指方论》) 黄芪 茯苓 茯神 半夏 当归 川芎 远志 肉桂 柏子仁 酸枣仁 五味子 人参 甘草

养胃增液汤(验方) 石斛 乌梅 沙参 玉竹 白芍 甘草

养脏散(《医宗金鉴》) 当归 沉香 木香 肉桂 川芎 丁香 香附

宣毒发表汤(《麻科活人》) 升麻 葛根 前胡 桔梗 枳壳(麸炒) 荆芥 防风 薄荷 甘草 木通 连翘 牛蒡子 杏仁 竹叶

宣痹汤(《温病条辨》) 防己 杏仁 滑石 连翘 山栀 薏苡仁 半夏 蚕砂 赤小豆

十画

都气丸(《症因脉治》) 熟地黄 山萸肉 山药 泽泻 牡丹皮 茯苓 五味子

真武汤(《伤寒论》) 茯苓 芍药 生姜 白术 附子

桂枝甘草龙骨牡蛎汤(《伤寒论》) 桂枝 甘草 牡蛎 龙骨

桃仁汤(《全生指迷方》) 桃仁 地黄 苏木 水蛭 虻虫

桃仁红花煎(《陈素庵妇科补解》) 红花 当归 桃仁 香附 延胡索 赤芍 川芎 乳香 丹参 青皮 生地

桃红四物汤(《医宗金鉴》) 桃仁 红花 熟地黄 川芎 当归 白芍

逐寒荡惊汤(《福幼编》) 胡椒 炮姜 肉桂 丁香

柴胡葛根汤(《外科正宗》) 柴胡 天花粉 干葛 黄芩 桔梗 连翘 牛蒡子 石膏 甘草 升麻

柴胡疏肝散(《景岳全书》) 陈皮 柴胡 川芎 香附 枳壳 白芍 炙甘草

逍遥散(《太平惠民和剂局方》) 柴胡 当归 白芍 白术 茯苓 生姜 薄荷 炙甘草

健脾丸(《医方集解》) 人参 白术 陈皮 麦芽 山楂 枳实 神曲

射干麻黄汤(《金匮要略》) 射干 麻黄 生姜 细辛 紫菀 款冬花 大枣 半夏 五味子

资生健脾丸(《先醒斋医学广笔记》) 白术 橘皮 山楂 神曲 白茯苓 人参 白豆蔻 扁豆 莲肉 山药 芡实 薏苡仁

凉营清气汤(《喉痧症治概要》) 水牛角 赤芍 牡丹皮 生地黄 玄参 黄连 栀子 生石膏 石斛 竹叶 芦根 白茅根 连翘 薄荷 金汁 甘草

凉膈散(《太平惠民和剂局方》) 大黄 朴硝 甘草 栀子 黄芩 薄荷 连翘 竹叶 白蜜

益脾镇惊散(《医宗金鉴》) 人参 炒白术 茯苓 朱砂 钩藤 炙甘草

消乳丸(《证治准绳》) 香附 神曲 麦芽 陈皮 砂仁 炙甘草

消乳丸(《婴童百问》) 炒香附 炙甘草 陈皮 缩砂仁 炒神曲 炒麦芽

涤痰汤(《严氏易简归一方》) 半夏 陈皮 甘草 竹茹 枳实 生姜 胆南星 人参 石菖蒲

通窍活血汤(《医林改错》) 赤芍 川芎 桃仁 红花 生姜 红枣 麝香 黄酒 葱白

桑白皮汤(《景岳全书》) 桑白皮 半夏 紫苏子 杏仁 贝母 黄芩 黄连 栀子

桑杏汤(《温病条辨》) 桑叶 杏仁 沙参 贝母 豆豉

桑菊饮(《温病条辨》) 桑叶 菊花 桔梗 杏仁 连翘 芦根 薄荷 甘草

十一画

黄芪汤(《金匮翼》) 黄芪 麻仁 白蜜 陈皮

黄芪建中汤(《金匮要略》) 黄芪 桂枝 白芍 生姜 甘草 大枣 饴糖

黄芪桂枝五物汤(《金匮要略》) 黄芪 芍药 桂枝 生姜 大枣

黄连温胆汤(《备急千金要方》) 半夏 陈皮 茯苓 甘草 枳实 竹茹 黄连 大枣

黄连解毒汤(《外台秘要》) 黄连 黄芩 黄柏 栀子

菟丝子散(《医宗必读》) 菟丝子 鸡内金 肉苁蓉 牡蛎 附子 五味子

银翘散(《温病条辨》) 金银花 连翘 竹叶 荆芥 牛蒡子 薄荷 豆豉 桔梗 芦根 甘草

麻子仁丸(《伤寒论》) 麻子仁 枳实 厚朴 大黄 杏仁 芍药

麻杏甘石汤(《伤寒论》) 麻黄 杏仁 石膏 甘草

麻黄连翘赤小豆汤(《伤寒论》) 麻黄 连翘 赤小豆 杏仁 桑白皮 生姜 大枣 炙甘草

麻黄附子细辛汤(《伤寒论》) 麻黄 炮附子 细辛

羚角钩藤汤(《重订通俗伤寒论》) 羚羊角 桑叶 川贝母 生地黄 钩藤 菊花 茯神 白芍 甘草

清宁散(《幼幼集成》) 桑白皮 葶苈子 赤茯苓 车前子 炙甘草 大枣 生姜

清肝化痰丸(《医门补要》) 生地黄 牡丹皮 海藻 浙贝母 昆布 海带 夏枯草 僵蚕 当归 连翘
　　栀子

清肝达郁汤(《重订通俗伤寒论》) 栀子 白芍 当归 柴胡 丹皮 橘络 橘叶 薄荷 菊花 炙甘草

清金化痰汤(《医学统旨》) 黄芩 栀子 知母 桑白皮 瓜蒌仁 贝母 麦冬 橘红 茯苓 桔梗 甘草

清胃解毒汤(《痘疹传心录》) 当归 黄连 生地黄 天花粉 连翘 升麻 牡丹皮 赤芍

清咽下痰汤(《验方新编》) 玄参 桔梗 炒牛蒡子 浙贝母 瓜蒌 射干 荆芥 马兜铃 甘草

清咽利膈汤(《喉科紫珍集》) 连翘 栀子 鼠粘子 黄芩 薄荷 防风 荆芥 玄明粉 金银花 玄参
　　大黄 桔梗 黄连

清络饮(《温病条辨》) 鲜荷叶边 鲜金银花 西瓜翠衣 鲜扁豆花 丝瓜皮 鲜竹叶心

清热泻脾散(《医宗金鉴》) 栀子 生石膏 黄连 黄芩 生地黄 赤苓 灯心草

清瘟败毒饮(《疫疹一得》) 生石膏 生地黄 乌犀角(现用水牛角代) 生栀子 桔梗 黄芩 知母 赤芍
　　玄参 连翘 竹叶 甘草 牡丹皮

清燥救肺汤(《医门法律》) 桑叶 石膏 甘草 胡麻仁 阿胶 枇杷叶 人参 麦冬 杏仁

十二画

琥珀抱龙丸(《证治准绳·幼科》) 山药(炒) 朱砂 甘草 琥珀 天竺黄 檀香 枳壳(炒) 茯苓 胆南
　　星 枳实(炒) 红参

越婢加术汤(《金匮要略》) 麻黄 石膏 生姜 甘草 白术 大枣

葛根黄芩黄连汤(《伤寒论》) 葛根 黄芩 黄连 甘草

葶苈大枣泻肺汤(《金匮要略》) 葶苈子 大枣

舒筋汤(《医略六书》) 羌活 当归 片姜黄 炙草 白术 海风藤 赤芍 生姜

普济消毒饮(《东垣试效方》) 黄芩 黄连 人参 橘红 玄参 生甘草 连翘 鼠黏子 板蓝根 马勃
　　白僵蚕 升麻 柴胡 桔梗

温肺止流丹(《辨证录》) 诃子 甘草 桔梗 石首鱼脑骨(煅) 荆芥 细辛 人参

温胆汤(《三因极一病证方论》) 半夏 茯苓 枳实 竹茹 陈皮 炙甘草

犀角地黄汤(《备急千金要方》) 犀角(现用水牛角代) 生地黄 牡丹皮 芍药

犀角清络饮(《重订通俗伤寒论》) 犀角汁(现用水牛角代) 粉丹皮 青连翘(带心) 淡竹沥 鲜地黄
　　赤芍 桃仁 生姜汁

疏风清热汤(《医宗金鉴》) 苦参 防风 荆芥穗 金银花 蝉蜕 全蝎 皂角刺

缓肝理脾汤(《医宗金鉴》) 桂枝 人参 白茯苓 炒白芍 炒白术 陈皮 炒山药 炒扁豆 炙甘草

十三画

解肌透痧汤(《喉痧症治概要》) 荆芥 桔梗 蝉蜕 射干 葛根 牛蒡子 马勃 前胡 连翘 僵蚕 豆豉 竹茹 浮萍

解肝煎(《景岳全书》) 陈皮 半夏 厚朴 茯苓 紫苏叶 白芍 砂仁

新加香薷饮(《温病条辨》) 香薷 金银花 鲜扁豆花 厚朴 连翘

十四画

槟榔雷丸散(验方) 生槟榔 生雷丸

缩泉丸《魏氏家藏方》) 乌药 吴茱萸 益智仁

十五画及以上

增液汤(《温病条辨》) 玄参 生地黄 麦冬

镇惊丸(《医宗金鉴》) 茯神 麦冬 朱砂 远志 石菖蒲 酸枣仁 牛黄 钩藤 珍珠 胆南星 天竺黄 犀角(现用水牛角代) 甘草

黛蛤散(《中国药典》) 青黛 蛤壳

藿连汤(《幼幼集成》) 藿香 黄连 厚朴

藿香正气散(《太平惠民和剂局方》) 藿香 紫苏 白芷 桔梗 白术 厚朴 半夏曲 大腹皮 茯苓 甘草 陈皮

蠲痹汤(《医学心悟》) 羌活 独活 桂枝 秦艽 海风藤 桑枝 当归 川芎 乳香 木香 甘草

中成药汇编

一画

一捻金　大黄　炒牵牛子　槟榔　人参　朱砂

二画

二冬膏　天冬　麦冬

人参归脾丸　人参　白术　茯苓　炙甘草　黄芪　当归　木香　远志　龙眼　酸枣仁

儿康宁口服液　党参　黄芪　白术　苡米　大枣　桑枝

三画

三九胃泰冲剂　三叉苦　九里香　两面针　木香　黄芩　茯苓　地黄　白芍

三金片　金樱根　菝葜　羊开口　金沙藤　积雪草

大补阴丸　熟地　龟板　黄柏　知母　猪脊骨

小儿牛黄散　钩藤　僵蚕(麸炒)　天麻　全蝎　黄连　大黄　胆南星(酒灸)　浙贝母　天竺黄　半夏(制)　橘红　滑石　人工牛黄　朱砂　人工麝香　冰片

小儿化毒散　牛黄　珍珠　雄黄　大黄　黄连　甘草　天花粉　川贝母　赤芍　乳香(制)　没药(制)　冰片

小儿化食丸　六神曲(炒焦)　山楂(炒焦)　麦芽(炒焦)　槟榔(炒焦)　莪术　三棱(制)　牵牛子(炒焦)　大黄

小儿风热清口服液　金银花　连翘　板蓝根　薄荷　柴胡　淡竹叶　牛蒡子　桔梗　黄芩　栀子　芦根　石膏等

小儿生血糖浆　大枣　山药　熟地等

小儿肺热咳喘口服液　麻黄　苦杏仁　石膏　甘草　金银花　连翘　知母　黄芩　板蓝根　麦冬　鱼腥草

小儿咽扁颗粒　金银花　射干　金果榄　桔梗　玄参　麦冬　人工牛黄　冰片

小儿咳喘灵颗粒　麻黄　金银花　苦杏仁　板蓝根　石膏　甘草　瓜蒌

小儿香橘丸　木香　陈皮　苍术(米泔炒)　炒白术　茯苓　甘草　白扁豆(去皮)　麸炒山药　莲子　麸炒薏苡仁　炒山楂　炒麦芽　六神曲(麸炒)　姜厚朴　麸炒枳实　醋香附　砂仁　法半夏　泽泻

小儿宣肺止咳颗粒　麻黄　竹叶　防风　黄芩　桔梗　白芥子　苦杏仁　葶苈子　马兰　黄芪　山药　山楂　甘草

小儿热速清颗粒　柴胡　黄芩　板蓝根　葛根　金银花　水牛角　连翘　大黄

小儿柴桂退热颗粒　柴胡　桂枝　葛根　浮萍　黄芩　白芍　蝉蜕

小儿健脾丸　人参　白术(麸炒)　茯苓　甘草(蜜灸)　陈皮　法半夏　白扁豆(去皮)　山药　莲子(去心)　南山楂　桔梗　砂仁　六神曲(麸炒)　麦芽(炒)　玉竹

404

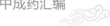

小儿豉翘清热颗粒　连翘　淡豆豉　薄荷　荆芥　栀子(炒)　大黄　青蒿　赤芍　槟榔　厚朴　黄芩
　半夏　柴胡　甘草

小儿麻甘颗粒　石膏　麻黄　黄芩　桑白皮　紫苏子　苦杏仁　地骨皮　甘草

小儿羚羊散　羚羊角　天竺黄　朱砂　甘草　冰片　金银花　紫草　连翘　牛蒡子　浮萍　赤芍　西河
　柳　牛黄　黄连　葛根　川贝母　水牛角

小儿清热止咳颗粒　麻黄　苦杏仁　石膏　甘草　黄芩　板蓝根　北豆根

小儿紫草丸　紫草　西河柳　升麻　羌活　菊花　金银花　地丁　青黛　雄黄制乳香　制没药　牛黄
　玄参　朱砂　琥珀　石决明　梅片　浙贝　核桃仁　甘草

小儿智力糖浆　龟甲　龙骨　远志　石菖蒲　雄鸡

小儿解表口服液　金银花　连翘　炒牛蒡子　蒲公英　黄芩　防风　紫苏叶　荆芥穗　葛根　牛黄

小青龙口服液　麻黄　桂枝　芍药　甘草　干姜　细辛　半夏　五味子

川芎嗪注射液　川芎嗪

四画

云南白药胶囊　参三七等

木香槟榔丸　木香　槟榔　青皮　陈皮　广茂　枳壳　黄连　黄柏　大黄　香附子　牵牛

五子衍宗丸　枸杞子　菟丝子　覆盆子　五味子　车前子

五积散(丸)　枳壳　麻黄　苍术　干姜　桔梗　厚朴　甘草　茯苓　当归　肉桂　川芎　芍药　半夏
　陈皮

五福化毒丹　水牛角　连翘　青黛　黄连　炒牛蒡子　玄参　地黄　桔梗　芒硝　赤芍　甘草

止咳橘红口服液　化橘红　陈皮　法半夏　茯苓　款冬花　甘草　瓜蒌皮　紫菀　麦冬　知母　桔梗
　地黄　石膏　苦杏仁(去皮炒)　紫苏子(炒)

牛黄清胃丸　人工牛黄　大黄　菊花　麦冬　薄荷　石膏　栀子　玄参　番泻叶　黄芩　甘草　桔梗
　黄柏　连翘　炒牵牛子　枳实(砂烫)　冰片

牛黄镇惊丸　牛黄　全蝎　僵蚕　珍珠　麝香　朱砂　雄黄　天麻　钩藤　防风　琥珀　胆南星　白附
　子(制)　半夏(制)　天竺黄　冰片　薄荷　甘草

气滞胃痛颗粒　柴胡　炙延胡索　枳壳　炙香附　白芍　炙甘草

化积口服液　鸡内金(炒)　三棱(醋制)　莪术(醋制)　槟榔　雷丸　茯苓(去皮)　海螵蛸　红花　鹤虱
　使君子仁

六味地黄丸　熟地黄　山药　山茱萸　牡丹皮　茯苓　泽泻

六神丸　牛黄　珍珠粉　蟾酥　雄黄　麝香　冰片

五画

玉枢丹　山慈菇　红大戟　千金子霜　五倍子　麝香　雄黄

玉屏风口服液　黄芪　防风　白术

玉屏风颗粒　黄芪　麸炒白术　防风

正柴胡饮冲剂　柴胡　防风　陈皮　生姜　芍药　甘草

龙牡壮骨颗粒　党参　黄芪　山麦冬　醋龟甲　炒白术　山药　醋南五味子　龙骨　煅牡蛎　茯苓　大枣
　甘草　炒鸡内金等

龙胆泻肝丸　龙胆　黄芩　栀子　泽泻　木通　车前子　当归　生地黄　柴胡　生甘草

归脾丸　党参　白术(炒)　炙黄芪　炙甘草　茯苓　远志(制)　酸枣仁(炒)　龙眼肉　当归　木香　大枣

四妙丸　苍术　牛膝　黄柏　薏苡仁

四季抗病毒合剂　鱼腥草　桔梗　桑叶　连翘　荆芥　薄荷　紫苏叶　苦杏仁　芦根　菊花　甘草

生脉饮口服液　人参　麦冬　五味子

生脉注射液　人参　麦冬　五味子

半夏露　生半夏　枇杷叶　远志　款冬花　桔梗　麻黄　甘草　陈皮　薄荷油

宁血糖浆　花生衣等

六画

百令胶囊　发酵冬虫夏草菌粉

当归龙荟丸　酒当归　芦荟　青黛　酒大黄　龙胆（酒炙）　酒黄连　酒黄芩　栀子　盐黄柏　木香人工麝香

回春散　白丑　白鲜皮　土茯苓　五加皮　连翘　银花　薄荷　山豆根　花粉　山栀　皂角子　桔梗　甘草　人参

延胡索止痛片　延胡索　白芷

血尿胶囊　棕榈子　菝葜　薏苡仁

羊痫疯丸　白矾　郁金　金礞石　全蝎　黄连　乌梅

安宫牛黄丸　牛黄　水牛角浓缩粉　麝香　珍珠　雄黄　黄连　黄芩　栀子　郁金　冰片

导赤丸　连翘　黄连　栀子（姜炒）　木通　玄参　天花粉　赤芍　大黄　黄芩　滑石

防风通圣丸　防风　荆芥穗　薄荷　麻黄　大黄　芒硝　栀子　滑石　桔梗　石膏　川芎　当归　白芍　黄芩　连翘　甘草　炒白术

七画

苏合香丸　苏合香　安息香　冰片　水牛角　麝香　檀香　沉香　丁香　香附　木香　乳香　荜茇　白术　诃子肉　朱砂

杏苏止咳冲剂　半夏（姜制）　紫苏叶　陈皮　前胡　杏仁　桔梗　茯苓　炙甘草

杞菊地黄丸　枸杞子　菊花　熟地黄　酒萸肉　牡丹皮　山药　茯苓　泽泻

尪痹颗粒　生地黄　熟地黄　续断　制附子　独活　骨碎补　桂枝　淫羊藿　防风　威灵仙　皂角刺　羊骨　白芍　制狗脊　知母　伸筋草　红花

连花清瘟颗粒　连翘　金银花　炙麻黄　炒苦杏仁　石膏　板蓝根　绵马贯众　鱼腥草　广藿香　大黄　红景天　薄荷脑　甘草

辛夷鼻炎丸　辛夷　薄荷　紫苏叶　甘草　广藿香　苍耳子　鹅不食草　板蓝根　山白芷　防风　鱼腥草　菊花　三叉苦

辛芩颗粒　细辛　黄芩　荆芥　防风　白芷　苍耳子　黄芪　白术　桂枝　石菖蒲

补中益气口服液　黄芪（蜜炙）　党参　甘草（蜜炙）　白术（炒）　当归　升麻　柴胡　陈皮

附子理中丸　附子　人参　炮姜　甘草　白术

八画

肾炎清热片　白茅根　连翘　荆芥　杏仁　陈皮　大腹皮　泽泻　茯苓　桂枝　车前子　赤小豆　生石膏　蒲公英　蝉衣

知柏地黄丸　知母　黄柏　熟地黄　山茱萸（制）　牡丹皮　山药　茯苓　泽泻

肺力咳合剂　黄芩　前胡　百部　红花龙胆　梧桐根　白花蛇舌草　红管药

肥儿丸　肉豆蔻　木香　六神曲　炒麦芽　胡黄连　槟榔　使君子仁

参附注射液　人参　附子

九画

茵陈五苓丸　茵陈　泽泻　茯苓　猪苓　白术(炒)肉桂

茵栀黄口服液　茵陈　山栀　黄芩　金银花

胃肠安丸　木香　沉香　枳壳(麸炒)　檀香　大黄　厚朴(姜炙)　人工麝香　巴豆霜　大枣　川芎

香砂养胃丸　白术　陈皮　茯苓　半夏(制)　香附(醋制)　枳实(炒)　豆蔻(去壳)　厚朴(姜制)　广藿香
　甘草　木香　砂仁

保和丸　山楂(焦)　六神曲(炒)　半夏(制)　茯苓　陈皮　连翘　莱菔子(炒)　麦芽(炒)

急支糖浆　鱼腥草　金荞麦　四季青　麻黄　紫菀　前胡　枳壳　甘草

养阴清肺口服液　地黄　玄参　麦冬　川贝母　牡丹皮　白芍　薄荷　甘草

活血化瘀油膏　当归　红花　川芎　赤芍　透骨草　丁香　川乌头　草乌头　乳香　没药　肉桂　凡士林

济生肾气丸　熟地黄　山茱萸　山药　泽泻　茯苓　牡丹皮　官桂　炮附子　川牛膝　车前子

十画

热淋清颗粒　头花蓼

荷叶丸　荷叶　藕节　大蓟(炭)　小蓟(炭)知母　黄芩(炭)　地黄(炭)　棕榈(炭)　栀子(焦)　白茅根
　(炭)　玄参　白芍　当归

荷叶汤　荷叶　苍术　白术　黄柏　牛膝　薏苡仁　黄芪　桂枝　木瓜　茯苓　泽泻　车前草　山楂
　虎杖　夏枯草　甘草

逍遥丸　生姜　薄荷　柴胡　甘草　芍药　当归　白术　茯苓

健脾生血颗粒　黄芪　党参　茯苓　白术　鸡内金　大枣　硫酸亚铁等

通便灵　番泻叶　当归　肉苁蓉

通宣理肺口服液　紫苏叶　前胡　桔梗　苦杏仁　麻黄　甘草　半夏(炙)　茯苓　枳壳　黄芩　陈皮

通宣理肺丸　紫苏叶　前胡　桔梗　苦杏仁　麻黄　甘草　陈皮　半夏　茯苓　炒枳壳　黄芩

通窍鼻炎颗粒(片)　苍耳子　防风　黄芪　白芷　辛夷　炒白术　薄荷

十一画

银黄口服液　金银花提取物　黄芩提取物

麻仁丸　麻子仁　枳实　厚朴　大黄　杏仁　芍药

羚羊清肺散　羚羊角粉　赤芍　板蓝根　连翘　金银花　知母　天花粉　琥珀　甘草　朱砂　石膏　冰片
　栀子　芦根　桔梗　僵蚕

清开灵颗粒　胆酸　猪去氧胆碱　珍珠母　栀子　水牛角　板蓝根　黄芩苷　金银花

清降片　玄参　皂角子　赤芍　板蓝根　麦冬　连翘　牡丹皮　地黄　甘草等

清热解毒口服液　石膏　金银花　玄参　地黄　连翘　栀子　甜地丁　黄芩　龙胆　板蓝根　知母　麦冬

十二画

琥珀抱龙丸　琥珀　竹黄　檀香　党参　茯苓　甘草　山药　枳壳　枳实　胆南星　牛黄　朱砂

越鞠丸　香附　苍术　川芎　栀子　神曲

葛根芩连微丸　葛根　黄芩　黄连　甘草

紫雪丹　石膏　寒水石　滑石　磁石　玄参　木香　沉香　升麻　甘草　丁香芒硝　水牛角浓缩粉　羚
　羊角　麝香　朱砂

舒肝丸　川楝子　延胡索（醋制）　白芍（酒炒）　姜黄　木香　沉香　豆蔻仁　砂仁　厚朴（姜制）　陈皮
　枳壳（炒）　茯苓　朱砂

童康片　黄芪　白术　防风　山药　牡蛎　陈皮

温胃舒颗粒　党参　附子（制）　黄芪（炙）　肉桂　山药　肉苁蓉（制）　白术（炒）　山楂（炒）　乌梅　砂仁
　陈皮　补骨脂

十三画

蒲地蓝消炎口服液　蒲公英　地丁　板蓝根　黄芩

槐杞黄颗粒　槐耳菌质　枸杞子　黄精

锡类散　冰片　珍珠　人工牛黄　象牙屑　人指甲（滑石粉制）

腮腺炎片　蓼大青叶　板蓝根　连翘　夏枯草　蒲公英　牛黄

十四画

静灵口服液　熟地黄　山药　茯苓　牡丹皮　泽泻　远志　龙骨　女贞子　黄柏　知母　五味子　石菖蒲

槟榔雷丸散　生槟榔　生雷丸

赛金化毒散　乳香（制）　黄连　没药（制）　甘草　川贝母　赤芍　雄黄　冰片　天花粉　人工牛黄　大黄
　珍珠　酒炒大黄

缩泉丸　益智仁　台乌药　山药

十五画以上

醒脑静注射液　麝香　冰片　黄连　郁金　栀子　黄芩

鹭鸶咳丸　鹭鸶涎　牛蒡子　栀子　生石膏　天花粉

藿香正气口服液　广藿香油　大腹皮　白芷　紫苏叶油　茯苓　苍术　生半夏　陈皮　厚朴（姜制）　甘
　草浸膏　陈皮

主要参考书目

1. 虞坚尔. 中西医结合儿科学 [M]. 北京：人民卫生出版社，2012.

2. 王雪峰. 中西医结合儿科学 [M]. 北京：中国中医药出版社，2012.

3. 郑健，林东红. 中西医结合儿科学 [M]. 北京：科学出版社，2011.

4. 江载芳，申昆玲，沈颖. 诸福棠实用儿科学 [M]. 北京：人民卫生出版社，2015.

5. 马融. 中医儿科学 [M]. 北京：中国中医药出版社，2016.

6. 王卫平. 儿科学 [M]. 北京：人民卫生出版社，2013.

7. 张奇文，朱锦善. 实用中医儿科学 [M]. 北京：中国中医药出版社，2016.

8. 国家中医药管理局. 中华人民共和国中医药行业标准·中医病证诊断疗效标准 [S]. 北京：中国医药科技出版社，2012.

全国中医药高等教育教学辅导用书推荐书目

一、中医经典白话解系列

黄帝内经素问白话解(第2版)	王洪图 贺娟
黄帝内经灵枢白话解(第2版)	王洪图 贺娟
汤头歌诀白话解(第6版)	李庆业 高琳等
药性歌括四百味白话解(第7版)	高学敏等
药性赋白话解(第4版)	高学敏等
长沙方歌括白话解(第3版)	聂惠民 傅延龄等
医学三字经白话解(第4版)	高学敏等
濒湖脉学白话解(第5版)	刘文龙等
金匮方歌括白话解(第3版)	尉中民等
针灸经络腧穴歌诀白话解(第3版)	谷世喆等
温病条辨白话解	浙江中医药大学
医宗金鉴·外科心法要诀白话解	陈培丰
医宗金鉴·杂病心法要诀白话解	史亦谦
医宗金鉴·妇科心法要诀白话解	钱俊华
医宗金鉴·四诊心法要诀白话解	何任等
医宗金鉴·幼科心法要诀白话解	刘弼臣
医宗金鉴·伤寒心法要诀白话解	郝万山

二、中医基础临床学科图表解丛书

中医基础理论图表解(第3版)	周学胜
中医诊断学图表解(第2版)	陈家旭
中药学图表解(第2版)	钟赣生
方剂学图表解(第2版)	李庆业等
针灸学图表解(第2版)	赵吉平
伤寒论图表解(第2版)	李心机
温病学图表解(第2版)	杨进
内经选读图表解(第2版)	孙桐等
中医儿科学图表解	郁晓微
中医伤科学图表解	周临东
中医妇科学图表解	谈勇
中医内科学图表解	汪悦

三、中医名家名师讲稿系列

张伯讷中医学基础讲稿	李其忠
印会河中医学基础讲稿	印会河
李德新中医基础理论讲稿	李德新
程士德中医基础学讲稿	郭霞珍
刘燕池中医基础理论讲稿	刘燕池
任应秋《内经》研习拓导讲稿	任廷革
王洪图内经讲稿	王洪图
凌耀星内经讲稿	凌耀星
孟景春内经讲稿	吴颢昕
王庆其内经讲稿	王庆其
刘渡舟伤寒论讲稿	王庆国
陈亦人伤寒论讲稿	王兴华等
李培生伤寒论讲稿	李家庚
郝万山伤寒论讲稿	郝万山
张家礼金匮要略讲稿	张家礼
连建伟金匮要略方论讲稿	连建伟

李今庸金匮要略讲稿	李今庸
金寿山温病学讲稿	李其忠
孟澍江温病学讲稿	杨进
张之文温病学讲稿	张之文
王灿晖温病学讲稿	王灿晖
刘景源温病学讲稿	刘景源
颜正华中药学讲稿	颜正华 张济中
张廷模临床中药学讲稿	张廷模
常章富临床中药学讲稿	常章富
邓中甲方剂学讲稿	邓中甲
费兆馥中医诊断学讲稿	费兆馥
杨长森针灸学讲稿	杨长森
罗元恺妇科学讲稿	罗颂平
任应秋中医各家学说讲稿	任廷革

四、中医药学高级丛书

中医药学高级丛书——中药学(上下)(第2版)	高学敏 钟赣生
中医药学高级丛书——中医急诊学	姜良铎
中医药学高级丛书——金匮要略(第2版)	陈纪藩
中医药学高级丛书——医古文(第2版)	段逸山
中医药学高级丛书——针灸治疗学(第2版)	石学敏
中医药学高级丛书——温病学(第2版)	彭胜权等
中医药学高级丛书——中医妇产科学(上下)(第2版)	刘敏如等
中医药学高级丛书——伤寒论(第2版)	熊曼琪
中医药学高级丛书——针灸学(第2版)	孙国杰
中医药学高级丛书——中医外科学(第2版)	谭新华
中医药学高级丛书——内经(第2版)	王洪图
中医药学高级丛书——方剂学(上下)(第2版)	李飞
中医药学高级丛书——中医基础理论(第2版)	李德新 刘燕池
中医药学高级丛书——中医眼科学(第2版)	李传课
中医药学高级丛书——中医诊断学(第2版)	朱文锋等
中医药学高级丛书——中医儿科学(第2版)	汪受传
中医药学高级丛书——中药炮制学(第2版)	叶定江等
中医药学高级丛书——中药药理学(第2版)	沈映君
中医药学高级丛书——中医耳鼻咽喉口腔科学(第2版)	王永钦
中医药学高级丛书——中医内科学(第2版)	王永炎等